Hebammen-Lehrbuch.

Herausgegeben

im Auftrage des Königl. Preußischen Ministers der geistlichen, Unterrichts- und Medizinal-Angelegenheiten.

Mit zahlreichen Abbildungen im Text.

Springer-Verlag Berlin Heidelberg GmbH 1904

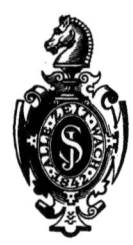

ISBN 978-3-662-35752-1   ISBN 978-3-662-36582-3 (eBook)
DOI 10.1007/978-3-662-36582-3
Softcover reprint of the hardcover 1st edition 1904

Univerſitäts-Buchdruckerei von Guſtav Schade (Otto Francke) in Berlin N.

Vorbericht.

In der unter dem Vorsitz des Herrn Ministers der geistlichen, Unterrichts- und Medizinal-Angelegenheiten im Dezember 1902 tagenden erweiterten Wissenschaftlichen Deputation für das Medizinalwesen wurde die Notwendigkeit einer Reform des preußischen Hebammenwesens allseitig anerkannt. Außer anderen wichtigen Beschlüssen erachtete die Deputation eine gründliche Umarbeitung des Preußischen Hebammenlehrbuchs für dringend notwendig.

Der Herr Minister berief darauf im April 1903 eine Kommission, bestehend aus Mitgliedern der Medizinal-Abteilung, Direktoren von Universitäts-Frauenkliniken und von Provinzial-Hebammenlehranstalten, zu einer Beratung über die Grundzüge für die Ausarbeitung des neuen Hebammenlehrbuches. Nach Feststellung der Grundsätze übertrug der Herr Minister die Bearbeitung des Entwurfes dem Geheimen Medizinalrat Professor Dr. Runge, Direktor der Universitäts-Frauenklinik in Göttingen. Der fertiggestellte Entwurf wurde sodann in einer engeren Kommission durchberaten und der definitive Wortlaut in der Medizinal-Abteilung des Ministeriums festgestellt.

In der Abfassung des Lehrbuches sollte die Absicht der Königlichen Staatsregierung, allmählich besser vorgebildete Elemente dem Hebammenstande zuzuführen, ohne daß eine Erweiterung der Befugnisse stattfinden dürfte, berücksichtigt werden. Es sollten ferner die auf Verhütung und Bekämpfung des Kindbettfiebers gerichteten Vorschriften eine besonders eingehende Darstellung erfahren.

Demgemäß erfuhr das Lehrbuch eine Vertiefung in der Darstellung der Anatomie und Physiologie. Es wurde ein Kapitel über allgemeine Krankheitslehre eingeschaltet und eine eingehende

Schilderung über die Entstehung der Wundkrankheiten, über den Wundschutz und die Verhütung der fieberhaften Wochenbettskrankheiten gegeben. Das Sublimat ist für die Händedesinfektion als obligatorisch vorgeschrieben.

Dagegen wurde die Operationsbefugnis der Hebamme erheblich beschränkt. Die Extraktion am Beckenende ist gestrichen und die Beschreibung der Wendung bei Querlagen in den Anhang verwiesen. Die Wendung darf fortan nur in bestimmten Bezirken, die vom Herrn Minister namhaft gemacht werden, unter genau angegebenen Umständen von den Hebammen ausgeführt werden. Sie wird in diesen Bezirken auch gelehrt werden. Im allgemeinen Hebammenunterricht fällt dagegen die Lehre von der Wendung von jetzt an fort.

Vorgeschrieben ist den Hebammen die Lösung der Arme und die Entwicklung des Kopfes, sofern ein Arzt nicht anwesend ist. Von der Verpflichtung, die Nachgeburtslösung bei dringender Lebensgefahr der Kreißenden auszuführen, glaubte man noch nicht abgehen zu können. Es ist aber der Hebamme zur Pflicht gemacht, nach jeder von ihr ausgeführten Nachgeburtslösung den Kreisarzt sofort zu benachrichtigen, damit dieser in jedem einzelnen Fall prüft, ob der Eingriff wirklich notwendig war.

Die Darstellung hat sich vielfach angelehnt an das bisher in Preußen giltige, in seiner Ausdrucksweise ausgezeichnete Hebammenlehrbuch von Dohrn. Berücksichtigt wurden ferner die Lehrbücher von B. S. Schultze und Leopold-Zweifel, aus welchen auch mit Erlaubnis der Verfasser eine Anzahl Abbildungen entnommen wurde.

Inhalts-Verzeichnis.

	Seite
Einleitung	1

Erster Teil.
Vorkenntnisse.

Der Bau und die Verrichtungen des menschlichen Körpers	3
Die Knochen	3
Die Weichteile	7
Der feinere Bau des menschlichen Körpers	20
Das Blut, die Ernährung und der Stoffwechsel des Körpers	21
Der Bau und die Verrichtungen des weiblichen Körpers	23
Das weibliche Becken	24
Der Bau der weiblichen Geschlechtsteile	31
Äußere Geschlechtsteile	31
Innere Geschlechtsteile	33
Die weiblichen Brüste	37
Die Verrichtungen der weiblichen Geschlechtsteile	37
Allgemeine Krankheitslehre	41
Einleitung	41
Untersuchungsmittel und Krankheitserscheinungen	42
Krankenpflege	48
Wichtige Krankheiten	53
Ansteckende Geschlechtskrankheiten	56
Frauenkrankheiten	59
Besondere Hülfeleistungen	63
Das Abnehmen des Harns oder das Katheterisieren	63
Der Einlauf oder das Klystier	64
Ausspülungen der Scheide	65
Das Ausstopfen oder die Tamponade der Scheide	66
Die Anwendung von Bädern	67
Die Anwendung der Wärme und Kälte auf einzelne Körperteile	68
Die Bereitung von Teeaufgüssen	70
Hülfeleistung bei der Chloroformnarkose	71
Wundheilung, Wundkrankheit und Wundschutz	72
Anhang: Erste Hülfe bei Unglücksfällen	84

Zweiter Teil.
Die regelmäßige Schwangerschaft.

	Seite
Entstehung und Dauer der Schwangerschaft	87
Die Frucht mit ihren Hüllen und Anhängen	88
Die Frucht in den einzelnen Monaten der Schwangerschaft	93
Die reife Frucht	95
Die Veränderungen des Körpers in der Schwangerschaft	100
Die geburtshülfliche Untersuchung	104
Die äußere Untersuchung	106
Die innere Untersuchung	112
Die Erkennung der Schwangerschaft	116
Die Zeichen der ersten und wiederholten Schwangerschaft	118
Die Zeitrechnung der Schwangerschaft	120
Lebensregeln für Schwangere	124

Dritter Teil.
Die regelmäßige Geburt.

Erklärung der Geburt	128
Die Geburtswege	129
Die Lagen des Kindes	130
Die austreibenden Kräfte	131
Der Verlauf der regelmäßigen Geburt	133
Die Art des Durchtrittes des Kindes durch das Becken	143
Erkennung und Verlauf der ersten und zweiten Schädellage erste Unterart. Hinterhauptlage	146
Erkennung und Verlauf der ersten und zweiten Schädellage zweite Unterart. Vorderhauptlage	148
Die Leitung der regelmäßigen Geburt durch die Hebamme	149

Vierter Teil.
Das regelmäßige Wochenbett.

Erklärung des Wochenbettes	170
Die regelmäßigen Vorgänge bei der Mutter	170
Die regelmäßigen Vorgänge beim Kinde in den ersten Lebenstagen	175
Die Pflege der Wöchnerin	178
Der Wochenbesuch der Hebamme	185
Die Pflege des Kindes	188
Die Kennzeichen einer vorausgegangenen Geburt	197
Die Kennzeichen eines neugeborenen Kindes	198

Fünfter Teil.

Abweichungen von dem regelmäßigen Verlauf der Schwangerschaft.

	Seite
Einleitung	199
Die Krankheiten der Mutter	200
Die Krankheiten der Geschlechtsteile	205
Die Krankheiten des Eies	211
Der Tod der Frucht in der Schwangerschaft	215
Die vorzeitige Unterbrechung der Schwangerschaft	217
Der Verlauf der Fehlgeburt in den ersten 4 Monaten	219
Der Verlauf der Fehlgeburt vom 5. bis 7. Monat und die Frühgeburt	224
Die Schwangerschaft außerhalb der Gebärmutter	226
Der Tod der Mutter in der Schwangerschaft	229

Sechster Teil.

Abweichungen von dem regelmäßigen Verlauf der Geburt.

Einleitung	230
Der regelwidrige Geburtsverlauf durch abweichende Lagen, Stellungen und Haltungen der Frucht	232
Abweichende Stellungen bei Schädellagen	232
Die Gesichtslage	232
Die Beckenendlagen	236
Die Lösung der Arme und des Kopfes	245
Die Querlage	248
Das Vorliegen und der Vorfall kleiner Teile	253
Das Vorliegen und der Vorfall der Nabelschnur	254
Die Regelwidrigkeiten der austreibenden Kräfte	256
Die Regelwidrigkeiten des Geburtskanals	261
Das enge Becken	261
Die Regelwidrigkeiten des weichen Geburtskanals	273
Die Regelwidrigkeiten von seiten der Eihäute und des Fruchtwassers	276
Die Regelwidrigkeiten von seiten des Kindes	278
Übermäßige Größe	278
Die mehrfache Schwangerschaft und Geburt	278
Die Mißbildungen des Kindes	282
Besondere Zufälle unter der Geburt	285
Die Zerreißungen	285
Die Blutungen	289
Die vorzeitige Lösung des Mutterkuchens bei regelmäßigem Sitz	291
Der vorliegende Mutterkuchen	292
Die lebensbedrohlichen Erscheinungen der Blutarmut und ihre Behandlung	296
Die Blutungen in der Nachgeburtsperiode	298

Seite
Die Umstülpung der Gebärmutter 305
Die Blutgeschwulst 305
Die allgemeinen Krämpfe der Schwangern, Gebärenden und Wöchnerinnen
(Eklampsie) 306
Der Tod der Mutter unter der Geburt 308
Der Tod des Kindes unter der Geburt und der Scheintod des Neugeborenen 309

Siebenter Teil.
Abweichungen von dem regelmäßigen Verlauf des Wochenbettes.

Einleitung 317
Die Wundkrankheiten des Wochenbettes 318
    Ursache und Verhütung 319
    Erscheinungen der Wundkrankheiten 323
    Verhalten der Hebamme und Vorschriften 325
Die Wundrose und der Starrkrampf. Der ansteckende Schleimfluß . . . 328
Die mangelhafte Rückbildung der Gebärmutter und andere Störungen im
    Wochenbett 329
Die Störungen des Säugegeschäftes 333
Zufällige Erkrankungen im Wochenbett 336
Die Krankheiten der Neugeborenen 336
    Nabelerkrankungen 336
    Die Wundrose 338
    Der Starr= und Kinnbackenkrampf 339
    Die Augenentzündung der Neugeborenen 340
    Die Mittelohrentzündung 343
    Die Kopfblutgeschwulst 343
    Andere Verletzungen 344
    Entzündung der Brüste 344
    Die Gelbsucht des Neugeborenen 344
    Das Wundsein der Haut 345
    Der Milchschorf 345
    Die Schälblasen 346
    Die Schwämmchen 347
    Die Verdauungsstörungen 348

Anhang.
Die innere Wendung bei Querlagen 351

Dienstanweisung für die Hebammen im Königreiche Preußen 355
Formular für das Tagebuch 370
Der Hebammeneid 374
Register 375

Einleitung.

Der Beruf der Hebamme ist, Beistand zu leisten den Schwangeren, Gebärenden, Wöchnerinnen und dem neugeborenen Kinde.

Schwangerschaft nennen wir den Zustand des Weibes, in welchem es eine Frucht in seinem Leibe trägt. Bei der Geburt wird die Frucht aus dem Mutterleibe ausgetrieben. Im Wochenbett bilden sich die Geburtsteile wieder zurück, und die Frau beginnt das Kind an ihren Brüsten zu nähren.

Alle diese Zustände sind natürliche. Aber das menschliche Weib bedarf bei ihnen doch des Rates und der Hülfe, ebenso wie das neugeborene Kind der Wartung. Durch solche Hülfe werden die Leiden des gebärenden Weibes gelindert, die Gesundheit, welche leicht durch diese Zustände gefährdet werden kann, wird dem Weibe bewahrt und das Gedeihen des Kindes gefördert.

Aber diese Zustände können auch trotz bester Hülfe einen regelwidrigen Verlauf nehmen, sodaß Gesundheit und Leben von Mutter und Kind in Gefahr kommen. Diese Regelwidrigkeiten zu beseitigen, erfordert eine tiefere wissenschaftliche Ausbildung, die nur der Arzt besitzt. Es ist daher die Aufgabe der Hebamme, solche Störungen rechtzeitig zu erkennen, um, wenn sie erkannt sind, die Behandlung einem Arzt zu übergeben.

Übernimmt der Arzt die Behandlung, so wird die Hebamme seine Gehülfin, die getreulich seine Verordnungen zu befolgen hat.

Um den Beruf der Hebamme zu ergreifen, bedarf es einer guten Schulbildung, gesunder Sinne und eines guten Menschenverstandes. Aber eine Frau, die sich diesem schweren und edlen Berufe widmen will, muß auch Lust und Liebe zur Sache haben. Nicht der Gewinn soll sie locken, sondern der Trieb, ihren Mitschwestern zu helfen in den Stunden ihrer Not.

Nur wer den hohen Beruf der Hebamme nicht kennt, kann ihn gering achten. In Wahrheit ist er durch seine werktätige Hülfe einer der edelsten Berufsarten des irdischen Menschen!

Die Hebammenschülerin empfängt ihren Unterricht in den Hebammenlehranstalten. Sie lernt die Kenntnisse ihres Berufes aus diesem Hebammenlehrbuch und erfährt praktische Belehrung durch die Untersuchung und durch die Wartung von Schwangeren, Gebärenden, Wöchnerinnen und Säuglingen.

Um aber die Vorgänge der Schwangerschaft, der Geburt und des Wochenbettes verstehen zu können, muß die Hebammenschülerin zunächst den Bau und die Verrichtungen des menschlichen, besonders aber des weiblichen Körpers kennen lernen.

Ferner soll die Hebammenschülerin Kenntnis haben von den wichtigsten Teilen der allgemeinen Krankheitslehre, damit sie auch die Störungen der Schwangerschaft, der Geburt und des Wochenbettes verstehen kann.

Endlich ist es von größter Wichtigkeit, daß die Hebammenschülerin die Lehre von der Wundheilung und dem Wundschutz völlig in sich aufnimmt. Jede Gebärende erfährt durch die Geburt Verwundungen der Geschlechtsteile. Wunden heilen nur regelmäßig, wenn sie nicht verunreinigt werden. Geschieht eine Verunreinigung, z. B. durch die Hand bei der Untersuchung, so kann schwere Krankheit, ja der Tod der Gebärenden oder der Wöchnerin die Folge sein. Das Kindbettfieber — dieses Schreckenswort für alle Mütter — ist eine Blutvergiftung, welche durch die verunreinigten Wunden der gebärenden Frau zustande kommt.

Nachdem die Hebammenschülerin diese Vorkenntnisse gelernt hat, erfolgt die Belehrung über ihren eigentlichen Beruf. Sie lernt die regelmäßigen Vorgänge der Schwangerschaft, der Geburt und des Wochenbettes und die Hülfe, die sie zu leisten hat, kennen. Sie wird dann über die Regelwidrigkeiten belehrt und empfängt die Vorschriften, wann sie ihre Schutzbefohlenen der Behandlung des Arztes übergeben muß.

Erster Teil.
Vorkenntnisse.

Der Bau und die Verrichtungen des menschlichen Körpers.

§ 1.

Der menschliche Körper besteht aus Knochen und Weichteilen und wird durchflossen von dem Blut, welches alle Teile ernährt.

Wir teilen den Körper der äußeren Gestalt nach ein in Kopf, Rumpf und Glieder.

Die Knochen.

§ 2.

Die harten Knochen geben dem Körper seine Festigkeit und Gestalt. Sie umschließen ferner Körperhöhlen, in welchen wichtige Werkzeuge für das Leben (Organe) liegen. Die natürliche Vereinigung aller Knochen nennt man das Knochengerüst oder Gerippe.

Die einzelnen Knochen, deren Zahl sehr groß ist, sind entweder unbeweglich durch Nähte oder Fugen oder beweglich miteinander verbunden. Die bewegliche Verbindung nennen wir Gelenk. Die Enden der Knochen, welche sich in einer Fuge oder einem Gelenk berühren, sind überzogen von Knorpel, einer ebenfalls festen aber doch weicheren Masse als der Knochen und von glattem Aussehen. Das Gelenk wird umgeben von einem sehnigen Beutel, der Gelenkkapsel, welche Flüssigkeit absondert und dadurch die Beweglichkeit des Gelenkes erleichtert. Sehnige Bänder verstärken oft die Gelenkkapsel und geben ihr größere Festigkeit.

§ 3.

Der Kopf besteht aus dem Schädel und dem Gesicht. Der Schädel stellt eine knöcherne Kapsel dar, in welcher das Gehirn liegt. Die einzelnen Schädelknochen sind beim erwachsenen Menschen durch Nähte fest miteinander verbunden, beim neugeborenen Menschen sind dagegen die Nähte locker und verschiebbar und auch durch größere Knochenlücken unterbrochen (Fontanellen). Den vorderen Teil des Kopfes nennen wir die Stirn, den oberen den Scheitel, den hinteren den Hinterkopf. Scheitel und Hinterkopf sind behaart.

Die Knochen des Gesichts sind völlig fest ineinander gefügt mit Ausnahme des Unterkiefers, der beiderseits durch ein Gelenk mit einem Schädelknochen, dem Schläfenbein, verbunden ist (Unterkiefergelenk), wodurch das Kauen der Speisen ermöglicht wird. Der unterste Teil des Unterkiefers heißt das Kinn. Der dem Unterkiefer nach oben gegenüberliegende Knochen ist der Oberkiefer. Beide Kiefer umschließen die Mundhöhle und sind mit Zähnen besetzt. Am Gesicht liegen ferner drei Paar Höhlen: die Augenhöhlen, die Nasenhöhlen und die Ohrhöhlen. Sie sind teils von Knochen, teils von Knorpel begrenzt und enthalten 3 Sinnesorgane: die Augen, das Geruchsorgan und das Gehörsorgan. Die Mündungen beider Ohrhöhlen umgibt die Ohrmuschel, welche die Töne und Geräusche auffängt, sodaß sie von dem im Schädel liegenden Gehörsorgan besser wahrgenommen werden. Unterhalb der Augenhöhlen befinden sich die Wangen (Backen); seitlich hinter den Augenhöhlen liegt die Schläfengegend.

§ 4.

Der Rumpf zerfällt in Hals, Brust und Bauch. Der hintere Teil von Brust und Bauch heißt der Rücken. Das knöcherne Gerüst des Rumpfes bildet die Wirbelsäule oder das Rückgrat und das Becken.

Die Wirbelsäule geht vom unteren Teil des Kopfes bis zum Becken, an das sich nach unten die Beine ansetzen. Die Wirbelsäule besteht aus 24 Wirbeln. Der Wirbel ist ein knöcherner Ring, der nach hinten und seitlich stachelförmige Auswüchse besitzt. Legt man die 24 Wirbelringe übereinander, so erhält man einen Kanal, der durch die Mitte der Wirbel läuft. Es ist das der Rückgratskanal, in dem das Rückenmark liegt,

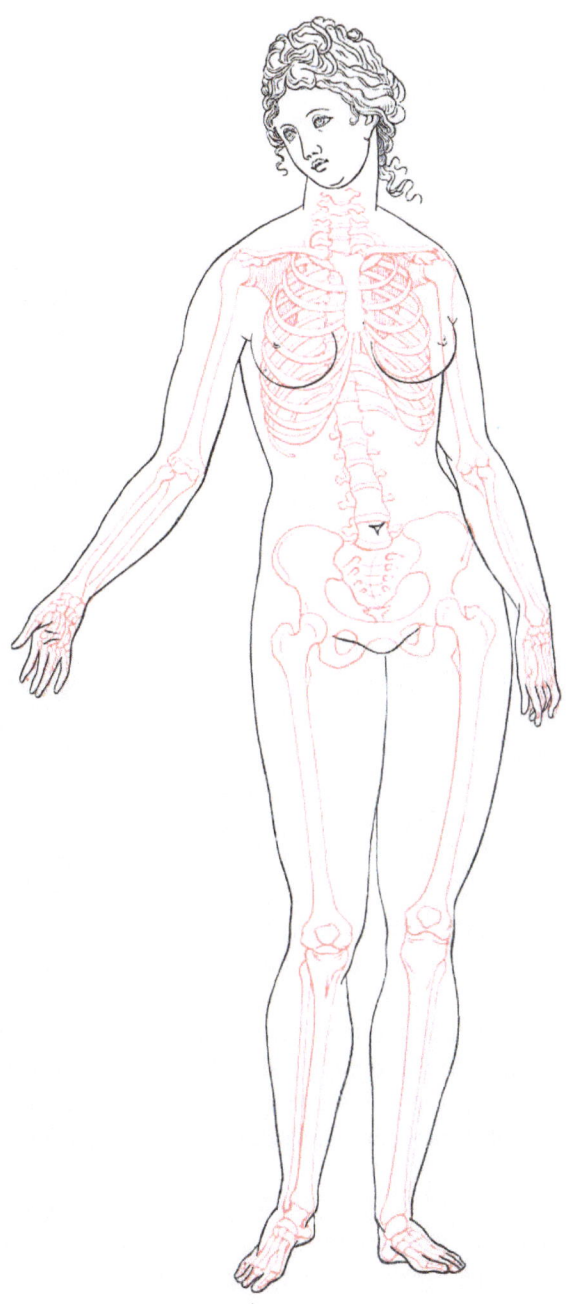

Fig. 1.
Weibliche Gestalt mit Knochengerüst.
Nach B. S. Schultze.

welches eine Fortsetzung des Gehirns darstellt. Die Wirbel sind beweglich miteinander verbunden durch dazwischenliegende Knorpelscheiben und straffe Bänder, die der Wirbelsäule Festigkeit verleihen. Ihre Beweglichkeit gestattet aber ein Beugen, Strecken und Seitendrehung des Rumpfes. Die 24 Wirbel teilt man ein in 7 Halswirbel, 12 Brustwirbel und 5 Lendenwirbel. Die Halswirbel sind besonders seitlich und vorn von Weichteilen umschlossen und bilden den Hals des Menschen. Der oberste Halswirbel ist mit dem Schädel durch ein Gelenk verbunden, welches gestattet, den Kopf auf der Wirbelsäule zu bewegen.

An die 12 Brustwirbel setzt sich auf jeder Seite eine Rippe beweglich an. Die 24 Rippen verlaufen leicht gekrümmt nach vorn und vereinigen sich vorn auf jeder Seite mit einem neuen Knochen, dem Brustbein. Sie setzen sich mit Knorpel beweglich an das Brustbein an und bilden mit ihm und den Brustwirbeln eine Art Korb, genannt der Brustkorb. Der untere Rand desselben heißt Rippenbogen. Die beiden untersten Rippen erreichen das Brustbein nicht.

Auf die Brustwirbel folgen die 5 Lendenwirbel, deren letzter mit einem Knochen des Beckens, dem Kreuzbein, verbunden ist. Das Becken stellt einen knöchernen Ring dar. Es ist für die Hebamme der wichtigste Teil des Knochengerüstes, denn in ihm liegen die Geburtsorgane des Weibes. Es bedarf einer besonderen genauen Beschreibung. Die Lendenwirbel- und Beckengegend ist nach vorn zu umschlossen von Weichteilen, die den Bauch bilden.

Am Brustkorb sind aber noch je zwei Knochen zu merken: das Schlüsselbein und das Schulterblatt. Rechts und links von dem oberen Teile des Brustbeins geht jederseits das S-förmig gekrümmte Schlüsselbein nach außen und etwas nach hinten und verbindet sich mit dem dreieckigen Schulterblatt, welches hinten am Brustkorb rechts und links von der Brustwirbelsäule liegt. Mit dem Schulterblatt stehen die Oberarme in einer Gelenkverbindung (Schultergelenk).

§ 5.

Die Glieder zerfallen in die oberen, die Arme, und die unteren, die Beine. An dem Arm unterscheiden wir den Oberarm, der nur einen Knochen enthält und durch das Schultergelenk mit dem Rumpf in Verbindung steht. Die Höhlung unter dem Schultergelenk nennt man die Achselhöhle. Der Unterarm enthält dagegen zwei Knochen, das Ellenbogenbein (Elle) und die Speiche. An diese Knochen setzt sich die Hand an, welche aus der Handwurzel, der Mittelhand und den Fingern besteht. Oberarm und Unterarm werden durch das Ellenbogengelenk miteinander verbunden, der Unterarm mit der Handwurzel durch das Handgelenk. Aber auch Ellenbogenbein und Speiche sind umeinander drehbar, wodurch die Bewegungen der Handfläche nach oben und unten möglich werden. Die Handwurzel und Mittelhandknochen sind starr miteinander verbunden. Die Beweglichkeit der Finger in ihren zahlreichen Gelenken ist allbekannt.

Die unteren Glieder, die Beine oder Schenkel, tragen den Rumpf. Sie sind in die Seitenwand des Beckens eingelassen mit einem kugligen Gelenkkopf in die sogenannte Pfanne. Wir nennen die Verbindung das Hüftgelenk. Der Schenkel ist ähnlich zusammengesetzt wie der Arm. Der Oberschenkel besteht aus einem Knochen, der Unterschenkel aus zwei, dem dickeren Schienbein, welches mehr vorne liegt und gut durch die Weichteile zu fühlen ist, und dem dünneren von Weichteilen fast völlig umgebenen Wadenbein. Zwischen Ober- und Unterschenkel liegt das Kniegelenk, welches vorne noch durch einen besonderen Knochen, die Kniescheibe, gedeckt ist. Am Fuß unterscheidet man die Fußwurzel mit der Ferse, einem nach hinten stark vorspringenden Knochen, den Mittelfuß und die Zehen. Die Beweglichkeit der Zehen, besonders der großen Zehe, ist bei weitem geringer als die der Finger und besonders die des Daumens.

§ 6.

Jeder Knochen ist überzogen von einer Knochenhaut, in welcher die Blutgefäße liegen, die die Knochen ernähren. Die Knochen besitzen ferner in ihrem Innern Höhlen, in denen das Knochenmark liegt, in welchem sich auch Blutgefäße finden. Die Knochen sind außer den Zähnen die härtesten Bestandteile des Körpers. Ihre Härte wird bedingt durch die Anwesenheit von Kalksalzen in ihnen.

Die Weichteile.

§ 7.

Die Weichteile des Menschen bestehen hauptsächlich aus den Muskeln, dem Fett, der Haut, ferner den Nerven und

Adern und endlich aus den in den Körperhöhlen liegenden Eingeweiden.

§ 8.

Die Muskeln (das Fleisch) sind rotgefärbte faserige Bündel, die von einem Knochen zum anderen ziehen, sich mit straffen Sehnen an die Knochen ansetzen und die Beweglichkeit der Knochen untereinander vermitteln. Die Muskeln umhüllen das ganze Knochengerüst und geben dem Körper die äußere Form. Wenn ein Muskel sich bewegt, so zieht er sich zusammen und verdickt sich, wodurch der eine Knochen dem anderen genähert oder von ihm entfernt wird. Man umfasse einmal seinen eigenen Oberarm mit der Hand an der Vorderseite, beuge dann den Arm im Ellenbogengelenk, und man wird sofort fühlen, wie das Fleisch am Oberarm sich verdickt: es ist dies der bei der Beugung sich zusammenziehende Muskel.

Wir können die Muskeln einteilen in Beuge- und Streckmuskeln, je nachdem sie die Glieder oder den Rumpf beugen oder strecken. An der Brust finden sich Atemmuskeln, die den Brustkorb erweitern. Auch die Zunge ist ein Muskel. Muskeln bilden ferner die Bauchwandungen, die den Bauch vorne schließen und sich vorn in einem sehnigen Streifen, der sogen. weißen Linie vereinigen. Mitten auf dem Bauch sitzt der Nabel, dessen Entstehung wir später kennen lernen werden.

Die Bewegung der Muskeln kann aber nur erfolgen, wenn sie in Zusammenhang stehen mit dem Gehirn oder Rückenmark. Diesen Zusammenhang vermitteln die Nerven, welche vom Gehirn oder Rückenmark als weiße sich vielfach verzweigende Stränge zu den Muskeln ziehen. Der im Gehirn des Menschen sitzende Wille vermittelt die Bewegung. Wir nennen daher diese Muskeln auch die willkürlichen. Ist der Nerv, der den Muskel mit dem Gehirn verbindet, durchtrennt, oder das Gehirn krank, wo der Nerv sich ansetzt, so ist der Muskel unbeweglich: er ist gelähmt.

So vermitteln die willkürlichen Muskeln die Bewegung des Rumpfes, der Glieder untereinander und die Fortbewegung des Körpers; aber auch bei der Atmung spielen sie eine wichtige Rolle.

Allerdings haben wir auch andere, unwillkürliche Muskeln, d. h. Muskeln, die sich unabhängig vom Willen des Menschen bewegen und ruhen. Als Beispiel nennen wir das Herz, das fortwährend sich bewegt, durch das ganze Leben schlägt, ohne daß unſer Wille darüber etwas vermag. Hört es auf zu ſchlagen, ſo iſt der Menſch tot. Wir nennen weiter als Beiſpiel die Gebärmutter. Ihre Bewegungen ſind auch Zuſammenziehungen, die bei der Geburt das Kind, welches in der Gebärmutter liegt, austreiben. Niemand vermag willkürlich ſie zu erzeugen, niemand ſie willkürlich zu unterbrechen. Weiter liegen ſolche unwillkürlichen Muskeln im Magen, Darm und in der Blaſe. Ihre Zuſammenziehungen bewegen den Inhalt dieſer Organe vorwärts.

§ 9.

Oberhalb der Muskeln an der Körperoberfläche liegt das Fett in einer Schicht, die bei den einzelnen Menſchen ſehr verſchieden dick iſt. Es findet ſich aber auch zwiſchen den einzelnen Muskeln und in den Körperhöhlen.

§ 10.

Der äußere Überzug des Körpers iſt die Haut, die an einzelnen Stellen wie am Kopf, an der Schamgegend und unter den Achſelhöhlen Haare beſitzt und an den dritten Finger- und Zehengliedern die Nägel trägt. Die Haut enthält ferner die Schweißdrüſen, die den Schweiß abſondern, und Talgdrüſen, welche einen Stoff liefern, der die Haut geſchmeidig erhält, den Hauttalg. Man kann die Haut in zwei Lagen ſondern, in die Oberhaut, welche keine Nerven und Gefäße enthält und die darunter liegende Lederhaut mit Gefäßen und Nerven. Die Oberhaut befindet ſich in einer fortwährenden Abſchuppung, beſonders an der Hand. Je dicker die Schuppen ſind, um ſo ſchwerer iſt die Hand zu reinigen. Je gröber die Arbeit iſt, welche die Hand verrichtet, um ſo dicker und riſſiger wird die Haut. Öfteres Waſchen mit warmem Waſſer erhält die Haut zart und geſchmeidig. Dieſe Kenntnis iſt für die Hebamme von größter Wichtigkeit, denn die Pflege ihrer Hände, um ſie geſchickt für die Unterſuchung und leicht reinigungsfähig zu erhalten, iſt eine ihrer wichtigſten Aufgaben.

In der Haut endigen die Empfindungsnerven, ſodaß die Haut auch ein Sinnesorgan genannt werden kann.

§ 11.

Aber auch die Innenſeite der Eingeweide iſt mit Haut ausgekleidet. Man nennt ſie Schleimhaut, weil ſie beſtändig Schleim absondert und dadurch die Oberfläche feucht erhält. An den Körperöffnungen wie am Munde sieht man die äußere Haut direkt in Schleimhaut übergehen. Am Lippenrot beginnt die Schleimhaut.

§ 12.

Die Eingeweide befinden sich in den großen Körperhöhlen, welche teils von Knochen, teils von Weichteilen umschlossen sind. Wir unterscheiden die Schädelhöhle, den Rückgratskanal, die Brust- und die Bauchhöhle. In der Schädelhöhle liegt das Gehirn, im Rückgratkanal das Rückenmark. Beide hängen miteinander zusammen und bestehen aus Nervenmasse. Es ist das der höchstentwickelte Bestandteil des menschlichen Körpers, in dem sich die feinsten Vorgänge abspielen. Das Gehirn ist der Sitz des Bewußtseins, des Denkens und des Gefühles, das Rückenmark der Sitz des Gefühles und der Bewegung. Aber erst durch den Zusammenhang des Rückenmarkes mit dem Gehirn werden uns Gefühle und Bewegungen zum Bewußtsein gebracht. Vom Gehirn und Rückenmark gehen zahlreiche Nerven aus. Vom Gehirn ziehen die Sinnesnerven zu den Sinnesorganen: zu den Augen (Gesichtsnerv), zu der Nase (Geruchsnerv), zu den Ohren (Gehörnerv) und zu der Zunge (Geschmacksnerv). Die übrigen Nerven kann man in Bewegungs- und Empfindungsnerven einteilen. Die Bewegungsnerven ziehen zu den Muskeln und vermitteln die Bewegung. Die Empfindungsnerven gehen in die Haut und vermitteln den Gefühlssinn, d. h. sie empfinden die Berührung, den Schmerz, und erzeugen das Tastgefühl, welches in den Fingerspitzen am feinsten ausgesprochen ist. Die ganze Körperoberfläche besitzt Empfindung. Gefühllos sind aber die Haare und Nägel, welche keine Nerven besitzen.

Wichtige Nerven gehen aber auch zu den Bauch- und Brusteingeweiden und veranlassen ihre für das Leben notwendige Tätigkeit.

§ 13.

In der Brusthöhle, die von dem Brustkorb umschlossen wird, liegen die Werkzeuge der Atmung und des Kreislaufs, in der Bauchhöhle, welche, wie oben auseinandergesetzt, hinten von den Lendenwirbeln und vorne von Weichteilen begrenzt wird, die Werkzeuge der Verdauung. Die Bauchhöhle setzt sich in die Beckenhöhle fort, in der beim Weibe die Gebärorgane sich finden.

Brust- und Bauchhöhle werden geschieden durch das Zwerchfell, einen mit Sehnen durchwachsenen Muskel, welcher sich innen an die Rippen ansetzt und bei der Atmung des Menschen auf- und absteigt.

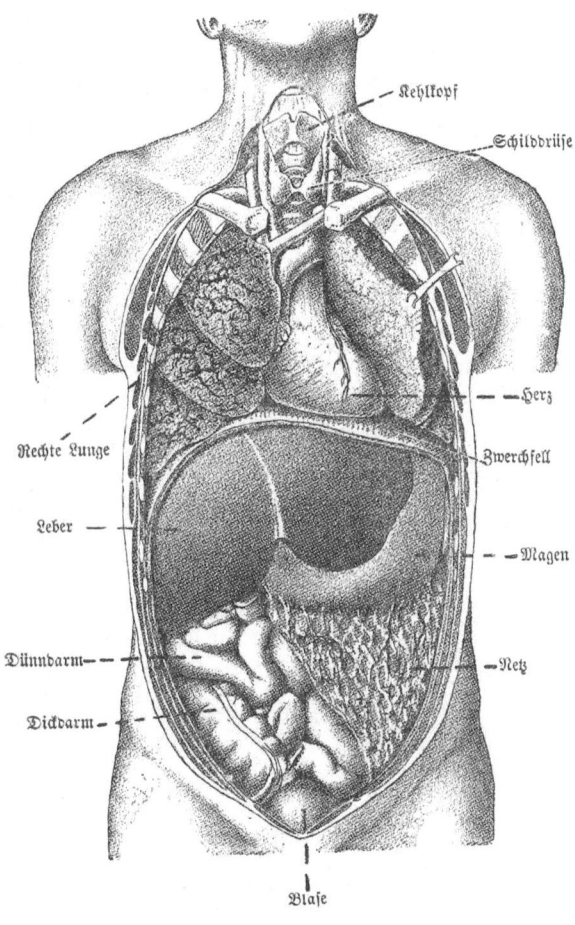

Fig. 2.
Die Eingeweide der Brust- und Bauchhöhle.
Nach Eichner.

Schneidet man an einer Leiche den Brustkorb auf und entfernt das Brustbein, so sieht man rechts und links die beiden Lungen liegen, zwischen ihnen das Herz, umgeben von dem Herzbeutel. Entfernt man den Herzbeutel, so sieht man das etwa faustgroße Herz mit nach unten und etwas nach links gewendeter Spitze vor sich (s. Fig. 2).

§ 14.

Die Lungen sind die Atmungsorgane. Sie bestehen aus einer ungeheuren Anzahl von kleinen Bläschen, die sich beim Einatmen mit Luft füllen, beim Ausatmen die Luft zum großen Teil wieder ausströmen lassen. Demnach dehnen sich die Lungen beim Einatmen aus, während sie beim Ausatmen wieder zusammenfallen. Die Luft strömt durch Nase und Mund ein, gelangt sodann in den Kehlkopf, von hier in die Luftröhre und darauf, indem die Luftröhre sich in zwei Äste teilt, in jede Lunge. Der Kehlkopf liegt unter dem Unterkiefer und ist von außen als ein harter Knollen durchfühlbar. Der Kehlkopf enthält die Stimmbänder, welche durch die ausströmende Luft in Schwingungen versetzt werden können, wodurch die Stimme, und unter Vermittelung der Zunge die Sprache entsteht. Unterhalb des Kehlkopfes liegt die Schilddrüse, die zwar nichts mit der Atmung zu tun hat, aber doch zum gesunden Leben des Menschen nötig ist. Die Luftröhre steigt vom Kehlkopf, anfangs von der Schilddrüse bedeckt, abwärts in den Brustkorb. Sie ist mit Knorpelringen besetzt und daher starr.

Das Einatmen geschieht durch Muskelbewegung. Die Brustmuskeln ziehen sich zusammen, heben die Rippen und erweitern dadurch den Brustkorb; gleichzeitig steigt das Zwerchfell nach abwärts. Die Lungen folgen dem Zuge und erweitern sich. In den so erweiterten Brustkorb strömt jetzt die Luft durch Mund oder Nase ein, durch den Kehlkopf in die Luftröhre und die Lungen. Man atmet ein. Das Heben des Brustkorbes ist beim Einatmen deutlich sichtbar. Auf das Einatmen erfolgt das Ausatmen. Die Brustmuskeln erschlaffen, der Brustkorb fällt zusammen, das Zwerchfell steigt nach oben und die Luft wird aus dem verengten Brustkorbe wieder ausgetrieben.

§ 15.

Das Einatmen erfolgt in der Minute ungefähr 12 mal. Ohne Atmung kann kein Mensch leben. Er stirbt den Erstickungstod, wenn die Atmung behindert ist.

Die Luft, die uns umgibt, ist ein Gemenge von Stickstoff und Sauerstoff. Beides sind geruchlose Gase. Der Stickstoff ist für das Leben des Menschen ohne Bedeutung, ohne Sauerstoff zu atmen, kann aber kein Mensch leben! Beim Einatmen gelangt also Stickstoff und Sauerstoff in die Lunge. Beim Ausatmen wird aber nur der Stickstoff wieder entfernt. Der Sauerstoff bleibt im Körper und verwandelt sich in Kohlensäure, die beim Ausatmen wieder den Körper verläßt. Mit dem Stickstoff und der Kohlensäure wird gleichzeitig etwas Wasserdampf ausgeatmet.

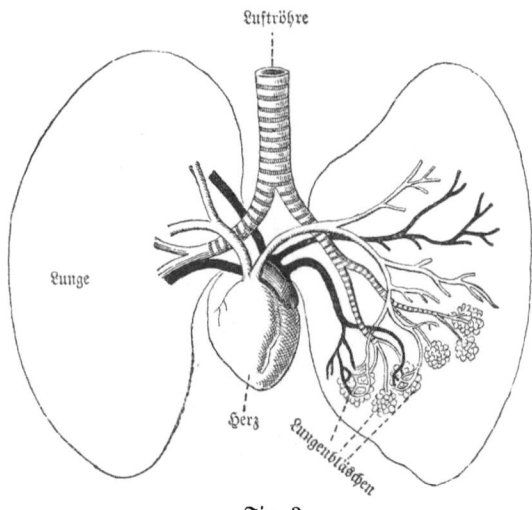

Fig. 3.
Die Lungen mit den Verzweigungen der Luftröhre bis zu den Lungenbläschen und den Verzweigungen der Lungengefäße.
Nach Fehling.

§ 16.

Das Herz ist ein hohler Muskel, welcher während des Lebens sich beständig, beim Weibe etwa 70 bis 80 mal in der Minute, zusammenzieht. Man fühlt den Herzschlag, wenn man die Hand auf die linke untere Brustseite legt. Das Innere des Herzens ist in zwei Abteilungen geteilt durch eine senkrechte Scheidewand. Man spricht vom rechten und linken Herzen. Jede Herzhälfte ist wieder in eine Kammer und Vorkammer geteilt. Alle Teile des Herzens sind mit Blut gefüllt. Jede Herzhälfte besitzt zwei Öffnungen, eine ausführende und eine einführende. An jede Öffnung schließen sich Kanäle, sogenannte Adern (Blutgefäße) an, welche das Blut aus dem Herzen infolge feiner Zusammenziehung ein- und ausströmen lassen. Man hat wohl das Herz mit einem Pumpwerk verglichen, welches das Blut ansaugt und austreibt. Die Adern oder Blutgefäße, welche vom Herzen ausgehen, heißen Schlagadern, weil man in ihnen den Schlag des Herzens, den Puls fühlen kann. Die zum Herzen zurückführenden Adern nennt man Blutadern. In den Schlagadern ist das Blut hellrot, in den Blutadern dunkler.

Indem das Blut durch die Zusammenziehung des Herzens in die Schlagadern strömt und durch die Blutadern zum Herzen zurückkehrt, entsteht ein Kreislauf des Blutes. Wir unterscheiden einen großen Kreislauf, bei dem das Blut durch den ganzen Körper strömt, und einen kleinen oder Lungenkreislauf, der das Blut in die Lunge und von der Lunge zurück zum Herzen führt (s. Fig. 4).

§ 17.

Der große Kreislauf beginnt an der linken Herzkammer, hier entspringt die große Körperschlagader, welche sich teilt und Äste für die untere und obere Körperhälfte abgibt. Alle Äste verzweigen sich weiter und weiter, werden feiner und feiner, sodaß der ganze Körper mit Schlagadern versorgt wird. Endlich werden sie so fein, daß das Auge sie nicht mehr sehen kann. Man nennt sie jetzt Haargefäße, die überall den Körper durchsetzen. Sticht man an einer beliebigen Stelle des Körpers ein Nadel ein, so bringen aus dem Stich einige Tropfen Blut, welche den Haargefäßen entstammen. Allmählich sammeln sich aber die Haargefäße wieder zu größeren Adern, die sich zu dicken Stämmen, jetzt Blutadern genannt, vereinigen, in welchen das Blut wieder zurückfließt. So sammelt sich allmählich alles zurückfließende Blut in zwei großen Gefäßen aus der oberen und unteren Körperhälfte (obere und untere Hohlvene) und fließt zurück in das rechte Herz (Vorkammer), womit der große Kreislauf geschlossen ist (s. Fig. 4).

Nun beginnt der kleine Kreislauf. Das Blut strömt aus dem rechten Herzen durch die Lungenschlagader in die Lungen. Die Ader verzweigt sich, ebenso wie die anderen Schlagadern, bis zu kleinsten Gefäßen, sodann sammelt sich das Blut wieder in größere Gefäße, die Lungenblutadern, durch die das Blut zurückströmt in das linke Herz, womit der kleine Kreislauf geschlossen ist (s. Fig. 4).

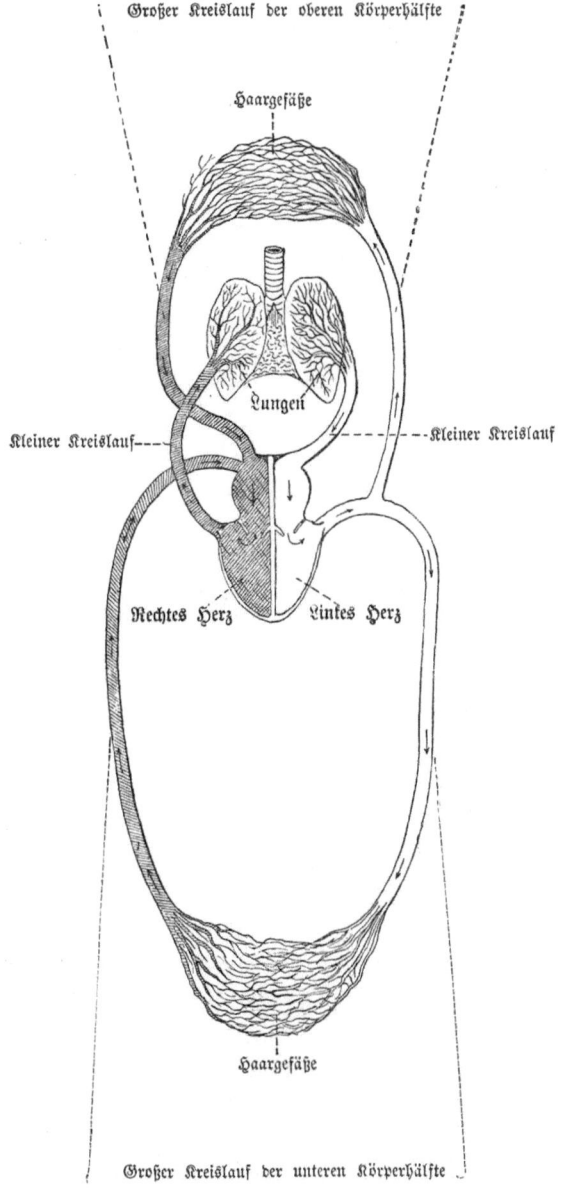

Fig. 4.
Der große und kleine Kreislauf.

§ 18.

Diese beiden Kreisläufe des Blutes sind zur Ernährung des Körpers notwendig. Hier spielt der lebenswichtige Sauerstoff eine große Rolle. Bei der Atmung aus der Luft aufgenommen, tritt dieses Gas durch die Lunge in das Blut und färbt es hellrot. Das hellrote, sauerstoffhaltige Blut strömt zum linken Herzen und dann durch den ganzen Körper. Hier gibt es Sauerstoff an den Körper ab und kehrt sauerstoffarm, mit Kohlensäure beladen und dunkler gefärbt zum rechten Herzen zurück, worauf es durch den kleinen Kreislauf wieder zur Lunge geführt wird, um wieder Sauerstoff zu erhalten. Im Lungenkreislauf nimmt das Blut also Sauerstoff auf und gibt Kohlensäure ab, im großen Kreislauf gibt es Sauerstoff ab und nimmt Kohlensäure auf.

Da auch das Herz ernährt werden muß, so besitzt es selbst auch Gefäße, die das Herz kranzartig umziehen (Kranzadern).

§ 19.

In der Bauchhöhle liegen die Verdauungsorgane und die harnbereitenden Organe.

§ 20.

Durch die Verdauung werden die durch den Mund aufgenommenen Speisen geeignet gemacht zur Aufsaugung in das Blut, während die nicht zur Ernährung geeigneten Bestandteile wieder ausgeschieden werden.

Wie bekannt, wird die Nahrung im Munde durch die Zähne zerkleinert, dabei mit dem Mundspeichel vermischt und dann verschluckt. Den Speichel liefern Speicheldrüsen, welche beiderseits am Unterkiefer liegen. Drüsen sind Organe, die Flüssigkeit absondern. Die Nahrung gelangt darauf in eine lange häutige Röhre, die Speiseröhre, welche hinter der Luftröhre im Halse herabsteigt, durch die Brusthöhle zieht und durch das Zwerchfell geht. Sie mündet in den Magen, einen häutigen, mit unwillkürlichen Muskeln versehenen Sack, welcher in der Bauchhöhle unterhalb des Zwerchfells liegt. Die Lage des Magens erkennt man äußerlich an einer Vertiefung unter dem Brustbein, die Magengrube. An den Magen schließt sich der Darm an (s. Fig. 5). Wir teilen ihn in 4 Teile, den Zwölffingerdarm, den sehr langen Dünndarm, der in vielen Schlingen verpackt in der Bauchhöhle liegt, den Dickdarm und den Mastdarm, der in den After mündet. Öffnet man die Bauchwand, so sieht man die Gedärme zunächst bedeckt durch das sogen. Netz (s. Fig. 2). Das Netz ist eine mit vielem Fett versehene Haut, welche netzartig durchbrochen ist und vom Dickdarm und Magen herabhängt wie

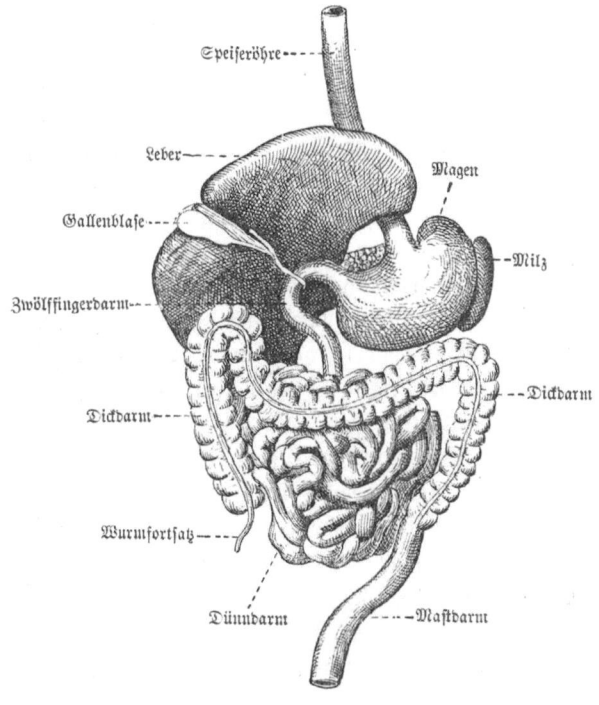

Fig. 5.
Die Verdauungsorgane.

eine Schürze. Schlägt man das Netz zurück, so sieht man die Schlingen der Gedärme vor sich. Der Dickdarm beginnt rechts oberhalb des rechten Darmbeins, zieht nach oben bis fast zur Leber, verläuft dann quer nach links und geht bis nach unten in den Mastdarm über (s. Fig. 5). Der untere Abschnitt des Dickdarms, da, wo der Dünndarm in ihn eintritt, heißt Blinddarm. Dieser besitzt einen etwa 6 bis 8 Zentimeter langen, nach unten blind endenden wurmförmigen Fortsatz, der zu schweren Er=

krankungen Anlaß geben kann (Blinddarmentzündung). Auch der Darm hat in seiner Wand unwillkürliche Muskeln, durch welche der Darm sich bewegt. Die Bewegungen sind kriechend wurmförmig, wie man sagt. Durch sie wird der Speisebrei in ihm vorwärts befördert.

§ 21.

Alle Innenwände der Organe der Brusthöhle wie der Bauchhöhle sind, wie erwähnt, mit einer Haut ausgekleidet, der Schleimhaut. Diese Schleimhaut trägt auch der Darm an seiner Innenfläche. Sie besitzt aber hier besondere Eigentümlichkeiten, nämlich zottige Vorsprünge, welche die ernährenden Bestandteile des Darminhaltes durch Saugadern aufnehmen und als Milchsaft dem Blut zuführen. Auf diese Weise gelangt die genossene Nahrung in das Blut.

Aber ehe diese Sonderung von verdaulichen und unverdaulichen Bestandteilen im Magendarmkanal eintritt, fließen zu der Nahrung außer dem Speichel, der schon im Munde hinzutritt, wichtige Verdauungssäfte, welche diese Scheidung ermöglichen. Im Magen tritt zur Nahrung der saure Magensaft, im Darm der Darmsaft, sodann von der Leber die bittere Galle und von der Bauchspeicheldrüse der Bauchspeichel. Beide ergießen ihren Saft in den Zwölffingerdarm. Die Leber ist das größte Organ im Körper und liegt rechts in der Bauchhöhle direkt unter den Rippen. An ihr liegt die Gallenblase, in der sich die Galle ansammelt und von wo aus sie durch einen besonderen Gang, sobald Nahrung in den Zwölffingerdarm gelangt, in letzteren sich ergießt. Die Bauchspeicheldrüse liegt hinter den Gedärmen in der Tiefe der Bauchhöhle. Die Galle dient zur Verdauung des Fettes, der Magensaft zur Verdauung des Eiweißes und die Bauchspeicheldrüse macht die Mehle, die sie in Zucker umwandelt, Fette und auch Eiweiß geeignet zur Aufsaugung. Aber auch der Mundspeichel wandelt Mehl in Zucker um. Das genaue Studium des Verdauungsvorganges ist eine der schwierigsten Aufgaben der Wissenschaft. Die nicht verdaulichen Massen sammeln sich im Dick- und Mastdarm an, und werden als Kot in einzelnen Absätzen durch den Stuhlgang aus dem After nach außen ausgeschieden; denn der Mastdarm besitzt an seinem unteren Ende einen willkürlichen Schließmuskel.

§ 22.

Es ist weiter für die Hebamme von großer Bedeutung zu wissen, daß die Innenwand der Bauchhöhle und alle die genannten Eingeweide von einer glänzenden, glatten Haut überzogen sind, dem Bauchfell. Erkrankungen des Bauchfelles sind meist lebens=

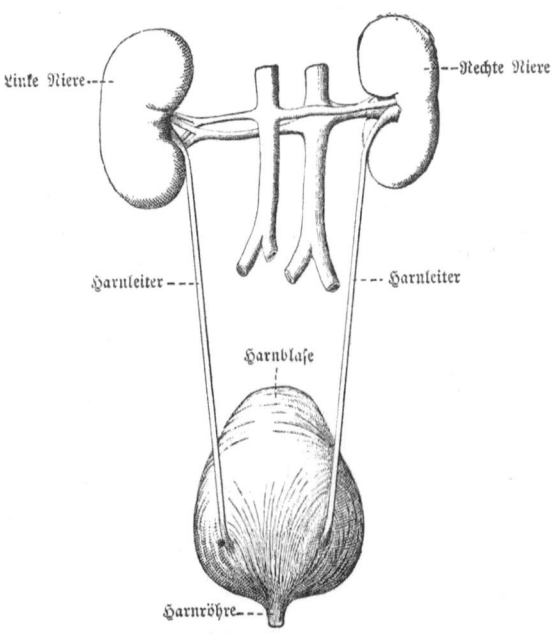

Fig. 6.
Die Harnorgane von hinten gesehen.
Nach Henle.

gefährlich, und da das Bauchfell sich bis zu den Gebärorganen fortsetzt, so können Erkrankungen dieser sich auf das ganze Bauch= fell verbreiten und rasch zum Tode führen (Unterleibsentzündung).

§ 23.

Die harnbereitenden Organe sind die Nieren (f. Fig. 6.) Die beiden Nieren liegen rechts und links von der Lendenwirbel= säule und besitzen die Größe einer kleinen Faust. Der von ihnen ab= gesonderte Harn läuft durch zwei lange häutige Röhren, die Harn= leiter, in die Harnblase (Urinblase), welche im kleinen Becken liegt und einen Schließmuskel besitzt. In ihr sammelt sich der Harn an und wird von hier aus durch die Harnröhre willkürlich nach außen entleert. Der Harn besteht aus Wasser, Salzen, Harnstoff und anderen verbrauchten Stoffen. Die Nieren haben die Aufgabe, diese verbrauchten Bestandteile aus dem Blut an sich zu ziehen und mit dem überschüssigen Wasser aus dem Körper zu entfernen. Eine Zurückhaltung dieser Stoffe im Blute würde das Leben sehr gefährden.

Noch ein Organ in der Bauchhöhle ist zu erwähnen, welches aber mit der Verdauung direkt nichts zu tun hat. Es ist die Milz, welche in länglicher Form unter dem linken Rippenbogen liegt und für die Blutbereitung Bedeutung besitzt (s. Fig. 5).

Der feinere Aufbau des menschlichen Körpers.

§ 24.

Wir haben den Bau des menschlichen Körpers bisher beschrieben, wie wir ihn mit den Augen sehen. Allein, wenn wir seinen Bau durch besondere Gläser betrachten, die alles vergrößern, wie es durch das Mikroskop geschieht, dann sehen wir, daß die einzelnen Körperteile in Wahrheit ganz anders aufgebaut sind. Wir entdecken, daß sie alle aus kleinsten Bestandteilen bestehen, den sogenannten Zellen, die, wie Bausteine, mehr oder minder eng aneinandergefügt liegen. Wir sehen ferner, daß die einzelnen Teile, wie die Knochen, die Muskeln, die Nerven, einen besonderen Bau auch mikroskopisch besitzen, indem die Zellen, die sie bilden, mancherlei Besonderheiten haben, sodaß man unter dem Mikroskop erkennen kann: das ist Knochen, das ist Muskel 2c. Man nennt

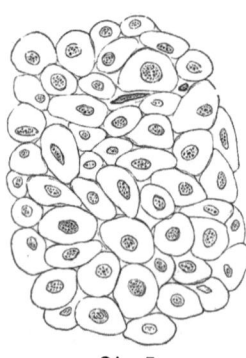

Fig. 7.
Zellen
aus dem Gewebe der Schleimhaut einer schwangeren Gebärmutter.

diesen Aufbau die Gewebe und so spricht man von Knochengewebe, Muskelgewebe, Nervengewebe 2c.

§ 25.

Die Gewebe des menschlichen Körpers sind nicht trocken, sondern durchtränkt von einer farblosen Flüssigkeit, die wir Lymphe nennen.

Sie findet sich in den feinsten Gewebsspalten und in besonderen Gefäßen, den Lymphgefäßen, die sich wie die Blutgefäße zu größeren Stämmen vereinigen und zu einzelnen Drüsen (Lymph= drüsen) ziehen, um schließlich ihren Inhalt in das Blut zu ent= leeren. Durch die Lymphgefäße verbreiten sich auch Krankheitsgifte. Die Lymphgefäße entzünden sich dann, führen das Gift in die Lymph= drüsen, die anschwellen oder vereitern, oder noch weiter in den Körper hinein. Solche Lymphdrüsen liegen z. B. in den Achselhöhlen, in der Schenkelbeuge (Leistengegend) und an anderen Orten.

Aber zum Verständnis des feineren Aufbaues des Körpers ist noch die Kenntnis eines besonderen Gewebes, welches teilweise auch mit dem bloßen Auge sichtbar ist, nötig. Es ist das Binde= gewebe, welches die einzelnen Organe umhüllt, miteinander ver= bindet und Lücken und Räume zwischen den einzelnen Geweben ausfüllt. Man könnte es, wie bei einem Hause, den Mörtel des Körpers nennen, der alles befestigt und verbindet.

Das Blut, die Ernährung und der Stoffwechsel des Körpers.

§ 26.

Das Blut ist eine rote Flüssigkeit, welche das Herz und die Blutgefäße erfüllt. Betrachtet man einen Tropfen Blut unter dem Mikroskop, so sieht man in der Blutflüssigkeit (Blutwasser) zahlreiche rotgefärbte kleine Scheibchen, die roten Blut= körperchen und zwischen ihnen einzelne kleine weiße Blut= körperchen in sehr viel geringerer Anzahl. Die roten Blutkörperchen färben das Blut rot, sie enthalten außerdem den Sauerstoff des Blutes, der bekanntlich durch das Einatmen in die Lunge strömt und sich mit dem Blut verbindet. Außer anderen Stoffen findet sich auch das für die Ernährung wichtige Eisen im Blut.

Die Blutkörperchen werden hauptsächlich in dem Mark der Knochen und der Milz gebildet. Wenn das Blut die Gefäße ver= läßt, so verliert es seine flüssige Beschaffenheit, es gerinnt.

§ 27.

Außer dem Sauerstoff durch die Lungen wird dem Blut auch der Milchsaft von der eingenommenen Nahrung her zu= geführt. Indem das Blut nun durch den ganzen Körper kreist und von den Lungen stets Sauerstoff, vom Darm her durch die Saugadern den Milchsaft aufnimmt, führt es Nahrung und Sauerstoff allen Geweben und Organen des Körpers zu, es ernährt sie, indem es Sauerstoff und Nahrung an sie abgibt. Durch diese Ernährung ist das Leben und das Wachstum der Menschen möglich. Diese zugeführten Stoffe werden in den Geweben und Organen verbraucht, d. h. umgewandelt in andere Stoffe, man sagt auch, indem man diesen Vorgang mit der Flamme vergleicht, verbrannt. Diese zur Ausscheidung bestimmten Stoffe, sind die Kohlensäure und der Harnstoff. Das Blut nimmt sie wieder auf und führt sie ab. Es sind die feineren Haargefäße in denen diese Aufnahme und Abgabe von Stoffen stattfindet.

Wir nennen diesen Vorgang den Stoffwechsel des Menschen. Die Kohlensäure wird in der Lunge ausgeschieden, beim Ausatmen entfernt, der Harnstoff in den Nieren, die ihn durch den Harn entleeren. Ebenso geht das überschüssige Blutwasser durch die Nieren ab, aber zum Teil auch durch die Verdunstung an der Körperoberfläche, die unter gewissen Bedingungen, z. B. bei großer Hitze oder Bewegung, in flüssiger Form als Schweiß erscheint.

Die zum Leben des Körper notwendigen Stoffe werden also aufgenommen durch die Lungen und die Verdauungsorgane, die verbrauchten werden ausgeschieden durch Lungen Nieren und Haut.

§ 28.

Dieser Wechsel an Stoffen, das heißt die Aufbrauchung der zugeführten Nahrung und des Sauerstoffes in den Geweben des Körpers, ist begleitet von Bildung von Wärme. Ebenso wie die Flamme Stoffe verzehrt und Wärme bildet, so bilden auch die Sauerstoff und Nahrung verzehrenden Gewebe Wärme. Daher fühlt der Körper des lebenden Menschen sich warm an und die Leiche erkaltet, weil bei ihr infolge des Herzstillstands kein Stoffwechsel mehr erfolgen kann. Die Eigenwärme des Menschen (wir sagen auch die Blutwärme des Menschen) liegt zwischen 36,5 und 37,5 Grad. Sie ist abends etwas höher als morgens, bleibt aber in diesen Grenzen. Weicht sie erheblich ab, so ist der Mensch krank.

Der gesunde Mensch hat unter allen Verhältnissen die gleiche Blut-Temperatur, mag er liegen, laufen, steigen, in kalten oder heißen Gegenden leben. Man rechnet ihn daher zu den Warmblütern. Die Kaltblüter, wie der Frosch, richten dagegen ihre Temperatur nach der Außenwelt.

§ 29.

Der Mensch gebraucht also zum Leben Sauerstoff und Nahrung. Ohne Sauerstoff erstickt er, ohne Nahrung verhungert er. Den Sauerstoff entnimmt er aus der Luft, die Nahrung aus den Nahrungsmitteln, welche er in der Pflanzen= und Tierwelt findet.

Was gebraucht nun der Mensch für Nahrung? In erster Linie Wasser und Salze, dann Eiweißstoffe, die sich in dem Fleisch, der Milch, den Eiern, Hülsenfrüchten reichlich finden; ferner sogen. Kohlenhydrate, das sind Mehl und Zucker; endlich Fett. Diese Stoffe findet er in den Nahrungsmitteln, welche noch vielerlei andere für die Ernährung nicht brauchbare Stoffe enthalten. Durch die Verdauung werden die unbrauchbaren Stoffe von den brauchbaren gesondert. Die unbrauchbaren gehen als Kot ab und die brauch= baren Eiweißkörper, Kohlenhydrate und Fette werden durch die Verdauungssäfte für die Auffaugung geeignet gemacht, bleiben zur Ernährung im Körper, werden verbrannt und wieder ausgeschieden.

Das Nahrungsbedürfnis wird als Hunger und Durst empfunden, das Bedürfnis nach Sauerstoff als Atmungsbe= dürfnis.

Der Bau und die Verrichtungen des weiblichen Körpers.

§ 30.

Wir haben bisher den Bau und die Verrichtungen des mensch= lichen Körpers beschrieben, wie sie dem männlichen und weiblichen Geschlecht gemeinsam sind.

Nun besitzen aber beide Geschlechter im Bau und Verrichtungen eine Anzahl von Verschiedenheiten, die wir beim weiblichen Geschlecht genauer kennen lernen müssen.

§ 31.

Der weibliche Körper unterscheidet sich in erster Linie von dem männlichen durch Verschiedenheiten der Geschlechtsteile, dann aber auch weiter durch andere Eigentümlichkeiten des Körperbaues.

Die Körpergröße des Weibes ist meist geringer als die des Mannes. Die Knochen sind kleiner und dünner, die Muskeln weniger kräftig ausgebildet. Das Fettpolster unter der Haut ist stärker entwickelt, daher die Glieder runder und weicher erscheinen. Die Schultern sind schmaler, die Brusthöhle ist enger, dagegen sind die Hüften breiter und die Bauchhöhle ist geräumiger als beim Mann. Das Becken ist zwar bei beiden Geschlechtern gleich gebaut, indessen zeichnet sich das weibliche Becken durch größere Weite aus, da in ihm die Gebärorgane liegen und das Kind bei der Geburt durch das Becken seinen Weg nehmen muß.

Der Mann zeugt das Kind. Das Weib empfängt es und gebiert es.

§ 32.

Der Mann ist durch seinen stärkeren Körperbau zu größerer körperlicher Arbeit befähigt. Er erwirbt durch seine Arbeit den Unterhalt der Familie, er schützt das Haus, die Familie, das Vaterland. Die Frau waltet im Hause und erzieht die Kinder. Aber die Frau ist auch geeignet, andere Berufsarten zu ergreifen. Sie besitzt eine besondere Befähigung für die Pflege der Kranken, für die Verrichtungen und Hülfe bei der Geburt und im Wochenbett. Außer ihrer natürlichen Bestimmung, Frau und Mutter zu sein, kann sie daher auch in dem Beruf als Krankenpflegerin und Hebamme Hervorragendes leisten.

Das weibliche Becken.

§ 33.

Das Becken besteht beim erwachsenen Menschen aus 4 Knochen, dem Kreuzbein, dem Steißbein und den beiden Hüftbeinen.

§ 34.

Das Kreuzbein bildet die hintere Wand des Beckens (s. Fig. 8 u. 9). Es hat eine dreieckige keilförmige Gestalt. Die breite Kante sieht nach oben, die Spitze nach unten. Die vordere Fläche ist ausgehöhlt, sowohl von oben nach unten, als von rechts nach links. Die hintere Fläche ist nach hinten ausgebogen und besitzt drei von oben nach unten verlaufende rauhe Erhabenheiten: rauhe Linien. An der vorderen und hinteren Wand bemerkt

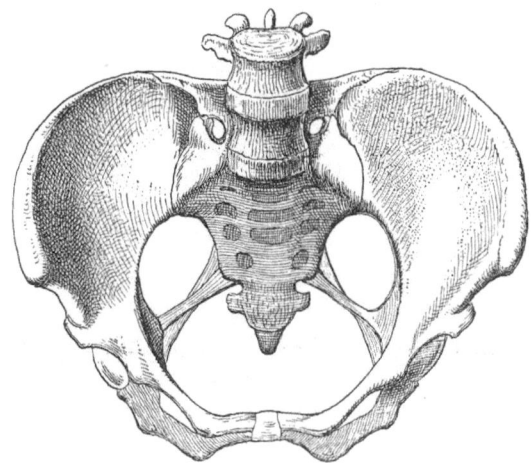

Fig. 8.
Das weibliche Becken von oben gesehen.

man 4 Paar Löcher. Aus diesen treten Nerven vom Rückenmark aus, die zu den Beckenorganen und unteren Gliedern ziehen.

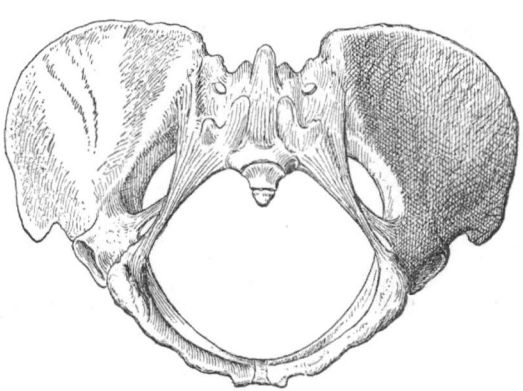

Fig. 9.
Das weibliche Becken von hinten und unten gesehen.

Denn auch das Kreuzbein ist wie die Wirbelsäule hohl und seine Höhlung ist die Fortsetzung des Rückgratskanals, in dem das Rückenmark liegt.

In der Kindheit besteht das Kreuzbein aus 5 einzelnen Knochenstücken, die wie die Wirbel übereinander liegen. Man nennt sie falsche Wirbel, sie verwachsen später fest untereinander. Querlaufende Knochenleisten, erhabene Linien, zeigen die frühere Trennung an. Die Teile des Kreuzbeins, welche rechts und links von den Löchern liegen, heißen Kreuzbeinflügel. Das Kreuzbein ist verbunden nach oben mit dem 5. Lendenwirbel durch Bänder und eine zwischen beiden Knochen liegende Knorpelscheibe. Durch das Zusammentreffen des letzten Lendenwirbels mit dem Kreuzbein bildet sich ein Knochenvorsprung. Er wird der Vorberg genannt. Nach unten an die Spitze des Kreuzbeins setzt sich das kleine Steißbein mittels eines Gelenkes an.

Das Steißbein besteht aus 4 kleinen Wirbeln, welche von oben nach unten an Größe abnehmen.

§ 35.

Die Hüftbeine liegen seitlich vom Kreuzbein. Sie sind durch die Kreuzdarmbeinfugen mit ihm verbunden und erstrecken sich nach vorn in einem Bogen, wo sie von rechts und links in der Scham- oder Schoßfuge zusammenstoßen.

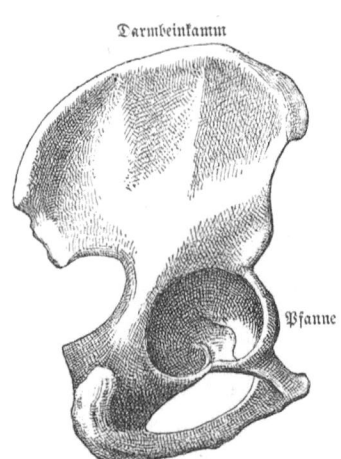

Fig. 10.
Das rechte Hüftbein von außen gesehen.

In der Kindheit besteht das Hüftbein aus drei Knochen, die später miteinander verwachsen. Es sind das Darmbein, Sitzbein und Schambein. Diese drei Knochen treffen in der Gelenkpfanne, die seitlich unten an der Beckenwand liegt und den Oberschenkelkopf aufnimmt, zusammen.

Das Darmbein ist der größte Knochen, er liegt nach oben, das Sitzbein nach unten, das Schambein nach vorn.

Das Darmbein (s. Fig. 10 u. 11) bildet die Seitenwand des Beckens und besitzt die Gestalt einer Schaufel, weshalb der vorn gelegene Teil auch Darmbeinschaufel genannt wird. Der obere Rand der Schaufel heißt der Darmbeinkamm, er endet in den vorderen und hinteren Darmbeinstachel, der untere bogenförmige Rand ist die Bogenlinie.

Das Sitzbein hat 2 Äste, einen hinteren und breiteren, den absteigenden Sitzbeinast und einen vorderen schmäleren, den aufsteigenden Sitzbeinast. Der absteigende Ast trägt nach hinten den Sitzbeinstachel. Die unterste dicke Partie des Sitz= beins, wo beide Äste zusammenstoßen, heißt der Sitzbeinhöcker. Von ihm und dem Sitzbeinstachel geht auf beiden Seiten des

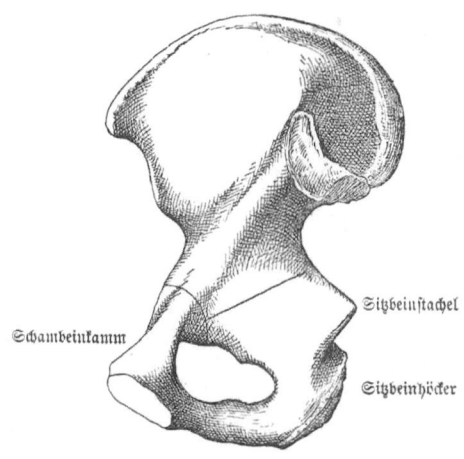

Fig. 11.
Das rechte Hüftbein von innen gesehen.
Die Berührungsstelle des Darm=, Sitz= und Schambeins ist gut sichtbar.

Beckens je ein starkes Band zum Seitenrande des Kreuzbeins, wodurch die Verbindung der Knochen untereinander größere Festig= keit bekommt (s. Fig. 8 u. 9).

Das Scham= oder Schoßbein besitzt einen queren und einen absteigenden Schambeinast. Der letztere geht in den auf= steigenden Sitzbeinast über. Auf dem queren Schambeinast ver= läuft eine scharfe Knochenkante, der Schambeinkamm. Die Schambeine stoßen vorne in der Schoßfuge zusammen. An ihrem unteren Rande liegt der Schoß= oder Schambogen, der von den beiden absteigenden Schambein= und aufsteigenden Sitzbeinästen begrenzt wird.

Weiter sieht man an der vorderen Wand des Beckens zwei große Öffnungen unterhalb des queren Schambeinastes, es sind die beiden eirunden Löcher, welche durch eine sehnige Haut verschlossen sind.

§ 36.

Wir teilen das Becken in das große und kleine Becken. Das große liegt über dem kleinen und ist seitlich begrenzt durch die Darmbeinschaufeln und hinten von den Lendenwirbeln. Das kleine Becken liegt unter der gebogenen Linie, dem Vorberg und dem oberen Rand der Schamfuge. Es wird hinten durch das Kreuz- und Steißbein, vorne von der Schamfuge und seitlich durch die Gegenden der Pfannen gebildet. Nur das kleine Becken hat geburtshülfliche Bedeutung. Es ist verhältnismäßig eng für den Kopf des Kindes, welcher bei der Geburt durch das kleine Becken getrieben wird.

§ 37.

Wir unterscheiden am kleinen Becken verschiedene Abschnitte: den Beckeneingang, die Beckenhöhle oder Beckenmitte und den Beckenausgang.

Der Beckeneingang ist die obere Öffnung und wird begrenzt durch den Vorberg, die gebogenen Linien, die Schambeinkämme und den oberen Rand der Schoßfuge.

Wir merken in dem Beckeneingang folgende Durchmesser (siehe Fig. 12):

1. Den graden Durchmesser, welcher von der Mitte des Vorberges zur Schoßfuge geht. Er beträgt 11 Zentimeter.

2. Den queren Durchmesser, welcher an den Bogenlinien die weitesten Punkte verbindet. Er mißt 13½ Zentimeter.

3. Die beiden schrägen Durchmesser. Der rechte schräge Durchmesser geht von der rechten Kreuzdarmbeinfuge zum linken queren Schambeinast. Der linke von der linken Kreuzdarmbeinfuge zum rechten queren Schambeinast. Jeder mißt 12 Zentimeter.

Der Beckenausgang ist die untere Öffnung des Beckens, welche vom Steißbein, den Sitzbeinhöckern und dem Schambogen umgeben ist (s. Fig. 9). Wir merken uns:

1. Den graden Durchmesser, der die Spitze des Steißbeins mit dem unteren Rand der Schoßfuge verbindet. Er mißt 11 Zentimeter. Er wird unter der Geburt meist etwas erweitert, indem der Kindskopf das bewegliche Steißbein nach hinten zurückdrängt.

2. Den queren Durchmesser, welcher die beiden Sitzbein=
höcker verbindet. Er mißt ebenfalls 11 Zentimeter.

Zwischen Beckeneingang und Beckenausgang liegt die Becken=
höhle. Sie ist nach hinten durch das Kreuzbein ausgebuchtet, seitlich
in sie hinein ragen die Sitzbeinstachel. In ihr sind die größten
Durchmesser die schrägen. Jeder derselben ist 13,5 Zentimeter lang.

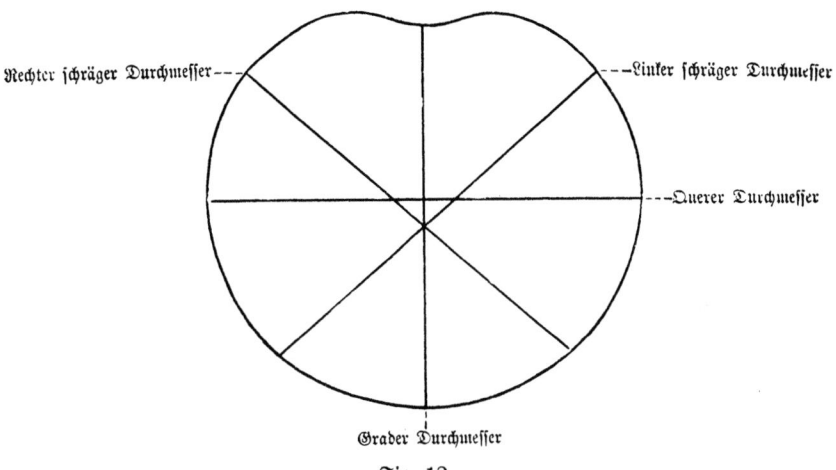

Fig. 12.
Die Durchmesser des Beckeneingangs.

Im Beckeneingang ist also der weiteste Durchmesser der
quere, in der Beckenhöhle der schräge und im Becken=
ausgang der gerade.

§ 38.

Eine Linie, welche man so durch die Beckenhöhle zieht, daß
sie überall gleich weit von den Beckenwänden absteht, nennt man
die Führungslinie des Beckens. Sie verläuft wie das Kreuz=
bein gekrümmt von unten nach oben. In dieser Linie muß die
Hebamme den Finger bei der Untersuchung einführen. In dieser
Richtung tritt das Kind bei der Geburt durch das Becken hindurch
(s. Fig. 13).

Bei aufrechter Körperstellung ist das Becken etwas nach vorn
geneigt, so daß der Beckeneingang nicht nach oben, sondern nach
vorn und oben, der Beckenausgang nach unten und etwas nach
hinten gerichtet ist. Man nennt diese Stellung die Neigung des

Beckens. Diese Neigung wechselt mit der Lage des Körpers. Liegt z. B. die Frau flach auf dem Rücken, so sieht der Beckeneingang nach auf- und rückwärts und der Beckenausgang ist grade nach vorn gerichtet.

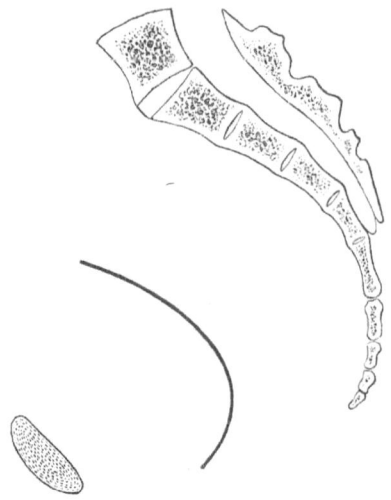

Fig. 13.
Die Führungslinie des Beckens.

§ 39.

Das Becken ist außen von Muskeln umgeben und auch die Innenwand trägt einige Muskeln, die den Raum noch mehr verengen. Namentlich gehen vom großen Becken seitlich neben dem Vorberg die großen Lendenmuskeln herab. Ferner ist der Beckenausgang durch Weichteile, Muskeln und sehnige Bänder (Beckenboden) verschlossen bis auf zwei Öffnungen. Die vordere Öffnung liegt unter dem Schambogen und heißt die Schamspalte, die hintere ist der After.

Die Höhle des kleinen Beckens, durch welche das Kind bei der Geburt getrieben wird, ist keineswegs sehr geräumig, infolgedessen erfolgt der Durchtritt langsam und ist von Schmerzen begleitet. Wäre das Kind nicht genötigt bei der Geburt seinen Weg durch das Becken zu nehmen, so würde die Geburt kürzer und weniger schmerzhaft, und, wie wir sehen werden, häufig auch weniger gefahrvoll verlaufen.

Der Bau der weiblichen Geschlechtsteile.

§ 40.

Man teilt die weiblichen Geschlechtsteile in innere und äußere. Die inneren befinden sich im Becken und sind nicht sichtbar, die äußeren liegen in und vor dem Schambogen. Zu den Geschlechtsteilen rechnen wir beim Weibe außerdem noch die Brüste.

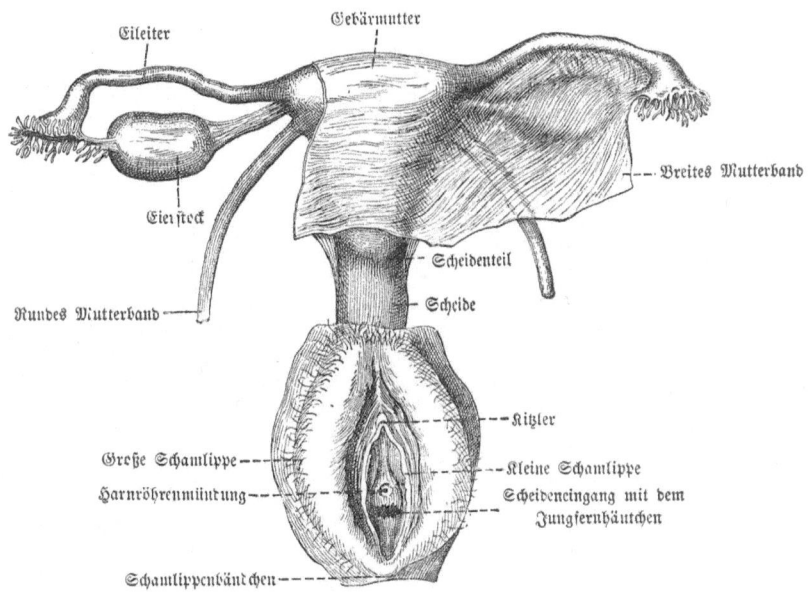

Fig. 14.
Die äußeren und inneren Geschlechtsteile.
(Rechts ist das breite Mutterband abgelöst.)

Äußere Geschlechtsteile.

§ 41.

Oberhalb der Schoßfuge liegt der Schamberg. Er ist eine durch stärkere Ansammlung von Fett erzeugte, mit Haut bedeckte Hervorragung, die mit Haaren besetzt ist.

Vom Schamberg herab ziehen zwei an der äußeren Seite mit Haaren bedeckte breite Hautfalten, die großen Schamlippen (s. Fig. 14). Sie vereinigen sich nach unten durch das Schamlippenbändchen. Zwischen den großen Schamlippen liegt die

Schamspalte. Die großen Schamlippen liegen bei Jungfrauen eng aneinander. Sie sind schlaffer und klaffen bei Frauen, die geboren haben.

Die kleinen Schamlippen liegen zwischen den großen Schamlippen, sie sind kürzer und von Schleimhaut überzogen. Sie umschließen den Vorhof der Scheide und vereinigen sich nach oben in eine kleine erbsengroße Hervorragung, den Kitzler. Der Kitzler ist sehr nervenreich und daher sehr empfindlich. Er wie seine Umgebung enthält viele Blutgefäße.

Etwa zwei Zentimeter unterhalb des Kitzlers liegt die Mündung der Harnröhre. Die Harnröhre tritt unter dem Scham-

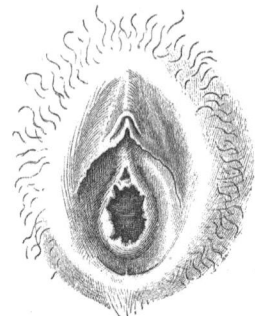

Fig. 15.
Äußere Geschlechtsteile.
Das Jungfernhäutchen ist eingerissen.
Nach B. S. Schultze.

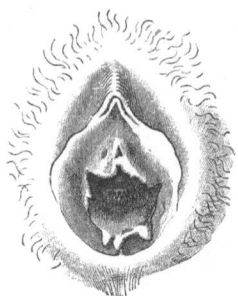

Fig. 16.
Äußere Geschlechtsteile.
Myrtenförmige Warzen des Jungfernhäutchens.
Nach B. S. Schultze.

bogen hervor und ist von einem dicken Wulst umgeben (Harnröhrenwulst). Noch etwas tiefer, umschlossen von den kleinen Schamlippen, findet sich der Scheideneingang als eine größere Öffnung, die aber bei Jungfrauen durch ein zartes Häutchen, das Jungfernhäutchen, bis auf eine kleine Spalte verschlossen ist. Durch den Beischlaf reißt das Häutchen ein. Durch die erste Geburt wird es aber fast völlig zerstört, sodaß dann nur kleine warzenförmige Erhabenheiten (myrtenförmige Warzen) an Stelle des Jungfernhäutchens zurückbleiben (s. Fig. 15 u. 16).

Hinter dem Schamlippenbändchen ist der Beckenboden verschlossen durch den Damm, der aus Muskeln und straffen sehnigen Bändern besteht, mit Haut überzogen und sehr dehnbar ist. Hinter dem Damm liegt der After. Die Gegend hinter ihm heißt Hinterdamm.

Innere Geschlechtsteile.

§ 42.

Durch den Scheideneingang gelangen wir in die Scheide. Die Scheide ist ein mit Schleimhaut ausgekleideter, sehr dehnbarer Gang, dessen Wand auch Muskeln enthält. Sie führt in der Richtung der Führungslinie hinauf durch das Becken zur Gebär=

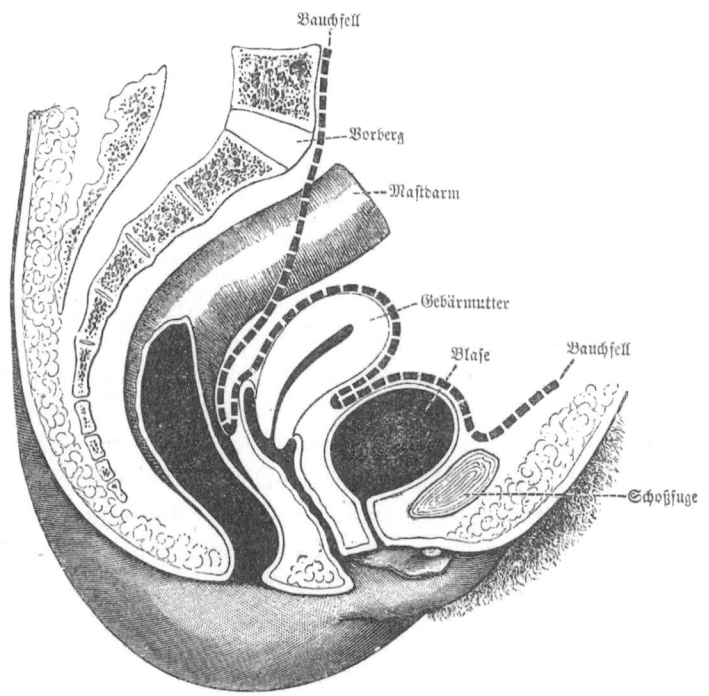

Fig. 17.
Die inneren Geschlechtsorgane mit dem Bauchfell.

mutter. Man unterscheidet eine vordere kürzere und hintere längere Scheidenwand. Beide liegen im leeren Zustande auf= einander. Die Scheidenwände sind mit straffen querverlaufenden Schleimhautfalten besetzt, sodaß sich die Wände rauh anfühlen. Durch häufigen Beischlaf und namentlich nach Geburten wird die Scheide weiter und die Wände glatter und schlaffer. Der oberste Teil der Scheide heißt das Scheidengewölbe. In dies Gewölbe ragt von oben herab ein zapfenförmiger Teil der Gebärmutter hinein (Scheidenteil der Gebärmutter) und teilt das Gewölbe

3

in zwei Abschnitte. Man unterscheidet ein vorderes und ein höheres hinteres Scheidengewölbe (f. Fig. 17).

Zwischen Scheide und Schamfuge liegt die Harnblase und die Harnröhre. Zwischen Scheide und Kreuzbein der Mastdarm.

§ 43.

Die Gebärmutter ist ein hohler, dickwandiger Muskel, welcher die Gestalt einer plattgedrückten Birne hat. Der breite Teil sieht nach oben, der schmale Teil — der Stiel der Birne — nach unten. Man unterscheidet eine vordere und hintere Wand und eine rechte und linke Seitenkante. Der obere Teil der Gebärmutter heißt Muttergrund, der mittlere Teil der Mutterkörper, der untere schmalere Teil Mutterhals. Der unterste Teil des Halses ragt als Scheidenteil der Gebärmutter in die Scheide wie ein Zapfen hinein.

Im Inneren hat die Gebärmutter eine dreieckige Höhle, die von vorn nach hinten abgeplattet ist (f. Fig. 18). Die Höhle geht über in den Halskanal. Wo der Halskanal beginnt, ist eine engere Öffnung, der innere Muttermund. Wo der Halskanal sich in die Scheide öffnet, liegt der äußere Muttermund. Der äußere Muttermund wird von zwei Lippen umschlossen, der vorderen und hinteren Muttermundslippe. Die Innenwand der Gebärmutter ist ausgekleidet mit Schleimhaut, welche sich in die Scheidenschleimhaut fortsetzt. Vor der Gebärmutter liegt die Blase, hinter ihr der Mastdarm (f. Fig. 17).

§ 44.

Die Gebärmutter ist überzogen von dem Bauchfell wie alle Eingeweide der Bauchhöhle. Dieses Bauchfell schlägt sich von der vorderen Bauchwand auf die Blase, bildet hier eine kleine Vertiefung, geht dann auf die Gebärmutter über und überzieht sie. Von der Gebärmutter zieht das Bauchfell bis tief an das hintere Scheidengewölbe hinunter und geht dann auf den Mastdarm über (f. Fig. 17).

§ 45.

Die Gebärmutter liegt nicht fest im Becken, sondern sie ist an Bändern beweglich aufgehängt. Die breiten Gebärmutterbänder gehen seitlich von der Gebärmutter ab zu den Beckenwänden. Sie bestehen aus Bauchfell. Vom inneren Muttermund zum Kreuzbein ziehen die Gebärmutterkreuzbeinbänder, welche aus Bauchfell und Muskeln bestehen. An der vorderen Wand der Gebärmutter liegen die runden Gebärmutterbänder. Sie bestehen aus Muskeln, sind rund und ziehen von den Ecken des Muttergrundes nach vorn durch die Bauchwandungen zu den großen Schamlippen. Weiter finden sich da, wo die Scheide sich an die Gebärmutter ansetzt straffe Faserbündel, welche der Lage der Gebärmutter mehr Halt verleihen.

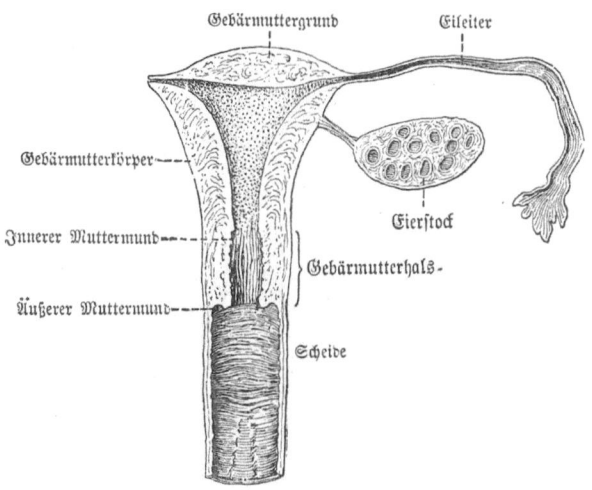

Fig. 18.
Scheide, Gebärmutter, Eileiter und Eierstock aufgeschnitten.
Nach Merkel.

Da die Gebärmutter an Bändern hängt, so ist sie beweglich, d. h. ihre Lage ist nicht immer die gleiche. Bei leerer Blase liegt der Gebärmuttergrund ein wenig nach vorn gebeugt (s. Fig. 19). Füllt sich die Blase mit Urin so wird der Muttergrund etwas zurückgedrängt, ist gleichzeitig der Mastdarm voll Kot, so wird die ganze Gebärmutter gehoben. Legt sich die Frau auf die Seite, so sinkt der Grund der Gebärmutter nach derselben Seite, während der Hals nach der entgegengesetzten Seite abweicht. Besonders merkbar ist dieses Abweichen der Lage, wenn die Gebärmutter durch die Schwangerschaft vergrößert ist.

3*

§ 46.

Durch die breiten Gebärmutterbänder ziehen die Schlagadern zu der Gebärmutter, ebenso liegen in ihnen die das Blut zurückführenden Blutadern und die Nerven. Gefäße und Nerven sind von lockerem Bindegewebe umgeben. Entzündungen der Gebärmutter setzen sich leicht auf dieses Bindegewebe fort.

§ 47.

Rechts und links an dem Grunde der Gebärmutter setzen sich die Eileiter an. Es sind das zwei häutige, mit Schleimhaut

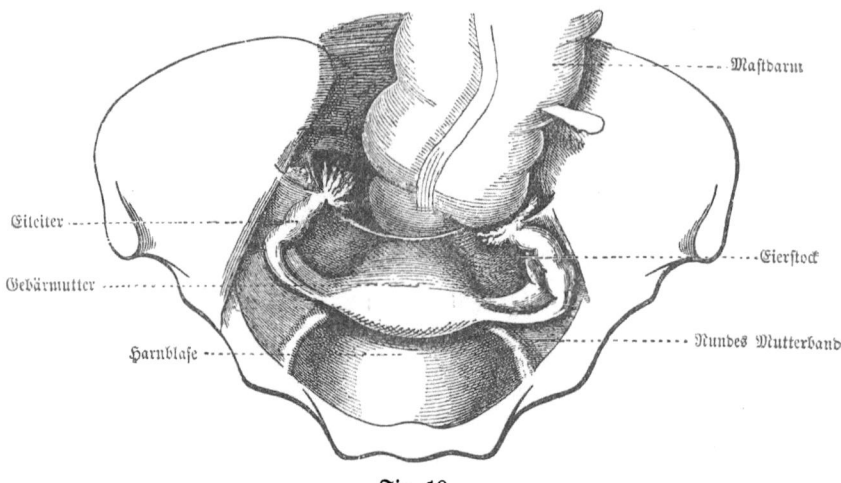

Fig. 19.
Die inneren Geschlechtsteile von oben gesehen.

ausgekleidete Röhren, die vom oberen Rand des breiten Mutterbandes bedeckt sind, in leichten Schlängelungen gegen das Becken verlaufen und zwei Öffnungen besitzen. Die eine sehr feine Öffnung führt in die Gebärmutter, die andere besitzt eine trichterförmige Gestalt, ist von Fransen umgeben und mündet in die Bauchhöhle (s. Fig. 18 u. 19).

§ 48.

Unterhalb der Fransen der Eileiter liegen die Eierstöcke, an der hinteren Fläche des breiten Mutterbandes befestigt (s. Fig. 14). Sie sind annähernd von Taubeneigröße und besitzen die Gestalt einer

Mandel. In ihrem Innern haben sie zahllose Bläschen von verschiedener Größe (s. Fig. 18). Jedes dieser Bläschen enthält ein Ei. Das Ei ist eine große Zelle, die Eiweiß enthält. Es ist aber für das Auge nicht sichtbar, sondern nur mit dem Mikroskop erkennbar. Es hat die Größe eines Staubkorns oder des 50. Teils eines Zentimeters.

Die weiblichen Brüste.

§ 49.

Vorne auf dem Brustkorb zu beiden Seiten des Brustbeins liegen die halbkugelig gestalteten Brüste, die in ihrer Mitte die Brustwarze tragen. Die Brustwarze ist umgeben von dem dunkler gefärbten Warzenhof, der kleinere knötchenförmige Drüsen enthält. Die Brustwarze ist sehr nervenreich und daher sehr empfindlich. Berührt man sie mit dem Finger, so tritt sie stärker hervor. An ihrer Spitze sind eine Anzahl feiner Öffnungen, die Endigungen der Milchkanälchen. Die äußere Haut der Brüste zeichnet sich durch besondere Weichheit und Zartheit aus. Bläulich gefärbte Blutadern schimmern meist durch sie hindurch. Die Vertiefung zwischen den beiden Brüsten nennt man den Busen.

Die weibliche Brust ist eine Drüse, welche die Milch bereitet. Jede Drüse zerfällt in viele Lappen, welche durch Gruben, die viel Fett enthalten, voneinander getrennt sind. Die drüsigen Lappen bestehen aus kleinen Bläschen, welche die Milch absondern, die sich dann in einen Milchgang ergießt, welcher in der Warze mündet. Etwa 12 bis 15 solcher Milchgänge endigen in der Warze.

Die Verrichtungen der weiblichen Geschlechtsteile.

§ 50.

Die weiblichen Geschlechtsteile dienen der Fortpflanzung des Menschen, d. h. sie empfangen das Kind, tragen es aus und gebären es. Die Brüste spenden dem neugeborenen Kinde die erste Nahrung.

Fortpflanzen kann sich das Weib nicht durch ihr ganzes Leben, sondern nur zur Zeit seiner Geschlechtsreife. Diese beginnt in unsren Gegenden etwa im Alter von 16 bis 17 Jahren und endet Ende der vierziger Jahre. Zur Fortpflanzung ist weiter nötig die

Begattung mit einem Manne, bei welcher der männliche Same in die Scheide ergossen wird.

§ 51.

In der Kindheit ruhen die Geschlechtsorgane, sie wachsen langsamer als der übrige Körper bis zum 13.—14. Lebensjahre. Dann aber reifen sie rasch ihrer völligen Ausbildung entgegen. In diesen Jahren beginnen die Haare auf dem Schamberg emporzusprossen, die äußeren Geschlechtsteile werden größer und praller, die Brüste voller und runder. An den inneren Geschlechtsorganen treten wichtige Verrichtungen auf: es beginnt die monatliche Blutung und die Reifung von Eiern im Eierstock. Das Mädchen ist geschlechtsreif, mannbar geworden. Es ist zur Jungfrau herangereift.

§ 52.

Die Regel (Periode, monatliche Reinigung) besteht in einer Blutung aus den Geschlechtsteilen, die sich alle 28 Tage wiederholt und 4—5 Tage währt. Das Blut kommt aus der Gebärmutterschleimhaut. Die Regel beginnt in unseren Gegenden meist im 14. Jahre. Sie ist häufig von leichtern Schmerzen im Unterleib und Kreuz und einem Gefühl von Ermüdung begleitet. Bei vielen Frauen sind die Unterleibsbeschwerden stärker und auch die allgemeine Abspannung ist recht unangenehm.

Während der Regel vollzieht sich gleichzeitig im Eierstock ein bedeutungsvoller Vorgang. Es platzt eines der Bläschen und ein Ei fällt in die Bauchhöhle. Das Ei wird darauf von dem Eileiter aufgenommen und kann nunmehr befruchtet werden. Bleibt die Befruchtung aus, so zerfällt das Ei und wird aus den Geschlechtsteilen unmerkbar ausgeschieden.

Dieser Vorgang, Blutung und Eilösung, wiederholt sich alle 4 Wochen durch das ganze mannbare Alter des Weibes — es sei denn, daß das Weib schwanger wird, dann hört die Regel auf und tritt erst wieder nach dem Wochenbett, meist sogar erst nach dem Absetzen des Kindes ein.

§ 53.

Die Dauer der Regel, die Blutmenge und auch die Zwischenräume zwischen den Regeln sind bei vielen Frauen verschieden, ohne daß man von einer Krankheit sprechen dürfte. Auch die Zeit des ersten Auftretens der Regel wechselt, sie kann z. B. erst im 16. oder 17. Jahre erscheinen.

Nicht selten ist in der Zeit des ersten Auftretens die Regel unregelmäßig, sie bleibt z. B. zwei Monate oder mehrere aus und wird erst später regelmäßig. Besteht bei solchen Abweichungen völliges Wohlbefinden, so darf man nicht sogleich auf eine Krankheit schließen. Anders ist es, wenn die Regel bei einem jungen Mädchen überhaupt nicht eintritt und an ihrer Stelle sich regelmäßig vierwöchentlich Schmerzen einstellen — oder wenn beim Fortbleiben der Regel Unterleibsbeschwerden auftreten, oder das Mädchen bleich aussieht und sich elend fühlt — in allen solchen Fällen liegt sehr wahrscheinlich eine Unterleibskrankheit (Frauenleiden) vor. Eine Verschleppung solcher Störungen der Regel kann zu dauernder Krankheit und völliger Unfruchtbarkeit des Weibes führen (s. § 86 Frauenkrankheiten).

§ 54.

Während der Regel muß die Frau ein bestimmtes Verhalten beobachten. Sie soll sich vor stärkeren Anstrengungen, vor Erkältungen und heftigen Gemütsbewegungen möglichst schützen. Viele Frauenleiden entstehen durch unzweckmäßiges Verhalten bei der Regel. Weiter ist Reinlichkeit bei der Regel durchaus geboten. Die Leibwäsche soll, wenn sie mit Blut besudelt ist, gewechselt werden. Täglich mindestens einmal sollen die Geschlechtsteile mit warmem Wasser gewaschen werden. Im Volke herrschen hier viele Vorurteile, welche die Hebamme bekämpfen muß. Sie muß wissen, daß ein unreinliches Verhalten bei der Regel ebenfalls Krankheiten zur Folge haben kann.

Für die Gesundheit des Weibes ist es zweckmäßig, wenn es geschlossene Beinkleider trägt. Eine Verunreinigung der Geschlechtsorgane durch Staub und Schmutz, auch das Erkälten derselben wird durch solche Beinkleider verhindert, was besonders wieder bei der Regel von großer Wichtigkeit ist. Auch empfiehlt es sich, daß die Frau bei der Regel eine Binde um die Geschlechtsteile trägt, die das Blut auffängt und die Besudelung der Beine und der Wäsche verhindert. Solche Binden kann man sich leicht aus mehrfach zusammengelegter, wohlgewaschener Leinewand herstellen und sie an einem einfachen Leibgurt, gleichfalls aus Leinewand, befestigen. Noch besser ist es, wenn man ein Kissen von Watte oder Holzwolle, welche das Blut auffaugen, an der Binde befestigt. Diese Kissen sind nach Gebrauch zu verbrennen. Solche Binden sind jetzt vielfach im Handel. Man hat aber darauf zu achten, daß die Binde nicht zu fest auf die Geschlechtsteile drückt, denn es würde dann das Blut aus der Scheide nicht abfließen können. Die Binde muß auch bequem sitzen, damit sie nicht die Haut wund scheuert.

Bei der Regel dürfen keine Bäder genommen werden, dagegen ist nach Beendigung der Regel ein warmes Reinigungsbad sehr zweckmäßig. Eine böse Unsitte ist es, wenn Frauen den Eintritt der Regel durch heiße Bäder oder heiße Fußbäder beschleunigen wollen. Es ist das durchaus verboten, denn Krankheit kann die Folge von solchem leichtsinnigen Handeln sein.

§ 55.

Die monatliche Blutung und die Eilösung sind also Verrichtungen der Geschlechtsteile, die bei allen gesunden Frauen während des ganzen mannbaren Alters stattfinden. Sie sind aber nur die Vorbereitungen für andere Vorgänge, welche durch den geschlechtlichen Verkehr zu Stande kommen können: die Empfängnis, die Schwangerschaft, die Geburt und das Wochenbett.

§ 56.

Ende der vierziger Jahre erlöschen die Verrichtungen der Geschlechtsorgane, es treten die sogenannten Wechseljahre der Frau ein. Die monatliche Blutung wird unregelmäßig, die Zwischenräume werden größer, zuweilen setzen auch stärkere Blutungen ein. Dabei leiden oft die Frauen an nervösen Beschwerden, Wallungen, Herzklopfen, die aber völlig ungefährlich sind. Schließlich hört die Regel gänzlich auf, ebenso die Absonderung von Eiern aus den Eierstöcken und die Geschlechtsorgane beginnen zu schrumpfen.

Aber es ist für die Hebamme von größter Wichtigkeit zu wissen, daß grade in der Zeit der Wechseljahre Blutungen auch aus anderen sehr schlimmen Ursachen, z. B. bei Krebs der Gebärmutter (s. § 87), auftreten können.

Allgemeine Krankheitslehre.

Einleitung.

§ 57.

Um die regelmäßigen und besonders die regelwidrigen Vorgänge der Schwangerschaft, der Geburt und des Wochenbettes zu verstehen, ist der Hebamme eine Belehrung aus der allgemeinen Krankheitslehre nötig.

Wenn der Körper in seinem Bau oder in seinen Verrichtungen gestört ist, so nennen wir ihn krank. Die Krankheiten zu verhüten, zu erkennen und zu heilen, ist Aufgabe der medizinischen Wissenschaft. Sie übt der Arzt aus; die Pflegerin unterstützt ihn in dieser Aufgabe. Wir verhüten die Krankheiten, indem wir den Menschen gesundheitsgemäß leben lassen. Wir erkennen die Krankheit durch Befragen und durch die Untersuchung. Wir heilen die Krankheit durch vielerlei Mittel: Zweckmäßige Ernährung, Arzneien, Luft- und Wasserbehandlung, operative Eingriffe. Aber nicht alle Krankheiten sind heilbar, manche sind tödlich. Dann suchen wir die Leiden der Kranken zu lindern.

§ 58.

Man kann die Krankheiten in akute, schnellverlaufende und chronische, langsam verlaufende einteilen. Die akuten sind meist von Fieber, d. h. einer Steigerung der Blutwärme begleitet. Unter den akuten Krankheiten nennen wir das Kindbettfieber, die Lungenentzündung, Diphtherie, Typhus, Scharlach, Masern. Chronische Krankheiten sind z. B. die Lungenschwindsucht (Lungentuberkulose), Herzfehler, viele Nervenkrankheiten, wie die Fallsucht und die Hysterie, die Geschlechtskrankheiten.

Weiter kann man die Krankheiten einteilen in ansteckende und nicht ansteckende. Ansteckend sind viel mehr Krankheiten als man früher glaubte. Die Ansteckung kann erfolgen durch Berührung des Kranken oder der kranken Stellen, wie bei Kindbettfieber und den Geschlechtskrankheiten; oder die Ansteckung erfolgt durch die genossene Nahrung, wie bei Typhus und Cholera; oder durch die Luft in der Umgebung des Kranken, wie bei Pocken,

Scharlach, Masern. Sehr ansteckende Krankheiten sind die Pocken, Scharlach, Masern, Diphtherie, Cholera, das Kindbettfieber.

Die meisten ansteckenden Krankheiten werden erzeugt durch kleinste pflanzliche Gebilde (Spaltpilze, Bakterien), die in den Körper eindringen. Wir werden sie in dem nächsten Kapitel näher kennen lernen. Werden an einem Orte oder in einer Gegend sehr viele Menschen von einer ansteckenden Krankheit befallen, so spricht man von einer Epidemie, z. B. Pocken=, Typhusepidemie.

Untersuchungsmittel und Krankheitserscheinungen.

§ 59.

Zur Erkenntnis der Krankheit bedarf es der Untersuchung. Einige Untersuchungsmittel muß die Hebamme kennen.

Zur Messung der Eigenwärme des Menschen, die bei den fieberhaften Erkrankungen erhöht ist, dient das Thermometer (Wärmemesser). Das Thermometer ist eine Glasröhre, in deren unterem dicken Ende sich Quecksilber befindet. Das Quecksilber dehnt sich durch Wärme aus und steigt in dem Glasröhrchen empor. Durch Kälte zieht es sich zusammen, das Quecksilber sinkt. Wie hoch es steigt, oder wie tief es sinkt, gibt eine Anzahl von Strichen, die mit Zahlen bezeichnet und an der Glasröhre befestigt sind, an. Die Entfernungen der Striche voneinander nennen wir Grade. Jeder Grad ist in 10 Teile geteilt. Das Thermometer enthält 100 Grade.

Die Hebamme merke sich, daß bei 100 Grad das Wasser siedet, d. h. sich in Dampf verwandelt (Siedepunkt), daß bei 0 Grad das Wasser anfängt, zu frieren (Gefrierpunkt). Die Grade unter dem Null= oder Gefrierpunkt bezeichnet man als Kältegrade, die Grade oberhalb des Nullpunkts als Wärmegrade.

Das Thermometer zum Messen der Blutwärme hat nur die Grade von etwa 32—43 (Krankenthermometer). Andere Thermometer sind das Badethermometer zur Messung der Wärme des Badewassers. Es ist mit Holz umkleidet, damit es im Wasser schwimmt. Ein weiteres Thermometer ist das Thermometer zur Messung der Wärme der Luft (Zimmerthermometer). Diese Thermometer zeigen Wärme= und Kältegrade an. Man nennt das 100 teilige Thermometer auch das Thermometer nach Celsius. Andere Thermo=

meter, z. B. das nach Reaumur, das in 80 Grade geteilt ist, werden in Deutschland nicht mehr gebraucht.

§ 60.

Zur Ermittelung der Körperwärme des Menschen legt man das untere Ende des Krankenthermometers in die völlig entblößte Achselhöhle ein, läßt den Arm fest an die Brust und die Hand auf die entgegengesetzte Schulter legen, sodaß das Quecksilber enthaltende untere Ende des Thermometers allseitig von der Achselhöhle umschlossen ist. 15 Minuten sind nötig, damit das langsam steigende Quecksilber seinen höchsten Stand erreicht. Dann liest man den Stand der Quecksilbersäule ab ohne das Thermometer aus der Achsel zu entfernen. Besser sind die sogenannten Maximalthermometer, die ihren Stand behalten, auch wenn das Thermometer aus der warmen Achselhöhle entfernt wird. Vor der Anwendung derselben muß aber das Quecksilber erst durch eine Schleuderbewegung nach unten gebracht werden.

§ 61.

Wie bereits gelehrt, liegt die Blutwärme des Menschen zwischen 36,5 und 37,5 Grad. Steigt das Thermometer auf 38 Grad und darüber, so besteht Fieber. Das Fieber kann bis 40 und darüber, selbst bis 41 und 42 Grad steigen. Je höher das Fieber, um so kränker ist der Mensch. Das Fieber zeigt meistens auch die täglichen Schwankungen der Temperatur, d. h. es ist abends meist höher als morgens.

Temperaturen von 37,6—37,9 Grad geben die Fiebergrenze an. Zeigt das Thermometer z. B. morgens 37,6 Grad, so ist zu erwarten, daß abends 38 oder darüber gemessen wird, also Fieber bestehen wird. Wird die Hebamme nach der Temperatur gefragt, so hat sie zunächst die Abendtemperatur anzugeben, denn diese ist fast ausnahmslos die wichtigste.

Auch sehr niedrige Temperaturen kommen vor, z. B. von 35,5 Grad oder noch weniger, wie nach starken Blutungen, großen Operationen, bei bedrohlicher Herzschwäche und endlich kurz vor dem Tode.

§ 62.

Zur Messung der Blutwärme kann man das Thermometer auch in den After einführen, besonders bei Kindern ist das erwünscht. Man achte aber darauf, daß das Kind dabei ruhig liegt, damit das Thermometer nicht im After zerbricht. Im After ist schon nach 5 Minuten die richtige Körperwärme ermittelt. Die Aftertemperatur ist um einige Zehntel höher als die Achselhöhlentemperatur.

§ 63.

Nach längerem Gebrauch zeigen oft die Thermometer um einige Zehntel falsch. Es ist daher nötig, daß die Hebamme ihr Thermometer zuweilen mit anderen vergleicht, am besten mit einem sogenannten geaichten Thermometer.

§ 64.

Das Fieber ist gewöhnlich von anderen Erscheinungen begleitet. Im Beginn des Fiebers hat die Kranke meist eine Empfindung von Frösteln oder eigentlichem Frost. Im Kopf fühlt sie sich heiß, sie ist unlustig zur Arbeit und verliert meist den Appetit, hat aber häufig vermehrten Durst. Je höher das Fieber, um so kränker fühlt sich die Kranke. Bei hohem Fieber können auch Delirien eintreten, d. h. die Kranke redet irre und hat Täuschungen in der Wahrnehmung durch die Sinne.

Manche Krankheiten, bei denen die Temperatur plötzlich sehr hoch ansteigt, beginnen mit einem sogenannten Schüttelfrost, z. B. oft das Kindbettfieber. Der Frost ist so stark, daß die Kranke sich schüttelt, zuweilen so stark, daß das Bett mit bewegt wird. Bei einem solchen Frost muß sofort das Thermometer eingelegt werden. Bei dem echten Schüttelfrost steigt es bereits während des Frostes auf 39,5 bis 40 Grad. Fehlt dagegen die Temperatursteigerung, so hat die Erscheinung weniger Bedeutung und geht zuweilen nur von den Nerven aus. Der echte Schüttelfrost zeigt stets eine schwere Erkrankung an. Er kann $1/2$ Stunde, selbst eine Stunde währen. Es folgt auf ihn gewöhnlich das Gefühl einer starken brennenden Hitze, zuweilen ein Schweißausbruch. Schüttelfröste sollen stets nach Datum und Stunde notiert werden.

§ 65.

Ein anderes Mittel zur Erkennung von Krankheiten ist das Fühlen und Zählen des Pulses. Der Puls, der in die Schlagadern fortgesetzte Herzstoß, kann an allen Stellen gefühlt werden, wo Schlagadern der Körperoberfläche nahe liegen. Am besten fühlt man ihn oberhalb des Handgelenkes an der Daumenseite. Man nennt ihn hier den Radialpuls, weil er in der Radialschlagader gefühlt wird. Man legt Mittel- und Zeigefinger auf die genannte Stelle und man wird sofort den stoßweisen Anschlag des Pulses fühlen. Man zählt ihn mit einer Sekundenuhr in der Hand $1/4$ Minute lang und multipliziert die gefundene Zahl mit 4. So erhält man die Pulszahl in der Minute. Oder die Hebamme zählt nach einer Sanduhr, die sie mit sich führt.

Das gesunde Weib hat 70 bis 80 Pulsschläge in der Minute. Die Zahl der Schläge wird vermehrt durch lebhafte Bewegung, z. B. Laufen, kehrt aber beim gesunden Menschen stets wieder auf die richtige Zahl zurück.

Dauernd vermehrt an Zahl ist der Puls beim Fieber. Die Zahl steigt auf 96, 100, 120, selbst 140 und mehr.

Je höher die Pulszahl beim Fieber steigt, um so kränker ist im allgemeinen der Mensch. Aber auch ohne Fieber kann die Pulszahl sehr ansteigen, z. B. nach großen Blutverlusten oder bei anderen Schwächezuständen.

Bei einiger Übung lernt man auch die Größe oder Kleinheit des Pulses zu beurteilen, d. h. ob das Herz wenig oder viel Blut in die Schlagadern strömen läßt. Ist der Puls groß oder wie man sagt kräftig, so ist der Anschlag der Pulswelle deutlich und gut fühlbar und das Herz arbeitet kräftig. Ist er klein, so fühlt man den Puls nur wenig und mit Mühe, wie z. B. nach großen Blutungen. Das Herz arbeitet schwach. Ein kleiner und sehr rascher Puls zeigt immer einen ernsten Zustand des Menschen an (Herzschwäche).

Immerhin bleibt das Messen der Körperwärme für die Hebamme von größerer Wichtigkeit als die Bestimmung des Pulses, wenn sie auch lernen muß, diesen zu beurteilen.

§ 66.

Auch die Atmung muß bei Krankheiten beachtet werden. Die Zahl der Atemzüge ist vermehrt beim Fieber, besonders aber bei Herz= und Lungenkrankheiten. Die Atmung kann so erschwert sein, daß die Kranke nach Atem ringt: sie sitzt aufrecht im Bett, man sieht, wie die Halsmuskeln den Brustkorb mühsam heben und die Nasenflügel sich erweitern. Oft ist das Gesicht dabei bläulich verfärbt. Ein solcher Zustand deutet immer auf ein lebenbedrohliches Hindernis der Atmung oder des Blutumlaufes.

§ 67.

Weiter ist wichtig die Beurteilung der Verdauung. Der Stuhlgang erfolgt beim gesunden Menschen meist in 24 Stunden einmal. Er ist bräunlich gefärbt, an Form wurstförmig oder breiig. Die Entleerung von dünnen und häufigen Stühlen nennen wir Durchfall. Er ist das Anzeichen einer Darmerkrankung. Oft ist der Durchfall von Leibschmerzen, d. h. schmerzhaften Darmzusammenziehungen, begleitet. Sehr häufig ist bei Frauen die Stuhlverhaltung, d. h. es erfolgt nur nach Tagen Stuhlgang und dann oft auch nur wenig, sodaß durch Mittel nachgeholfen werden muß. Beim Erbrechen wird der Mageninhalt plötzlich unter starken Zusammenziehungen des Zwerchfelles entleert. Meist gehen dem Erbrechen Übelkeiten voraus. Der Appetit ist bei Krankheiten beeinträchtigt, besonders bei den fieberhaften. Ein weißer Belag auf der Zunge zeigt an, daß die Magenverdauung nicht in Ordnung ist.

§ 68.

Wichtig ist auch der Harn. Der Harn hat eine bernsteingelbe, durchsichtige Farbe und wird in 24 Stunden in einer Menge von 12—1500 Kubikzentimeter entleert. Er enthält hauptsächlich Wasser, Salze und Harnstoff. Hält der Mensch sich in heißer Luft auf oder bewegt er sich viel, ohne viel Wasser zu trinken, so sieht der Urin dunkler aus, er ist wasserärmer, wogegen er bei vielem Trinken und Aufenthalt in kalter Luft reichlicher und heller wird. Beim Fieber ist der Urin gleichfalls dunkler und geringer an Wasser. Oft trübt sich der klar entleerte Urin nach einiger Zeit, nachdem er kalt geworden ist, und es zeigt sich ein gelblich= roter Bodensatz. Erwärmt man solchen Urin wieder, so löst sich der Bodensatz wieder auf. Er besteht aus Harnsalzen. Diese Trübung ist im allgemeinen ohne Bedeutung. Wird dagegen der Urin schon getrübt gelassen, so liegt meist eine Krankheit vor, sei es der Blase oder Nieren. Wenn die Hebamme also nach Trübung des Urins gefragt wird, so hat sie sorgfältig zu beachten, ob er wirklich trübe gelassen wurde oder die Trübung erst später eintrat. Bei Nierenkrankheiten ist die Menge des täglich entleerten Urins oft sehr verringert. Dadurch werden die Ausscheidungsstoffe wie der Harnstoff im Blut zurückgehalten.

Bei manchen Krankheiten finden sich auch fremde Bestandteile in dem Harn, so Zucker bei der Zuckerkrankheit und Eiweiß bei Nierenkrankheiten. Durch besondere Untersuchungen ermittelt der Arzt diese Stoffe.

§ 69.

Auch über das Aussehen der Kranken muß die Hebamme urteilen können. Bleiche Lippen verraten eine ungenügende Blutbildung, eingefallene Wangen und Schläfengegenden und tiefliegende Augen eine schlechte Ernährung. Bei Fieberkranken ist das Gesicht oft hochrot. Der gesunde Mensch hat einen klaren, freien Blick, der kranke ein müdes, mattes Aussehen. Zuweilen treten besondere Färbungen des Gesichtes und auch der übrigen Haut auf; eine gelbe bei der Gelbsucht, wobei auch das Weiße im Auge gelb gefärbt ist. Die Galle ist in das Blut getreten. Eine bläuliche Färbung finden wir bei behinderter Atmungs- oder Herztätigkeit. Das Blut wird nicht genügend durch Sauerstoff gereinigt. Schwerkranke sinken in der Rückenlage im Bett zusammen, rutschen herunter wegen ihrer Körperschwäche.

Manche Kranke, wie auch die Wöchnerinnen schwitzen leicht. Oft ist das viele Schwitzen ein Zeichen großer Schwäche, wie bei der Lungenschwindsucht. Fieberkranke fühlen sich oft wohler, wenn sie in Schweiß geraten. Oft bricht kurz vor dem Tode Schweiß aus, der sich auf dem erkaltenden Körper kühl anfühlt. Kalter Schweiß. Todesschweiß.

Krämpfe sind unwillkürliche Zusammenziehungen der willkürlichen Muskeln. Solche Krämpfe können in einzelnen Muskeln auftreten, aber auch die gesamte Muskulatur kann erkranken (Starrkrampf). Andere Krämpfe erfolgen mehr stoßweise, wie bei der Fallsucht (Epilepsie), bei welcher die allgemeinen Krämpfe in Anfällen auftreten, und der Eklampsie, einer schweren Erkrankung Schwangerer und Gebärender.

Wäßrige Anschwellungen einzelner Glieder, z. B. des

rechten oder des linken Beines, entstehen durch Verstopfung einer größeren Blutader. Sind beide Beine angeschwollen, so kann ein Hindernis für den Blutabfluß nach oben bestehen, wie z. B. durch eine Geschwulst oder durch die schwangere Gebärmutter, aber es können auch ernstere Ursachen vorliegen. Erstreckt sich die Ausschwitzung auf den ganzen Körper, so handelt es sich um allgemeine Wassersucht, die besonders bei schweren Herz- und Nierenkrankheiten auftritt und stets lebensgefährlich ist.

Ohnmacht ist ein Zustand, bei dem unter der Empfindung von Schwindel und Schwäche Besinnungslosigkeit eintritt. Die Ohnmächtige fällt zu Boden. Der Puls ist klein, die Atmung oberflächlich. Meist geht die Ohnmacht rasch vorüber. Währt sie längere Zeit, so liegt ihr eine ernstere Erkrankung zu Grunde.

Beim Scheintod schwinden die meisten Lebensäußerungen, selbst der Herzschlag wird kaum wahrgenommen. Die Kranke scheint tot zu sein; nur der schwache Herzschlag verrät noch Leben.

Dem Tode geht meist voran der sogenannte Todeskampf. Der Sterbende röchelt, die Glieder werden kalt, der Puls schwindet. In Wahrheit ist dieses Absterben aber kein Kampf, sondern eine rasch fortschreitende Lähmung, die auch das Bewußtsein trübt, sodaß der Sterbende meist nichts mehr empfindet. Nach dem Herzstillstand ist der Tod eingetreten. Einige Stunden nach dem Tode tritt die sogenannte Totenstarre ein, die Muskeln werden starr, sodaß der ganze Körper steif wird. Nach einigen Stunden löst sich die Starre wieder auf.

Man spricht von Herzschlag, wenn der Tod ganz plötzlich eingetreten ist, wie zuweilen bei Herzfehlern. Ein Lungenschlag kommt durch eine Verstopfung der Lungenschlagader durch ein Blutgerinnsel zu stande. Unter heftiger Atemnot tritt ganz plötzlich der Tod ein (s. die Regelwidrigkeiten des Wochenbettes).

Krankenpflege.

§ 70.

Schwerkranke Frauen wird die Hebamme in der Regel nicht zu pflegen haben. Ansteckende Krankheiten muß sie sogar ängstlich meiden, weil sie solche auf Gebärende übertragen könnte. Trotzdem ist es erwünscht für ihre Tätigkeit als Helferin bei

Schwangeren, Gebärenden, Wöchnerinnen und Neugeborenen, daß sie die wichtigsten Punkte der Krankenpflege kennen lernt.

§ 71.

Die ersten Bedingungen für die Genesung einer Kranken sind Sauberkeit und gute Luft. Die Pflegerin sei am Körper und in ihrer Kleidung peinlich sauber. Sie wasche sich stets die Hände, ehe sie die Kranken berührt oder Zureichungen bei ihnen macht. Sie halte auf Reinlichkeit des Kranken selbst, des Bettes, Zimmers, der Eßgerätschaften.

§ 72.

Die Luft im Krankenzimmer muß sich erneuern können. Wie jeder Mensch Sauerstoff zu seinem Leben bedarf, so hat ihn auch der kranke Mensch nötig, ja noch mehr nötig, als der gesunde. In einem nicht gut gelüfteten Zimmer wird der Sauerstoff allmählich von den Insassen aufgezehrt, und die ausgeatmete Kohlensäure sammelt sich im Zimmer an. Die Luft wird schlecht. Die Erneuerung der Luft geschieht am besten durch Öffnen eines Fensters, welches so gelegen ist, daß die Kranke nicht direkt dem kühleren Luftstrom ausgesetzt ist. Sehr zweckmäßig ist es, wenn nur die oberen Scheiben eines Fensters geöffnet werden können. Es zieht dann die warme Luft, die sich stets in den oberen Luftschichten befindet, ab, und die kalte einströmende Luft fällt auf den Boden und verteilt sich. So entsteht eine beständige Luftströmung, und die Luft erneuert sich dauernd. Es ist im allgemeinen nicht zu fürchten, daß im Bett liegende Kranke sich erkälten, wiewohl viele in dieser Beziehung sehr besorgt sind. Ist die Kälte im Freien stark, so kann man in einem Nebenraum, der wie das Krankenzimmer geheizt ist, ein Fenster öffnen. Dann strömt die frische Luft, durch warme Schichten erwärmt, zum Bett der Kranken. Krankenhäuser besitzen besondere Einrichtungen für die Lüftung der Zimmer (Ventilationseinrichtungen).

Die Temperatur des Krankenzimmers sei 17—19° C.

Räucherungen zur Luftverbesserung, wie sie noch vielfach vorgenommen werden, sind unsinnig, da sie die Luft verschlechtern und den Kranken belästigen.

Der Mensch hat morgens mehr Wärmebedürfnis als abends, blutarme, heruntergekommene Menschen bedürfen überhaupt einer größeren Wärme des Zimmers. Die Temperatur im Krankenzimmer muß möglichst danach eingerichtet werden. Wenn die Pflegerin ein im Freien am Fenster angebrachtes Thermometer beobachten kann, so wird sie nach der Außentemperatur leichter die Wärme des Zimmers regulieren können. Das Krankenzimmer sei hell und möglichst einige Stunden von der Sonne bestrahlt. Dunkle Zimmer sind meist auch schmutzige Zimmer.

§ 73.

Das Krankenbett wird sich die Krankenpflegerin nicht immer so gut zurichten können in privaten Verhältnissen, wie in einem wohleingerichteten Krankenhause. Sie beachte aber folgendes: Die Kranke soll auf einer Matratze liegen, am besten von Roßhaar, der Kopf liege auf einem Roßhaar-Kopfpolster; bedeckt sei sie mit ein oder zwei Wolldecken. Federbetten sind, namentlich als Unterbett, wenig zu empfehlen, wiewohl man sie in manchen Gegenden Deutschlands schwer entbehren will. Das Bett stehe möglichst nach allen Seiten frei. Das über der Matratze liegende Leintuch muß sorgfältig glatt gelegt und festgesteckt werden, damit es keine Falten bildet. Ebenso muß das Hemd auf der Rückseite öfter glatt gezogen werden. Die Kranke muß auch im Bett täglich gereinigt, d. h. Gesicht und Hände müssen gewaschen werden. Ebenso ist das Haar in Ordnung zu halten.

Zur Entleerung des Stuhlganges und des Harns (Urins) gebraucht man einen Bettschieber (Bettpfanne) von Porzellan. Der entleerte Kot und Harn ist stets zu besichtigen, auf Anordnung dem Arzte zur Besichtigung aufzuheben. Den Harn bewahrt man in einem Glase (Uringlas) auf. Zur Aufnahme des Auswurfes beim Husten dient ein Speiglas. Beim Erbrechen der Kranken unterstütze die Pflegerin den Kopf derselben.

Beim Genuß von Speisen und Getränken im Bett muß die Pflegerin hülfreiche Hand leisten. Darf die Kranke nicht aufgesetzt werden, so schiebt die Pflegerin den linken Arm unter den Nacken der Kranken, hebt ihn etwas und reicht nun mit der rechten Hand die Getränke in einem Kaffeelöffel oder kleinen halbgefüllten Becher, die Speise mit einem kleinen Löffel langsam und vorsichtig. Ist die Aufrichtung der Kranken erlaubt, so wird Kopf und Nacken durch ein Polster unterstützt und hochgelegt, sodaß die Kranke bequem trinken kann. Bei längerem Bettlager sind die Krankentische sehr angenehm für die Kranken.

§ 74.

Schwache Kranke sollen in ein durchwärmtes Bett gebracht werden. Die Durchwärmung geschieht mit Wärmflaschen. Das sind metallene Behälter, die mit heißem Wasser gefüllt und dann mit einer Verschraubung fest verschlossen werden. Man hüllt sie in ein Tuch und legt sie an das Fußende des Bettes. Niemals und unter keiner Bedingung soll die Wärmflasche bei der Kranken, die bewußtlos ist, im Bett liegen, sondern sie soll vor der Bettung der Kranken aus dem nunmehr durchwärmten Bett entfernt werden. Brandwunden durch Wärmflaschen sind leider sehr häufig vorgekommen. Nehmen wir folgendes Beispiel: Die operierte, noch durch Chloroform betäubte Kranke wird in das Bett gebracht, zu heiße Wärmflaschen liegen an ihrem Fußende. Die Betäubung hindert die Schmerzempfindung, bis beim Erwachen die Kranke endlich laute Schmerzensschreie ausstößt. Das Unglück ist geschehen. Beide Fußsohlen sind verbrannt. Dasselbe kann bei durch Blutung Ohnmächtigen geschehen, in deren Bett man zur Erwärmung Wärmflaschen legt. Gewiß wird man durch Sorgfalt das Unglück vermeiden können. Die Erfahrung lehrt aber leider, daß es trotzdem sich ereignet: Die Wärterin hat sich dann der fahrlässigen Körperverletzung schuldig gemacht.

§ 75.

Sehr wichtig ist das Umbetten, d. h. das Tragen einer Kranken von einem Bett in ein anderes (s. Fig. 20). Das Kopfende des neuen Bettes wird an das Fußende des Bettes gestellt, in dem die Kranke liegt. Die Pflegerin führt den einen Arm über dem Hemde unter der liegenden Kranken hindurch, sodaß der oberste Teil der Oberschenkel auf dem Arm zu liegen kommt. Dann wird der zweite Arm unter der Mitte des Rückens durchgeführt. Jetzt soll die Kranke den Hals der Pflegerin mit beiden Armen umfassen. Nun wird die Kranke gehoben und in das frische Bett hinübergetragen. Die Pflegerin biegt sich beim Tragen so weit nach hinten, daß der Körper der Kranken auf ihre Brust zu liegen kommt. Dann geht sie zu dem frischen Bett und legt die Kranke sanft nieder.

§ 76.

Eine sehr wichtige Aufgabe ist es, bei langem Krankenlager das Durchliegen der Kranken zu verhüten, welches besonders in

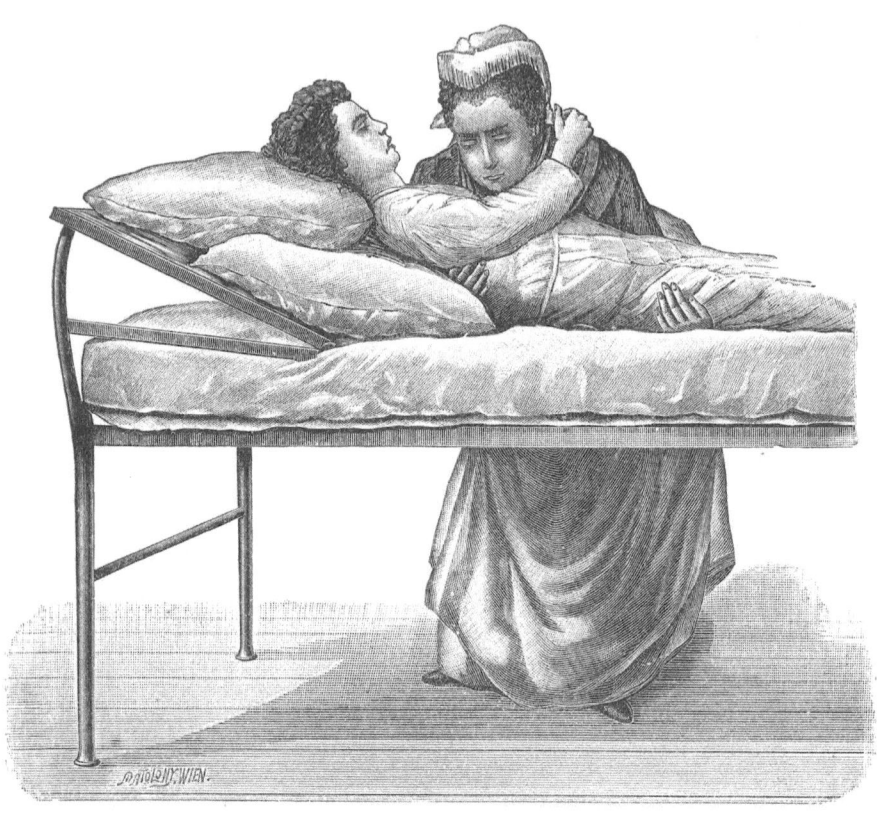

Fig. 20.
Das Umbetten der Kranken.
Nach Billroth.

der Kreuzbeingegend auftritt (Decubitus). Gutes Reinhalten und Trockenhalten dieser Körpergegend verhindern schon manches Durchliegen. Tritt trotzdem ein empfindlicher roter Fleck auf, so bestreicht man ihn am besten mit einer durchschnittenen Zitrone und legt die Kranke auf ein ringförmiges Luftkissen, sodaß der kranke

Teil hohl liegt. Hat sich der rote Fleck in eine offene Wunde verwandelt, so läßt man die Kranke, wenn ihr Zustand es erlaubt, die Seitenlage zeitweise einnehmen. Das Weitere wird der Arzt bestimmen. Viel schlimmer ist der brandige Decubitus, der bei schweren, langdauernden Krankheiten, wie bei Typhus oder Kindbettfieber, beobachtet wird. Durch das Liegen stets auf derselben Stelle hört der Blutumlauf an dieser Stelle auf, sie stirbt ab, „wird brandig". Man sieht einen tiefblauen Fleck, meist in der Gegend des Steißbeines. Die tote Gewebspartie stößt sich allmählich ab, und es bleibt eine Wunde, die langsam abheilt. Die Pflegerin hat das Auftreten eines solchen blauen Fleckes stets sofort zu melden. Man wird die Kranke auf ein Wasserkissen betten, und der Arzt wird die weitere Behandlung bestimmen. Läßt die Krankheit die Behandlung mit Bädern zu, so sind diese das beste Verhütungsmittel gegen beide Formen des Durchliegens.

Eine größere Ausdehnung des Durchliegens wird sich fast immer verhüten lassen, wenn die Pflegerin die ersten Anzeichen sofort dem Arzte meldet.

Wichtige Krankheiten.

§ 77.

Von einigen Krankheiten, welche Schwangerschaft und Geburt ungünstig beeinflussen können, muß die Hebamme eine nähere Kenntnis haben.

Frauen, welche an Lungentuberkulose (Schwindsucht) leiden, sind meist stark abgemagert, haben tiefliegende Augen, husten viel, werfen dabei viel aus, oft Blut. Werden große Massen von Blut ausgeworfen, so spricht man vom Blutsturz. Oft haben sie abends Fieber, viele schwitzen stark, manche haben Durchfälle. Eltern und Geschwister sind häufig auch an Tuberkulose erkrankt. Ist die Krankheit noch nicht weit vorgeschritten, so ist sie wohl heilbar in guter Luft und bei sorgsamer Pflege. Viele Tuberkulöse sterben aber nach oft jahrelangem Kranksein unter fortschreitender Abmagerung an der Krankheit, indem ihre Lungen immer mehr durch die Tuberkulose zerstört werden. Auch diese Krankheit entsteht durch kleine Spaltpilze, welche in dem Auswurf der Kranken ent=

halten sind. Der Auswurf ist daher ansteckend, er soll deswegen niemals auf den Boden gespien, sondern in Speigläser oder Spucknäpfe entleert werden.

§ 78.

Lungenentzündung ist eine akute Erkrankung, welche eine oder auch beide Lungen befällt, unter hohem Fieber, mit Seitenstichen und großer Atemnot verläuft. Meist wird rotbrauner Auswurf ausgehustet. Viele Fälle gehen schon nach 7 Tagen in Heilung über, andere verlaufen langsamer; sie können in Tuberkulose übergehen. Doch kann ein Kranker mit Lungenentzündung auch binnen wenigen Tagen sterben.

§ 79.

Herzfehler sind chronische Krankheiten, die meist erworben sind durch einen schweren Gelenkrheumatismus. Das ist eine akute Entzündung der Gelenke. Durch den Herzfehler wird der Blutumlauf in beiden Kreisläufen beeinträchtigt. Die Kranken sind kurzatmig, haben einen schnellen Puls, viele zeigen infolge des schlechten Blutumlaufes in den Lungen ein bläuliches Aussehen. Oft befinden sich solche Herzkranke bei vorsichtigem Leben viele Jahre hindurch recht gut, viele sterben aber unter den Erscheinungen der Wassersucht.

§ 80.

Der Typhus ist eine akute fieberhafte Darmkrankheit, welche in der Regel etwa 6 Wochen dauert. Es bilden sich im Dünndarm Geschwüre. Die Krankheit entsteht durch den Genuß von Nahrungsmitteln, an welchen der Typhusspaltpilz haftet, insbesondere aber durch infiziertes Trinkwasser aus schlechten Brunnen oder Bächen. Die Krankheit ist nicht selten tödlich und tritt meist epidemisch auf.

§ 81.

Die Diphtherie ist eine sehr ansteckende, oft tödliche Krankheit, die zumeist Kinder befällt, und bei der auf dem Gaumen und im Rachen sich grauweiße Beläge bilden.

§ 82.

Die Pocken sind eine sehr schwere, fieberhafte, häufig tödliche Krankheit, bei der sich Pockenbläschen in großer Zahl auf der Haut bilden, die später vereitern und Narben hinterlassen. Die Krankheit ist sehr ansteckend und sehr gefährlich. In früheren Jahren haben die großen Pockenepidemien zahllose Menschenleben vernichtet. Heute kommen bei uns in Deutschland fast keine schweren Pockenfälle mehr vor. Wir verdanken das der sogen. Schutzpockenimpfung mit Kälberlymphe. Das Kalb oder die Kuh besitzt nämlich eine ähnliche, aber viel weniger gefährliche Pockenkrankheit, die Kuhpocken. Nimmt man nun aus einem solchen Kuhpockenbläschen etwas von der wässerigen Flüssigkeit mit einem Messerchen und bringt dies durch einen kleinen Schnitt in die Haut eines Menschen, so entsteht an dieser Stelle beim Menschen auch eine Kuhpocke. Man nennt das die Impfung mit Kuhpockenlymphe. Ein solch geimpfter Mensch wird die wahren Menschenpocken fast niemals bekommen, und wenn er wirklich doch daran erkrankt, so werden sie ganz milde und niemals tödlich verlaufen. Eine solche Impfung hält etwa 10—12 Jahre vor und muß dann erneuert werden. Im Deutschen Reich muß nach dem Impfgesetz jedes neugeborene Kind spätestens in dem auf sein Geburtsjahr folgenden Kalenderjahr geimpft werden. Im 12. Jahre soll eine Wiederimpfung erfolgen.

Der Segen dieser durch das Gesetz vorgeschriebenen Impfung ist ein ungeheuer großer und kann nur von ganz törichten Menschen bestritten werden. Wir haben das so recht in dem großen französischen Kriege 1870/71 gesehen. Die französischen Kriegsgefangenen erkrankten in großen Scharen an Pocken und starben massenhaft, weil sie nicht geimpft waren. Die sie bewachenden Preußen blieben fast alle gesund, da sie schon damals alle geimpft waren. Wenn die Impfung mit Kälberlymphe gut ausgeführt wird, so ist sie völlig unschädlich. Niemand erkrankt danach.

Sollte einmal die Hebamme die Behauptung hören, daß das Impfen schädlich sei, oder daß gar davor gewarnt wird, so weiß sie, daß das ein großer Irrtum ist. Sie muß solche Redereien durch Belehrung bekämpfen, und sie wird auch dadurch Gutes stiften. Die Impfung ist im Gegenteil ein wahrer Segen des Himmels, durch den Tausende und aber Tausende von Menschen, die früher sicher dem Pockentod verfallen wären, mit Sicherheit erhalten werden. —

Die genannten ansteckenden Krankheiten sind auch für die Hebamme sehr gefährlich. Sie kann sich selbst anstecken oder jene Krankheiten auf die Gebärende und Wöchnerin übertragen. Von dem Verhalten der Hebamme und den Vorschriften der Behörde unter solchen Verhältnissen siehe unter Kindbettfieber.

Auch über andere Krankheiten, welche der Wöchnerin gefährlich werden können, siehe unter Kindbettfieber.

Ansteckende Geschlechtskrankheiten.

§ 83.

Ein genaueres Wissen muß die Hebamme besitzen von den ansteckenden Geschlechtskrankheiten: dem ansteckenden Schleimfluß (Tripper) und der Lustseuche (Syphilis). Beide stecken an nur durch Berührung erkrankter Teile.

§ 84.

Ansteckender Schleimfluß (Tripper). Ausfluß aus den Geschlechtsteilen (weißer Fluß) haben recht viele Frauen aus sehr verschiedenen Ursachen, viele, ohne dabei erheblich krank zu sein. Ist der Ausfluß aber sehr reichlich und eitrig, d. h. von grünlichweißer Beschaffenheit, ätzt er die äußeren Geschlechtsteile an, so besteht der Verdacht, daß es sich um den ansteckenden Schleimfluß handelt. Dieser entsteht meist durch Ansteckung beim geschlechtlichen Verkehr.

Der Sitz der Erkrankung ist die Schleimhaut des Halskanals und der Harnröhre, weniger die der Scheide und der äußeren Schamteile. Die Schleimhaut ist hochrot und sondert die eitrige Flüssigkeit ab, die zuweilen in einem wahren Strome aus den Geschlechtsteilen fließt und sie rötet und anätzt. Auch diese Erkrankung wird durch kleine pflanzliche Gebilde, die nur unter dem Mikroskop sichtbar sind, erzeugt. Überträgt man von dem Ausfluß etwas auf andere gesunde Schleimhäute derselben oder einer anderen Person, so erkranken diese in derselben Weise. Insbesondere ist die Übertragung auf das Auge sehr gefährlich. Es entsteht dann eine heftige eitrige Augenentzündung, die zum Verlust der Sehkraft der Augen führen kann. Viele Neugeborene werden unter der Geburt von der kranken Mutter angesteckt und erkranken dann nach 3—4 Tagen an der Augenentzündung. Zuweilen sind bei dem ansteckenden Schleimfluß die äußeren Geschlechtsteile mit kleinen Wärzchen (spitze Feigwarzen) bedeckt, auch fühlt sich zuweilen die Scheide eigentümlich rauh und körnig an.

Nicht immer ist aber bei dem ansteckenden Schleimfluß der Ausfluß so reichlich und eitrig, sondern er kann besonders bei längerem Bestehen der Krankheit scheinbar eine ganz harmlose Beschaffenheit annehmen und doch anstecken.

Auch kann die Erkrankung bei der Frau nach oben auf die Gebärmutter und die Eileiter fortschreiten und zu unheilbarer Unfruchtbarkeit führen.

Im Wochenbett erfährt der eitrige Schleimfluß meist eine Verschlimmerung, und die Wöchnerin kann ernster mit Fieber erkranken.

Wie die Hebamme sich bei dem ansteckenden Schleimfluß unter Geburt und im Wochenbett zu verhalten hat, wird später gelehrt werden. Von einer Behandlung ihrerseits kann niemals die Rede sein. Aber schon hier muß sie sich eindringlich einprägen, daß die allergrößte Sauberkeit nötig ist, um den Schleimfluß nicht etwa weiter zu übertragen, insbesondere auf die Augen. Sorgfältige Waschungen der Hände und Auskochung aller Instrumente, die gebraucht sind, in der im nächsten Kapitel zu schildernden Weise, sind nach jeder Berührung der kranken Teile strengste Pflicht der Hebamme. Watte oder Verbandstoffe werden verbrannt. Niemals darf eine an der genannten Krankheit leidende Person mit einer anderen, namentlich nicht mit einem Kinde im Bett zusammenschlafen. Übertragungen der Krankheit auf die Geschlechtsteile gesunder Personen, besonders kleiner Mädchen, sind auf diesem Wege oft beobachtet.

Muß so die Hebamme die Bedeutung der Krankheit kennen, so wird sie doch in vielen Fällen zweifelhaft sein, ob der ansteckende Ausfluß wirklich vorliegt. Schon aus diesem Grunde nenne sie niemals die Krankheit der Frau mit Namen, sondern weise sie an den Arzt, wenn der Verdacht der Krankheit vorliegt.

§ 85.

Die Lustseuche (Syphilis). Sie ist eine noch viel schlimmere ansteckende Krankheit als der ansteckende Schleimfluß. Auch sie entsteht meist an den Geschlechtsteilen, vergiftet dann aber den ganzen Körper und wird auf die Nachkommen vererbt.

In der Regel wird sie erzeugt durch den Beischlaf mit einer an den Geschlechtsteilen syphilitisch erkrankten Person. Einige Wochen nach dem Beischlaf bildet sich ein Knötchen an den äußeren Geschlechtsteilen, aus dem ein Geschwür mit harter Umgebung wird (harter Schanker). Die Lymphdrüsen der Leistengegend schwellen an. Nachdem das Geschwür, welches bei der Frau oft ziemlich unscheinbar sein kann und daher leicht übersehen wird, eine zeitlang bestanden hat, erscheint plötzlich ein roter Ausschlag auf der Haut der Kranken. Er ist das Anzeichen, daß jetzt der ganze Körper angesteckt ist. Weiter entstehen breite Feigwarzen an den Geschlechtsteilen, um den After, zuweilen unter der Brust oder zwischen den Zehen, überall, besonders da, wo Haut an Haut liegt. Sie sind mit einer wäßrigen Schmiere meist bedeckt und sehr ansteckend. Aber die Krankheit geht weiter. Nach Monaten oder Jahren, nachdem die Krankheit scheinbar abgeheilt ist, tritt plötzlich ein neuer Ausschlag auf, Geschwüre im Rachen entstehen, der Kehlkopf wird befallen, die Stimme wird heiser, es erkranken weiter die Knochen, Auswüchse bilden sich an ihnen, die Nase fällt ein, greuliche Zerstörungen können Platz greifen, zuweilen geht die Krankheit auch auf die Eingeweide über. Es entsteht die Lebersyphilis und die sehr gefährliche Hirnsyphilis. Ja, noch nach langer Zeit, wenn völlige Gesundheit eingetreten zu sein scheint, können schwere Nervenkrankheiten, selbst Irrsinn die Folge der Lustseuche sein.

Die Krankheit erstreckt sich über Jahre, selbst Jahrzehnte. Sie ist zwar heilbar, wenn rechtzeitig eine ärztliche Behandlung eintritt. Aber trotz bester Behandlung kommen doch oft noch nach vielen Jahren Rückfälle vor.

Das Schlimmste aber ist, daß die Krankheit sich vererbt. Zeugt ein syphilitischer Mann mit einer gesunden Frau ein Kind, so wird das Kind syphilitisch. Es kommt zur vorzeitigen Ausstoßung der Frucht, die oft schon tot ist, oder die Frucht wird lebend zu früh oder auch rechtzeitig geboren, ist aber bedeckt mit Ausschlag und an den inneren Organen schwer krank, sodaß sie bald stirbt. Auch scheinbar gesunde Kinder können geboren werden, die dann nach einigen Tagen oder Wochen an Hautausschlägen erkranken. Sehr häufig ist bei angeborener Syphilis ein Blasenausschlag an Handtellern und Fußsohlen. Manche Kinder bleiben auch wohl am Leben, wenn die Syphilis schon abgeschwächt war, aber gedeihen schlecht. — Das Gleiche geschieht, wenn die Mutter bei der Empfängnis syphilitisch war.

Die Syphilis wird nur übertragen durch Wunden, zu denen wir auch die allerkleinsten Verletzungen rechnen, die leicht zu übersehen sind. Am ansteckendsten sind die Geschwüre und Feigwarzen an den Geschlechtsteilen. Gar manche Hebamme hat sich bei einer unachtsamen Untersuchung schon am eigenen Finger mit der Syphilis angesteckt und ist unglücklich für ihr Leben geworden.

Auch die Behandlung der Syphilis ist selbstverständlich nicht Sache der Hebamme. Bemerkt sie die geschilderten Erscheinungen bei einer Frau, so weise sie dieselbe sofort an einen Arzt, ohne ihr den Namen der Krankheit zu nennen. Alles, was bei einer solchen Kranken gebraucht ist, muß ausgekocht werden. Was man nicht auskochen kann, wird verbrannt.

Von dem Verhalten der Hebammen in der Schwangerschaft und bei der Niederkunft syphilitischer Frauen wird später die Rede sein. Sie selbst schützt sich am besten vor Ansteckung, wenn sie die innere Untersuchung solcher Syphilitischer, die Erkrankungen an den Geschlechtsteilen zeigen, mit einem ausgekochten Gummihandschuh vornimmt, den sie über ihre Hand zieht.

§ 86.

Auch von den

Frauenkrankheiten

muß die Hebamme eine gewisse Kenntnis besitzen. Es ist zwar nicht ihre Aufgabe, Frauenkranke zu untersuchen, geschweige denn zu behandeln, sie soll aber die Namen der Krankheiten kennen und ihre wichtigsten Erscheinungen, damit sie solchen Kranken raten kann, ärztliche Hülfe aufzusuchen. Denn gar oft und besonders auf dem Lande wird die Hebamme bei allerhand Beschwerden im Unterleib von den Frauen um Rat gefragt, und leider verschleppen viele Frauen solche Leiden, bis es zu spät ist. Es wäre nun eine große Versündigung, wenn die Hebamme es unternehmen wollte, auf solche Klagen hin Ratschläge zu erteilen, sie würde damit zu eine Kurpfuscherin herabsinken. Sie muß wissen, daß nur ein Arzt hier helfen kann! Die Tätigkeit der Hebamme beschränkt sich auf Schwangerschaft, Geburt und Wochenbett. Auf diesem Felde arbeitet sie selbständig, sofern die Zustände regelmäßig verlaufen.

Klagen ihr andere Frauen ihre Leiden, so mag sie die Klagen anhören, die ärztliche Hülfe anraten, ja in manchen Fällen, wie bei Verdacht auf Krebs der Gebärmutter, der Frau die große Lebensgefahr vorstellen, wenn sie sich nicht sofort in ärztliche Behandlung begibt.

§ 87.

Denn der Krebs der Gebärmutter ist das fürchterlichste Leiden, welches eine Frau befallen kann. Er ist anfangs eine rein örtliche Krankheit und nur durch eine rechtzeitige Operation in der ersten Zeit des Entstehens heilbar. Er führt jedoch ganz sicher zu einem qualvollen Tode, wenn nicht in den ersten Anfängen der Krankheit ein operativer Eingriff vorgenommen wird. Das ist die einzige Hoffnung auf Rettung. Der Krebs sitzt meist am Scheidenteil der Gebärmutter. Hier bilden sich Knoten und Geschwüre, die den Scheidenteil unter Blutungen und später äußerst stinkendem Ausfluß zerstören. Die Krankheit beginnt ohne alle Schmerzen. Erst wenn sie sehr weit vorgeschritten ist, treten Schmerzen auf, die dann unerträglich werden. Die Krankheit fällt am häufigsten in die vierziger Jahre, in eine Zeit, in der auch sonst unter dem Einfluß der Wechseljahre unregelmäßige und stärkere Blutungen sich ereignen. Viele Frauen trösten sich daher, indem sie meinen, das seien Blutungen der Wechseljahre, sie hätten keine Schmerzen, sie wären daher auch nicht krank. Das würde schon vorübergehen. Die Unglücklichen ahnen nicht, daß sie bei weiterem Warten rettungslos dem Tode verfallen sind. Gerade hier kann die Hebamme oft durch Belehrung großen Nutzen stiften. Hört sie von solchen stärkeren Blutungen in den genannten Jahren, erfährt sie weiter, daß beim Aufhören der Blutungen gefärbter oder gar übelriechender Ausfluß bestehen bleibt, so spreche sie eindringlich zu der Frau, daß sie wahrscheinlich schwer krank sei, daß namentlich das Fehlen der Schmerzen sehr verdächtig sei, und beschwöre sie, unverzüglich den Arzt aufzusuchen. Ganz besonders bedenklich ist es, wenn eine Frau bereits die Regel seit Jahren verloren hatte und nun plötzlich eine Blutung auftritt. Nicht „die Regel ist wiedergekehrt", wie die Frau meint, sondern es liegt dann sicher eine ernste Erkrankung vor. Den Namen der vermuteten Krankheit wird die Hebamme ihr aber aus Menschlichkeit verschweigen. Wir Ärzte wissen wohl, daß viele, viele Frauen von dem schrecklichen Krebs=

tode errettet werden könnten, wenn sie nur frühzeitig den Arzt aufsuchten. Aber leider kommen die meisten Frauen zu spät.

Aber ausdrücklich sei erwähnt, daß die Hebamme niemals und unter keiner Bedingung solche Frau untersuchen darf. Die Absonderungen des Gebärmutterkrebses sind höchst gefährlich für alle Gebärenden. Durch Übertragung der Absonderung mit der Hand der Hebamme könnte eine gebärende Frau das Leben verlieren! Über Krebs bei einer Gebärenden siehe unter Regelwidrigkeiten der Geburt.

§ 88.

Krebs kommt bei Frauen auch nicht selten in den Brüsten vor. Es bilden sich hier Verhärtungen, Knoten, die langsam größer werden und schließlich aufbrechen können; schon frühzeitig verdicken sich dabei die Drüsen in der Achselhöhle. Auch hier ist die Heilung einzig und allein durch eine frühzeitige Operation möglich.

§ 89.

Andere Frauenkrankheiten bestehen in Geschwülsten. Die Geschwülste der Gebärmutter sind zusammengesetzt aus Muskeln (Muskelgeschwülste). Viele von ihnen verstärken die Regel erheblich und machen sie schmerzhaft, manche wachsen so stark, daß sie den Leibesumfang erheblich vermehren und ernste Störungen, z. B. fast unstillbare, sehr schwächende Blutungen veranlassen können. Die Geschwülste des Eierstockes können sehr stark wachsen, sodaß der Leibesumfang einer Hochschwangeren weit übertroffen wird. Sie bestehen meist aus einer Hülle, in der sich eine große Masse zäher Flüssigkeit befindet. Man nennt die Krankheit auch wohl Eierstockswassersucht. Solche Geschwülste sind lebensgefährlich und müssen durch Operation beseitigt werden.

§ 90.

Starke Blutung bei der Regel und Schmerzhaftigkeit kommen bei vielen Frauenleiden vor, so auch bei der Entzündung der Gebärmutter, bei Veränderungen der regelmäßigen Lage der Gebärmutter, ferner wenn sich sogenannte Polypen, d. h. gestielte Geschwülste, die im Muttermund liegen, gebildet haben. Gewöhnlich besteht bei solchen Zuständen auch stärkerer weißer Fluß. Sehr starkes Jucken an den Geschlechtsteilen ist ein Zeichen, das nicht unbeachtet bleiben darf und unbedingt ärztliche Hülfe erfordert. Die chronischen d. h. langsam verlaufenden Entzündungen im Unterleib erzeugen Schmerzen und Unregelmäßigkeiten der Regel. Die akute Unterleibsentzündung (Bauchfellentzündung) ist eine sehr lebensgefährliche Krankheit, sie kommt beim Kindbettfieber, aber auch sonst vor. Große Auftreibung des Leibes, fortwährendes Erbrechen, unsägliche Schmerzen, rascher Verfall der Kräfte mit oft nur niedrigem Fieber aber kleinem beschleunigtem Pulse sind die Haupterscheinungen.

§ 91.

Schwere Geburten hinterlassen zuweilen üble Zerreißungen, die auch bei guter Behandlung nicht völlig ausheilen. So klagt manche Frau, sie könne die Blähungen und den Stuhlgang nicht halten. Als Ursache findet man eine Zerreißung des Dammes bis in den After. Oder der Harn fließt unwillkürlich ab. Es besteht eine widernatürliche Verbindung zwischen der Harnblase und der Scheide, erzeugt durch den übergroßen Geburtsdruck (Harnfistel, Urinfistel). Gehen nur geringe Mengen Harn ab, z. B. beim Lachen, Husten, Niesen, so besteht wahrscheinlich eine Blasenschwäche. Die Hebamme muß wissen, daß sich alle diese unangenehmen Zustände nur durch ärztliche Behandlung beseitigen lassen.

Über die Störungen beim Eintritt der Regel haben wir schon § 53 gesprochen.

Unter Gebärmuttervorfall versteht man ein Herabsinken der Gebärmutter, sodaß der Muttermund in oder vor den Geschlechtsteilen liegt oder auch die ganze Gebärmutter zwischen den Schenkeln wie eine Geschwulst hängt (vollständiger Gebärmuttervorfall). Bei einem solchen ist auch stets die ganze Scheide mit vorgefallen, sodaß ein Scheidenkanal überhaupt nicht mehr besteht. In anderen Fällen ist nur die Scheide vorgefallen (Scheidenvorfall). Man sieht dann, wie die vordere und hintere Scheidenwand sich aus der klaffenden Schamspalte hervorwölbt. Der Vorfall nimmt zu beim Drängen und Pressen der Frau. In der Rückenlage zieht er sich teilweise oder ganz zurück. Man soll daher die Frauen auf Vorfall der Gebärmutter und Scheide nicht morgens nach dem Aufstehen, sondern nachdem sie herumgegangen sind, ansehen.

Der Scheiden= und Gebärmuttervorfall entsteht durch Erschlaffung der Gebärmutterbänder und der Scheidenwandungen.

Meist besteht auch noch ein alter Dammriß. Die Ursache liegt in einem oder mehreren schlecht abgewarteten Wochenbetten, in welchen mit der körperlichen Arbeit zu früh begonnen wurde. Vorfälle, ohne daß eine Geburt stattgehabt hat, sind sehr selten. Auch beim Vorfall vermag der Arzt Hülfe zu schaffen, und es ist keineswegs Sache der Hebamme, hier kurieren zu wollen, etwa durch Einlegung von Mutterringen oder ähnlichen Gegenständen. Auch hier gilt die Regel: höre die Klagen der Frau an, suche, soweit Du kannst, Dich über die Krankheit der Frau zu unterrichten und weise die Kranke dann an einen Arzt.

Besondere Hülfeleistungen.

Das Abnehmen des Harns oder das Katheterisiren.

§ 92.

Der Katheter ist ein Rohr von Neusilber oder Gummi, mit dem der Harn aus der Blase abgelassen wird, wenn ihn die Frau nicht willkürlich entleeren kann. Der Katheter, welchen die Hebamme mit sich führen soll, ist der Jacques-Patent-Katheter. Es ist dies ein weicher Gummikatheter, der durch Auskochen sicher rein zu halten ist und auch nach vielem Auskochen durchaus brauchbar bleibt. Vor jedem Abnehmen des Harns wird der Katheter 5 Minuten lang ausgekocht und bleibt dann in dem abgekochten Wasser oder in einer 1% Lysollösung (über Lysol siehe § 113) solange liegen, bis er gebraucht wird.

Zum Abnehmen des Harns wird die Frau in die Rückenlage mit erhöhtem Kreuz gebracht und die Beine gespreizt aufgestellt. Ein Gefäß zum Auffangen des Harns wird bereitgesetzt. Die Harnröhrenmündung muß für die Hand und das Auge gut zugänglich sein, sonst würde beim Einführen des Katheters leicht Schleim oder bei Wöchnerinnen Wochenfluß mit in die Blase hineingeschoben werden können. Jede Verunreinigung der Blase, mag sie nun am Katheter haften oder mit ihm von den Geschlechtsteilen hineingeschoben sein, erzeugt aber eine Entzündung der Blase (Blasenkatarrh).

Die Hebamme stellt sich, nachdem sie sich selbstverständlich die Hände gewaschen hat, jetzt an die rechte Seite des Lagers, zieht mit der linken Hand die kleinen Schamlippen auseinander, sodaß sie die Mündung der Harnröhre sieht und tupft mit einem Wattebausch, den die rechte Hand ergriffen hat, die Harnröhrenmündung und ihre Umgebung rein von Schleim.

Dann nimmt sie mit der rechten Hand den Katheter, faßt ihn am unteren Drittel mit zwei Fingern und schiebt ihn vorsichtig in die Harnröhre ein. Sobald aus ihm Urin läuft, ist die Spitze des Katheters in der Blase angekommen. Der Urin wird in dem bereitgestellten Gefäß aufgefangen. Ist der Urin fertig abgelaufen, so drückt die Hebamme mit zwei Fingern den Katheter zusammen und zieht ihn vorsichtig heraus.

Sogleich nach dem Gebrauch wird der Katheter wieder ausgekocht. Hat die Hebamme nicht genügend Tageslicht zum Aufsuchen der Harnröhre, so muß eine zweite Person mit einem Licht leuchten. Denn niemals und unter keiner Bedingung darf versucht werden, den Katheter einzuführen, ohne daß die Hebamme die Harnröhrenmündung genau sieht.

Sollte die Hebamme beim Einführen des Katheters auf Widerstand stoßen, so ist wahrscheinlich ein Krampf des Schließmuskels der Blase daran schuld. Sie warte dann einige Augenblicke, und der Krampf wird vergehen. Die Harnröhre kann aber auch verlagert oder verzogen sein, dann suche die Hebamme durch vorsichtiges Schieben des Katheters nach der einen oder anderen Richtung sich den richtigen Weg auf.

Der Einlauf oder das Klystier.

§ 93.

Ein Einlauf in den Mastdarm hat den Zweck, die in ihm liegenden Kotmassen aufzuweichen und zu entleeren. Zum Einlauf bedient man sich der **Spülkanne** (Irrigator) mit 1 Meter langen Schlauch, Hahn und Afterrohr (Klystierrohr). Die Spülkanne ist ein Gefäß von Glas, Porzellan oder Blech, welches 1 Liter Flüssigkeit faßt und an dessen Boden sich eine Ausflußöffnung befindet, an der ein Gummischlauch befestigt ist. Am anderen Ende des Schlauches befindet sich ein Schaltstück mit Hahn, an dem das gläserne Klystierrohr angebracht ist. Der Regel nach läßt man Wasser einlaufen, $^1/_2$ Liter beim Erwachsenen, 1 kleinen Tassenkopf für das Neugeborene. Das Wasser soll angewärmt sein. Man kann die Wirkung des Einlaufes verstärken, wenn man 1 Teelöffel Salz dem Wasser zusetzt. Besondere Arten des Einlaufs mit Öl oder Medikamenten, oder solche zur Ernährung der kranken Frau, wenn die Schwangere z. B. alles erbricht, schreibt der Arzt vor.

Der Einlauf wird in der Rückenlage mit erhöhtem Steiß oder besser in der Seitenlage, wenn sie gestattet ist, ausgeführt. Mit der einen Hand hebt die Hebamme die gefüllte Spülkanne, mit der anderen führt sie das Afterrohr vorsichtig in den After etwa 7—8 Zentimeter ein. Dann öffnet sie den Hahn, hebt die Spülkanne etwa $^1/_2$ Meter hoch und läßt das Wasser einlaufen. Die Einführung des Rohres muß durchaus vorsichtig geschehen, niemals mit Gewalt! Stockt der Einlauf, so genügt gewöhnlich ein leichtes Zurückziehen des Rohres, um das Einlaufen des Wassers wieder in Gang zu bringen. Je mehr die Frau in der Seitenlage nach der Bauchseite hinübergeneigt liegt, um so leichter wird meistens die Flüssigkeit einfließen.

Der Einlauf soll möglichst lange zurückgehalten werden, damit der Kot gründlich erweicht wird. Erfolgt Stuhldrang, so wird die Frau auf die Bettpfanne gebracht.

Ein Kind, welches einen Einlauf erhalten soll, legt man in Bauchlage auf den Schoß. Das Rohr wird etwa 2 Zentimeter eingeführt und die Spülkanne nur wenig erhoben.

Nach jedem Einlauf wird Spülkanne, Schlauch und Afterrohr gründlich gereinigt.

Ausspülungen der Scheide.

§ 94.

Ausspülungen der Scheide darf die Hebamme nur unter bestimmten Anzeichen ausführen, welche in den späteren Abschnitten des Buches genau angegeben werden. Die Ausspülungen sollen entweder die Scheide reinigen, oder sie sollen die Gebärmutter zu Zusammenziehungen anregen, um eine bestehende Blutung zu bekämpfen.

Reinigende Ausspülungen werden mit abgekochtem Wasser oder mit einer 1% Lysollösung ausgeführt. Die Spülflüssigkeit soll 35° C. warm sein. Sollen Zusammenziehungen der Gebärmutter angeregt werden, so wird das Wasser heiß genommen und zwar mit einer Temperatur von 48—50° C.

Die Spülkanne dient auch für die Ausspülung der Scheide, nicht aber der gleiche Schlauch wie beim Einlauf, sondern es wird ein besonderer Schlauch, der nur für Scheidenausspülungen gebraucht wird, an dem Irrigator befestigt. An den Schlauch wird ein gläsernes Mutterrohr ohne Zwischenstück angebracht, das durch Auskochen rein zu halten ist.

Nachdem die Spülkanne mit der Spülflüssigkeit gefüllt ist, wird die Frau auf eine Bettpfanne gelegt. Die Hebamme faßt mit der einen Hand den Irrigator und mit der anderen das Mutterrohr und läßt etwas Spülflüssigkeit aus dem Irrigator durch den Schlauch und das Mutterrohr in die Bettpfanne laufen. Nachdem so alle Luft aus Schlauch und Mutterrohr durch den Wasserstrahl ausgetrieben ist, rieselt sie erst die äußeren Geschlechtsteile ab und führt dann das Rohr „laufend" in die Scheide ein. Nachdem bis auf einen kleinen Rest alles Wasser aus der Spülkanne durch die Scheide in die Bettpfanne gelaufen ist, zieht sie das Scheidenrohr zurück und die Ausspülung ist beendet. Spülkanne und Schlauch werden sorgfältig gereinigt und das Mutterrohr wird ausgekocht. Sehr sorgfältig ist darauf zu achten, daß bei der Ausspülung nicht Luft mit in die Scheide eingespritzt wird, was zu sehr bösen Zuständen führen kann. Die Hebamme vermeidet dies sicher, wenn sie das Rohr laufend und erst dann, wenn alle Luftblasen aus ihm herausgespült sind, in die Scheide einbringt. Vor dem Einführen des Rohrs sind stets die äußeren Teile erst abzuspülen, damit von ihnen keine Stoffe, Schleim 2c., in die Scheide gebracht werden.

Die heißen Ausspülungen sind für manche Frauen etwas empfindlich, sie werden aber auch nur selten, wenn Blutungen durch Zusammenziehungen der Gebärmutter gestillt werden sollen, angewandt. Unter 48° C. darf der Wärmegrad nicht liegen, sonst nutzen die heißen Ausspülungen nichts.

Das Ausstopfen oder die Tamponade der Scheide.

§ 95.

Die Scheide wird ausgestopft, um stärkere Blutungen aus den inneren Geschlechtsorganen bei einer Fehlgeburt oder einer vorzeitigen Lösung des Mutterkuchens durch Druck zu stillen. Als Stopfmittel (Tampons) gebraucht man walnußgroße, festzusammengewickelte Wattekugeln, an welchen je ein Faden befestigt ist. Die Watte muß keimfrei sein und verschlossen aufbewahrt werden. Da aber auch solche Watte bei längerem Liegen in der Scheide leicht übelriechend wird, so ist der Hebamme vorgeschrieben, mit Jodoform bepuderte Tampons (Jodoformtampons) anzuwenden, welche sie in einer verlöteten Büchse in den Apotheken erhält. Das Jodoform verhütet die Entwickelung von schädlichen Keimen in der Watte. Die in der einmal geöffneten Büchse zurückbleibenden Tampons dürfen nicht wieder zur Tamponade benutzt werden.

Um die Tamponade auszuführen, wird die Frau auf ein Querbett gebracht. Es werden die Geschlechtsteile abgeseift wie bei der Geburt. Dann desinfiziert sich die Hebamme selbst wie vorgeschrieben und entnimmt mit desinfizierter Hand aus der vorher geöffneten Büchse einen Tampon. Die andere Hand streift die Schamlippen auseinander, worauf die erste Hand den Tampon tief in die Scheide bis in das Scheidengewölbe einführt. Dann folgt ein zweiter und dritter Tampon, bis die Scheide gefüllt ist.

Die Tampons können bis zu 6 Stunden, ausnahmsweise sogar bis zu 12 Stunden liegen bleiben. Man entfernt sie durch Zug an den heraushängenden Fäden und macht dann eine Scheidenausspülung.

Die Tamponade ist nur wirksam, wenn sie fest gemacht wird, sie ist nur ungefährlich, wenn sie äußerst sauber ausgeführt wird. Das Weitere siehe bei Fehlgeburt und vorliegendem Mutterkuchen.

Die Anwendung von Bädern.

§ 96.

Bäder werden in erster Linie zur Reinigung des Körpers angewandt, aber man kann mit der Verordnung der Bäder auch Heilzwecke verbinden. Solche Bäder bestimmt der Arzt.

Man unterscheidet Vollbäder, in denen der ganze Körper gebadet wird, Halbbäder, bei welchen der Körper nur bis an den Nabel vom Wasser bespült wird, Sitzbäder und Fußbäder.

Für die Hebamme kommen nur die warmen Vollbäder in Betracht. Das Badewasser muß mit dem Thermometer geprüft werden und soll 35 Grad Celsius warm sein. Der Körper der

Frau soll bis an den oberen Teil der Brust im Wasser liegen. Mit dem Bade kann man eine Abseifung des ganzen Körpers und besonders auch der Geschlechtsteile verbinden. Heiße Bäder wird der Arzt zuweilen bei Krämpfen in der Schwangerschaft, unter der Geburt oder im Wochenbett (Eklampsie) verordnen. Der Arzt bestimmt den Wärmegrad, er wird meist 38—40° C. sein. Nach einem solchen Bade soll die Frau stark schwitzen. Sie wird daher in stark erwärmte wollene Decken unmittelbar nach dem Bade gepackt.

Die Dauer des gewöhnlichen Bades soll 10 Minuten nicht übersteigen. Bei Heilbädern bestimmt die Dauer der Arzt.

Über das Bad des neugeborenen Kindes siehe unter der regelmäßigen Geburt.

Die Anwendung von Wärme und Kälte auf einzelne Körperteile.

§ 97.

Die trockne Wärme kann man anwenden, indem man erwärmte Tücher oder in ein wollenes Tuch eingeschlagene heißgemachte Deckel auf den zu erwärmenden Teil, z. B. den Unterleib, legt. Häufiger nimmt man feuchte, warme Umschläge. Man legt ein zusammengefaltetes Handtuch in recht warmes Wasser, ringt es aus und breitet es nun glatt zusammengefaltet auf dem kranken Teil, z. B. dem Unterleib, aus. Darüber kommt ein wollenes Tuch oder ein Stück wasserdichtes Zeug, welches das nasse Handtuch etwas überragt. So bleibt der Umschlag warm und feucht, indem das Wasser nicht verdunsten kann. Man erneuert ihn alle $1/2$ bis 1 Stunde.

Warme Breiumschläge fertigt die Hebamme an, indem sie Hafergrütze oder gestoßenen Leinsamen mit heißem Wasser zu einem Brei anrührt. Die Hälfte von dem bereiteten Brei schlägt sie dann in ein leinenes Tuch ein, welches sie so zusammenfaltet, daß nichts aus dem Tuch ausfließen kann. Diesen Breiumschlag legt sie nun auf den kranken Körperteil, nachdem sie sich überzeugt hat, daß der Umschlag nicht zu heiß ist, denn er könnte sonst den Körperteil verbrennen. Um eine rasche Abkühlung zu verhindern, bedeckt man den Umschlag mit wollenen Tüchern. Ist er kalt geworden, so nimmt die Hebamme den andern Teil des inzwischen warm gehaltenen Breies und erneuert den Umschlag.

Kälte wendet man am besten in der Form der Eisblase an. Das ist ein Beutel von Gummi, der soweit mit zerstoßenem Eise gefüllt wird, daß er sich dem kranken Körperteile bequem anschmiegen kann. Durch eine Verschraubung wird er verschlossen und dann auf den kranken Teil, z. B. den Unterleib, gelegt. Niemals darf der Eisbeutel direkt auf die Haut gelegt werden, sondern dazwischen soll ein dickes Stück Flanell oder ein mehrfach zusammengelegtes Leintuch kommen. Die Haut könnte sonst erfrieren. Schon wenn man bemerkt, daß die Haut von der Kälte rot wird, muß die Schicht zwischen Eisblase und Haut dicker genommen werden. Man zerkleinert das Eis, indem man es in ein grobes reines Tuch wickelt und dann auf einer festen Unterlage mit dem Hammer zerschlägt.

Auch kann man die Kälte in der Form von kalten Umschlägen anwenden. Man legt in raschem Wechsel mehrfach zusammengelegte leinene Tücher, sog. Kompressen, die am besten aus Eiswasser kurz vorher genommen sind, auf den kranken Teil. Dies Verfahren ist aber umständlicher und weniger wirksam wie die Eisblase, aber z. B. bei der Augenentzündung der Neugeborenen doch nicht zu entbehren.

Die sogenannten Prießnitzschen Umschläge sind ein Mittelding zwischen kalten und warmen Umschlägen. Ein Handtuch wird in kaltes Wasser getaucht, man ringt es aus, legt es auf den kranken Teil und bedeckt es wie oben mit einem wasserdichten Stoff. Der kalte Umschlag wird durch die Wärme der Haut allmählich warm und bleibt unter dem wasserdichten Zeug feucht. Der Umschlag wird je nach Verordnung gewechselt. Man darf ihn bis zu 12 Stunden liegen lassen. Schmiegt sich der wasserdichte Stoff nicht genügend an den Körper an, so soll man ihn mit einem wollenen Tuch beschweren oder auch festbinden.

Diese Umschläge wirken schmerzlindernd und beruhigend und werden besonders bei Entzündungen und krampfähnlichen Zuständen angewandt. Müssen sie längere Zeit fortgesetzt werden, so nehme man statt des reinen Wassers eine dünne Lösung essigsaurer Tonerde ($1/2 \%$) und lasse immer einen Umschlag in dieser Lösung bis zum Gebrauch liegen. Bei längerer Anwendung von Wasser entstehen nämlich zuweilen auf der Haut kleine Blutschwären, was durch die essigsaure Tonerde vermieden wird.

Einpackungen (Einwickelungen) des ganzen Körpers in nasse Leintücher macht man folgendermaßen. Eine große wollene Decke wird über das Bett gelegt, darüber kommt ein in Wasser getauchtes Leintuch. Hierauf wird der Kranke gelegt und mit dem Leintuch umhüllt. Darüber wickelt man die wollene Decke dicht um den Körper. Bei fieberhaften Krankheiten wird der Arzt zuweilen solche Einpackungen verordnen.

Senfteige legt man auf die Haut nach Verordnung des Arztes, wenn die Haut eines Körperteiles stark gereizt werden soll. Frisch gestoßener Senfsamen wird mit warmem Wasser zu einem dicken Brei angerührt, bis der scharfe Senfgeruch zu spüren ist. Dann wird der Brei etwa messerrückendick auf ein Stück Leinwand gestrichen und nun dies Senfpflaster auf die Haut gelegt. Es bleibt dort liegen, bis ein lebhaftes Brennen entsteht und die Haut sich stark rötet, wozu meist 10 Minuten nötig sind. Dann entfernt man das Pflaster und wäscht die gerötete Stelle mit warmem Wasser ab.

Statt dieses Senfpflasters kann man auch Senfpapier aus der Apotheke nehmen. Man feuchtet es mit Wasser an und legt es auf die Haut, worauf derselbe Erfolg eintritt.

Die Bereitung von Teeaufgüssen.

§ 98.

Für viele krankhafte Zustände sind warme Getränke heilsam und lindernd. Man wählt dazu einen Aufguß von Lindenblüten-, Flieder-, Pfeffermünz- oder Fencheltee. Man tut einen Teelöffel bis einen Eßlöffel von dem Tee in eine Kanne und gießt $^1/_4$ bis $^1/_2$ Liter kochendes Wasser darüber. Zugedeckt läßt man die Mischung stehen bis zu 10 Minuten. Dann gießt man sie durch ein Sieb oder Leinentuch in eine Tasse und der Teeaufguß ist fertig. Kochen soll der Tee nicht, dadurch würde er gerade die wirksamen Stoffe verlieren.

§ 99.

Welche Arzneien die Hebamme selbständig anwenden darf, erfährt sie in der dem Lehrbuch beigedruckten Instruktion.

Hülfeleistung bei der Chloroformnarkose.

§ 100.

Wie die Hebamme bei der Geburt und bei anderen Zuständen dem herbeigerufenen Arzt zur Hand zu gehen hat, wird später ausführlich gelehrt werden. Hier sei aber erwähnt, daß auch bei der Chloroformnarkose die Hebamme den Arzt zu unterstützen hat, wenn ein zweiter Arzt zur Ausführung der Narkose nicht zu bekommen war, wie sich das wohl häufig besonders auf dem Lande ereignen wird.

Das Chloroform ist eine süßlich riechende Flüssigkeit, die rasch verdunstet. Eingeatmet, macht sie bewußtlos und empfindungslos. Unter der Geburt wird das Chloroform bei der Ausführung von Operationen angewandt, zuweilen aber auch, um den starken Geburtsschmerz zu lindern. Das Chloroformieren ist eine Kunst, die die Hebamme nicht lernt, sondern die nur vom Arzt ausgeführt wird, wobei aber die Hebamme hülfreiche Hand bieten soll.

Vor dem Beginn der Narkose hat die Frau künstliche Zähne oder ein Gebiß aus dem Munde zu entfernen. Einige Tropfen Chloroform werden in eine Maske gegossen und diese der Frau vorgehalten. Nach einiger Zeit, nachdem wiederholt Chloroform aufgeträufelt ist, wird die Frau bewußtlos. Jetzt beginnt der Arzt mit der Operation. Er wird die Maske der Hebamme geben, mit der Weisung, wieder Chloroform aufzugießen, sobald er dies anordnet. Gleichzeitig faßt die Hebamme den Puls und beobachtet die Atmung der Frau. Fühlt sie den Puls nicht gut oder stockt die Atmung, so meldet sie dies sofort dem Arzt. Wünscht der Arzt, daß Chloroform aufgegossen wird, so hält die Hebamme die Maske der Frau vor und träufelt einige Tropfen auf sie und beobachtet weiter sorgfältig dabei Puls und Atmung. Zuweilen kann die Frau nicht gut atmen, wenn in der Narkose der Unterkiefer mit der Zunge zurückgesunken ist. Sie rasselt dann stärker bei der Atmung und wird auch wohl blau. Der Arzt wird jetzt anordnen, daß der Kiefer vorgezogen wird. Die Hebamme geht mit zwei Fingern jeder Hand hinten an die Kieferwinkel und schiebt den Unterkiefer wieder nach vorn, worauf die Atmung regelmäßig werden wird. Dieser **Kiefergriff** soll im Unterricht geübt werden.

Ist die Operation beendet, so läßt man die Frau ruhig liegen bis sie wieder zu sich kommt, überwacht aber auch jetzt den Puls. Zuweilen erfolgt nach der Narkose mehrmaliges Erbrechen.

Wundheilung, Wundkrankheit und Wundschutz.

§ 101.

Wenn die Oberfläche des Körpers oder innere Organe verletzt werden, sei es durch Schnitt, Stich, Zerreißung oder Quetschung, so entsteht eine Wunde. Das Zustandekommen einer Wunde ist stets begleitet von einer Zerreißung der Blutgefäße, d. h. von einer Blutung. Die Blutung kann eine geringe sein, wenn nur Haargefäße aufgerissen sind, sie kann eine heftige sein, wenn Blutadern angerissen sind, ja sie kann zum Verblutungstode führen, besonders wenn größere Schlagadern zerrissen sind. Eine Schlagaderblutung erkennt man an der stoßweisen Blutentleerung. Man sagt: „Es spritzt."

Die Behandlung der Wunde besteht in Stillung der Blutung und Schutz vor Wundkrankheiten. Ist beides erfüllt, so heilt die Wunde, es entsteht die Narbe. Man stillt die Blutung durch Druck, durch die Naht oder durch die Unterbindung der Schlagader, welche zu der blutenden Wunde führt. Man schützt die Wunde vor Wundkrankheiten, wenn man die Wunde rein hält oder die verunreinigte Wunde wieder reinigt.

Die beste Wundheilung ist, wenn die Wunde verklebt. Hierzu muß der Arzt bei größeren Wunden die Wundnaht ausführen. Andere Wunden heilen durch Eiterung. Der Eiter ist eine grünlichgelbe Flüssigkeit, welche unter dem Mikroskop viele weiße Zellen zeigt, ähnlich den weißen Blutkörperchen. Eitert die Wunde, so ist sie meist verunreinigt worden.

§ 102.

Die Wundkrankheit entsteht durch kleinste Lebewesen, die wir Spaltpilze (Bakterien) nennen. Sie sind äußerst klein und nur durch das Mikroskop erkennbar.

Spaltpilze sind überall verbreitet, in der Luft, im Wasser, an allen Gegenständen, die uns umgeben. Es gibt viele Arten von Spaltpilzen. Manche sind ganz harmlos, andere veranlassen die Fäulnis. Fault ein Stück Fleisch, so geschieht das nur unter Einwirkung von Fäulnispilzen. Hält man die Pilze fern oder tötet man sie, z. B. durch Kochen, so wird das Fleisch nicht faulen. Wieder andere sind sehr giftig für den menschlichen Körper.

Solche giftigen Spaltpilze veranlassen viele ansteckende Krankheiten des Menschen. So gibt es einen Spaltpilz, welcher die Lungenschwindsucht (Tuberkulose) beim Menschen erzeugt, ein anderer erzeugt die Diphtherie, wieder ein anderer den Typhus. Auch der ansteckende Schleimfluß, die Cholera und andere ansteckende Krankheiten werden durch Spaltpilze erzeugt.

§ 103.

Giftige Spaltpilze sind es auch, welche die Wunde krank machen, wenn sie in eine solche gebracht werden. Diese Wundspaltpilze (Eiterspaltpilze) haben das Aussehen entweder

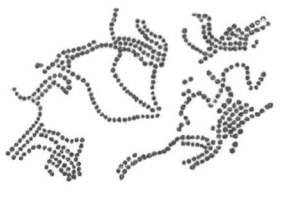   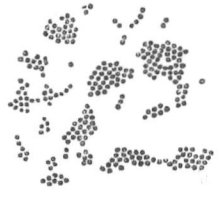

Fig. 21.   Fig. 22.
Eiterspaltpilze in Kettenform.   Eiterspaltpilze in Haufenform.

kleiner Stäbchen oder kleiner runder Kügelchen, welche letztere in Haufen oder in Ketten aneinander liegen (s. Fig. 21 u. 22). Die in Kettenform liegenden sind die gefährlicheren. Die Wundspaltpilze vermehren sich, auf eine Wunde gebracht, ungeheuer schnell durch Spaltung, sodaß aus einem Pilz Millionen Pilze entstehen können. Sie erzeugen dabei Giftstoffe, welche die Zellen schädigen und ihre Lebensfähigkeit vernichten können.

Diese Vermehrung der Spaltpilze kann man auch außerhalb des Körpers studieren. Man nimmt etwas Eiter von der kranken Wunde und überträgt ihn auf Fleisch oder Blut oder Bouillon, auf einen Nährboden, wie man sagt. Unter bestimmten Bedingungen fangen jetzt die in dem Eiter befindlichen Pilze an, sich zu vermehren, was man dem Nährboden ansehen kann, indem z. B. ein weißer, immer größer werdender Fleck in ihm entsteht. Man nennt dies Verfahren Kulturen anlegen und kann auf diese Weise erfahren, welche Spaltpilze eine Wunde enthält. Bringt man nun einem Tier durch eine kleine Wunde etwas von dieser Kultur der Spaltpilze bei, so erkrankt die Wunde des Tieres und das Tier selbst an der Giftwirkung dieser Spaltpilze, ebenso wie der kranke Mensch, von dem die Spaltpilze entnommen wurden.

§ 104.

Das gleiche kann man mit seinen eigenen Fingern machen. Bringt man kleine Teilchen von der Haut hinter dem Nagel auf einen Nährboden, so werden viele Spaltpilze wachsen, harmlose, zuweilen aber auch bösartige Eiterspaltpilze: ein Beweis, daß jeder Finger Spaltpilze enthält.

§ 105.

Gelangen solche Wundspaltpilze in die Wunde, so wird die Wunde krank, man sagt, „sie wird infiziert". Sie schmerzt, eitert, und ihre Umgebung rötet sich und schwillt an.

Nun haben die Wundspaltpilze eine sehr verschiedene Giftigkeit. Die weniger giftigen vermehren sich nur in der Wunde, die schlimmeren verbreiten sich aber weiter in die Umgebung der Wunde auf dem Wege der Spalträume des Bindegewebes und der Lymphgefäße, weniger durch die Blutgefäße, und machen so die weitere Umgebung der Wunde krank. Die Umgebung schwillt noch mehr an, die Schmerzhaftigkeit nimmt zu, und es entsteht Fieber. Ja die ganz giftigen Spaltpilze können sich rasch über den ganzen Körper verbreiten und ihn völlig vergiften. Es kommt zur allgemeinen Blutvergiftung, einer überaus schweren Erkrankung mit hohem Fieber, die den Tod zur Folge haben kann.

§ 106.

Wo finden sich solche Wundspaltpilze, welche die Wunden vergiften, sie krank machen und zum Tode führen können? Sie können überall sein, an jeder Hand, an jedem Gegenstande, in der Luft, in der Erde, in dem Wasser. Man weiß es nicht, da man sie nicht sieht. Aber man weiß, daß jede nicht gereinigte Hand sie enthalten kann. Es gibt aber besondere Orte, wo sie sich mit Vorliebe finden und von wo aus sie leicht verschleppt werden. Diese Orte muß jeder meiden, der mit Wunden zu tun hat. Sie entwickeln sich mit Vorliebe in allen zersetzten menschlichen und tierischen Teilen, in kranken Wunden und besonders bei Blutvergiftung und bei anderen ansteckenden Krankheiten. Zu fürchten ist am meisten die Berührung mit Leichen und Leichenteilen, auch Kleidern und Bettzeug von Leichen, so auch die Berührung mit einer alten schon sich zersetzenden Nachgeburt, mit faulendem Fruchtwasser, faulendem Blut, übelriechendem Wochenfluß, sowie allen Ausflüssen von Blutvergifteten, besonders bei Kindbettfieber, mögen sie nun aus der Wunde oder anders woher aus dem vergifteten Körper stammen. Zu fürchten sind weiter alle eiternden Wunden, sehr gefährlich ist der Ausfluß bei Gebärmutterkrebskranken.

Von ansteckenden Krankheiten sind besonders für Wunden zu fürchten, außer dem Kindbettfieber, die Rose, Scharlach, Pocken, Typhus, Ruhr, die Diphtherie und alle Halsentzündungen, endlich jeder Fieberkranke — denn bei allen diesen Krankheiten können sich auch Eiterspaltpilze entwickeln.

§ 107.

Das sind also die Hauptbezugsquellen der Wundgifte. Wie kommt nun das Gift in die Wunde? Oder wie man sagt: „Wie geschieht die Infektion?" Fast stets durch Berührung der Wunde, sehr viel seltener durch die Luft. Die Berührung kann geschehen schon bei Entstehung der Wunde. Der Gegenstand, der die Wunde machte, kann mit Spaltpilzen besetzt sein, oder durch einen Fall wird die Wunde verunreinigt, oder die Kleider, welche die Wunde umgeben, verunreinigen sie. Endlich aber kann das Gift durch Hände oder Verbandstoffe und Instrumente, die Keime enthalten, in die Wunde gebracht werden.

§ 108.

Für die Hebammen ist es von höchster Bedeutung, zu wissen, daß auch die gebärende Frau eine Verwundete ist! Bei der Geburt löst sich das Ei von der Innenfläche der Gebärmutter ab. Sie wird dadurch wund. Mittels der Wehen wird die Frucht durch den Halskanal, die Scheide und die Schamspalte getrieben. Dabei entstehen vielfache Einrisse, also wieder Wunden, besonders am Muttermund. Diese Wunden bluten auch. Nach der Geburt des Kindes geht in der Tat reichlich Blut ab. Kommen diese Wunden mit der Außenwelt nicht in Berührung, so bleiben sie keimfrei.

Nun muß aber die Hebamme, um den Geburtsverlauf zu erkennen, in der Regel eine innere Untersuchung ausführen. Dabei führt sie den Zeigefinger einer Hand durch die Schamspalte in die Scheide bis an den Muttermund. Sie berührt bei der Untersuchung also Teile, die verwundet sind. Ist jetzt die Hand nicht rein, sondern trägt sie Wundspaltpilze, was niemand wissen kann, so gelangen diese auf die Geburtswunde und vergiften sie, die Wöchnerin erkrankt. Das erste Zeichen der Wundkrankheit ist hier Fieber. Waren die Pilze sehr giftig, so dringen sie, sich zahllos vermehrend, rasch weiter vor in den Körper. Solche allgemeine Blutvergiftung, die durch Eindringen von Spaltpilzen von der Geburtswunde her erzeugt wird, nennen wir das Kindbettfieber.

Wie verhütet man das Eindringen der Spaltpilze in die Wunden? Man berühre die Wunden überhaupt nicht oder nur mit Gegenständen, die frei von Spaltpilzen sind, man sagt mit keimfreien (sterilen) Gegenständen. Die Keimfreiheit erzielen wir, indem wir die Spaltpilze abtöten. Da man niemals weiß, ob ein Gegenstand oder die Hand nicht Spaltpilze enthält, so ist alles keimfrei (steril) zu machen, was mit der Wunde in Berührung kommt.

Das Keimfreimachen nennen wir auch Desinfizieren.

§ 109.

Es gibt zwei Mittel Keimfreiheit zu erzielen: 1. die Hitze, d. h. Temperaturen von annähernd 100 Grad, 2. chemische Mittel (Antiseptica). Beide töten die Spaltpilze sicher. Die Desinfektion durch Hitze wird erzielt, indem man den Gegenstand entweder 15 Minuten kochen oder auch ausglühen läßt oder indem man durch ihn erhitzten Wasserdampf längere Zeit strömen läßt. Die chemischen Mittel sind sehr zahlreich. Am wirksamsten ist die Waschung oder Bürstung mit Sublimat, Lysol und Alkohol. Andere, weniger gebrauchte desinfizierende Mittel sind die Karbolsäure, die essigsaure Tonerde. Sehr wirksam ist auch, besonders für

Tampons, das Jodoform. Es ist ein gelbes Pulver von starkem, süßlichem Geruch.

Instrumente und Verbandstoffe werden der Regel nach durch Hitze, die untersuchenden oder operierenden Hände und der Körper der Kranken stets mit chemischen Mitteln desinfiziert.

§ 110.

Kälte tötet die Spaltpilze nicht, sie hemmt nur ihre Entwickelung. Schmilzt Eis, so können die in ihm enthaltenen Spaltpilze wieder sich vermehren und schädigend einwirken.

§ 111.

Wenn der Arzt bei einem Kranken eine Wunde behufs Ausführung einer Operation erzeugen muß, so macht er zuerst seine Hände und die Körperstelle des Kranken, wo die Operation stattfinden soll, keimfrei durch chemische Mittel, dann wendet er Instrumente und Verbandstoffe an, die durch Hitze keimfrei geworden sind. Von allen Gegenständen, die mit Wunden in Berührung kommen, sind die Hände die gefährlichsten. Sie kommen mit vielerlei Dingen in Berührung und sind daher meist sehr mit Keimen besetzt. Sie enthalten hinter den Nägeln die besten Schlupfwinkel für Keime; die Hände müssen daher am sorgfältigsten keimfrei gemacht werden. Ohne keimfreie Hände keine gute Wundheilung!

§ 112.

Das Auskochen der Instrumente kann man in einem gewöhnlichen reinen Gefäß, das man mit Wasser füllt, vornehmen. Das Wasser muß aber mindestens 15 Minuten kochen, um Keimfreiheit zu erzielen. Für Anstalten hat man besondere Kochapparate (Desinfektionsapparate). Sie sind einfach und billig, sodaß sich die Hebamme einen solchen wohl anschaffen kann, um ihre Instrumente nach dem Gebrauch in ihrem Hause auszukochen. Für die Desinfektion mit strömendem Wasserdampf hat man besondere Apparate, in welchen man auch größere Stücke Betten, Matratzen, Kleider desinfizieren kann. Die meisten Städte haben solche Apparate zum öffentlichen Gebrauch. Keimfreie Verbandstoffe erhält man in allen Apotheken in verlöteten Büchsen.

Von der Desinfektion mit chemischen Mitteln werden wir sogleich näher reden.

§ 113.

Nachdem nunmehr die Hebamme das wichtigste über die Wundheilung, die Wundkrankheiten und den Wundschutz kennen gelernt hat, geben wir die Vorschriften für die Desinfektion der Hebammen, an welche die Hebamme unbedingt gebunden ist.

1. Die Hebamme soll die Berührung aller Gegenstände sorgfältig meiden, von denen sie weiß, daß sie Krankheitskeime enthalten, also Leichen, Leichenteile, wie solche in § 106 ausführlich aufgezählt sind.

2. Die Hebamme sei am Körper und ihrer Kleidung reinlich und pflege ihre Hände sorgfältig. Die Reinlichkeit am Körper soll nicht nur durch Waschungen, sondern, wenn irgend angängig, durch zeitweise Vollbäder erzielt werden. Wenn möglich, nehme sie jedesmal nach ihrem Unwohlsein ein Bad. Sie trage im Dienst nur Waschkleider mit kurzen Armeln, die den unteren Teil der Oberarme freilassen. Bei jeder Untersuchung binde sie sich eine große weiße reine Schürze mit kurzen Armeln vor (siehe § 194 Ziffer 9).

3. Die Hände sind die wertvollsten Werkzeuge der Hebammen. Nur eine Hand mit glatter, weicher Haut läßt sich sicher keimfrei machen. Grobe Arbeit macht die Haut hart, rauh, rissig. In solche Haut dringt das keimtötende Mittel schwer ein. Sie soll daher solche Arbeit meiden und durch häufige Waschungen mit warmem Seifenwasser die Haut weich und geschmeidig erhalten. Sie hüte sich vor jeder, auch der kleinsten Verletzung der Hände. Solche sind sehr schwer zu desinfizieren. Eiternde Stellen oder sogenannte Blutgeschwüre verbieten jede Untersuchung. Auch sich selbst kann die Hebamme, z. B. bei Syphilis der Frau, wenn sie eine Wunde am untersuchenden Finger hat, anstecken. Ringe müssen vor jeder Desinfektion von den Fingern entfernt werden. Am besten trägt die Hebamme überhaupt keine Ringe.

Die Nägel sollen rund und kurz geschnitten getragen werden. Bei jeder Waschung soll die Nagelgegend gebürstet werden und der Nagelschmutz hinter dem Nagel entfernt werden. Schwarze Nägel kennzeichnen die Hebamme als eine unsaubere Person. Sie wird gar leicht Wundkrankheiten erzeugen trotz guter Desinfektion.

4. Unmittelbar vor jeder inneren Untersuchung müssen die Hände desinfiziert, keimfrei gemacht werden. Das Keimfreimachen besteht 1. in einer Waschung mit warmem Wasser, Seife und Bürste; 2. in der Desinfektion mit einer Sublimatlösung 1 auf 1000 in Wasser. Ohne sorgfältige Waschung ist eine Desinfektion unwirksam.

Hierzu bedarf die Hebamme zweier Schalen mit je einem Liter Wasser. Die eine füllt sie mit heißem Wasser, die andere mit Wasser, welches kalt sein kann. In diese wird jetzt eine Sublimatpastille von 1 Gramm Sublimat geworfen, welche die Hebamme bei sich führt. Die Sublimatpastille löst sich in dem Wasser rasch auf und färbt es rot. Jetzt hat die Hebamme die Waschschale mit heißem Wasser und die Desinfektionsschale mit rotem Sublimatwasser vor sich. Von den beiden Wurzelbürsten, die sie mit sich führt, tut sie in die Waschschale die größere Wurzelbürste, in die Desinfektionsschale die kleinere.

Nunmehr beginnt die Waschung der Hände und Vorderarme mit Seife und Bürste und heißem Wasser. Alle Teile der Hand werden sorgsam mit Seife abgebürstet, jeder Finger einzeln, am sorgfältigsten die Gegend der Nägel, weil hier der meiste Schmutz sitzt. Die Vorderarme werden abgeseift. Dieses Abbürsten und Waschen soll mindestens 5 Minuten währen. Wir wiederholen: Ohne gute Waschung ist die Desinfektion nutzlos.

Sodann wird die Hand sorgfältig an einem reinen Handtuch abgetrocknet und danach mit einem Nagelreiniger der Schmutz unter den Nägeln sorgfältig entfernt.

Nun beginnt die eigentliche Desinfektion. Die trockenen Hände werden in die Sublimatschale getaucht und mit der in ihr liegenden Bürste energisch bearbeitet, wie bei der Waschung jeder Finger einzeln, am meisten die Nagelgegenden. Die Vorderarme werden mit Sublimat abgespült. Dieses Bearbeiten der Hände mit Sublimat dauert 3 Minuten.

Jetzt schreitet die Hebamme mit nassen Händen direkt zur Untersuchung, ohne irgend einen Gegenstand vorher berührt zu haben. Sie kann mit Sicherheit annehmen, daß nunmehr die Hände keimfrei sind, wenn sie genau nach Vorschrift die Hände behandelt hat und vorher keine verdächtigen Stoffe angefaßt hat. Auf dem Nährboden werden keine Pilze mehr wachsen. Nach jeder Untersuchung sind die Hände sogleich zu waschen, abzutrocknen und mit Sublimatlösung abzuspülen.

5. Ist die Hebamme dagegen trotz aller Vorsicht doch einmal mit verdächtigen Stoffen in Berührung gekommen, wie z. B. übelriechendem Wochenfluß, so führt sie sofort nach der Berührung eine besondere Desinfektion aus. Sie reibt nach der Waschung ihre Hände, insbesondere die Nagelgegend, mit einem in Alkohol (85% Weingeist des Arzneibuchs) getauchten Wattebausch zwei Minuten lang ab und geht dann mit noch nassen Händen in die Sublimatlösung und bürstet sich mit ihr 3 Minuten. Der Alkohol erhöht die keimtötende Kraft der Desinfektion. Weitere Vorschriften folgen unter Kindbettfieber.

Es ist der Hebamme auch nicht verboten, zwischen der Waschung und Sublimatdesinfektion das Abreiben der Hände mit Alkohol auch sonst jedesmal einzufügen.

6. Zu beachten ist, daß nie und nimmer die Hebamme die Seifenbürste für das Sublimatwasser gebraucht, daß sie nie und nimmer die Hände, an denen noch Seife haftet, in das Sublimatwasser taucht. Seife zerstört die keimtötende Kraft des Sublimats. Eine Hebamme, die Seife und Sublimat bei der Desinfektion zusammenbringt, kennzeichnet sich als eine unwissende und für die Gesundheit der Schutzbefohlenen gefährliche Person. Daher muß die Hebamme zwei Bürsten mit sich führen: eine große für Seife und eine kleine für Sublimat, und sie nie verwechseln! (Siehe § 194 Ziffer 6.)

Das Sublimatwasser muß stets klar und durchsichtig sein, ist es trübe, so ist es unbrauchbar.

Von der gründlichen Desinfektion der Hände der Hebamme hängt Gesundheit und Leben ihrer Schutzbefohlenen ab!

7. Ihre Instrumente soll die Hebamme, wenn irgend möglich, durch auskochen keimfrei machen. Die Dauer des Kochens ist 15 Minuten. Es ist gut, wenn man einen Theelöffel Soda in das Wasser tut, das hindert das Rosten der Instrumente. Kann sie die Instrumente nicht auskochen, so soll sie dieselben mit 1% Lysollösung abreiben und in derselben Lösung bis zum Gebrauch liegen lassen.

8. Die Geschlechtsteile soll sie bei der Geburt mit abgekochtem Wasser und Seife sorgfältig reinigen. Für alle Fälle, in denen kein abgekochtes Wasser zu beschaffen ist, wird eine 1% Lysollösung gebraucht.

9. Ausspülungen unter der Geburt macht sie nur auf An=
ordnung eines Arztes und in den später näher bezeichneten Fällen,
entweder mit abgekochtem Wasser oder mit 1% Lysollösung.

10. Die 1% Lysollösung wird folgendermaßen hergestellt:
In eine reine Schüssel oder auch in eine reine Flasche wird
1 Liter lauwarmes Wasser gegossen. In dieses Wasser werden
10 Gramm von dem Lysol, welches die Hebamme mit sich führt,
unter beständigem Umrühren oder Umschütteln gegossen. Niemals
darf die Mischung des Lysols mit Wasser in einer Spülkanne vor=
genommen werden.

§ 114.

Die Sublimatpastillen erhält die Hebamme eingeschlossen in
kleinen Glasröhrchen aus der Apotheke. Jede Pastille enthält
1 Gramm Sublimat, etwas Kochsalz, damit sich das Sublimat
in dem Wasser wirksam erhält und einen roten Farbstoff,
damit das Wasser sich rot färbt und die Verwechselung mit
gewöhnlichem Wasser vermieden wird. Denn das Sublimat ist
ein **sehr heftiges Gift**, welches, auch in kleinen Mengen genossen,
den Tod des Menschen zur Folge hat. Das muß die Hebamme
wissen. Sie hat daher ihre Pastillen sorgfältig unter Verschluß
aufzubewahren, niemals darf sie dieselben einzeln herumliegen
lassen, sondern sie stets nur in dem Glasröhrchen bei sich führen.
Kinder könnten sie sehr wohl für Zuckerwerk halten. Für solche
Unglücksfälle ist die Hebamme verantwortlich.

§ 115.

Die Hebamme soll zur Desinfektion ihrer Hände stets
das Sublimat anwenden. (Über Alkohol siehe § 113 Ziffer 5.)
Allerdings wird in seltenen Fällen von manchen Menschen das
Sublimat von der Haut der Hände nicht vertragen, es entsteht ein
Ausschlag. Bemerkt eine Hebamme dies an ihrer Hand, so hat sie
es dem Kreisarzt vorzutragen. Er wird ihr dann die Erlaubnis
geben, Lysol anzuwenden für die Desinfektion ihrer Hände.

§ 116.

Das Sublimat kann man für die Desinfektion der Instru=
mente nicht benutzen, auch soll man es nicht zu Waschungen und
Ausspülungen der Schwangeren, Gebärenden und Wöchnerinnen

nehmen, da es sehr giftig ist, sondern, wenn für solche Fälle ein Desinfizienz nötig ist, die 1% Lysollösung anwenden.

§ 117.

Um gute Wundheilung besonders bei Gebärenden zu erzielen, ist aber die Beachtung folgender Vorschriften noch nötig. Auch die weitere Umgebung der Geburtswunde muß rein sein, es könnten von ihr aus sonst Spaltpilze durch einen Zufall in die Wunde gelangen. Daher ist die Frau mit reiner Wäsche zu bekleiden, sie muß auf reinen frischgewaschenen Unterlagen liegen, das Bettzeug muß rein sein. In Anstalten macht man diese Wäsche und die Unterlagen meist durch Auskochen keimfrei. Für die Hauspraxis genügt es, wenn sie frisch gewaschen sind. Eine wasserdichte Unterlage wird durch Abwaschen mit 1% Lysollösung gereinigt.

Die Reinigung der Geschlechtsteile in der Schwangerschaft, unter der Geburt und im Wochenbett darf nur mit reiner Wundwatte und abgekochtem Wasser erfolgen, niemals mit einem Schwamm. Ein Schwamm ist immer unrein und würde gefährliche Stoffe an die Geschlechtsteile bringen.

Alle Wunden und ihre Umgebung sind möglichst wenig zu berühren. Dies gilt ganz besonders von der Geburtswunde. Untersucht die Hebamme gar nicht innerlich, so wird sie auch die Geburtswunde nicht infizieren können. Je seltener sie untersucht, um so weniger, je häufiger sie untersucht, um so leichter ist eine Wundkrankheit zu fürchten. Auch die äußeren Geschlechtsteile sollen so wenig wie möglich berührt werden.

Muß sie aber die Wunde berühren oder innerlich untersuchen, so wird der desinfizierte Finger direkt aus dem Sublimatwasser auf die Wunde gebracht. Würde die Hand nach der Desinfektion noch irgend einen Gegenstand z. B. die Kleidung oder die Bettwäsche berühren, so würde sie wahrscheinlich wieder keimhaltig werden.

Ebenso sind Verbandstoffe und die ausgekochten Instrumente vor ihrer Anwendung nur mit keimfreier Hand zu fassen.

Von der Verbandwatte nehme man nur soviel aus dem Behälter, in dem man sie mit sich führt, wie man zunächst gebraucht. Den herausgenommenen Bausch Watte schlägt man bis zum Gebrauch) in ein reines Handtuch oder wenn man ihn zur Waschung gebrauchen will, legt man ihn in eine Schale mit abgekochtem Wasser oder in 1% Lysollösung. Niemals darf die Watte offen liegen bleiben. Die ausgekochten Instrumente bleiben in dem ausgekochten Wasser bis zum Gebrauch liegen oder werden in eine Schale mit 1% Lysollösung gelegt. Ein Stück Watte oder Verbandzeug, das auf den Fußboden gefallen ist, darf nie wieder gebraucht werden. Ist das Gleiche mit einem Instrument geschehen, so muß es sofort ausgekocht werden.

Alle gebrauchten Watte- und Verbandstücke sind sofort zu verbrennen! Läßt man sie herumliegen, so würden sie Gelegenheit zur weiteren Verbreitung von Spaltpilzen geben. Gebrauchte Wäsche und Unterlagen sind zu waschen, aber niemals durch die Hebamme, die dadurch ihre Hände verunreinigen würde. —

Endlich sei es noch einmal gesagt: Von allen Gegenständen, welche eine Wunde berühren, sind die Hände die gefährlichsten! Von der Desinfektion der Hände hängt in erster Linie Leben und Gesundheit ab!

§ 118.

Aus der Lehre von den Wundkrankheiten merke sich die Hebamme noch folgendes. Die Entzündung eines Körperteiles, z. B. eines Fingers oder einer Brust, erkennen wir daran, daß der Teil anschwillt, sich rötet, schmerzhaft wird und sich heiß anfühlt. Ein Geschwür ist eine kranke Wunde, welche nicht heilen will und Eiter absondert. Der Brand eines Körperteiles tritt ein, wenn er vom Blutstrom nicht mehr ernährt wird. Der Teil wird kalt, empfindungslos: er stirbt ab. Dabei kann er eintrocknen, aber auch faulen. Der abgestorbene Teil wird nach einiger Zeit durch eine Entzündung seiner Umgebung vom Körper losgestoßen. Solches Absterben werden wir beim Nabelstrang kennen lernen.

Unter den Wundkrankheiten stehen diejenigen obenan, welche durch die Eiterspaltpilze erzeugt werden. Eine andere Wundkrankheit ist die Wundrose, die außerordentlich ansteckend ist. Hier dringen Spaltpilze in eine kaum bemerkbare Wunde ein und machen die Haut der Umgebung krank. Die Haut schwillt an und wird rosenrot. Anschwellung und Rötung verbreiten sich unter lebhaftem Fieber rasch über die Haut weiter. Der Wundstarr= krampf wird erzeugt durch Verunreinigung einer Wunde durch Spaltpilze, die sich meist in der Erde und im Kehricht der Zimmer aufhalten. Es brechen allgemeine Krämpfe in Anfällen aus, bei denen der Körper starr wird. Sie führen fast stets zum Tode. Auch die Wöchnerin und das neugeborene Kind können bei schlechter Behandlung ihrer Wunden, der Geburtsteile und des Nabels, wie an Wundrose, so auch an Wundstarrkrampf erkranken, insbesondere an letzterem, wenn Watte oder Verbandstoffe angewandt werden, die mit dem Fußboden in Berührung kamen. Dies gilt ganz besonders von der Nabelwunde des neugeborenen Kindes.

§ 119.
Anhang.
Erste Hülfe bei Unglücksfällen.

Hülfe zu leisten bei Unglücksfällen gehört zwar nicht zu dem eigentlichen Beruf der Hebamme. Wie es aber die Pflicht jedes Menschen ist, in solchen Fällen hülfreich beizuspringen, so muß auch die Hebamme zu solcher ersten Hülfe bereit sein, zumal ihre Kenntnisse von dem Bau und den Verrichtungen des menschlichen Körpers und von der Krankenpflege sie mehr hierzu geeignet machen, als andere Menschen. Nicht selten wird es geschehen, daß die Heb= amme die erste ist, die zur Hülfeleistung herbeigerufen wird. Be= sonders gilt dies vom Lande.

Aber die Hebamme soll auch hierbei nicht etwa den Arzt spielen wollen, sondern ihre Aufgabe ist, bis der gerufene Arzt erscheint, nur die erste schnell gebotene Hülfe zu leisten und zu verhüten, daß Unzweckmäßiges geschieht.

Bei Verwundungen ist die Aufmerksamkeit auf Stillung der Blutung und Reinhalten der Wunde gerichtet. Vor allem ist zu verhüten, daß die Wunde durch widersinnige Volksmittel, wie Auflegen von Spinnweben 2c., verunreinigt wird. Die Blutung wird gestillt, indem man mit desinfizierter Hand einen in 1% Lysol= lösung getauchten und ausgedrückten Wattebausch gegen die Wunde drückt. Sitzt die Wunde an einem Gliede, so umwickele die Heb= amme das Glied mit einer Binde von seinem Ende, also vom Fuß oder der Hand aus, nach oben bis über die blutende Stelle. Spritzt aber eine Schlagader, so umschnürt sie das Glied oberhalb der blutenden Wunde kräftig mit einer am besten elastischen Binde, z. B. einem Hosenträger. Die Wunde und ihre Umgebung ist dann sorgfältig mit 1% Lysollösung zu reinigen und die Wunde selbst mit einem Lysolbausch zu bedecken. Ganz besonders sorgfältig ist diese Reinigung zu machen, wenn die Wunde mit Erde oder auch sonst bei der Verletzung verunreinigt war. Steht die Blutung, so legt man einen trockenen Wattebausch auf den Lysolbausch und befestigt ihn mit einer Binde oder einem reinen Taschentuch oder auch Handtuch. Bei sehr starkem Blutverlust wende die Hebamme die Wiederbelebungsmittel an, wie unter den Regelwidrigkeiten der Geburt gelehrt werden wird.

Bei Verbrennungen müssen die verbrannten Teile mit Öl bestrichen und dann in Watte eingehüllt werden. Bei sehr ausgedehnten Verbrennungen bringe die Hebamme den Verbrannten, wenn möglich, zunächst in ein warmes Bad von 35° C., wodurch die oft furchtbaren Qualen nach der Verbrennung gelindert werden.

Bei Vergifteten muß der Magen von dem Gift durch Erbrechen entleert werden. Man führt einen Finger tief in den Hals oder kitzelt den Gaumen mit einem Federbart, worauf oft Erbrechen eintritt. Hilft das nicht, so kann man Öl oder auch größere Mengen von warmem Wasser mit Butter trinken lassen. Nur bei Phosphorvergiftung (Zündhölzchen) darf niemals Fett, also auch nicht Öl oder Milch, gegeben werden.

Bei Erstickten muß in erster Linie frische Luft zugeführt werden. Die Fenster sind zu öffnen oder, wenn das Zimmer mit gefährlichen Gasen erfüllt ist, wie z. B. mit Kohlendunst oder Leuchtgas, so muß der Erstickte sofort in einen anderen Raum geschafft werden. Sodann sind alle beengenden Kleidungsstücke zu lösen oder zu entfernen, damit der Erstickte gut atmen kann. Besteht keine Atmung, so ist sofort die künstliche Atmung einzuleiten. Dies geschieht am besten in der Weise, daß beide Vorderarme erfaßt, hoch an den Kopf hinaufgestreckt und dann wieder an den Brustkorb zurückgebracht werden. Dies muß schnell, ungefähr 12 mal in der Minute, ausgeführt werden.

In gleicher Weise ist bei Erhängten die künstliche Atmung einzuleiten. Beim Abschneiden des Erhängten beachte man, daß der Körper nicht auf den Fußboden stürzt.

Ertrunkene lagert man so, daß das Wasser aus den Luftwegen abfließen kann, d. h. man lagere den Körper auf die Seite und erhebe Brust und Bauch, sodaß der Kopf tiefer liegt. Nach Entfernung aller beengenden Kleidungsstücke wird dann die künstliche Atmung, wie eben geschildert, eingeleitet.

Erfrorene dürfen aus der Kälte nicht sogleich in einen warmen Raum gebracht werden. Man schneidet die Kleider ab und reibt die Körperoberfläche mit in Schnee oder in kaltes Wasser getauchten Tüchern. Erst wenn Lebenszeichen vorhanden sind, darf der Verunglückte in einen wärmeren Raum gebracht werden.

Zweiter Teil.

Die regelmäßige Schwangerschaft.

Entstehung und Dauer der Schwangerschaft.

§ 120.

Der beim Beischlaf in die Scheide ergossene flüssige männliche Samen enthält Zellen. Diese Samenzellen können sich selbständig bewegen. Durch ihre Bewegung gelangen sie durch den Halskanal in die Gebärmutterhöhle, ja bis in die Eileiter. Treffen sie auf diesem Wege ein Ei, so kann sich eine Samenzelle mit der Eizelle vereinigen, und es tritt die Befruchtung ein: das Weib ist schwanger. In der Regel findet die Befruchtung in einem Eileiter statt.

§ 121.

Die Schwangerschaft dauert etwa 280 Tage, sie endet mit der Geburt, d. h. mit der Austreibung der Frucht aus dem Mutterleibe.

Die 280 Tage, welche das Weib schwanger geht, teilt man in 10 Abschnitte und nennt jeden Abschnitt von 28 Tagen einen Schwangerschaftmonat. Also geht das Weib 10 Schwangerschaftmonate oder 40 Wochen schwanger. Nach Kalendermonaten währt die Schwangerschaft 9 Monate und 4—7 Tage.

§ 122.

Das befruchtete Ei nistet sich in der Schleimhaut des oberen Abschnittes der Gebärmutter ein. Die Schleimhaut erfährt jetzt eine mächtige Wucherung und umwächst das Ei, sodaß es völlig von der Gebärmutterschleimhaut eingebettet wird (s. Fig. 23). Man nennt diese Schleimhaut jetzt Siebhaut, weil sie von zahlreichen jetzt deutlich sichtbaren Drüsenöffnungen durchbrochen, wie ein Sieb durchlöchert ist.

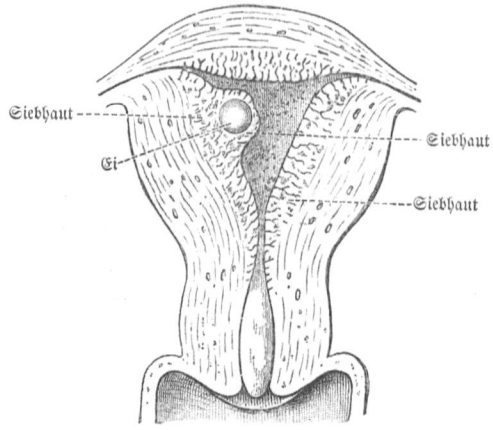

Fig. 23.
Die Einbettung des Eies in die Schleimhaut der Gebärmutter.
Nach B. S. Schultze.

Nunmehr wächst das Ei weiter und weiter und entwickelt in sich den neuen Menschen, die Frucht. Mit dem weiteren Wachstum erfahren aber auch die Geschlechtsorgane, besonders die Gebärmutter, wichtige Veränderungen.

Die Frucht mit ihren Hüllen und Anhängen.

§ 123.

Das reife Ei am Ende der Schwangerschaft setzt sich zusammen aus drei Eihäuten, welche das Fruchtwasser umgeben, der Frucht, welche in dem Fruchtwasser schwimmt, dem Mutterkuchen, welcher aus den Eihäuten gebildet wird und dem Nabelstrang, welcher Frucht und Mutterkuchen verbindet (s. Fig. 24).

§ 124.

Drei Eihäute umgeben die Frucht. Die äußerste stammt von der Mutter, es ist die Siebhaut, welche das Ei in der Gebärmutter einbettet. Die beiden anderen Häute bildet das Ei selbst.

Auf die Siebhaut folgt die Zottenhaut, dann die Wasserhaut, welche das Fruchtwasser umgibt.

Die Siebhaut ist anfangs ziemlich dick und blutgefäßreich, beim weiteren Wachstum des Eies verdünnt sie sich und wird blutärmer. Der das Ei umgebende Abschnitt der Siebhaut verklebt

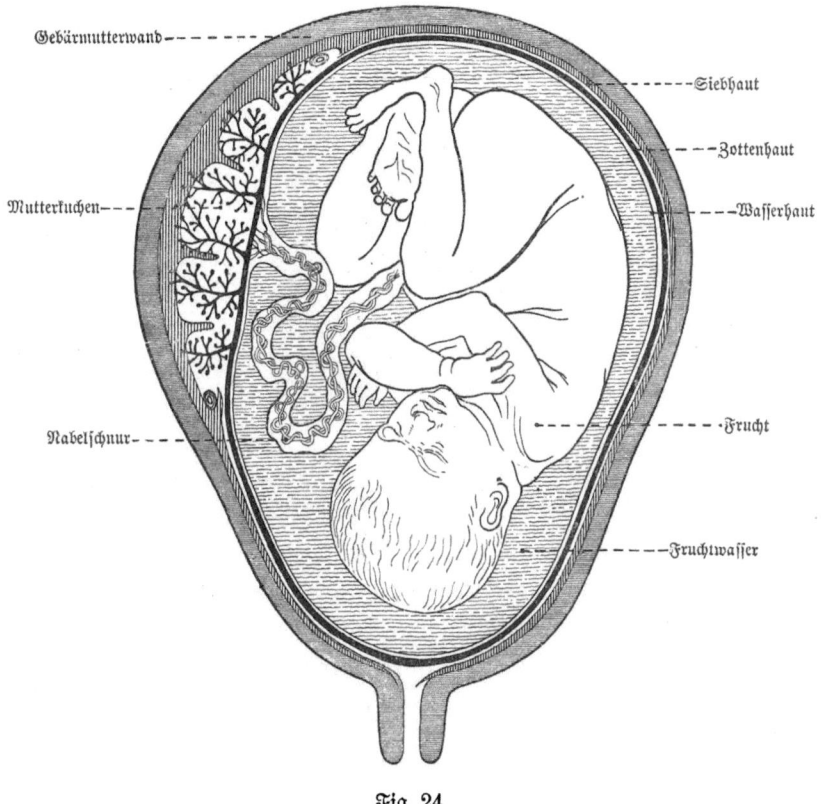

Fig. 24.
Das reife Ei.

allmählich bei weiterem Wachstum des Eies mit dem gegenüberliegenden Abschnitt der Siebhaut, sodaß das Ei etwa in der 12. Woche die ganze Gebärmutterhöhle ausfüllt.

Die Zottenhaut ist anfangs an ihrer ganzen Oberfläche mit kleinen Rauhigkeiten, Zotten, besetzt (s. Fig. 25), welche Gefäße von der Frucht her in sich führen, und sich wie die Wurzel einer Pflanze in die Siebhaut einsenken, sodaß das Ei innig mit der es umhüllenden Siebhaut verbunden ist und aus ihr die Ernährungsstoffe für das erste Wachstum des Eies bezieht.

Im dritten Monat der Schwangerschaft aber ändern sich die Verhältnisse. An der Oberfläche des Eies verlieren sich die Zotten und wachsen dafür an einer Stelle, da, wo das Ei sich zunächst angesetzt hatte, ganz besonders stark (s. Fig. 26), verzweigen sich baumartig und dringen hier tief in die Siebhaut ein. An dieser Stelle verdickt sich die Siebhaut, und es bilden sich in ihr große Blutgefäßräume, in welche die Zotten mit den in ihnen enthaltenen kindlichen

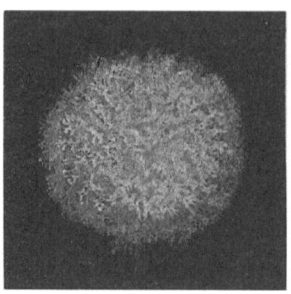

Fig. 25.
Ei von 4 Wochen.
Zotten bedecken die ganze Oberfläche des Eies.
Nach Bumm.

Blutgefäßen tief hineinwachsen. Durch dieses Zusammenwachsen von mütterlichem und kindlichem Gewebe entsteht der Mutterkuchen.

Die Wasserhaut ist eine klare durchsichtige Haut, welche mit der Zottenhaut verklebt und das Fruchtwasser umgibt.

§ 125.

Von dem Mutterkuchen führt die Nabelschnur (Nabelstrang) (s. Fig. 27) zum Nabel des Kindes. Die Nabelschnur ist ein fingerdicker Strang, besitzt eine Länge von etwa 50 Zentimeter, ist mit Wasserhaut überzogen und enthält drei Gefäße. Zwei Nabelschnurschlagadern, welche kindliches Blut zum Fruchtkuchen führen und eine Nabelschnurblutader, welche das Blut zum Kinde vom Fruchtkuchen zurücklaufen läßt. Die Nabelschnurschlagadern sind die Endäste der großen Körperschlagader, welche durch die Bauchhöhle zieht. Die Nabelschnurschlagadern pulsieren und beweisen damit ihren Zusammenhang mit dem kindlichen Herzen.

Die Nabelschnurgefäße liegen in eine sulzige, bindegewebige Masse eingebettet. Je nachdem die Nabelschnur viel oder wenig Sulze enthält, spricht man von sulzreichen oder sulzarmen Nabelschnüren. Die Nabelschnurgefäße verlaufen in gewundener Richtung, wodurch die Nabelschnur ein gedrehtes Aussehen erhält. Zuweilen bemerkt man stärkere Schlängelungen der Gefäße, wodurch knotige Verdickungen in der Nabelschnur entstehen. Falsche Knoten.

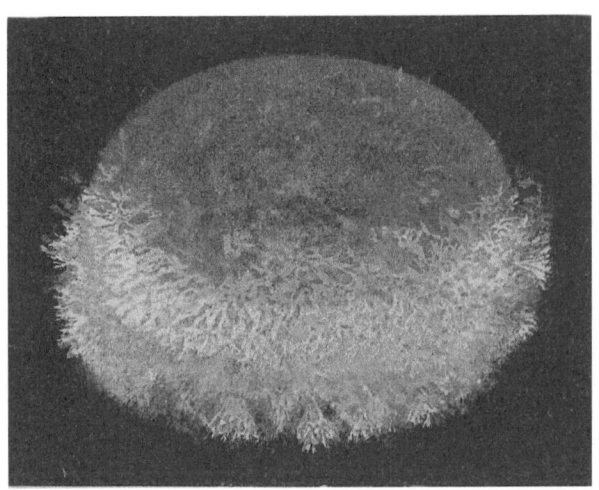

Fig. 26.
Ei aus dem 3. Monat.
Das Ei ist oben von Zotten entblößt. Unten sind sie stark gewuchert. Hier bildet sich der Mutterkuchen.
Nach Bumm.

§ 126.

Der Frucht= oder Mutterkuchen ist ein platter schwammiger Körper mit rundem Rand und von rotbrauner Farbe. Er besitzt ein Gewicht von etwa 500 Gramm. Sein Sitz ist meist die hintere oder vordere Wand des Gebärmutterkörpers (s. Fig. 27). Die dem Kinde zugekehrte Seite ist von der glatten Wasserhaut überzogen, die der Mutter zugekehrte und mit dem Gebärmuttermund verwachsene Seite ist rauh und lappig. Auf der glatten Seite setzt sich der Nabelstrang bald mehr in der Mitte, bald mehr an der Seite des Fruchtkuchens an. Die Nabelschnurschlagadern des Nabelstranges verzweigen sich hier sofort und dringen tief in den Mutterkuchen ein, bis sie zu kleinen Haargefäßen werden, die in die Zotten des Mutterkuchens gehen. Hier kehren sie wieder um, sammeln sich zu größeren Gefäßen, die sich schließlich zu der Nabelblutader vereinigen, welche zum kindlichen Körper durch den Nabelstrang zurückkehrt. Dies ist der Nabelschnurkreislauf.

In dem Fruchtkuchen erfährt aber das kindliche Blut eine wichtige Veränderung. Wir erinnern uns, daß der Mutterkuchen

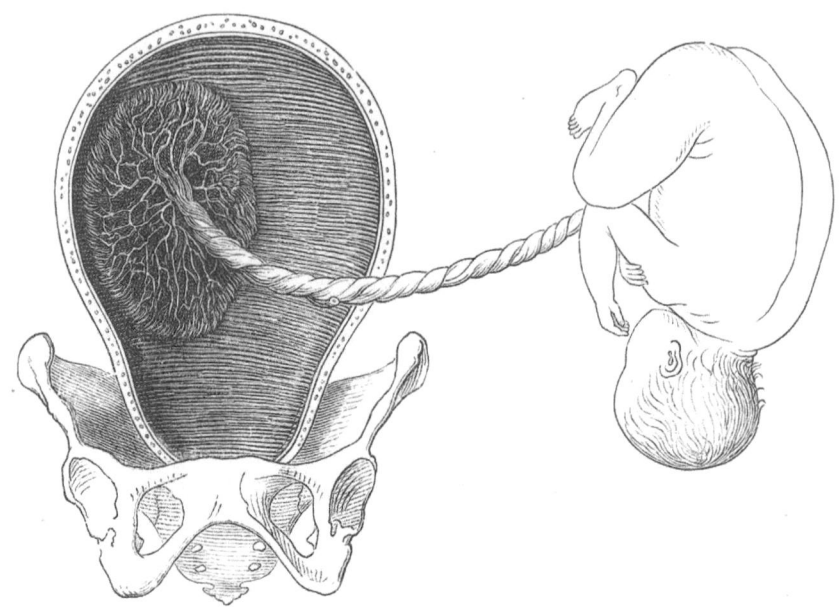

Fig. 27.
Gebärmutter mit Mutterkuchen, Nabelschnur und Frucht.
Nach B. S. Schultze.

aus Zotten und Siebhaut besteht. Die Nabelschlagadern führen das verbrauchte kindliche Blut in den Fruchtkuchen bis in die feinsten Zotten. Die Zotten tauchen, wie die Wurzel einer Wasserpflanze, in das mütterliche Blut der Siebhaut. Von dem mütterlichen Blut nimmt nun das kindliche Blut der Zotten Sauerstoff und Nahrung für den Aufbau und Wachstum seines Körpers auf. Der Sauerstoff färbt das Blut hellroter und so gefärbt, kehrt es durch die Blutader zum Kinde zurück.

Also auch das Kind im Mutterleibe gebraucht Sauerstoff und Nahrung. Es hat einen Stoffwechsel wie der erwachsene

Mensch, es bildet daher auch Wärme. In der Tat ist die Frucht einige Zehntelgrade wärmer als die Mutter. Die verbrauchten Stoffe gibt die Frucht durch das Blut der Nabelschlagadern wieder an die Mutter in dem Fruchtkuchen ab. Jede Störung dieses Kreislaufes stört sofort das Befinden der Frucht. So laufen mütterliches Blut in der Siebhaut und kindliches in den Zotten nebeneinander her, ohne sich zu vermischen. Der Mensch außerhalb des Mutterleibes erhält den für das Leben notwendigen Sauerstoff durch die Lungen mittels der Atmung, die Frucht ohne Atmung den Sauerstoff in dem Fruchtkuchen aus dem mütterlichen Blut. Der geborene Mensch nimmt seine Nahrung durch den Darm auf, die Frucht vom Fruchtkuchen aus dem mütterlichen Blut. Wird der Frucht die Sauerstoffzufuhr abgeschnitten, wenn z. B. die Nabelschnur zugedrückt wird oder der Fruchtkuchen sich von der Gebärmutter ablöst, so erstickt die Frucht. Sie würde auch schließlich verhungern. Aber der Mangel an Sauerstoff führt rascher zum Tode. Fast stets, wenn die Frucht im Mutterleibe abstirbt, ist es der Erstickungstod, der das Leben vernichtet. Dieses Ereignis geschieht nicht selten unter der Geburt.

§ 127.

In der Eihöhle ist die Frucht vom Fruchtwasser umgeben. Es ist eine grauweiße trübe Flüssigkeit, etwa $1/2$—1 Liter an Menge. Das Fruchtwasser schützt den Blutumlauf, bewahrt Nabelstrang und Fruchtkuchen vor Druck und ermöglicht der Frucht die freie Bewegung der Glieder. Mutterkuchen mit Nabelschnur und Eihäuten wird auch die Nachgeburt genannt, weil sie nach der Geburt des Kindes ausgestoßen wird.

Die Frucht in den einzelnen Monaten der Schwangerschaft.

§ 128.

Am Ende des ersten Schwangerschaftsmonats ist der Körper der menschlichen Frucht in dem Ei deutlich erkennbar. Der große Kopf und der Rücken sind am besten sichtbar, die Gliedmaßen bilden sich erst im Anfang des zweiten Monats stärker aus.

In der sechsten Woche hat die Frucht die Größe einer Biene (s. Fig. 28). Man sieht in der Wasserhaut die gekrümmte Frucht liegen, man erkennt den Nabelstrang und die Stelle, wo sich der Mutterkuchen bildet. Das gestielte helle Bläschen ist die Nabelblase, ein Rest des Eies, aus dem sich die Frucht entwickelt hat.

In der neunten bis zehnten Woche hat das ganze Ei annähernd die Größe eines Hühnereies erreicht. Die Frucht ist ungefähr 7 Zentimeter lang. An der Außenfläche des Eies sieht man die Anfänge der Bildung des Mutterkuchens, während der übrige Umfang des Eies von Zotten entblößt wird.

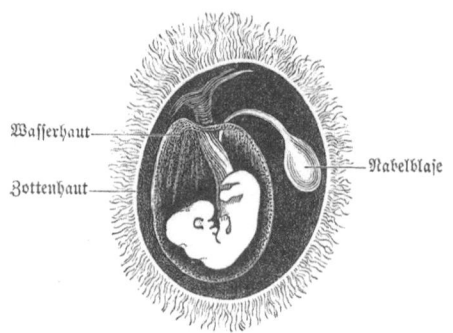

Fig. 28.
Das Innere des Eies nach 6 Wochen.
Nach B. S. Schultze.

Am Ende des vierten Monats ist das Geschlecht der Frucht erkennbar. Sie ist etwa 16 Zentimeter lang. Jetzt ist das Ei in allen seinen Teilen ausgebildet.

Am Ende des fünften Monats, also in der Mitte der Schwangerschaft, ist die Frucht 25 Zentimeter lang und etwa 300 Gramm schwer. Auf der Haut sprießen jetzt die feinen Wollhaare empor.

Am Ende des siebenten Monats ist die Frucht etwa 35 Zentimeter lang und 1200 Gramm schwer. Der Kopf bedeckt sich mit Haaren, die Haut sondert eine weißliche, fettige Schmiere ab, den Käseschleim (Fruchtschleim). Wird eine Frucht in dieser Zeit geboren, so macht sie wohl einzelne schnappende Atembewegungen, bewegt auch wohl die Gliedmaßen, nach kurzer Zeit geht sie aber zu Grunde. Man nennt solche vor der 28. Woche geborenen Früchte unzeitige Früchte und solche Geburt eine Fehlgeburt.

Vom Beginn des achten Schwangerschaftsmonats wird das Kind lebensfähig, d. h. es kann bei guter Pflege außerhalb der Gebärmutter am Leben erhalten werden. Sehr viele sterben aber noch, umso leichter, je jünger sie sind. Man nennt solche Früchte, die von der 29.—39. Woche geboren werden, frühreife Früchte und die Geburt eine Frühgeburt.

Im neunten Monat wird die Frucht etwa 45 Zentimeter lang. Gewicht 2000 Gramm. Die Glieder beginnen sich mehr zu runden infolge stärkerer Fettablagerung, und die in früheren Monaten sehr rote Haut blaßt mehr ab.

Ende des zehnten Monats erreicht die Frucht ihre Reife. Sie ist **ausgetragen**. Man sagt, die Geburt erfolgt rechtzeitig.

Die Hebamme muß das Alter vorzeitig ausgestoßener Früchte bestimmen können. Sie berechnet es nach der Länge der Frucht. Sie streckt die Frucht vorsichtig und mißt mit einem Bandmaß die Länge von dem Scheitel bis zur Sohle.

Die Länge der Frucht am Ende jedes Monats kann die Hebamme sich leicht nach folgender Tabelle merken.

Am Ende des 1. Monats 1 mal 1 Zentimeter also 1 Zentimeter
,, ,, ,, 2. ,, 2 ,, 2 ,, ,, 4 ,,
,, ,, ,, 3. ,, 3 ,, 3 ,, ,, 9 ,,
,, ,, ,, 4. ,, 4 ,, 4 ,, ,, 16 ,,
,, ,, ,, 5. ,, 5 ,, 5 ,, ,, 25 ,,
,, ,, ,, 6. ,, 6 ,, 5 ,, ,, 30 ,,
,, ,, ,, 7. ,, 7 ,, 5 ,, ,, 35 ,,
,, ,, ,, 8. ,, 8 ,, 5 ,, ,, 40 ,,
,, ,, ,, 9. ,, 9 ,, 5 ,, ,, 45 ,,
,, ,, ,, 10. ,, 10 ,, 5 ,, ,, 50 ,,

Die reife Frucht.

§ 129.

Ein reifes Kind besitzt eine Länge von durchschnittlich 50 Zentimetern (48—52) und ein Gewicht von 3000—3600 Gramm. Rumpf und Glieder sind voll und rund. Die Haut ist hellrosarot. Nur an den Schultern und Oberarmen ist noch ein leichter Flaum von Wollhaaren sichtbar. Die Kopfknochen sind fest. Die Knorpel der Ohren und der Nase fühlen sich hart an. Die Hoden liegen im Hodensack. Die Nägel sind fest und überragen an den Fingern meist die Spitzen. Der Nabel befindet sich in der Mitte des Körpers. Das lebend geborene reife Kind schreit sofort mit lauter Stimme und bewegt kräftig die Gliedmaßen, öffnet die Augen und macht nicht selten Saugbewegungen. Bald nach der Geburt entleert es Harn und aus dem After eine schwärzliche zähe Masse, das sogenannte Kindspech.

Frühreife Kinder besitzen weder die genannte Länge und das Gewicht, es fehlen auch meist die übrigen Kennzeichen, insbesondere überragen die Nägel nicht die Fingerspitzen, und die Körperoberfläche weist viel Wollhaare auf. Sie schreien nur schwach, wimmern mehr, sind schlafsüchtig und nehmen schlecht die Brust.

Unter allen Kennzeichen der Reife ist aber die Länge das wichtigste. Die Hebamme soll ein Kind für reif erklären, welches mindestens 49 Zentimeter lang ist. Ist es nur 48 lang, so darf sie es nur dann für reif halten, wenn alle übrigen Merkmale der Reife vorhanden sind.

§ 130.

Von dem Bau des neugeborenen Kindes muß die Hebamme den Kopf ebenso genau wie das Becken der Frau kennen. Der Kopf ist der größte und härteste Teil des Kindes, welches bei der Geburt durch das Becken getrieben wird. Der Kopf zerfällt in den Schädel und das Gesicht. Der Schädel besteht aus 7 Knochen. Hinten liegt das Hinterhauptbein, oben die beiden Scheitelbeine, vorne die beiden Stirnbeine und seitlich unten die beiden Schläfenbeine.

Die Schädelknochen sind beweglich mit einander verbunden. Zwischen je zwei Knochen liegt eine sehnige Haut, welche man Naht nennt. Zwischen den beiden Stirnbeinen liegt die Stirnnaht, zwischen den beiden Scheitelbeinen die Pfeilnaht, zwischen den Scheitelbeinen und dem Hinterhauptbein die Hinterhauptnaht, zwischen Scheitelbeinen und Stirnbeinen die Kranznaht, zwischen Scheitelbeinen und Schläfenbeinen die Schläfennaht. Die Schädelknochen sind gewölbt. Die hervorragendsten Stellen an jedem Knochen nennt man Höcker. Man unterscheidet die

Stirnbeinhöcker, die Scheitelbeinhöcker und den Hinterhauptshöcker.

Wo mehr wie zwei Schädelknochen zusammenstoßen, liegen die Fontanellen. Die große oder Stirnfontanelle liegt vorn am Vorderkopf. 4 Nähte treffen in ihr zusammen, die Pfeilnaht, die Stirnnaht und die beiden Teile der Kranznaht. Sie besitzt die Gestalt eines Papierdrachen und stellt eine größere Knochenlücke dar, die durch eine sehnige Haut verschlossen ist (s. Fig. 30).

Die kleine Fontanelle liegt am Hinterkopf. 3 Nähte treffen sich hier, die Pfeilnaht und die beiden Teile der Hinterhauptnaht (s. Fig. 31).

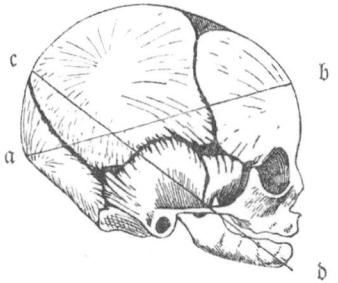

Fig. 29.
Der Schädel von der rechten Seite gesehen.
a b der grade Durchmesser,
c b der schräge Durchmesser.
Nach B. S. Schultze.

Sie ist meist keine Knochenlücke, sondern die Knochen liegen hier eng aneinander. Die Pfeilnaht verbindet die kleine mit der großen Fontanelle.

Außerdem befinden sich vorn und hinten an den Schläfenbeinen an jeder Seite des Schädels je 2 Seitenfontanellen, die aber für die Hebamme keine besondere Bedeutung haben.

Bei nicht reifen Kindern sind die Nähte weiter und die Fontanellen größer. Die kleine ist dann oft als eine Lücke zwischen den Knochen deutlich zu fühlen.

§ 131.

Man unterscheidet am Kopf folgende Durchmesser:

1. Der grade Durchmesser von dem gewölbtesten Teil der Stirn bis zum Hinterhauptshöcker mißt 12 Zentimeter beim reifen Kinde (s. Fig. 29).

2. Der große quere Durchmesser von einem Scheitel=
beinhöcker zum anderen mißt 9½ Zentimeter (f. Fig. 30).
3. Der kleine quere Durchmesser von einer Schläfe zur
anderen mißt 8 Zentimeter.
4. Der schräge Durchmesser vom Kinn bis zur Spitze
des Hinterhaupts mißt 13½ Zentimeter (f. Fig. 29).

Der größte Umfang des Schädels beträgt 34 Zentimeter.

Weiter ist zu merken: Die Breite der Schultern beträgt
12 Zentimeter, die Breite der Hüften 11 Zentimeter. Alle die
genannten Zahlen beziehen sich auf reife Kinder.

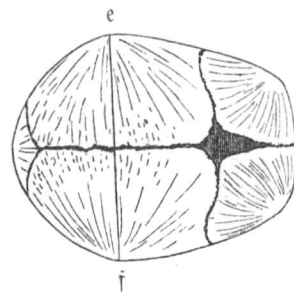
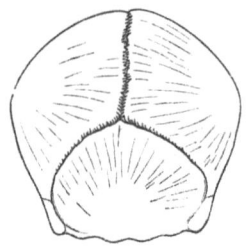

Fig. 30.
Der Schädel von oben gesehen
mit der großen Fontanelle.
e f der große quere Durchmesser.
Nach B. S. Schultze.

Fig. 31.
Der Schädel von hinten gesehen
mit der kleinen Fontanelle.
Nach B. S. Schultze.

§ 132.

Da die Schädelknochen beweglich miteinander verbunden
sind, so kann der Schädel, wenn er bei der Geburt durch das
Becken getrieben wird, gewisse Veränderungen der Gestalt erleiden:
er vermag sich dem Becken etwas anzupassen. Das ist von großer
Bedeutung, denn der Kopf hat keineswegs viel Raum im Becken,
ja wenn das Becken verengt ist, so kann der Kopf nur sehr schwer,
zuweilen sogar überhaupt nicht durch das Becken hindurchgehen.

Länge und Gewicht wechseln auch bei reifen Kindern sehr
(48—52 Zentimeter, 3000—3600 Gramm).

Knaben sind durchschnittlich länger und schwerer als Mädchen.
Auch besitzen die Knaben meist größere Köpfe als die Mädchen.
Kinder von Mehrgebärenden sind meist länger und schwerer als
die von Erstgebärenden. Auf 100 Mädchen werden etwa 105 Knaben

geboren. Bis zum 20. Lebensjahre sterben aber mehr Knaben als Mädchen, sodaß dann meist eine Überzahl von Mädchen besteht.

§ 133.

Die regelmäßige Lage der Frucht in der Gebärmutterhöhle während der letzten Monate der Schwangerschaft ist die Längslage

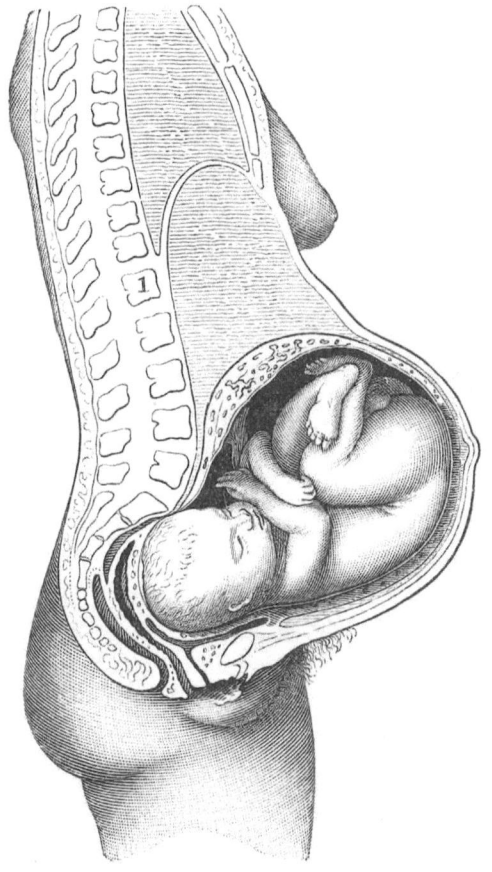

Fig. 32.
Durchschnitt einer Hochschwangeren.
Schädellage, 1. Stellung, regelmäßige Haltung der Frucht.
Nach B. S. Schultze.

und zwar die Schädellage, d. h. die Frucht liegt der Länge nach in der Gebärmutter und der Kopf nach unten auf dem inneren

Muttermund. Von 100 Kindern liegen etwa 95 in Schädellage. Andere, regelwidrige Lagen lernen wir später kennen.

Die Stellung der Frucht betrifft die Richtung des Rückens. Der Rücken sieht entweder nach links oder nach rechts. Liegt der Rücken nach links, so nennen wir das erste Stellung, liegt der Rücken nach rechts, zweite Stellung.

Aber die Frucht hat auch eine bestimmte regelmäßige Haltung in der Gebärmutter. Der Fruchtkörper ist nach vorn gebeugt, das Kinn ist auf die Brust geneigt, die Arme liegen der Brust gebeugt an, die Knie sind an den Leib gezogen.

Wechsel der Lage und der Stellung der Frucht kommen in frühen Schwangerschaftsmonaten sehr häufig, in den letzten Monaten selten vor. Je kleiner die Frucht ist, je mehr Fruchtwasser sie umgibt, um so beweglicher wird sie sein.

Die Veränderungen des weiblichen Körpers in der Schwangerschaft.

§ 134.

Die wichtigsten Veränderungen erfahren die inneren Geschlechtsorgane, aber auch der übrige Körper wird durch die Schwangerschaft in Mitleidenschaft gezogen.

Am meisten fällt das Wachstum der die Frucht tragenden Gebärmutter auf. Sie steigt aus dem kleinen Becken empor und erreicht am Ende der Schwangerschaft die Gegend der Magengrube. Sie dehnt die Bauchdecken stark aus, sodaß der Leibesumfang beträchtlich vermehrt wird. Gleichzeitig wird die Gebärmutter blutreicher, weicher. Ihre Wand, d. h. ihr Muskelfleisch, verdickt sich anfangs, indem sich viele neue Fleischfasern bilden. Später wird aber durch die wachsende Frucht ihre Wandung erheblich verdünnt. Die Gestalt der Gebärmutter wird mehr eiförmig, auch die dreieckige Höhle rundet sich mehr ab. Die aus dem kleinen Becken emporgestiegene Gebärmutter liegt mit ihrer vorderen Wand den Bauchdecken an, meist mit der linken Seitenkante etwas nach vorn gewandt. Sie sinkt beim Liegen nach hinten auf die Wirbelsäule. Bei rechter Seitenlage sinkt ihr Grund nach rechts, und der

Hals geht mehr nach links. Das Umgekehrte geschieht bei Lagerung auf die linke Seite.

An diesem Wachstum der Gebärmutter nimmt der Hals nur wenig teil. Auch bleibt er in den ersten Monaten noch härter und beteiligt sich erst später an der Auflockerung des Gewebes. Mit dem Aufsteigen der Gebärmutter nach oben aus dem kleinen Becken rückt der Scheidenteil höher, sodaß er gegen das Ende der Schwangerschaft schwieriger durch die Scheide mit dem Finger zu erreichen ist. Die feine Querspalte des Muttermundes verwandelt sich in ein rundes Grübchen. Der Halskanal ist mit einem zähen Schleimstoff angefüllt.

Alle Blutgefäße der schwangeren Gebärmutter und ihrer Umgebung erfahren eine beträchtliche Erweiterung, ja auch eine Vermehrung ihrer Verästelungen. So wird reichlicher Blut der schwangeren Gebärmutter zugeführt, besonders zu dem Ort hin, wo der Mutterkuchen sich bildet. Auch die Lymphgefäße erweitern und vermehren sich.

§ 135.

Ähnliche Veränderungen zeigen alle Teile um und neben der Gebärmutter: sie werden aufgelockert, blutreicher und nehmen an Masse zu, so die Mutterbänder, die Eileiter, die Eierstöcke. In einem der Eierstöcke findet man, wenn man ihn durchschneidet, einen fast kirschkerngroßen gelben Körper. Es ist dies das Eierstockbläschen, welches das befruchtete Ei geliefert hat.

Mit dem Eintreten der Empfängnis hört die Regel auf. Nur ausnahmsweise tritt noch ein geringer Blutabgang in den ersten Monaten auf.

Auch die Scheide und die äußeren Geschlechtsteile werden blutreicher und schwellen an. Die Scheide wird weiter, dehnbarer und feuchter, ihre Wände und besonders der Scheideneingang nehmen eine bläuliche Färbung an. Durch die Schwellung der Wände des Scheidengewölbes fühlt sich der Scheidenteil der Gebärmutter verkürzt an. Die großen Schamlippen färben sich dunkler. Die Schamspalte klafft mehr. Etwas Ausfluß aus ihr findet sich der Regel nach vor.

Die Hüften und die ganze Beckengegend des schwangeren Weibes werden durch reichliche Fettablagerung schon vom dritten bis vierten Monat an voller und runder.

§ 136.

Das gewaltige Wachstum der Gebärmutter bleibt nicht ohne Einfluß auf ihre benachbarten Teile. Die Gedärme werden nach oben, hinten und zur Seite gedrängt, ohne daß dadurch weitere Beschwerden entstehen. Aber der Druck auf den Mastdarm führt zu Stuhlverhaltung und Druck auf die Harnblase zum häufigen Drang zum Harnlassen. Nicht selten und besonders bei Frauen, die schon mehrfach geboren haben, sieht man an den Beinen eine starke Erweiterung der oberflächlichen Blutadern, die wie dicke Stränge oder Knoten mit bläulicher Farbe durch die Haut durchschimmern (Kindsadern). Auch eine wäßrige Anschwellung der Füße um den Knöchel oder auch weiter am Beine hinauf findet sich zuweilen. Beides ist ebenfalls bedingt durch den Druck der Gebärmutter, welcher die Entleerung der Blutadern nach oben hemmt. Allerdings kann eine stärkere Anschwellung beider Schenkel auch eine andere üble Bedeutung haben und von einer Nierenerkrankung herrühren. Hat die Gebärmutter ihren höchsten Stand erreicht, so bedrängt sie den Magen und das Zwerchfell, und der Frau wird das tiefe Atmen erschwert.

Durch die starke Dehnung der Bauchdecken wird allmählich die Nabelgrube flach und verstreicht schließlich ganz, ja in den letzten Monaten der Schwangerschaft wölbt sich der Nabel bläschenförmig vor. Die Unterhaut des Bauches kann der gewaltigen Dehnung nicht folgen. Sie reißt strichweise ein in der zweiten Hälfte der Schwangerschaft. Diese Risse schimmern wie bläuliche oder bräunliche Streifen durch die Oberhaut hindurch. Sie sitzen meist rechts und links von der weißen Linie und um den Nabel, man nennt sie Schwangerschaftsstreifen. Sie bleiben nach der Geburt, nehmen dann aber eine weißliche Farbe und runzlige Beschaffenheit an. Wird die Frau wieder schwanger, so treten zu den alten weißen Streifen neue bläuliche frische Streifen hinzu. Die Schwangerschaftsstreifen kommen übrigens auch bei anderen starken Dehnungen der Bauchdecken, wie bei Geschwülsten und Bauchwassersucht, vor.

§ 137.

Auch die Brüste beteiligen sich an den Schwangerschaftsveränderungen. Sie werden voller, knotige Anschwellungen bilden sich in ihnen. Es sind das die einzelnen Läppchen, die schon in der Schwangerschaft die Absonderung der Milch vorbereiten. Aus den Warzen läßt sich in späteren Monaten eine wäßrige Flüssigkeit, mit gelben Punkten oder Streifen untermischt, herausdrücken, das sogenannte Colostrum. Die Warzen treten mehr hervor, der Hof um dieselben färbt sich dunkler, und die in ihm gelegenen kleinen Drüschen schwellen stärker an. Auch Schwangerschaftsstreifen finden sich nicht selten an den Brüsten. Bläuliche Blutadern schimmern oft in großer Zahl durch die Haut der Brüste und ihrer Umgebung deutlich hindurch.

Dunkle Färbungen treten auch sonst am Körper auf, so am Nabel und fast ausnahmslos in der Mittellinie des Bauches von der Schoßfuge herauf bis zum Nabel, zuweilen auch noch darüber hinaus als eine braune Linie. Auch im Gesicht zeigen sich zuweilen bräunliche Flecke, welche die Schwangere sehr entstellen können. Mit Ablauf der Schwangerschaft blassen diese dunklen Färbungen wieder ab und schwinden im Gesicht meist völlig. Sie sind übrigens je nach dem Teint der Frau heller oder dunkler.

§ 138.

Die Ernährung der schwangeren Frau ist meist eine gute. Nur in der ersten Zeit besteht wohl zuweilen Appetitmangel, später ist die Eßlust eine recht rege, und sie muß es auch sein wegen der Ernährung der Frucht.

Eine üble Erscheinung ist die Übelkeit und das Erbrechen der Schwangeren, welches sich besonders des Morgens einstellt, aber auch zuweilen am Tage nüchtern oder nach den Mahlzeiten sich einfindet. Die erste Übelkeit meldet sich gewöhnlich, wenn zum ersten Mal die Regel ausgeblieben ist. Oft bleibt es bei Übelkeiten, aber recht viele Schwangere haben auch Erbrechen. Wird das Erbrechen sehr häufig, so können die Frauen sehr herunterkommen. In der Mitte der Schwangerschaft pflegt es aber fast regelmäßig aufzuhören. Meist besteht Neigung zu Verstopfung.

Viele Schwangere leiden an Störungen im Kreislauf. Blutandrang zum Kopf tritt auf, Wallungen stellen sich ein, sehr häufig ist Herzklopfen. Auch Schmerzen in den Beinen, die recht peinigend sein können, Kopfschmerzen und Zahnschmerzen zeigen sich nicht selten. Zuweilen kommen auch Störungen der Sinnesorgane vor, besonders des Sehvermögens.

Manche Schwangere haben eigentümliche Gelüste auf gewisse Speisen, z. B. Salat, Gurken, Apfelsinen ꝛc., manche haben noch merkwürdigere Gelüste, z. B. Kreide zu essen.

§ 139.

Der Gesichtsausdruck der Schwangeren ist meist verändert. Das frische Aussehen geht verloren, gewöhnlich ist das Auge etwas matter, bläuliche Ringe bilden sich um die Augen, die Gesichtshaut ist schlaffer. Die Gesichtszüge sind gröber geworden. Alle diese Eigentümlichkeiten schwinden nach dem Wochenbett.

Manche Schwangere zeigen auch Veränderungen der Gemütsstimmung. Einige werden reizbarer, andere schwermütiger und trauriger. Besonders in der ersten Hälfte der Schwangerschaft fühlt sich manche Frau unglücklich und furchtsam, während in der zweiten Hälfte gewöhnlich eine mehr zuversichtliche Stimmung besteht, besonders nach den ersten Wahrnehmungen der Kindsbewegungen, die der jungen Mutter ihr bevorstehendes Glück verkünden.

Die geburtshülfliche Untersuchung.

§ 140.

Die geburtshülfliche Untersuchung ist der wichtigste Teil der Hebammenkunst. Sie ist im Unterricht unausgesetzt zu üben, und keine Hebamme kann ihren Beruf gewissenhaft erfüllen, die nicht eine große Fertigkeit in der Untersuchung besitzt. Denn durch die Untersuchung erkennt sie, wie die Schwangerschaft und die Geburt sich verhalten, ob regelmäßige oder regelwidrige Zustände vorliegen. Erst wenn sie durch die Untersuchung den Zustand der Gebärenden oder der Schwangeren erkannt hat, wird sie raten und helfen können.

Aber die Untersuchung ist auch gefährlich, wenn sie unvorsichtig vorgenommen wird, ja sie ist äußerst gefährlich, wenn Keime in die Geschlechtsteile bei ihr eingeführt werden, wie in dem Kapitel über Wundheilung und Wundschutz schon ausführlich auseinandergesetzt ist. Niemand darf untersuchen, der nicht seine Hand keimfrei zu machen versteht. Je näher die Geburt bevorsteht, desto größer ist die Gefahr einer nicht keimfreien inneren Untersuchung.

§ 141.

Wir unterscheiden die geburtshülfliche Untersuchung in der Schwangerschaft, unter der Geburt und im Wochenbett. Die Untersuchung zerfällt in zwei Teile, in die äußere und innere. Bei der äußeren betasten und behorchen wir den Leib und besichtigen die äußeren Geschlechtsteile, bei der inneren betasten wir mit dem in die Scheide eingeführten Finger die inneren Geschlechtsteile und den nach unten liegenden „vorliegenden" Teil des Kindes. In der Schwangerschaft und unter der Geburt wird die äußere und innere Untersuchung vorgenommen, im Wochenbett nur die äußere.

§ 142.

Wir sprechen hier nur von der geburtshülflichen Untersuchung in der Schwangerschaft.

Was will man durch diese erkennen? Man will wissen, ob die Frau schwanger ist, wie das Kind liegt und ob es lebt, ob die Schwangere Erst- oder Mehrgebärende ist, endlich, wann sie niederkommen wird.

§ 143.

Unternimmt die Hebamme die Untersuchung einer Schwangeren, was ja meist in der Wohnung der Schwangeren vor sich gehen wird, so bekleidet sie sich zuerst mit ihrer weißen Schürze, streift ihre Ärmel auf und baut ihren Waschapparat auf: 2 Schüsseln, 2 Bürsten, sie bereitet warmes Waschwasser und das Sublimatwasser. Inzwischen läßt sie Korsett und Beinkleider der Schwangeren ablegen und lagert sie darauf auf einem Sofa oder auf einem Bett auf den Rücken mit mäßig erhobenem Oberkörper. Es ist gut, wenn das Lager hart ist, damit das Becken der Frau nicht einsinkt. Auch ist es erwünscht, wenn die Schwangere kurz vor der Untersuchung Harn läßt. Dann schlägt sie die Röcke der Frau nach oben, sodaß der Bauch nur mit dem Hemd bekleidet ist, und bedeckt die Beine mit einem Leintuch. Nachdem sie die Frau so gelagert hat, wäscht sie sich die Hände in vorschriftsmäßiger Weise mit warmem Wasser, Bürste und Seife. Nachdem sie die Hände abgetrocknet hat, schreitet sie zu der äußeren Untersuchung. Nach Vollendung derselben wäscht sie die äußeren Geschlechtsteile der Frau mit Seife und warmem abgekochten Wasser ab. Sodann wäscht sie ihre Hände aufs neue, desinfiziert sie in vorschriftsmäßiger Weise und führt mit nasser Hand die innere Untersuchung aus.

Die Reihenfolge ist also: Lagerung, Händewaschen, äußere Untersuchung, Waschung der Geschlechtsteile, Waschung und Desinfektion der Hände, innere Untersuchung.

Die äußere Untersuchung.

§ 144.

Die Hebamme setzt sich auf den Rand des Lagers, das, wie eben geschildert, vorbereitet ist, und schlägt das Hemde der Frau nach oben, sodaß der Bauch völlig entblößt vor ihr liegt.

Sie besichtigt nunmehr die Ausdehnung und Form des Bauches, das Verhalten des Nabels, die Färbungen, die Schwangerschaftsstreifen. Dann beginnt die Tastung. Sie besteht in 4 Handgriffen.

Erster Handgriff: Beide Hände der Hebamme werden mit zusammengelegten Fingerspitzen auf den Bauch oberhalb der Schamfuge fest aufgelegt. Sie fühlt hier sogleich die härtere Gebärmutter durch die Bauchdecken. Dann gleitet sie mit beiden Händen über die Gebärmutter nach aufwärts bis an den Nabel, über ihn hinaus und weiter, bis sie fühlt, wo der Widerstand der Gebärmutter aufhört und die Fingerspitzen tiefer in die Bauchdecken einsinken. Hier ist der höchste Stand der Gebärmutter, der Grund der Gebärmutter, den sie nunmehr mit beiden Händen fast wie eine harte Kugel gut umgreifen kann (s. Fig. 33). Sie merke sich, wo er steht, und messe an Fingerbreiten ab, wie hoch der Grund über der Schamfuge oder über dem Nabel sich befindet. Drückt sie jetzt mit beiden Händen zart auf den Grund der Gebärmutter, so fühlt sie in ihm einen Kindsteil, der durch den Schlag sich hin und herbewegt.

Man unterscheidet große und kleine Kindsteile. Die großen sind der Kopf, der Steiß und der Rücken, die kleinen sind die Beine und die seltener fühlbaren Arme. Da das Kind meist in Längslage liegt, so fühlen wir in der Regel im Grund einen großen Teil. Da die meisten Längslagen Schädellagen sind, d. h. der Schädel unten liegt, so wird der im Grund liegende

Teil meist der Steiß sein. Der Steiß ist weich und uneben. Der Kopf fühlt sich größer an und ist hart, rund und glatt.

Zweiter Handgriff: Beide Hände gleiten vom Grunde seitlich herab, wobei die Handflächen dem Bauch eng anliegen. Unter der einen Hand wird man eine große lange Walze, den Rücken des

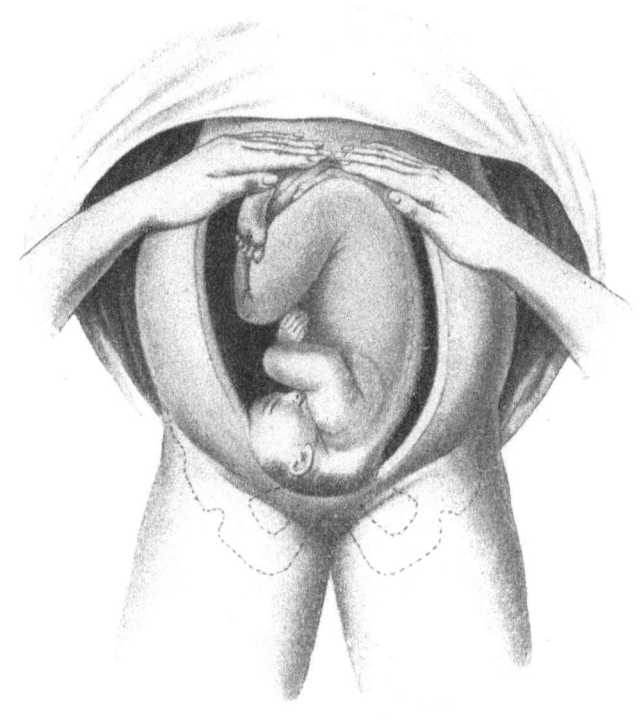

Fig. 33.
Äußere Untersuchung. Erster Handgriff.

Kindes, auf der anderen Seite kleine, eckige verschiebbare Teile, die Füße, fühlen (s. Fig. 34). Nicht immer entdeckt man sogleich die Füße, denn sie liegen nicht stets der Gebärmutterwand an. In anderen Fällen bemerkt man sie sofort und fühlt auch unter der Hand ihre Eigenbewegungen. Kann man den Rücken nicht deutlich tasten, so übe man auf den Grund der Gebärmutter mit einer Hand einen Druck aus, dann krümmt sich der Rücken mehr und er ist nunmehr mit der anderen Hand besser zu fühlen. Rücken und kleine Teile liegen fast immer entgegengesetzt. Die kleinen Teile entsprechen der Bauchseite der Frucht.

Dritter Handgriff: Die rechte Hand wird stark gespreizt oberhalb der Schoßfuge gelegt. Daumen und Mittelfinger greifen dreist nach innen und man wird den vorliegenden Kindsteil

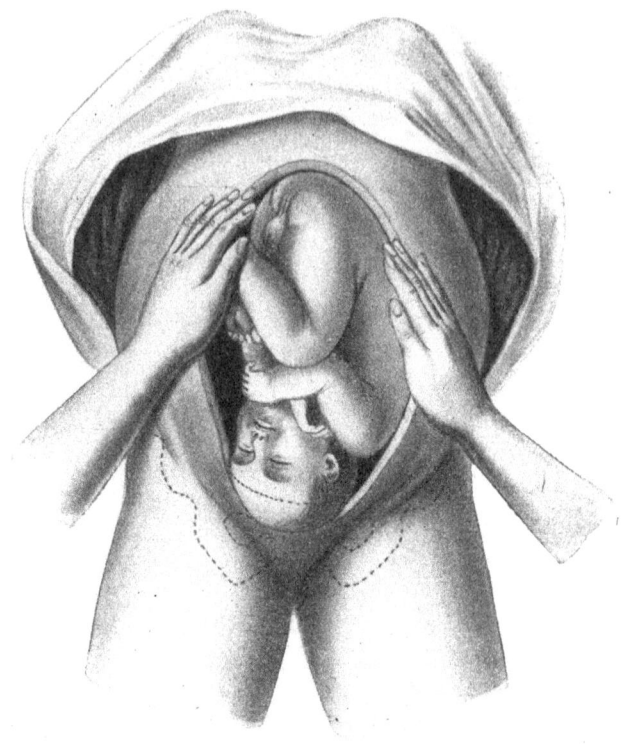

Fig. 34.
Äußere Untersuchung. Zweiter Handgriff.

fühlen (s. Fig. 35). Ist er hart und rund, so liegt, wie meist, der Kopf vor. Oft läßt er sich noch zwischen den ihn umgreifenden Fingern hin und her bewegen. Er ist noch „beweglich". Fehlt der vorliegende Teil an dieser Stelle, so suche man ihn seitlich von der Schoß=
fuge auf. Oft aber fühlt man den Kopf durch den genannten Handgriff nur noch grade eben hinter der Schoßfuge. Dann ist er schon tief in das Becken eingetreten wie bei Erstgebärenden ganz am Ende der Schwangerschaft. Jetzt kommt der

Vierte Handgriff in Anwendung: Die Hebamme stellt sich an den Rand des Lagers mit dem Gesicht nach den Füßen der Frau gewandt. Mit den Fingerspitzen beider Hände dringt sie oberhalb der queren Schambeinäste langsam und tief in die

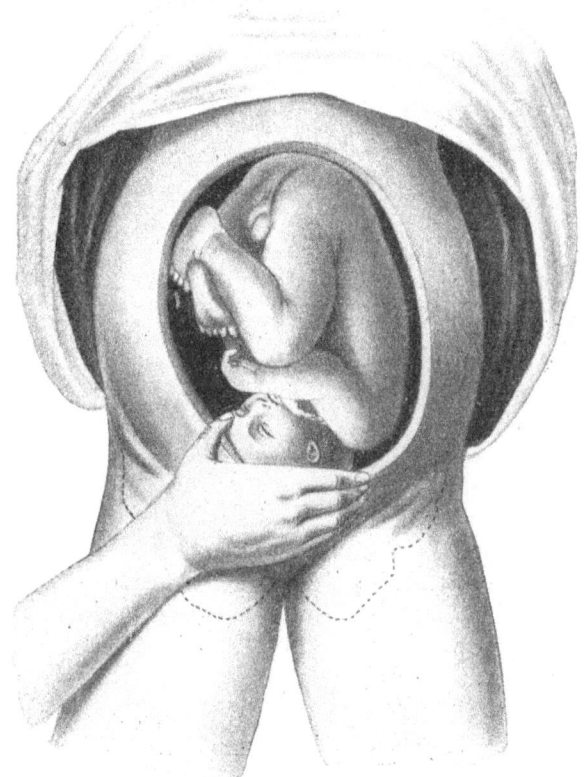

Fig. 35.
Äußere Untersuchung. Dritter Handgriff.

Seitengegenden des kleinen Beckens ein. Jetzt wird sie deutlich fühlen, wie ein harter, glatter Teil, der Kopf, tief im Becken steht und es ganz ausfüllt (s. Fig. 36). Sie wird ferner die mehr vorgewölbte Stirn und auf der entgegengesetzten Seite das mehr flache Hinterhaupt und den Nacken gut voneinander unterscheiden können.

Bei dieser Betastung, besonders beim Handgriff 1 und 2 beachtet die Hebamme die Menge des Fruchtwassers. Bei vielem Frucht=

waſſer iſt die Gebärmutterwand ſtärker geſpannt, ihre Geſtalt mehr kugelig, die Kindsteile ſind ſchlechter zu fühlen.

Nicht ſelten wird die Hebamme bei der Taſtung eine Erhärtung der Gebärmutter wahrnehmen. Es iſt das eine Schwanger=

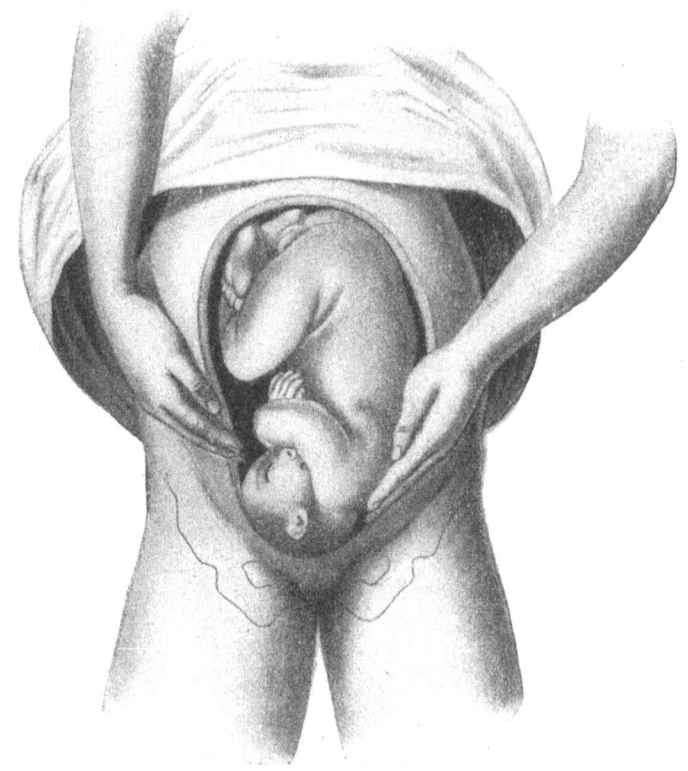

Fig. 36.
Äußere Unterſuchung. Vierter Handgriff.
Fig. 33 bis 36 nach Leopold-Zweifel.

ſchaftswehe. Sie unterbricht die Unterſuchung, bis die Gebär= mutter wieder weich geworden iſt.

§ 145.

Nach der Unterſuchung durch dieſe 4 Handgriffe folgt die Unterſuchung durch das Gehör. Die Hebamme bedeckt den Bauch der Schwangeren mit einem reinen Handtuch und legt nun ein Ohr fest auf den Bauch, indem sie niederkniet oder sich stark bückt. Das wichtigste Geräusch, das sie wahrnehmen muß, sind die Herztöne des Kindes. Die Herztöne hört man in der Regel da am deutlichsten, wo der Rücken des Kindes liegt. Sie gleichen dem Ticken einer Taschenuhr, ihre Zahl ist in der Minute etwa 140, also etwa doppelt so groß, wie die der Herzschläge der erwachsenen Frau. Fühlt man gleichzeitig beim Hören der Herztöne den Puls der Mutter am Handgelenk, so bemerkt man den Unterschied deutlich. Der Puls der Mutter schlägt langsam, dazwischen hört man die lebhaften kindlichen Herztöne. Die Wahrnehmung der Herztöne sagt der Hebamme, daß das Kind lebt. Allerdings sind sie erst vom Ende des sechsten Monates an hörbar.

Weiter kann man hören das Gebärmuttergeräusch. Es entsteht in den großen Schlagadern, der Gebärmutter oder ihrer nächsten Umgebung. Man hört es wie ein taktmäßiges Sausen oder Summen und zwar, da es von der Mutter herrührt, im Takt des Pulses der Mutter. Es hat keine besondere Bedeutung, ist auch nicht regelmäßig vorhanden.

Die Bewegungen der Frucht kann man zuweilen wie ein leises dumpfes Pochen hören.

Das Nabelschnurgeräusch ist ein schwaches Blasen, gleichzeitig mit den Herztönen des Kindes. Es entsteht in der Nabelschnur, wenn sie einem leichten Druck ausgesetzt ist, wie z. B. bei Umschlingungen derselben um einen Teil des Kindes. Man hört das Geräusch nur selten.

Stören lassen muß sich die Hebamme nicht in ihrer Untersuchung durch ein taktmäßiges Pochen, das von dem Puls der großen Schlagadern im Bauch der Schwangeren herrührt. Faßt sie den Puls der Mutter, so wird sie sogleich erkennen, daß das Pochen mit ihm gleichzeitig ist, also von der Mutter herrührt.

Sehr lästig können die gurrenden und zischenden Darmgeräusche sein, die durch die Bewegung des mit Speisen gefüllten Darmes entstehen. Sie können die Herztöne völlig verdecken. Sie sind besonders stark einige Zeit nach der Mahlzeit, zu welcher Zeit man eine Schwangere am besten überhaupt nicht untersucht.

§ 146.

Auch über die Weite des Beckens soll sich die Hebamme annähernd durch die Besichtigung der Frau ein Urteil bilden. Eine genaue Beckenmessung vermag allerdings nur der Arzt mittels besonderer Instrumente auszuführen. Grobe Beckenfehler kann die Hebamme aber auch erkennen. Ist die Wirbelsäule stark verbogen, sind die Beine stark gekrümmt, oder ist die Schwangere ungewöhnlich klein, so liegt höchstwahrscheinlich eine Unregelmäßigkeit der Beckenbildung, und zwar eine Verengung des Beckens, vor. Ferner machen sehr schmale Hüften, verringerter Abstand der Darmbeinstachel, geringe Biegung der Darmbeinschaufeln, eine Verengung des Beckens wahrscheinlich. (Siehe die Lehre vom engen Becken.)

§ 147.

Bevor nun die innere Untersuchung beginnt, erfolgt noch eine Besichtigung der äußeren Geschlechtsteile auf etwaige krankhafte Zustände, Wunden, Geschwüre, Feigwarzen, eitrigen Ausfluß. Die Hebamme werfe auch einen Blick auf die Beine der Frau, achte auf Blutaderknoten und Anschwellungen.

Die innere Untersuchung.

§ 148.

Bevor die Hebamme sie ausführt, kehrt sie noch einmal an ihre Waschschale zurück und vollzieht die gesamte Waschung und Desinfektion. Dann trocknet sie die Hände nicht ab, sondern untersucht mit nasser Hand.

Die Schwangere muß die Füße auf das Lager setzen, die Knie krümmen und die Schenkel spreizen. Die Hebamme öffnet mit der einen Hand die Schamspalte und führt nunmehr den Zeigefinger der anderen Hand tief in die Scheide ein. Der Daumen wird dabei stark abgezogen, die anderen Finger werden in die Hand geschlagen und an den Damm gelegt. Der Damm ist dehnbar und ziemlich unempfindlich, sodaß die Hebamme die Finger fest an ihn anlegen kann. Die Gegend der Harnröhre und des Kitzlers ist dagegen äußerst empfindlich und darf bei keiner Untersuchung berührt werden. Während die Hebamme den Zeigefinger entlang der hinteren Scheidenwand in der Richtung der Führungslinien des Beckens nach oben führt, senkt sie den Ellenbogen stark, bis er auf das Lager zu liegen kommt.

Drei Dinge sind es, welche die Hebamme bei der Untersuchung hauptsächlich fühlen kann: den vorliegenden Teil, den Muttermund und den Scheidenteil.

Den vorliegenden Teil, der meist der Kopf sein wird, fühlt sie durch das vordere Scheidengewölbe. Die äußere Untersuchung wird sie schon gelehrt haben, wie sie den Stand des Kopfes zu erwarten hat. Sie prüft, ob er beweglich ist oder schon fest steht. Bei Erstgebärenden am Ende der Schwangerschaft drängt der fest im Becken stehende Kopf das vordere Scheidengewölbe tief herab, sodaß der eingeführte Finger sogleich auf ihn stößt. In anderen Fällen steht der Kopf noch hoch und ist kaum erreichbar, wie bei noch früher Schwangerschaft oder bei regelwidrigen Verhältnissen. Dann lege die Hebamme die andere Hand auf den Unterbauch und suche sich den Kopf von außen entgegenzudrücken.

Diese Verbindung der äußeren mit der inneren Untersuchung ist auch dann von großem Vorteil, wenn die ganze Gebärmutter noch klein ist und man sie schwer von außen tasten kann. Durch den genannten Handgriff wird sie dann gut zwischen beiden Hände zur Wahrnehmung gebracht.

Nachdem die Hebamme den Kopf gefühlt hat, geht sie mit dem Zeigefinger tiefer in die Scheide ein und sucht den Scheidenteil zu erreichen. Das macht der Anfängerin oft Schwierigkeiten, da der Scheidenteil in der zweiten Hälfte der Schwangerschaft hoch steht und alle Teile sehr aufgelockert sind. Sie erkennt den Scheidenteil an seiner Härte im Verhältnis zu den sehr weichen Scheidenwandungen. Der Scheidenteil fühlt sich entweder wie ein Zapfen an, der wie ein Finger in die Scheide hineinragt, oder wie ein weicher Wulst. Zapfenförmig ist er bei Erstgebärenden, wulstig bei Mehrgebärenden. Sie prüfe ferner seine Länge.

Auf der Spitze des Scheidenteiles sitzt der Muttermund. Dieser hat bei Erstgebärenden die Gestalt eines kleinen Grübchens, bei Mehrgebärenden die Gestalt einer etwas klaffenden Querspalte, deren Ränder oft härtliche Narben besitzen. Der runde Muttermund ist für den Finger nicht zugänglich, wohl aber der quergespaltene. Man soll aber bei der Schwangerschaftsuntersuchung nicht in den Muttermund eingehen, weil dadurch die Geburt eingeleitet werden könnte.

§ 149.

Endlich prüfe die Hebamme, ob der Vorberg durch den eingeführten Finger erreicht werden kann. Für gewöhnlich ist dies nicht möglich. Erreicht sie ihn aber, so liegt eine Verengung des Beckens sicher vor. Auch die Seitenwände des Beckens taste sie aus und beachte ihre weitere oder geringere Ausbiegung.

Beim Zurückziehen des Fingers prüfe sie die vordere und hintere Scheidenwand auf ihre rauhen Wülste, beachte ferner die Weite der Scheide und des Scheideneinganges und die Größe des Schambogens.

Ist die Untersuchung beendet, so wäscht die Hebamme ihre Hände sogleich und spült sie mit Sublimatwasser ab.

§ 150.

Die Hebamme soll möglichst abwechselnd, mit der rechten und linken Hand untersuchen, damit beide Hände gleich geschickt für die Untersuchung werden.

§ 151.

Nach Vollendung der äußeren und inneren Untersuchung wende sich schließlich die Hebamme noch den Brüsten der Schwangeren zu. Sie beachte, ob sie groß oder klein, ob sie prall oder herabhängend sind, ob sie Milchknoten enthalten, vor allem aber, ob die Brustwarzen gut gebildet, d. h. faßbar für das Kind sind.

§ 152.

Einige Besonderheiten bei der Untersuchung müssen noch hervorgehoben werden. Ist der Mastdarm sehr voll Kot, so fühlt die Hebamme durch die hintere Scheidenwand harte Knollen, die so groß sein können, daß die Untersuchung unmöglich wird. Sie gebe dann der Frau erst ein Klystier und warte die Darmentleerung ab, bevor sie untersucht. Irrtümer veranlaßt zuweilen die Harnröhre, die unter der Schoßfuge wie ein dicker Wulst hervortritt und wohl schon für den Scheidenteil gehalten ist. Der Harnröhrenwulst ist aber ein guter Wegweiser zum vorliegenden Teil. Wenn dieser bereits tief steht, führt der Harnröhrenwulst direkt auf ihn.

Die Untersuchung mit einem Finger genügt für gewöhnlich, das Einführen von zwei Fingern ist bei Erstgebärenden meist sehr empfindlich. Ist die Schamspalte aber sehr weit, wie bei Vielgebärenden, und vermag die Hebamme die inneren Teile nicht gut zu erkennen, so kann sie den Mittelfinger vorsichtig in die Scheide mit hineinschieben. Sie gelangt dann wesentlich höher hinauf in das Becken.

§ 153.

Eine vorsichtige Untersuchung bereitet gesunden Frauen niemals Schmerzen. Ist trotzdem der Scheideneingang sehr empfindlich, so untersuche ihn die Hebamme genauer, ob er nicht stärker gerötet ist, oder ob viel Ausfluß aus der Schamspalte fließt. Dann liegt eine Unregelmäßigkeit vor.

Oft hört man, daß die Hebamme der untersuchten Frau gesagt hat, sie sei eng gebaut, worauf die Frau Furcht vor der Entbindung, wie begreiflich, empfindet. Das ist meist eine törichte Rede. Enger Bau kann nur von einem engen Becken herrühren. Glaubt die Hebamme ein solches zu erkennen, so hat sie, wie wir sehen werden, unbedingt einen Arzt zu benachrichtigen. Ein enger Bau der Geschlechtsorgane ist sehr selten. Jedenfalls kann die Hebamme in der Schwangerschaft durchaus nicht beurteilen, wie die Geschlechtsteile unter der Geburt sich dehnen werden, es sei denn, daß sie bestimmte Regelwidrigkeiten, wie narbige Verengungen der Scheide oder eine Geschwulst am Muttermund, gefühlt hat. Wissen muß sie allerdings, daß bei Erstgebärenden jenseits der dreißiger Jahre (alte Erstgebärende) die Weichteile straffer werden und die Geburt verzögern können, was man ihnen aber auch nicht ansehen kann.

§ 154.

Am Schluß der ganzen geburtshülflichen Untersuchung stelle die Hebamme einige Fragen an die Schwangere über ihre Gesundheit, wann sie als Kind laufen gelernt hat, frühere Geburten, die letzte Regel, ihr Befinden in dieser Schwangerschaft.

§ 155.

Die nächsten Kapitel werden lehren, was für Schlüsse die Hebamme aus der geburtshülflichen Untersuchung ziehen kann. Aber schon hier sei bemerkt, daß sie bei allen Regelwidrigkeiten, die sie bei der Untersuchung entdeckt, wie enges Becken,

Krankheiten der Geschlechtsorgane, die sie erst in den Regelwidrigkeiten der Geburt näher kennen lernen wird, unbedingt schon jetzt in der Schwangerschaft die Frau an einen Arzt weisen muß.

§ 156.

Es braucht wohl kaum gesagt zu werden, daß bei jeder Untersuchungen die Schamhaftigkeit der Frau soviel wie möglich geschont werden muß. Überflüssige Entblößungen sind durchaus zu meiden. Allerdings untersucht man, wie oben gelehrt, am sichersten auf dem entblößten Bauch der Frau. Hat die Hebamme erst mehr Übung in der Untersuchung, so wird sie durch ein feines Hemd ebenso sicher tasten. Niemals soll in der Gegenwart unnötiger Zeugen untersucht werden. Über das Ergebniß der Untersuchung hat die Hebamme volle Verschwiegenheit zu beobachten, es sei denn, daß ein Arzt zugezogen wird, dem sie dann einen wahrheitsgetreuen Bericht zu erstatten hat.

Die Erkennung der Schwangerschaft.

§ 157.

Wir erkennen die Schwangerschaft an bestimmten Zeichen. Wir teilen diese Schwangerschaftszeichen ein in sichere, wahrscheinliche und unsichere.

Die sicheren Schwangerschaftszeichen gehen von der Frucht aus. Es sind 1. die sicher gehörten kindlichen Herztöne, 2. die sicher gefühlten Bewegungen des Kindes, 3. die durch die äußere oder innere Untersuchung sicher gefühlten Teile des Kindes.

Das Hören der Herztöne ist das vornehmste Zeichen. Mit dem Nachweis der kindlichen Herztöne erlischt jeder Zweifel über den Zustand der Frau. Allerdings ist es ein übel Ding, daß man die Herztöne erst vom sechsten Monat an hören kann, vorher sind sie zu leise, um wahrgenommen werden zu können. Auch Kindsteile und -Bewegungen nimmt man kaum eher wahr, sodaß wir für die ersten fünf Monate sichere Schwangerschaftszeichen überhaupt nicht besitzen. Bewegungen der Frucht haben natürlich nur Wert, wenn sie von der Hebamme oder dem Arzt gefühlt werden. Die Angabe der Frau, daß sie Bewegungen spüre, gilt garnichts, da hier die größten Täuschungen vorkommen. Nicht so selten geschieht es, daß eine Frau, die sich lebhaft Kinder wünscht, deutlich Kindsbewegungen spürt, wie sie angibt, während sie in Wahrheit gar nicht schwanger ist.

Nimmt die Hebamme keines dieser sicheren Zeichen wahr, so darf sie auch den sicheren Ausspruch, daß Schwangerschaft vorliege, nicht geben.

Zu den wahrscheinlichen Zeichen gehört:

1. Das Ausbleiben der Regel bei einer gesunden Frau, wenn die Regel bisher stets regelmäßig eingetreten war. Das Anzeichen ist nur ein wahrscheinliches, weil auch sonst bei Krankheiten, die nicht immer sogleich zu erkennen sind, die Regel ausbleiben kann, und weil auch im Beginn der Schwangerschaft sich wohl einmal noch eine Blutung zeigen kann.

2. Die Vergrößerung und Auflockerung der Gebärmutter. Es ist nur ein wahrscheinliches Zeichen, weil solches auch bei Geschwülsten vorkommt. Entspricht aber die Vergrößerung der Gebärmutter der Zeit des Ausbleibens der Regel, so gewinnt die Ansicht, daß die Frau schwanger ist, an Wahrscheinlichkeit. Auch das Auftreten von Erhärtungen an der fraglichen Geschwulst macht es wahrscheinlich, daß sie die schwangere Gebärmutter ist.

3. Die bläuliche Verfärbung der Scheide, ebenso wie das Auftreten des Gebärmuttergeräusches haben nur Wert im Verein mit anderen wahrscheinlichen Zeichen, da sie fehlen können und das Gebärmuttergeräusch auch unter anderen Verhältnissen, z. B. bei Geschwülsten, sich zeigen kann.

4. Die Veränderungen an den Brüsten haben bei Frauen, die noch nicht geboren haben, wohl Wert, nicht aber bei solchen, die schon einmal niedergekommen sind, da die Veränderungen von der letzten Schwangerschaft her bestehen bleiben können. Milchige Flüssigkeit (Colostrum) tritt übrigens zuweilen auch bei Nichtschwangeren bei der Regel oder bei Krankheiten aus den Warzen aus.

Unsichere Zeichen sind die Übelkeiten, das Erbrechen, die Gelüste. Frauen, die schon schwanger waren, wissen bisweilen allerdings ein erneutes Auftreten dieser Anzeichen richtig zu deuten, daß sie wieder schwanger sind. Indessen soll sich die Hebamme niemals auf diese unsicheren Zeichen allein verlassen.

§ 158.

Nur wenn die Hebamme die sicheren Zeichen der Schwangerschaft nachweisen kann, darf sie den sicheren Ausspruch tun: Die Frau ist schwanger. Fehlen diese Anzeichen, wie es ja in den ersten vier bis fünf Monaten immer sein wird, so spreche sie nur von Wahrscheinlichkeit.

Wenn sie also z. B. den Grund der Gebärmutter in der Mitte zwischen der Schoßfuge und Nabel deutlich fühlt, wenn die Regel mehrere Monate ausgeblieben ist, die Frau Übelkeiten und Erbrechen seit dem Ausbleiben der Regel hat, die Brüste die oben geschilderten Veränderungen zeigen, so würde sie zu der Frau sagen, daß sie sehr wahrscheinlich schwanger sei, und daß eine erneute Untersuchung nach vier bis sechs Wochen die sichere Entscheidung bringen würde.

Leicht ist dagegen die sichere Erkenntnis der Schwangerschaft vom sechsten Monat an aufwärts, weil dann die wahrscheinlichen Zeichen sehr deutlich vorhanden sind und die sicheren niemals fehlen.

Findet die Hebamme bei der Schwangerschaftsuntersuchung irgend welche Veränderungen, die sie nicht zu deuten vermag, so ziehe sie einen Arzt zu Rate.

Wenn z. B. die Geschwulst, die sie für die Gebärmutter hält, schon weit bis über den Nabel reicht, und sie trotzdem alle sicheren Zeichen vermißt, so ist es sehr wahrscheinlich, daß eine krankhafte Schwangerschaft oder überhaupt keine Schwangerschaft, sondern eine Geschwulst vorliegt. In solchen Fällen ist selbstverständlich ein Arzt zu benachrichtigen.

Die Zeichen der ersten und der wiederholten Schwangerschaft.

§ 159.

Die Geburt hinterläßt gewisse Merkmale, die fast für das ganze Leben der Frau bestehen bleiben. Kann man solche in der Schwangerschaft nachweisen, so ist die Frau eine Mehrgebärende, fehlen sie, so ist sie zum ersten Mal schwanger. Der Muttermund reißt bei der Geburt ein, es bleibt statt des runden Grübchens eine klaffende, quere Spalte zurück, bedingt durch die Einrisse, die meist rechts und links sitzen. In der Umgebung ist zuweilen hartes, narbiges Gewebe. Der Scheidenteil verliert infolge des Durchtritts des Kindes durch ihn seine zapfenförmige Beschaffenheit, er wird nach der Geburt ein mehr unförmiger, weicher Wulst. Wird die Frau nun wieder schwanger, so treten diese Eigentümlichkeiten infolge der Auflockerung aller Teile noch deutlicher hervor: Bei Mehrgebärenden ist der Scheidenteil ein weicher Wulst und der Muttermund eine quere, offene Spalte. Bei Erstgebärenden ist der Scheidenteil zapfenförmig, verkürzt sich merkbar im Verlaufe der Schwangerschaft, und der Muttermund ist ein rundes, für den Finger geschlossenes Grübchen.

Liegt die Geburt viele Jahre zurück, so sind diese Veränderungen allerdings nur undeutlich ausgeprägt.

Beim Durchtritt des Kopfes durch den Scheideneingang zerreißt das Jungfernhäutchen, und es bleiben die kleinen myrtenförmigen Warzen zurück. Dieses Anzeichen einer stattgehabten Geburt erhält sich durch das ganze Leben. Einrisse in das Jungfernhäutchen geschehen auch durch den Beischlaf, eine völlige Zerreißung aber nur durch die Geburt (s. Fig. 15 u. 16 auf S. 32). Übrigens lehne die Hebamme, wenn sie einmal gefragt werden sollte, ob eine Person schon einen Beischlaf ausgeführt hat, die Untersuchung daraufhin ab. Es ist das nicht ihre Sache, sondern die oft recht schwierige Entscheidung steht dem Arzt zu.

Neben diesen sicheren Anzeichen einer stattgehabten Geburt stehen noch einige andere. Ist das Schamlippenbändchen zerrissen, oder besteht ein alter Dammriß, so spricht das für eine Geburt, das Fehlen dieser Veränderungen beweist nichts. Bei Mehrgebärenden klafft die Schamspalte mehr, die Scheide ist weiter, die Runzeln sind mehr ausgeglichen und geglättet. Die Bauchdecken sind bei Mehrgebärenden schlaffer. Die Fruchtteile lassen sich besser durch sie hindurchfühlen. Die Bauchdecken zeigen in der Regel neben den frischen, braunroten Schwangerschaftsstreifen auch alte, weißliche Streifen.

Die Hebamme muß aber wissen, daß weißliche, glänzende Streifen auch an den Oberschenkeln und dem Gesäß zuweilen sich finden bei Personen, die nicht schwanger sind und es niemals waren.

Fehlen die Zeichen einer stattgehabten Geburt, so ist damit noch nicht gesagt, daß die Frau nicht doch schon einmal schwanger

gewesen ist. Eine Schwangerschaft kann auch durch eine Fehl=
geburt, bei welcher wegen Kleinheit der Frucht die genannten Ver=
änderungen nicht zu stande kommen, beendet sein. Indessen fühlt
man auch nach einer Fehlgeburt den Muttermund meist etwas
eingekerbt.

Die Zeitrechnung der Schwangerschaft.

§ 160.

Um die Zeit der Geburt zu ermitteln, kann die Hebamme
1. die Schwangere befragen und aus der Antwort die Zeit be=
rechnen, 2. durch eine genaue Untersuchung den Zeitpunkt
feststellen.

§ 161.

Man berechnet die Dauer der Schwangerschaft nach dem
Ausbleiben der Regel. Man zählt zu dem ersten Tage der
letzten Regel 280 Tage hinzu. Dann erhält man annähernd den
Zeitpunkt der Geburt. Man vereinfacht sich die Berechnung, wenn
man von dem ersten Tage der letzten Regel drei Monate zurück=
rechnet und zu dem gefundenem Tage 7 Tage hinzuzählt. Ist die
letzte Regel am 1. April eingetreten, so würde die Geburt etwa
am 8. Januar zu erwarten sein.

Die Berechnung ergibt keine ganz sicheren Ergebnisse, zumal
man nicht wissen kann, wann der befruchtende Beischlaf nach der letzten
Regel erfolgt war. Sie ist aber immerhin noch die beste, welche wir
haben. Da die Frauen keine besonderen Empfindungen davon
haben, ob der Beischlaf zur Empfängnis geführt, so kann man eine
Berechnung vom befruchtenden Beischlaf aus nicht anstellen. Fand
dagegen wirklich nur ein Beischlaf statt, so fällt das Ende der
Schwangerschaft zumeist genau 9 Kalendermonate später.

Viel unsicherer ist die Berechnung nach der ersten Wahr=
nehmung der Kindsbewegungen. Die Mutter bemerkt gewöhnlich
die ersten Bewegungen etwa $4^1/_2$ Kalendermonat vor der recht=
zeitigen Geburt. Indessen fällt der Zeitpunkt der ersten Wahr=
nehmung doch sehr verschieden aus. Mehrgebärende können die
Bewegungen besser deuten wie Erstgebärende, fühlen sie daher

meist früher. Bei kräftigen Kindern werden die Bewegungen eher, bei vielem Fruchtwasser später gefühlt. Auch ist die Aufmerksamkeit der Frau natürlich von Bedeutung, alles Dinge, welche die Unsicherheit der Berechnung nach den Kindsbewegungen zeigen.

§ 162.

Das Befragen soll stets ergänzt werden durch die Untersuchung der Schwangeren. Denn was die Hebamme mit der geschulten Hand fühlt, hat mehr Wert als alles, was die Schwangere ihr erzählt. Trifft die Berechnung mit dem Ergebnis der geburtshülflichen Untersuchung zusammen, so wird die Bestimmung der Zeit der Geburt eine so genaue sein, wie sie überhaupt möglich ist.

§ 163.

In den einzelnen Monaten der Schwangerschaft ist der Befund folgender:

Im 2. Monat sind Veränderungen für die Hebammen noch kaum zu entdecken. Der Scheidenteil ist etwas weicher, der Muttermund der Erstgeschwängerten wandelt sich allmählich in ein rundes Grübchen um. Legt die Hebamme den Zeigefinger an den Scheidenteil und drückt mit der anderen Hand hinter der Schoßfuge tief ein, so gelingt es wohl, die vergrößerte Gebärmutter zwischen die Hände zu bekommen.

Im 3. Monat. Der Leib der Schwangeren oberhalb der Schambeine beginnt sich etwas vorzuwölben. Der Scheidenteil steht höher. Durch die Untersuchung von innen und außen läßt sich die vergrößerte Gebärmutter gut zwischen die Hände bringen. Man fühlt ihre Erweichung und Auflockerung im oberen Abschnitt, während der Scheidenteil noch etwas härter ist. Die Brüste werden voller.

Im 4. Monat. Der Gebärmuttergrund läßt sich oberhalb des kleinen Beckens deutlich von außen tasten. Der Scheidenteil ist noch höher gerückt.

Im 5. Monat. Der Muttergrund steht in der Mitte zwischen Schoßfuge und Nabel. Zuweilen gelingt es wohl, Kindsteile zu fühlen, auch Bewegungen mit dem aufgelegten Ohr zu hören oder auch zu fühlen. Indessen ist auf diese Wahrnehmungen nicht zu rechnen.

Im 6. Monat. Der Muttergrund steht am Nabel. Herztöne sind bei sorgfältiger Untersuchung zu hören, Kindsteile und Bewegungen zu fühlen.

Im 7. Monat. Der Muttergrund steht ein paar Querfinger breit über dem Nabel. Kindsteile sind sehr deutlich fühlbar und noch recht beweglich. Der Scheidenteil ist noch höher gerückt. Vor ihm fühlt man meist den vorliegenden Kopf der Frucht als eine kleine, sehr bewegliche Kugel.

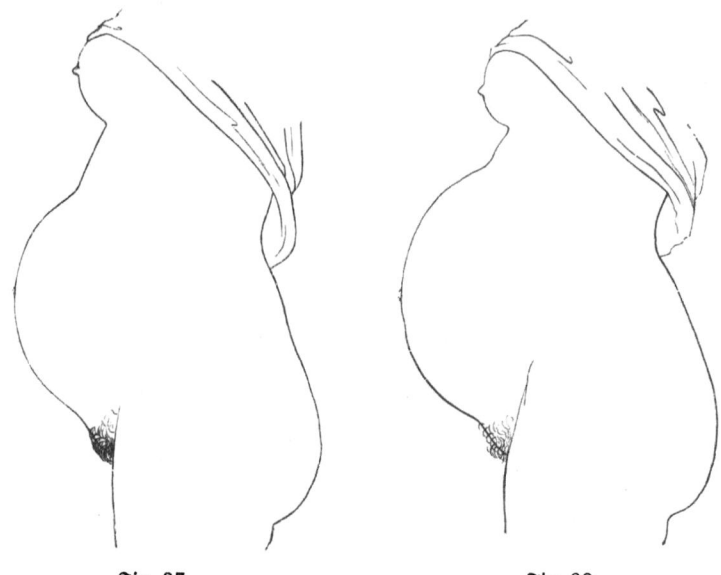

Fig. 37. Fig. 38.
Schwangere im 8. Monat.   Schwangere im 9. Monat.

Im 8. Monat steht der Muttergrund in der Mitte zwischen Nabel und Magengrube. Die Nabelgrube ist verstrichen. Der Scheidenteil verkürzt sich bei Erstgebärenden (s. Fig. 37).

Im 9. Monat erreicht der Muttergrund seinen höchsten Stand, er steht in der Magengrube und erreicht seitlich den Rippenbogen (s. Fig. 38). Der sehr hochstehende Scheidenteil ist bei Erstgebärenden auf etwa $1/2$ Zentimeter verkürzt. Der runde Muttermund ist für den Finger geschlossen. Bei Mehrgebärenden klafft der Halskanal und läßt den Finger bis zum inneren Muttermund eindringen. Das Atmen ist der Schwangeren bei Bewegungen erschwert. Die Frucht ist wenig beweglich.

Vom Anfang bis Ende des 10. Monats, d. h. also bis zur Geburt sinkt der Muttergrund wieder herunter, indem er die Bauchdecken vor sich herdrängt (s. Fig. 39). Der Muttergrund steht in der vierzigsten Woche wieder in der Mitte zwischen Nabel und Herzgrube. Der Bauch erscheint aber vorgewölbter. Die Atmung wird dadurch freier, was die Schwangeren sehr wohltätig empfinden. Der Nabel wölbt sich bläschenförmig vor. Der Scheidenteil rückt etwas tiefer, steht aber bei Erstgebärenden weit nach hinten und geht erst kurz vor Beginn der Geburt mehr nach vorn. Der Scheidenteil verstreicht schließlich völlig bei Erstgebärenden, der Muttermund öffnet sich etwas. Auch bei Mehrgebärenden verkürzt sich der Scheidenteil ein wenig, der ganze Halskanal klafft weit. Der Finger dringt bis an die Eihäute. Der Kopf steht fest auf dem Becken und drängt bei Erstgebärenden das vordere Scheidengewölbe tief herab.

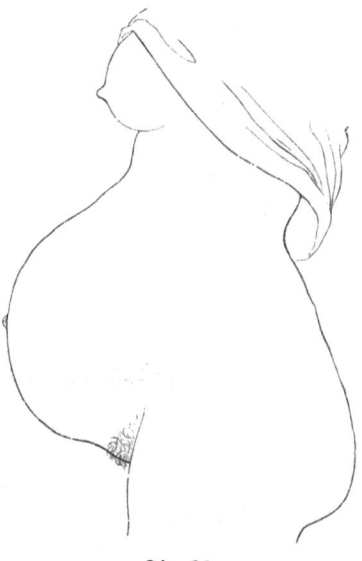

Fig. 39.
Schwangere im 10. Monat.

§ 164.

Das wichtigste Kennzeichen für die Hebamme zur Zeitbestimmung der Schwangerschaft ist der Stand des Grundes der Gebärmutter.

Im 4. Monat erscheint er über der Schoßfuge, im 6. ist er am Nabel, im 9. in der Magengrube, im 8. und 10. in der Mitte zwischen Nabel und Magengrube. Im 8. Monat ist er bis dahin aufgestiegen, im 10. bis dahin heruntergesunken. Der Leibesumfang mit einem Bandmaß gemessen beträgt Ende des 10. Monats annähernd 100 Zentimeter. Wichtig ist weiter der Scheidenteil. Bei Erstgebärenden verkürzt er sich in der zweiten Hälfte der Schwangerschaft, nahe der 40. Woche ist er meist verschwunden. Beginnt die Geburt, so ist kein Scheidenteil mehr vorhanden. Bei Mehrgebärenden verkürzt er sich kaum merkbar für den Finger, aber der Halskanal wird mit fortschreitender Schwangerschaft weiter und weiter und schon im 9. Monat für den Finger durchgängig. Der vorliegende Kindsteil wird gegen Ende der Schwangerschaft, besonders bei Erstgebärenden, fester auf den Beckeneingang gedrängt. Die Form des Leibes ist im 10. Monat vornübergesunken. Die Schwangere hat die Erleichterung deutlich gespürt.

So läßt sich bei regelmäßigen Verhältnissen der Monat der Schwangerschaft gut bestimmen und nach ihm der Termin der Geburt berechnen. Liegen aber regelwidrige Verhältnisse vor, dann kann die Bestimmung, z. B. bei engem Becken, vielem Fruchtwasser, Zwillingen, äußerst schwer, auch für den Arzt sein.

Lebensregeln für Schwangere.

§ 165.

Die Schwangerschaft ist ein natürlicher Zustand des Weibes. Sie bedarf daher keiner Behandlung. Aber die Schwangere muß auch der Natur gemäß leben. Unrichtiges Verhalten steigert die Schwangerschaftsbeschwerden bis zur Krankheit, ja kann die Schwangerschaft unterbrechen. Die Schwangere hat die doppelte Pflicht, vernünftig zu leben, denn von ihrem Wohlbefinden hängt auch das Wohl ihres Kindes ab. Sie geht der schweren Zeit der Geburt entgegen, sie soll das Geborene später mit ihrer Milch ernähren. Sie muß daher auf die Erhaltung ihrer Gesundheit und ihrer Kräfte ganz besondere Sorgfalt verwenden.

Die Schwangere soll im allgemeinen so weiter leben, wie sie außerhalb der Schwangerschaft gelebt hat, mit Vermeidung aller Ausschreitungen.

Frische Luft und Reinlichkeit sind für alle Menschen die wichtigsten Bedingungen des gesunden Lebens. Auch die Schwangere lebe möglichst in guter Luft, schlafe in einem gutgelüfteten Zimmer, vermeide den Aufenthalt in heißen, überfüllten Räumen. Sie bedarf nicht nur für sich, sondern auch für ihr Kind einer reichlichen Sauerstoffzufuhr. Schlechte Luft erzeugt mancherlei Beschwerden, Herzklopfen, erschwertes Atmen, selbst Ohnmachtsanwandlungen. Täglich gehe die Schwangere längere oder kürzere Zeit in die frische Luft. Nachts gönne sie sich einen langen Schlaf.

Die stets durch die vermehrte Absonderung feuchten äußeren Geschlechtsteile sind täglich zu waschen, ja nicht mit einem Schwamm, der niemals genügend zu reinigen ist, sondern mit Verbandwatte; das Wundwerden der Geschlechtsteile wird hierdurch verhütet. Wöchentlich 1 bis 2 Vollbäder von 35° C. sind in der zweiten Hälfte der Schwangerschaft sehr zweckmäßig für die Reinlichkeit und wohltätig für das Allgemeinbefinden. Nach jedem Bade wird reine Wäsche angelegt. Verboten sind kalte Bäder, Sitzbäder und Fußbäder. Scheidenausspülungen dürfen nur auf Verordnung des Arztes angewandt werden.

So gut Bewegungen in frischer Luft sind und so sehr zu einer regelmäßigen Beschäftigung der Schwangeren zu raten ist, so muß doch alles maßvoll erfolgen, niemals bis zur völligen Ermüdung. Stärkere körperliche Bewegungen, wie Tanzen, Radeln, Tennisspielen, Reiten, auch große Reisen, sind zu vermeiden. Körperliche Arbeit, soweit sie der Beruf erfordert, wie Feldarbeit 2c., kann wohl ausgeführt werden, aber es soll auch dabei Maß gehalten werden. Völlig zu meiden ist das Heben schwerer Lasten, das Zuschieben schwerer Schubladen, jede plötzliche Anstrengung des Körpers. Blutabgang mit folgender Fehlgeburt könnte die Folge sein.

Die Kleidung sei bequem und beenge nicht die Brust, lasse auch den Brüsten Raum zur freien Entwickelung und halte die Unterbauchgegend und Schenkel warm. Das Korsett soll abgelegt und dafür ein weiches Leibchen getragen werden, das auch die Brüste gut stützt. Die Röcke sollen nicht fest um die Taille gebunden werden, sondern sind am besten an das Leibchen, welches Achselbänder hat, zu knüpfen. Auch die Strumpfbänder sind lose zu tragen, oder durch Strumpfhalter, welche an den Röcken befestigt sind, zu ersetzen, um Blutstockungen zu verhüten. Besteht ein Hängebauch, so lasse man eine passende Binde tragen. Die Warzen sollen durch tägliche Waschungen gut reingehalten werden, damit sich auf ihnen keine Schmutzborken bilden. Waschungen mit Wasser unter Zusatz von Alkohol z. B. von sogenanntem Franzbranntwein härten ihre Haut ab. Sie werden dann weniger leicht wund im Wochenbett.

Essen kann die Schwangere, was sie gewöhnt ist, nur schwer verdauliche, blähende Speisen, wie Kohl, frisches Brot, meide sie. Die Gelüste nach unschädlichen Speisen können auch befriedigt werden. Man zwinge die Schwangere nicht zu bestimmten Speisen.

Sie esse, worauf sie Appetit hat, esse aber nicht viel auf einmal. Abends sei sie besonders mäßig. Wein und Bier können Frauen trinken, die daran gewöhnt sind, aber auch mit Maß.

Die Stuhlentleerung bereitet oft Schwierigkeiten. Man unterstütze sie durch Essen von Obst, Salat, lasse morgens ein Glas kaltes Wasser trinken. Wirken solche kleinen Mittel nicht, so kann zeitweise ein Klystier gegeben werden. Abführmittel zu reichen ist der Hebamme in der Schwangerschaft nicht erlaubt. Auf regelmäßige Harnentleerung ist besonders in den ersten Monaten zu achten. Bei dem morgendlichen Erbrechen, welches gewöhnlich nach dem Aufstehen erfolgt, lasse man die Schwangere das erste Frühstück im Bette genießen und danach noch eine Stunde im Bette ruhen.

Der Beischlaf darf in der ersten Hälfte der Schwangerschaft mit Vorsicht und selten ausgeübt werden. Kurz vor der Geburt ist er unbedingt zu unterlassen, weil durch ihn Keime in die inneren Geschlechtsteile eingeführt werden können, die schwere fieberhafte Erkrankungen im Wochenbett veranlassen würden.

Eine ruhige und heitere Gemütsstimmung ist den Schwangeren nützlich. Man suche sie zu schaffen, indem man alle schwangeren Frauen nach Möglichkeit vor Gemütsbewegungen, Schreck, Kummer zu bewahren sucht und ängstlichen Frauen gut zuredet. Eine Schwangere hat ein leicht bewegliches Gemüt, und Eindrücke haften bei ihr tiefer, besonders, wenn sie auf die Geburt oder ihr Kind Bezug haben. Dummes Geschwätz alberner Frauen verbittert mancher erstgeschwängerten Frau oft die Stimmung. Törichtes Gerede vom sogenannten Versehen der Schwangeren ängstigt manche sonst ganz verständige Frau. Hier ist es die schöne Aufgabe der Hebamme, die Frau zu belehren und zu trösten, auch ihr, wenn nötig, zu sagen, daß es ein sogenanntes Versehen, d. h. daß ein Erschrecken der Frau an einem Gegenstande Mißbildungen der Kinder zur Folge habe, gar nicht gibt. Fehlerhafte Bildungen der Frucht entstehen durch unregelmäßiges Wachstum der Keimanlagen in den ersten Wochen der Schwangerschaft, aber niemals durch seelische Erregungen. Das wäre aber wahrlich eine ganz schlechte Hebamme, welche etwa durch Erzählen eigner Erlebnisse über schwere Geburten oder mit Ruhmredigkeit die arme Frau plagt. Solche Hebamme wird niemals sich das Vertrauen der Leute erwerben.

Sehr wünschenswert ist es, wenn die Hebamme, welche die Geburt leiten soll, bereits in der Schwangerschaft von der Frau zu Rate gezogen wird, damit alles für die Geburt gut vorbereitet werden kann. Die Hebamme wird dann alle Gerätschaften, die nötig sind, bereitstellen, sich um die Wäsche und Kinderkleidung kümmern, ein gutes Zimmer für die Geburt aussuchen und sich mit dem Haushalt bekannt machen. So gut vorbereitet, kann sie dann bei der Geburt rechtzeitig und in Ruhe alle Hülfe= leistungen vornehmen, besser, als wenn sie bei der Geburt sich alles im Haushalt zusammen suchen muß. Sie wird dann auch in der Schwangerschaft schon Fehler entdecken, die durch Hinzuziehen eines Arztes rechtzeitig beseitigt werden können.

Dritter Teil.

Die regelmäßige Geburt.

Erklärung der Geburt.

§ 166.

Geburt ist der Vorgang, durch welchen die Frucht mit ihren Hüllen und Anhängen durch natürliche Kräfte von der Mutter ausgeschieden wird. Nach der Geburt beginnt das neugeborene Kind sein selbständiges Dasein.

Die natürlichen Kräfte, welche die Frucht austreiben, sind die Zusammenziehungen der Gebärmutter, Wehen genannt, und die Bauchpresse. Der Weg, durch den die Frucht getrieben wird, besteht aus dem Becken und den Geschlechtsteilen des Weibes. Wir nennen das Becken den harten Geburtsweg, die Geschlechtsteile den weichen Geburtsweg.

§ 167.

Erfolgt die Geburt in der 40. Woche, so nennen wir die Geburt eine rechtzeitige. Geburten, welche vor der 28. Woche erfolgen, heißen unzeitige oder Fehlgeburten, solche, welche zwischen der 29. und 39. eintreten, frühzeitige oder Frühgeburten. Tritt die Geburt erst nach der 40. Woche ein, so sprechen wir von Spätgeburt.

§ 168.

Jede Geburt ist von Schmerzen begleitet; jede Geburt dauert längere Zeit, mindestens Stunden, manche sogar Tage. In diesem Sinne spricht man von schweren und leichten Geburten. Der Ausgang der Geburt ist der Regel nach ein günstiger für Mutter und Kind. Es kann aber auch das Kind unter der Geburt ab=

sterben und tot geboren werden, ja auch die Mutter kann, wiewohl sehr selten und meist durch Fahrlässigkeit in der Leitung der Geburt, ihr Leben verlieren.

Die regelmäßige Geburt bedarf keiner Kunsthülfe, die natürlichen Kräfte genügen zu ihrer Vollendung: natürliche Geburt. Ist dagegen Kunsthülfe notwendig, so nennt man solche Geburt eine künstliche Entbindung.

Der Regel nach wird eine Frucht geboren. Aber es können auch zwei Früchte (Zwillinge) und zuweilen auch mehr Früchte, wiewohl sehr selten, geboren werden. Man spricht von einfacher und mehrfacher Geburt. (Über mehrfache Geburt siehe unter Regelwidrigkeiten der Geburt.)

§ 169.

Von allen Unterscheidungen ist aber für die Hebamme die wichtigste, ob die Geburt eine regelmäßige oder regelwidrige ist.

Von den Regelwidrigkeiten wird später die Rede sein, in diesem Abschnitt behandeln wir nur die rechtzeitige, regelmäßige Geburt.

Die Geburtswege.

§ 170.

Den harten Geburtsweg, das Becken, haben wir bereits bei dem Bau des weiblichen Körpers kennen gelernt. Wenn die Beckengelenke auch in der Schwangerschaft eine Auflockerung und etwas größere Beweglichkeit erlangen, so bleibt das Becken doch bei der Geburt ein starrer Kanal, der dem Kinde den Durchtritt nur grade eben gestattet. Wenn das Kind nicht durch das Becken getrieben werden müßte, so wäre die Geburt weniger langwierig und weniger schmerzhaft.

§ 171.

Der weiche Geburtsweg liegt innerhalb des Beckens, beginnt am inneren Muttermund und hört in der Schamspalte auf. Er ist von der Natur eng angelegt. Wir erinnern uns, daß in den Muttermund nicht einmal ein Finger eingeführt werden kann. Dieser Weg muß also für das Kind erst gebahnt werden. Die Bahnung geschieht durch Dehnung dieser weichen Teile. Der Halskanal mit dem äußeren und inneren Muttermund wird durch die Eiblase (Fruchtblase) gedehnt. Es ist das der untere Abschnitt des Eies, der unter dem Einfluß der Wehen in den Kanal eindringt und ihn erweitert. Die völlige Eröffnung des äußeren Muttermunds übernimmt der vorliegende Teil, der auch die Scheide und auch die engen äußeren Geschlechtsteile dehnt. Diese Dehnung ist unvermeidlich verbunden mit kleinen Einrissen, insbesondere am Muttermund und an der Schamspalte. Wir erinnern an den quergespaltenen Muttermund der Mehrgebärenden, an die Zertrümmerung des Jungfernhäutchens, an die häufigen Einrisse des Schamlippenbändchens und des Dammes. Aber auch sonst geschehen vielfache kleine Schleimhautrisse. Wir wiederholen: Der weiche Geburtsweg erfährt unter der Geburt von oben bis unten eine Verwundung, denn auch durch die Lösung des Eies in der Gebärmutter wird die Wand derselben wundgemacht.

Durch diese notwendige Dehnung des weichen Geburtsweges vermehrt sich die Schmerzhaftigkeit und die Dauer der Geburt, durch ihre unvermeidliche Verwundung erhöht sich die Gefahr der Geburt.

Die Lagen des Kindes.

§ 172.

Durch die Geburtswege getrieben wird das Kind. Um dies zu verstehen, müssen wir die Lagen des Kindes kennen lernen.

Wir teilen die Lagen ein in: 1. Längslagen, 2. Querlagen. Kinder in Längslagen können durch die Naturkräfte geboren werden; Querlagen erfordern stets Kunsthülfe.

Die Längslagen zerfallen je nach dem vorliegenden Teil in:
    a) Kopflagen,
    b) Beckenendlagen.

Die Kopflagen teilt man in:
    a) Schädellagen,
    b) Gesichtslagen.

Die Beckenendlagen teilt man in:
    a) Steißlagen,
    b) Fußlagen.

Die Schädellage ist bei weitem die häufigste. Unter 100 Geburten liegt 95 mal das Kind in Schädellage. Sie ist aber auch die günstigste aller Lagen. Liegt bei Längslagen der Rücken links, so spricht man von erster Lage (Stellung), liegt er rechts, von zweiter Lage. Die erste Lage ist bei allen Lagen viel häufiger als die zweite. Somit ist die erste Schädellage die häufigste aller Lagen.

Nur die Schädellagen können als völlig regelmäßige Lagen bezeichnet werden. Wir besprechen daher hier nur die Geburt in Schädellage. Unter den Regelwidrigkeiten der Geburt werden die andern Lagen behandelt werden.

Die austreibenden Kräfte.

§ 173.

Durch das Becken und den weichen Geburtskanal treiben das Kind die Wehen und die Bauchpresse.

Die Wehen sind schmerzhafte Zusammenziehungen der Gebärmutter, die in einzelnen Absätzen auftreten. Der Zwischenraum zwischen je zwei Wehen heißt die Wehenpause. Die Zusammenziehungen sind unwillkürliche. Die Gebärende vermag also die Tätigkeit der Wehen weder hervorzurufen, noch zu unterdrücken. Auch bei bewußtlosen Personen und solchen, die an den Gliedern gelähmt sind, treten die Wehen ebenso auf, wie bei Gesunden.

Die Wehe, ebenso wie der mit ihr verbundene Schmerz, fängt langsam an, wird dann sehr stark und hört allmählich wieder auf. Man nimmt die Wehe wahr, wenn man die Hand auf die Gebärmutter legt. Man fühlt, wie diese bei jeder Zusammenziehung hart wird und der Grund sich etwas aufbäumt. Gleichzeitig wird sie schmaler, und der Grund der Gebärmutter steigt etwas empor.

Der Wehenschmerz rührt her von der Dehnung des Muttermundes, später von der Dehnung der Scheide und des Damms. Schwache Wehen fühlt die Frau nur wie ein Hartwerden des Leibes, werden sie stärker, so ist die Schmerzempfindung im Kreuz und strahlt von hier in die Unterbauchgegend aus.

Bei jeder Wehe wird der Inhalt der Gebärmutter zusammengepreßt und gegen die Öffnung der Gebärmutter, den Muttermund, vorgeschoben. Die Kraft dieses hohlen Muskels, die wir Gebärmutter nennen, ist sehr groß, sodaß sie den Widerstand der Weichteile und des regelmäßig gebildeten Beckens bei der Geburt des Kindes gut zu überwinden vermag.

Im Beginn der Geburt sind die Wehen kurz und schwach und die Pausen lang. Sie nehmen mit dem Fortschritt der Geburt mehr und mehr zu, und die Pausen werden immer kürzer. Beim Austritt des Kopfes aus den Geschlechtsteilen sind die Wehen am stärksten.

§ 174.

Sobald der Kopf in die Scheide getreten ist, werden die Wehen unterstützt durch die Bauchpresse. Die Frau stemmt die Beine auf, sucht mit den Händen eine Handhabe zu ergreifen, holt tief Atem, sodaß das Zwerchfell nach unten steigt. Jetzt hält sie den Atem an und preßt kräftig die Bauchmuskeln zusammen. Man sagt, „sie preßt mit". Hierdurch wird der Kopf des Kindes vorwärts geschoben. Die Bauchpresse ist willkürlich, indessen ist gegen Ende der Geburt der Drang zum Mitpressen ein so gewaltiger, daß sie bei jeder Wehe unwillkürlich mitarbeitet.

Außer Wehen und Bauchpresse helfen auch die Zusammenziehungen der Scheidenwände, besonders bei der Austreibung des Rumpfes und dem Hinabgleiten der Nachgeburt, etwas mit. Indessen ist die Mitwirkung nur eine unbedeutende.

§ 175.

Man erkennt, daß die Wehen regelmäßig sind, an folgenden Merkmalen: Die Gebärmutter fühlt sich bei der Wehe gleichmäßig hart an. Die Erhärtung wird von gleichmäßigen Pausen unterbrochen. Die Kraft und die Häufigkeit der Wehen nehmen zu, je mehr die Geburt fortschreitet. Die Zusammenziehungen fördern den Fortschritt der Geburt. Der Schmerz hält gleichen Schritt mit der Stärke der Wehen.

Beachtet die Hebamme diese Lehre, so wird sie regelwidrige Wehen von regelmäßigen unterscheiden können. Sie wird auch andere Schmerzen, die z. B. von den Därmen herrühren, nicht mit den Wehen verwechseln.

§ 176.

Man teilt die Wehen in folgende Arten:

Die vorhersagenden Wehen (Vorwehen) bestehen schon in der letzten Zeit der Schwangerschaft, sie dienen zur Feststellung des Kopfes auf den Beckeneingang. Es sind leichte Zusammenziehungen, die zeitweise auftreten und als Hartwerden des Leibes empfunden werden.

Die eröffnenden Wehen treten mit Beginn der Geburt ein, sie eröffnen den Mutterhals und den Muttermund. Sie sind schmerzhafter und regelmäßiger.

Die Treibwehen treiben das Kind durch den Muttermund bis in die Schamspalte. Sie treten in rascher Folge auf, sind recht schmerzhaft und von der Bauchpresse unterstützt.

Die Schüttelwehen treiben das Kind durch die Schamspalte nach außen. Der Schmerz erreicht den Höhepunkt, oft erzittert der ganze Körper bei ihnen. Die Bauchpresse arbeitet stark mit.

Die Nachgeburtswehen treiben die Nachgeburt nach außen. Sie sind viel schwächer und weniger schmerzhaft.

Nachwehen sind Zusammenziehungen der Gebärmutter in den ersten Tagen des Wochenbettes.

Der Verlauf der regelmäßigen Geburt.

§ 177.

Die Vorläufer der Geburt. In den letzten Wochen der Schwangerschaft treten die Vorwehen häufiger auf. Sie bereiten die Geburt vor, stellen den Kopf auf den Beckeneingang fest, verkürzen den Scheidenteil der Erstgebärenden, öffnen den Muttermund bei Mehrgebärenden. Zuweilen sind die Vorwehen so stark, daß man meint, die Geburt beginnt, während bald wieder Stille eintritt und die Geburt noch Tage auf sich warten läßt.

Wir teilen die Geburt ein in drei Zeiten oder Perioden. Die Eröffnungszeit reicht vom Beginn der Geburt bis zur völligen Eröffnung des Muttermundes. Die Austreibungszeit erstreckt sich von der völligen Eröffnung des Muttermundes bis

zur vollendeten Geburt des Kindes. Auf sie folgt die Nach=
geburtszeit, in welcher die Nachgeburt ausgestoßen wird.

In die Eröffnungszeit fällt der Regel nach das Springen der
Fruchtblase.

§ 178.

Die Eröffnungszeit. Der Geburtsbeginn wird angezeigt
durch stärkere und häufigere Wehen, durch die fühlbare Erweiterung

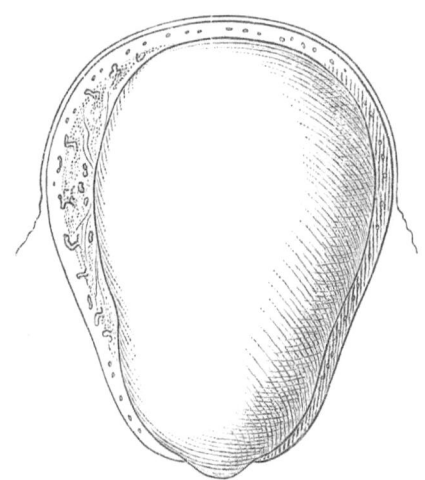

Fig. 40.
Eröffnungszeit.
Die Blase stellt sich.
Nach B. S. Schultze.

des Muttermundes während einer Wehe, durch das Abheben der
Eihaut vom Kopf. Die Schwangere wird jetzt zur Gebärenden
oder Kreißenden.

Die stärkeren eröffnenden Wehen trennen die Eihaut am
unteren Abschnitt der Gebärmutter los. In die gelöste Partie
treibt der Druck der Wehe Fruchtwasser hinein. So entsteht eine
mit Fruchtwasser gefüllte Blase (Fruchtblase, Eiblase), welche sich
bei der Wehe in den Halskanal hineinwölbt. Man sagt, die Blase
stellt sich (s. Fig. 40). In der Wehenpause wird die Eiblase
wieder schlaff, indem das Wasser wieder zurücksickert. Die nächste
Wehe spannt sie noch mehr und treibt noch mehr Fruchtwasser

in sie hinein, während in der Wehenpause die Eiblase wieder schlaff zurücksinkt.

So folgt Wehe auf Wehe, und die sich immer mehr vorwölbende Blase erweitert den Halskanal und den äußeren Muttermund mehr und mehr. Bei Erstgebärenden steht jetzt der Kopf

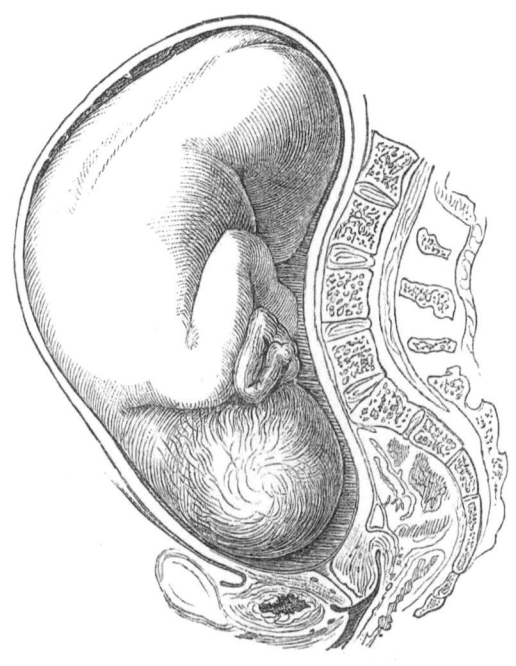

Fig. 41.
Beginn der Geburt bei einer Erstgebärenden.
Kopf im Beckeneingang.
Nach Leopold.

schon fest im Beckeneingang, bei Mehrgebärenden ist er [noch] oft etwas beweglich, wird aber während einer Wehe auch auf den Beckeneingang gepreßt.

Bei dem Stärkerwerden der Wehen stellt sich bei der Frau eine gewisse Unbehaglichkeit und Unruhe ein. Die Eßlust schwindet, manche frösteln, zuweilen tritt Übelkeit und Erbrechen auf. Die Mehrgebärende weiß jetzt genau, daß ihre Stunde gekommen ist, und schickt sich zu den nötigen Vorbereitungen an.

Die Erstgebärende kennt nicht, was ihr noch bevorsteht, die zunehmende Schmerzhaftigkeit der Wehen erfüllt sie aber mit Angst und Bangigkeit.

Die eröffnenden Wehen erfolgen nun etwa in Pausen von drei bis fünf Minuten. Der Muttermund wird weiter und weiter. Seine

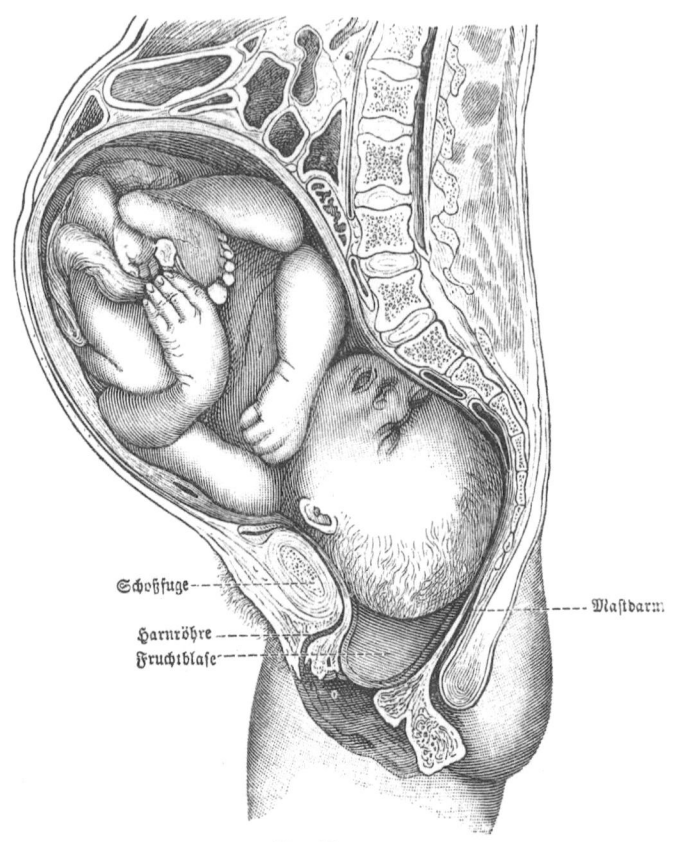

Fig. 42.
Kopf in der Beckenhöhle. Blase steht noch.

Ränder werden bei der Wehe durch die Fruchtblase stark gedehnt, erschlaffen aber wieder in der Wehenpause mit dem Zurückweichen der Blase. Der Saum des Muttermundes verdünnt sich, bis er völlig scharfrandig wird. Man bezeichnet den Grad der Erweiterung des Muttermundes nach der Größe bekannter Münzsorten. Man sagt, der Muttermund ist markstückgroß, dreimarkstück-, fünfmarktstückgroß. Schließlich ist der Muttermund verstrichen, d. h. Muttermundsränder sind nicht mehr zu fühlen, Gebärmutter und Scheide sind ein Kanal geworden.

Während bisher die Blase in der Wehenpause immer wieder schlaff wurde, kommt jetzt ein Zeitpunkt, wo sie auch außerhalb der Wehe gespannt bleibt. Die Blase ist springfertig. Der tiefer getretene Kopf verhindert den Rückfluß des Fruchtwassers in der Wehenpause. Nicht lange dauert es jetzt mehr, und die Blase springt. Die im Muttermund liegende Eihaut der Fruchtblase

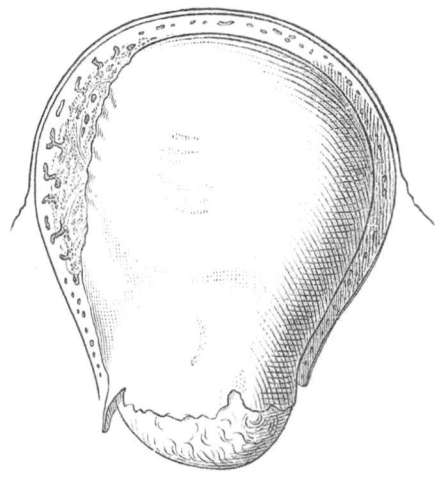

Fig. 43.
Austreibungszeit.
Die Blase ist gesprungen. Der Kopf tritt durch den Muttermund.
Nach B. S. Schultze.

reißt bei einer Wehe durch, und es fließt das vor dem Kopf befindliche erste Wasser ab. Seine Menge ist sehr verschieden, meist einige Eßlöffel. Die größere Menge Fruchtwasser wird durch den Kopf zurückgehalten und geht erst mit der Geburt des Kindes ab.

Der Blasensprung erfolgt meist, wenn der Muttermund über die Hälfte erweitert ist, seltener nach vollkommener Erweiterung. Die weitere Dehnung übernimmt nun der vorliegende Teil, der Kopf tritt in den Muttermund ein und ist von den Muttermundsrändern umgeben. Der Kopf steht in der Krönung (s. Fig. 43).

Nach dem Blasensprung hören die Wehen meist eine kurze Zeit auf, um dann mit vermehrter Kraft und Häufigkeit einzusetzen.

Schon im Beginn der Eröffnungszeit geht mit Blut gemischter Schleim ab. Es zeichnet, sagt man. Der Schleim stammt aus dem Halskanal, das Blut aus der Siebhaut, in welcher die Lösung des Eies erfolgte, und aus kleinen Einrissen des Muttermundes.

§ 179.

Die Austreibungszeit. Der Kopf tritt in die Scheide. Die Treibwehen beginnen und werden begleitet von der Bauchpresse (Preßwehen). Die Gebärende sucht eine passende Lage einzunehmen, um die Wehen gut „verarbeiten" zu können. Der Kopf rückt bei jeder Wehe vorwärts, während er in der Pause wieder etwas zurückgeht. Unter dem starken Druck, den der Kopf im Becken zu erleiden hat, faltet sich die Kopfhaut etwas, und es bildet sich auf dem im Muttermund nach unten liegenden Scheitelbein eine Anschwellung der Kopfbedeckungen, die Geburtsgeschwulst, man sagt bei Kopflagen Kopfgeschwulst. Auch eine Verschiebung der Kopfknochen übereinander nimmt man nicht selten wahr.

Endlich hat der Kopf den Beckenboden erreicht. Ein Teil des Schädels wird während der Wehe zwischen den auseinander weichenden Schamlippen sichtbar, geht aber zunächst in der Pause wieder zurück, worauf die Schamspalte sich wieder schließt. Man sagt der Kopf schneidet ein. Durch wiederholtes Andrängen des Kopfes werden die äußeren Geschlechtsteile und besonders der sich stark vorwölbende Damm mehr und mehr gedehnt. Die Gebärende empfindet oft Stuhldrang durch den Druck des Kopfes auf den Mastdarm. Der Harn kann jetzt oder schon früher meist nicht mehr gelassen werden. Die Dehnung des Dammes nimmt zu, er wölbt sich wie eine Kugel vor, sein Gewebe verdünnt sich, der After wird klaffend und nach vorne gezogen, zuweilen wird Stuhlgang ausgepreßt (s. Fig. 44). Endlich bleibt der Kopf auch in der Wehenpause sichtbar, er steht im Durchschneiden.

Die Stärke und Schmerzhaftigkeit der Wehen haben den höchsten Grad erreicht. Die Gebärende preßt bei den Schüttelwehen gewaltig mit. Das Gesicht ist gerötet, die Lippen sind bläulich verfärbt, der Körper oft in Schweiß gebadet, die Knie zittern, die Gebärende jammert und schreit vor Schmerz, zuweilen stellen sich Wadenkrämpfe ein. Die Erregung steigert sich auf das Höchste, bis endlich bei einer neuen Wehe der Kopf geboren wird, durchschneidet. Sofort empfindet die Gebärende eine außerordentliche

Erleichterung. Nach kurzer Pause folgt dann bei einer neuen Wehe unter Anwendung der Bauchpresse der Rumpf nach. Er kann die vom Kopf gedehnten weichen Geburtswege mit Leichtigkeit passieren.

Mit der Geburt des Rumpfes fließt der Rest des Fruchtwassers, das Nachwasser, untermischt mit etwas Blut, ab. Das neugeborene Kind fällt zwischen die Schenkel der Frau und bekundet sein Leben durch lebhaftes Schreien. Von seinem Nabel

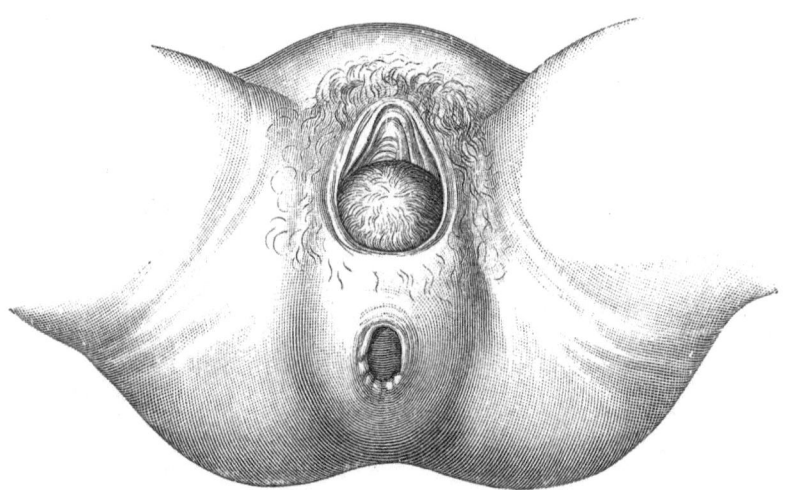

Fig. 44.
Austreibungszeit.
Kopf im Einschneiden.

verläuft jetzt die Nabelschnur durch die klaffenden Geschlechtsteile der Mutter zu der noch in der Gebärmutter befindlichen Nachgeburt.

§ 180.

Die Nachgeburtszeit. Nach Ausstoßung des Kindes ist der Grund der Gebärmutter bis an den Nabel gesunken. Durch die erschlafften Bauchdecken läßt er sich mit großer Deutlichkeit jetzt tasten. Während der ganzen Nachgeburtsperiode geht Blut ab. Es rührt dies her aus den geöffneten mütterlichen Nachgeburtsgefäßen. Infolge der Verkleinerung der Gebärmutter nach der Ausstoßung des Kindes löst sich nämlich ein großer Teil des Mutterkuchens von der Gebärmutteroberfläche ab. Dadurch werden große mütterliche Gefäße eröffnet, die nun nach außen bluten (f. Fig. 45).

Die vollständige Lösung der Nachgeburt übernehmen aber die Nachgeburtswehen, die nach kurzer Pause einsetzen und wenig empfindlich sind. Die auf die Gebärmutter gelegte Hand fühlt deutlich ihre Erhärtung und Aufrichtung. Bei jeder Wehe geht stoßweise etwas Blut ab. Nach etwa 15 bis 20 Minuten ist die Lösung vollendet. Die Nachgeburt fällt auf den Muttermund und in die Scheide (f. Fig. 46). Von hier aus gelangt sie nach außen

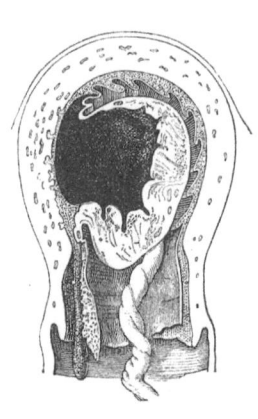

Fig. 45.
Nachgeburtsperiode.
Der Mutterkuchen löst sich.
Nach B. S. Schultze.

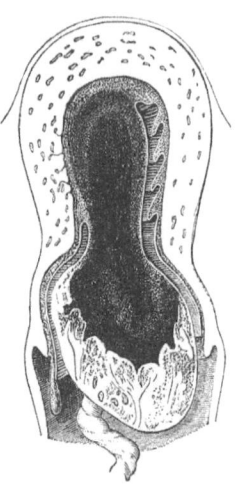

Fig. 46.
Nachgeburtsperiode.
Der gelöste Mutterkuchen fällt in die Scheide.
Nach B. S. Schultze.

durch die Bauchpresse, die Zusammenziehungen der Scheidenwände und durch ihre eigene Schwere.

Sehr häufig erfolgt die Lösung der Nachgeburt zunächst in ihrer Mitte, und es bildet sich dann zwischen Gebärmutterwand und abgelöstem Teil der Nachgeburt ein Bluterguß, der zur weiteren Lösung mit beiträgt (f. Fig. 45).

Nach Entfernung der Nachgeburt ist die Gebärmutter wie eine harte Kugel durch die Bauchdecken zu tasten. Der Grund steht etwa handbreit über der Schoßfuge. Diese harte und andauernde Zusammenziehung preßt die mütterlichen Blutgefäße zusammen und beugt einer weiteren Blutung vor. Die Gebärende empfindet jetzt häufig ein Kältegefühl, das zu einem eigentlichen Frost sich steigern kann und sie nach wärmerer Bedeckung verlangen läßt. Allmählich greift aber eine behagliche Wärme Platz, und die Gebärende empfindet nach so starken, schmerzhaften Anstrengungen wohltätig die erquickende Ruhe. Die Geburt ist beendet.

§ 181.

Die Dauer der Geburt ist sehr verschieden. Sie hängt von der Stärke der Wehen, von der Weite des Geburtskanales und der Größe des Kindes ab. Die Eröffnungszeit dauert länger als die Austreibungszeit. Die Nachgeburtszeit ist meist kürzer als die Austreibungszeit. Bei Erstgebärenden dauert die Geburt erheblich länger als bei Mehrgebärenden. Man kann auf die Geburt der Erstgebärenden durchschnittlich 18 Stunden, auf die der Mehrgebärenden 12 Stunden rechnen. Die Eröffnungsperiode ist bei Erstgebärenden länger als bei Mehrgebärenden, auf die Austreibungszeit kommen bei Erstgebärenden etwa $1^1/_2$—2, bei Mehrgebärenden etwa 1 Stunde oder noch weniger.

§ 182.

Der Einfluß der Geburt auf die Mutter zeigt sich besonders bei Erstgebärenden in einer körperlichen Erschöpfung nach der Geburt, die aber im Wochenbett bald wieder schwindet. Eine Steigerung der Blutwärme tritt bei der Geburt der Regel nach nicht oder in sehr geringem Grade ein. Temperaturen von 38° und darüber sind regelwidrig. Der Puls bietet keine Veränderungen, nur während einer Wehe nimmt seine Zahl etwas zu.

Die kleinen Zerreißungen und Quetschungen der Weichteile heilen im Wochenbett gut ab, wenn die Wunden nicht verunreinigt wurden.

Sehr lange Dauer der Geburt nach dem Sprung der Blase kann wegen der stärkeren Belastung und Quetschung des weichen Geburtskanales allerdings zu bösen Folgen führen, worüber unter den Regelwidrigkeiten der Geburt noch näher gesprochen werden wird.

§ 183.

Das Kind nimmt an der Geburt keinen tätigen Anteil. Die Wehen treiben, und das Kind wird geschoben. Es ist daher auch für den Verlauf der Geburt gleichgültig, ob ein lebendes oder totes ausgetragenes Kind geboren wird. Indessen sind Veränderungen der Herztöne doch bei jeder Geburt deutlich wahrnehmbar. Sie erfahren bei jeder Wehe, am meisten in der Austreibungszeit, eine deutliche Verlangsamung der Anzahl, sinken z. B. von 140 in der Wehenpause während der Wehe auf 120. In der Wehenpause erreichen sie aber ihre ursprüngliche Zahl wieder. Man kann weiter bemerken, daß die Herztöne um so mehr an Zahl während der Wehe abnehmen, je mehr Fruchtwasser beim Blasensprung abgeflossen ist, d. h. je mehr die Gebärmutter sich nach dem Blasensprung verkleinert hat.

Diese Erscheinung der Verlangsamung der kindlichen Herztöne, welche die Hebamme gut studieren muß, erklärt sich durch Verminderung des Austausches von Sauerstoff in dem Mutterkuchen während der Wehe. Die Wehe preßt die Gebärmutter zusammen und mit ihr auch die Stelle, wo der Mutterkuchen sitzt. Durch dies Zusammendrücken wird der Blutumlauf in den mütterlichen Gefäßen des Mutterkuchens etwas gehemmt. Dadurch bekommt die Frucht weniger Sauerstoff, was das Herz sofort durch Verlangsamung seiner Tätigkeit anzeigt. In der Pause hört die Pressung auf, das Blut fließt wieder freier, die Herztöne erhalten wieder ihre natürliche Anzahl. Ist nun Fruchtwasser abgeflossen, so verkleinert sich die Gebärmutter dadurch. Es wird daher das Zusammendrücken der Gefäße bei der Wehe ein größeres sein und daher in der Austreibungszeit die Verlangsamung auch stärker werden. Je mehr Fruchtwasser aber unter der Geburt abfließt, d. h. je mehr die Gebärmutter sich verkleinert, um so stärker wird bei der Wehe die Pressung und um so mehr werden die Herztöne bei der Wehe an Zahl abnehmen. Es ist daher gut für das Kind, wenn möglichst viel Fruchtwasser nach dem Blasensprung in der Gebärmutter zurückbleibt.

Man sieht also, wie fein das Herz der Frucht antwortet auf Störungen des Sauerstoffüberganges. Es ist diese Tatsache für die Hebamme von größter Bedeutung. Wird nämlich die Sauerstoffzufuhr dauernd behindert, wie bei sehr starken Wehen und langer Dauer der Austreibungszeit, so bleiben die Herztöne dauernd langsam. Dieses Anzeichen verrät dann die Lebensgefahr für das Kind, d. h. das Kind ist in Gefahr infolge von Sauerstoffmangel zu ersticken.

Die Art des Durchtrittes des Kindes durch das Becken.

§ 184.

Das in Schädellage über dem Becken liegende Kind kann nicht in beliebiger Weise durch das Becken getrieben werden, sondern es muß bei der geringen Geräumigkeit des Beckens sich durch bestimmte Drehungen dem Becken anpassen. Dies nennt man den Geburtsmechanismus.

Wir haben gesehen, daß im Beckeneingang der größte Durchmesser der quere, in der Beckenhöhle der schräge, im Beckenausgang der grade ist. In diese größten Durchmesser dreht sich der Kindskopf. Er wird also im Beckeneingang mit seinem graden Durchmesser quer, in der Beckenhöhle schräg, im Beckenausgang grade stehen. Je größer der Kopf oder je enger das Becken ist, umsomehr wird der Kopf diesen Weg innehalten müssen.

Wenn nun die Wehen zu wirken beginnen, so tritt zunächst die kleine Fontanelle tiefer, die große bleibt etwas zurück. Dies erfolgt dadurch, daß die Wirbelsäule sich näher am Hinterkopf als am Vorderhaupt ansetzt. Die Kraft der Wehen wirkt aber entlang der Wirbelsäule auf das Kind.

Nun beginnen beim Tieferrücken des Kopfes die Drehungen. Da gleichzeitig die kleine Fontanelle tiefer getreten ist, so muß sie sich auch nach vorne wenden.

Im Beckeneingang wird also die Pfeilnaht quer verlaufen mit tiefstehender kleiner Fontanelle. In der Beckenhöhle finden wir sie schräg, und die kleine Fontanelle hat sich nach vorn gedreht. Im Beckenausgang verläuft sie grade, und die kleine Fontanelle steht ganz vorne unter der Schoßfuge und die große hinten am Steißbein. Dasjenige Scheitelbein, welches im Muttermund liegt und zuerst in der Schamspalte erscheint, nennen wir das vorliegende Scheitelbein.

Tritt der Kopf auf den Beckenboden, so muß er, um geboren zu werden, nach vorn abweichen, da der Beckenboden nach unten verschlossen ist und die Schamspalte vorn liegt. Dies geschieht in folgender Weise. Zuerst wird das Hinterhaupt bis zum Nacken geboren. Jetzt stemmt sich der Nacken an die Schoßfuge, und indem sich das Kinn von der Brust entfernt, tritt die Stirn und das

Gesicht über den Damm. Bei diesem Austritt erfährt also der kindliche Kopf eine Veränderung seiner regelmäßigen Haltung: das auf die Brust geneigte Kinn schlägt sich empor und entfernt sich von der Brust.

Jetzt ist der Kopf geboren. Das Gesicht sieht nach hinten, bei der liegenden Frau zum Lager, und der Hinterkopf nach vorne. Nunmehr treten die Schultern durch das Becken. Sie gehen denselben Weg, den der Kopf genommen hat: sie stehen im Beckeneingang annähernd quer, in der Beckenhöhle schräg, im Beckenausgang grade. Da die Schulternbreite sich aber mit der Pfeilnaht kreuzt, so gehen die Schultern durch den entgegengesetzten schrägen Durchmesser, als die Pfeilnaht verlief. Lag z. B. die Pfeilnaht im rechten schrägen Durchmesser, so werden die Schultern durch den linken schrägen Durchmesser gehen müssen. Dieser Drehung des Rumpfes folgt der geborene Kopf: er wendet sich mit dem Gesicht seitwärts zum rechten oder linken Schenkel der Frau.

Nach der Geburt der Schultern schießt der übrige schlanke Leib des Kindes schnell und ohne Widerstand heraus.

§ 185.

Diese Art des Durchtrittes des Kindskopfes durch das Becken sieht man auch dem Kindskopf des in regelmäßiger Schädellage geborenen Kindes an. Der Kopf ist nach hinten zur Gegend der kleinen Fontanelle hin ausgezogen.

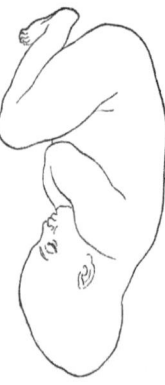

Fig. 47.
Kopfform
bei Schädellage.

Die Kopfgeschwulst bildet sich stets auf dem vorliegenden Scheitelbein und kann sich von hier aus weiter ausbreiten. Sie ist eine wäßrige Anschwellung der Kopfbedeckungen, entsteht durch den Geburtsdruck und fühlt sich weich, fast teigig an, ihre Oberfläche ist bläulich verfärbt. Sie bildet sich stets erst nach dem Blasensprunge. Je länger die Austreibungszeit währt, je kräftiger die Wehen, je größer der Widerstand ist, den Becken oder die Geschlechtsteile bieten, umsomehr wird die Kopfgeschwulst wachsen. Ein rasches Anwachsen der Kopfgeschwulst sagt uns, daß das Kind unter einem hohen Druck steht und vielleicht bald die Herztöne eine dauernde Verlangsamung erfahren werden. Verläuft die Aus=

treibungszeit sehr rasch, so kann die Kopfgeschwulst fehlen. Tote Früchte entbehren der Kopfgeschwulst, da sie keinen Blutumlauf haben. Nach der Geburt verschwindet die Kopfgeschwulst in 12 bis höchstens 48 Stunden.

§ 186.

Durch den Geburtsdruck erfolgen auch Verschiebungen der Schädelknochen übereinander, umsomehr, je schwieriger der Beckendurchtritt ist. Bei der gewöhnlichen Geburt sind sie nur angedeutet. Diese Verschiebungen sind ermöglicht durch die lockere Verbindung der Schädelknochen in den Nähten und Fontanellen. Die Scheitelbeine verschieben sich vorn über die Stirnbeine, hinten über das Hinterhauptbein. Das nach hinten gelegene Scheitelbein ist meist unter das nach vorn gelegene geschoben. Alle diese genannten Veränderungen verschwinden in den ersten Lebenstagen, und der Kindskopf gewinnt dann seine ursprüngliche Form wieder.

§ 187.

Einteilung der Schädellagen. Bei der ersten Schädellage liegt der Rücken links, bei der zweiten rechts. Beide Lagen teilen wir in Unterarten. Erste Unterart: der Rücken liegt vorn. Zweite Unterart: der Rücken liegt hinten. Dem Rücken entspricht die kleine Fontanelle.

Kleine Fontanelle links und vorn: 1. Schädellage, erste Unterart. Kleine Fontanelle rechts und vorn: 2. Schädellage, erste Unterart. Diese beiden Lagen nennt man auch Hinterhauptlagen, da bei ihnen das Hinterhaupt vorangeht. Sie sind die regelmäßigsten und günstigsten Lagen. Wir haben sie bisher unserer Beschreibung des Geburtsverlaufes zu Grunde gelegt (siehe Fig. 48 u. 49).

Kleine Fontanelle links und hinten: 1. Schädellage, zweite Unterart. Kleine Fontanelle rechts und hinten: 2. Schädellage, zweite Unterart. Diese Lagen sind seltener. Man muß sie als Abweichungen von den regelmäßigen 1. und 2. Schädellagen bezeichnen. Meist dreht sich aber bei ihnen schließlich die kleine Fontanelle nach vorn, sodaß aus ihnen im Geburtsverlauf die erste Unterart wird. Bleiben sie aber bestehen, dreht sich die kleine

Fontanelle nicht nach vorn, so geht das Vorderhaupt voran und wird zuerst geboren. Dann nennt man sie Vorderhauptlagen. Ihr Verlauf ist bei großem Kinde etwas ungünstiger für Mutter und Kind (s. Fig. 50 u. 51).

Erkennung und Verlauf der ersten und zweiten Schädellage, erste Unterart (Hinterhauptlage).

§ 188.

Erste Hinterhauptlage.

Äußere Untersuchung: Man fühlt den Steiß im Muttergrund, den Kopf oberhalb der Schoßfuge, den Rücken in der linken

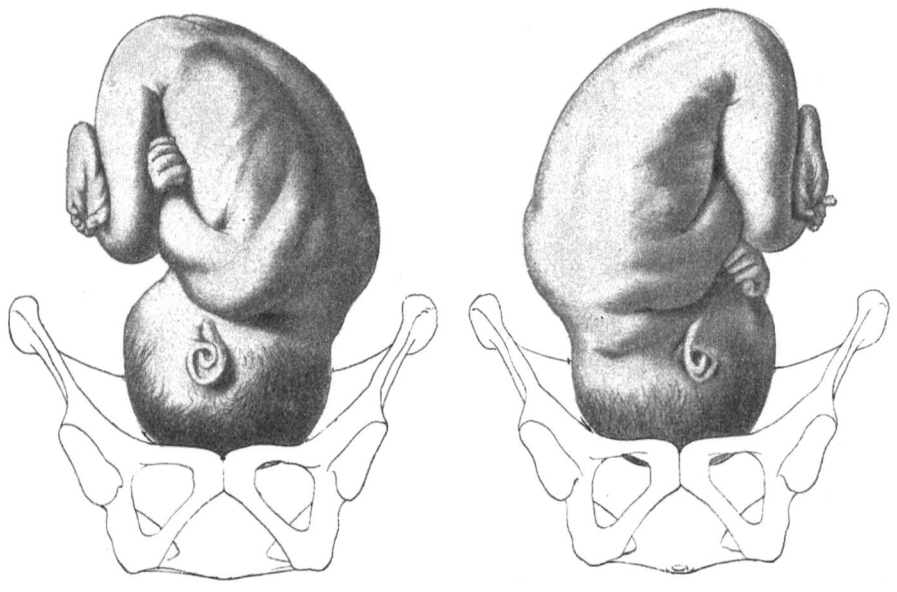

Fig. 48.
Erste Hinterhauptlage.
Nach Bumm.

Fig. 49.
Zweite Hinterhauptlage.
Nach Bumm.

Seite der Mutter, die kleinen Teile rechts oben neben dem Steiß. Die Herztöne werden links von der Mittellinie unterhalb des Nabels am deutlichsten wahrgenommen (s. Fig. 48).

Innere Unterſuchung: Der vorliegende Schädel wird erkannt an ſeiner Härte und Rundung, den Nähten und Fontanellen. Man fühlt die kleine Fontanelle links, die große rechts, die Pfeilnaht im queren oder ſchon ſchrägen Durchmeſſer. Das vorliegende Scheitelbein iſt das rechte.

Im weiteren Verlauf tritt die kleine Fontanelle tiefer und dreht ſich nach vorn. Die Pfeilnaht verläuft im rechten ſchrägen Durchmeſſer. Die kleine Fontanelle ſteht links vorn, die große rechts hinten. Dann tritt die Pfeilnaht in den graden Durchmeſſer, die kleine Fontanelle ſteht hinter der Schoßfuge, die große am Kreuzbein. Der hintere Abſchnitt des rechten Scheitelbeins tritt zuerſt in die Schamſpalte, dann wird das Hinterhaupt geboren, worauf Stirn und Geſicht über den Damm ſchneiden. Nach der Geburt des Kopfes ſieht das Geſicht nach hinten. Die Schultern ſtehen jetzt quer im Beckeneingang, treten dann in den linken ſchrägen, dann in den graden Durchmeſſer. Die rechte Schulter erſcheint unterhalb der Schoßfuge, die linke ſchneidet über den Damm. Während der Geburt der Schultern wendet ſich das Geſicht des Kindes zum rechten Schenkel der Mutter.

Das geborene Kind trägt die Kopfgeſchwulſt auf dem rechten Scheitelbein. Das linke Scheitelbein iſt unter das rechte Scheitelbein geſchoben.

Zweite Hinterhauptlage.

Äußere Unterſuchung: Der Steiß iſt im Muttergrund, der Kopf oberhalb der Schoßfuge, der Rücken rechts, kleine Teile links oben zu taſten. Die Herztöne ſind rechts unterhalb des Nabels am deutlichſten wahrnehmbar (ſ. Fig. 49).

Innere Unterſuchung: Die kleine Fontanelle ſteht rechts, die große Fontanelle links, die Pfeilnaht verläuft quer oder ſchon ſchräg. Das vorliegende Scheitelbein iſt das linke.

Im weiteren Verlauf dreht ſich die kleine Fontanelle von rechts her nach vorn. Die Pfeilnaht verläuft im linken ſchrägen Durchmeſſer. Die kleine Fontanelle ſteht rechts und vorn, die große links und hinten. Dann tritt die kleine Fontanelle völlig unter die Schoßfuge, und die Pfeilnaht verläuft im graden Durchmeſſer. In der Schamſpalte erſcheint zuerſt der hintere Abſchnitt des linken Scheitelbeins. Der geborene Kopf ſieht mit dem Geſicht nach hinten. Die Schultern gehen durch den rechten ſchrägen

Durchmesser. Die linke Schulter tritt unter die Schoßfuge, die rechte schneidet über den Damm. Bei der Geburt der Schultern wendet sich das Gesicht zum linken Schenkel der Mutter.

Das geborene Kind trägt die Kopfgeschwulst auf dem linken Scheitelbein, das rechte Scheitelbein ist unter das linke geschoben.

Erkennung und Verlauf der ersten und zweiten Schädellage, zweite Unterart (Vorderhauptlage).

§ 189.

Erste Vorderhauptlage.

Äußere Untersuchung: Wie bei 1. Schädellage.

Innere Untersuchung: Kleine Fontanelle steht links und hinten, große rechts und vorn. Die Pfeilnaht verläuft im linken schrägen Durchmesser. Das vorliegende Scheitelbein ist das rechte.

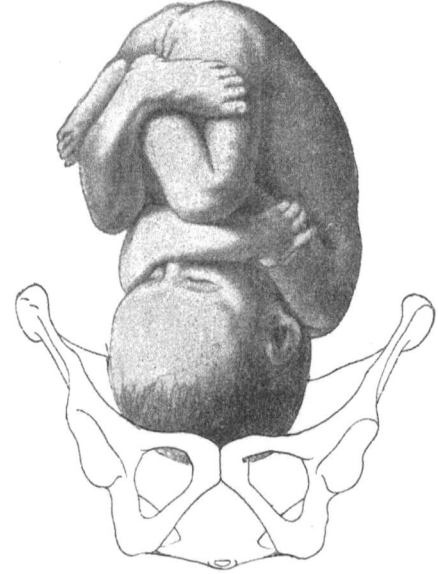
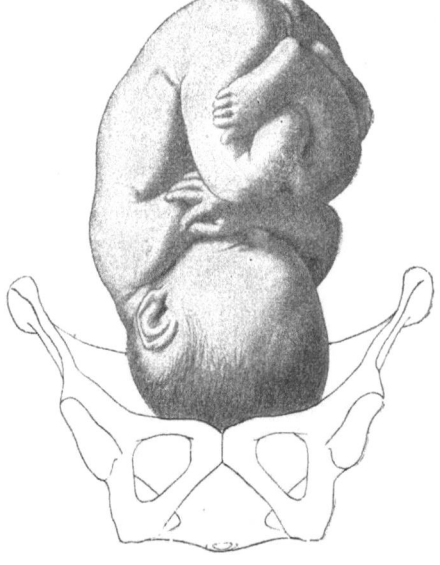

Fig. 50. Fig. 51.
Erste Vorderhauptlage. Zweite Vorderhauptlage.

Im weiteren Verlauf tritt die große Fontanelle unter die Schoßfuge und wird zuerst geboren. Dann stemmt sich die Gegend oberhalb der Stirnhöcker an die Schoßfuge, und das Hinterhaupt schneidet über den Damm, worauf das Gesicht hinter der Schoßfuge hervortritt. Jetzt sieht das Gesicht nach vorn, das Hinterhaupt nach hinten. Die Schultern gehen durch den rechten schrägen Durchmesser, das geborene Gesicht wendet sich nach dem rechten Schenkel der Mutter.

Die Kopfgeschwulst sitzt auf dem vorderen Abschnitt des rechten Scheitelbeins.

Zweite Vorderhauptlage.

Äußere Untersuchung: Wie bei 2. Schädellage.

Innere Untersuchung: Kleine Fontanelle rechts und hinten, große links und vorn. Die Pfeilnaht verläuft im rechten schrägen Durchmesser. Das vorliegende Scheitelbein ist das linke.

Im weiteren Verlauf kommt die große Fontanelle unter die Schoßfuge. Nachdem der Kopf wie oben geboren ist, also das Gesicht nach vorn, das Hinterhaupt nach hinten sieht, gehen die Schultern durch den linken schrägen Durchmesser, wobei sich das Gesicht zum linken Schenkel der Mutter wendet.

Die Kopfgeschwulst sitzt auf dem vorderen Abschnitt des linken Scheitelbeins.

Die Leitung der regelmäßigen Geburt durch die Hebamme.

§ 190.

Die Geburt ist ein natürlicher Vorgang, sie bedarf keines künstlichen Eingriffes.

Die Aufgabe der Hebamme bei der Geburt ist, festzustellen, ob die Geburt eine regelmäßige ist oder ob Abweichungen vorliegen. Erkennt sie, daß die Geburt eine regelmäßige ist, so übernimmt sie die Leitung derselben. Sie beobachtet sorgfältig den Verlauf der Geburt, sie sucht Schädlichkeiten fern zu halten und lindert die Beschwerden der Gebärenden.

Ist die Geburt keine regelmäßige, so übergibt sie die Leitung derselben einem Arzt und tritt als seine Gehülfin ihm zur Seite. Ebenso übergibt sie die Geburt einem

Arzt, wenn im Verlaufe der Geburt sich Abweichungen einstellen.

Die Hebamme wird alle einzelnen Fälle, in denen sie einen Arzt zu erbitten hat, in dem Kapitel über Regelwidrigkeiten der Geburt genau aufgeführt finden.

Zuweilen wird aber von der Gebärenden oder ihren Angehörigen gewünscht, daß auch die regelmäßige Geburt von einem Arzt geleitet wird. Die Hebamme hat diesem Wunsche niemals einen Widerstand entgegenzusetzen, sondern muß sich ihm bereitwillig fügen.

Hat die Hebamme eine Geburt übernommen, so darf sie die Gebärende bis zur Vollendung der Geburt nicht verlassen (s. die Instruktion).

§ 191.

In der Leitung der Geburt findet die Hebamme ihren wichtigsten und verantwortlichsten Wirkungskreis. Großer Segen kann durch sie gestiftet werden, ja sie wird zu einer Wohltäterin ihres Geschlechts, wenn sie ihren Beruf sachgemäß auszuüben versteht. Aber auch das furchtbarste Unglück kann sie veranlassen, wenn sie mit Unkenntnis, Leichtsinn und Besserwissenwollen an ihre Aufgabe geht. Die Hebamme soll im Vollbesitz der Kenntnisse dieses Lehrbuches und aller Fertigkeiten sein, dann wird sie niemals Schaden stiften. Aber zu einer guten Hebamme gehört auch, daß sie Verständnis für die Leiden der Gebärenden besitzt, erst dann wird sie eine wahre Helferin in der Not sein. Ein ruhiges Wesen, wenig Worte, aber sicheres Handeln, freundlicher Zuspruch, aber auch, wenn nötig, ernste Ermahnung sind Eigenschaften, die Vertrauen erwecken. Hastiges, lautes Benehmen, Geschwätzigkeit und Ruhmredigkeit sind Untugenden, die am Gebärbett besonders tadelnswert sind. Auch vergesse die Hebamme nie, daß der Arzt ihr an Kenntnissen und Fertigkeiten überlegen ist, und lasse sich ja nicht einfallen, seine Tätigkeit und Handlungsweise, mag vorfallen, was will, herabzusetzen.

§ 192.

Hat die Hebamme die Leitung der Geburt übernommen, so ist ihre erste Aufgabe, Schädlichkeiten fernzuhalten. Sie hat bereits gelernt, daß die furchtbarste Gefahr in der Berührung der Geburtswunde mit nicht keimfreien Händen liegt. Nun läßt sich wohl manche

Geburt auch ohne innere Untersuchung leiten, und es wäre ein großer Segen für die Gebärenden, wenn die innere Untersuchung und damit die größte Gefahr der Geburt überhaupt wegfallen könnte. Leider ist dies aber nicht für alle Fälle möglich, denn wenn auch die äußere Untersuchung allein sehr wertvolle Aufschlüsse gibt, so könnten doch ohne innere Untersuchung wichtige Abweichungen übersehen werden, die Mutter und Kind Schaden bringen.

Drei Regeln gehen hieraus hervor: 1. Die innere Untersuchung soll so selten wie möglich vorgenommen werden. 2. Muß sie vorgenommen werden, so ist es ein Verbrechen, sie ohne die vorgeschriebene Desinfektion, welche die Hände keimfrei macht, auszuführen! Nie und nimmer vergesse die Hebamme, daß von der Sorgfalt der Desinfektion ihrer Hände das Leben und die Gesundheit der Gebärenden abhängt. Wer hier nicht gewissenhaft ist, darf dem Hebammenstande nicht angehören! 3. Ist die Hebamme unglücklicherweise mit ansteckenden Stoffen, z. B. stinkendem Wochenfluß, in Berührung gekommen und muß sie sogleich darauf eine Geburt leiten, so soll sie trotz sorgfältiger Desinfektion sich auf die äußere Untersuchung beschränken. Erscheint ihr die innere Untersuchung aber doch nötig, so erbitte sie einen Arzt. (Nähere Vorschriften siehe bei Kindbettfieber.)

§ 193.

Ist die Hebamme zur Geburt gerufen, so folge sie dem Rufe stets möglichst rasch. Sie bekleidet sich mit einem Waschkleide, das kurze, oder wenigstens emporstreifbare Ärmel besitzt und wasche sich noch in ihrem Hause gründlich die Hände. Dann nimmt sie ihre Tasche mit Instrumenten, die stets gerüstet bereit liegen muß, und begibt sich zur Gebärenden.

§ 194.

Die Tasche muß folgende Instrumente und Mittel enthalten:

1. Ein verschlossenes gläsernes Röhrchen mit 10 Sublimatpastillen zu je einem Gramm Sublimat nach Angerer mit der Aufschrift „Gift!".
2. Eine Flasche mit 100 Gramm Lysol mit der deutlichen und haltbaren Aufschrift „Vorsicht! Lysol! Nur gehörig verdünnt und nur äußerlich zu gebrauchen."

3. Ein Glasgefäß zum Abmessen mit Marken für je 5, 10 und 20 Gramm.
4. Eine Flasche mit 100 Gramm 85% Alkohol (Weingeist des Arzneibuchs).
5. Ein Stück Seife in einer Büchse zum Reinigen der Hände und Arme.
6. Eine große Wurzelbürste zum Waschen der Hände, eine kleinere für das Desinfizieren mit Sublimat. Die Bürsten dürfen niemals vertauscht werden. Sie sind durch Auskochen keimfrei zu machen.
7. Ein Nagelreiniger von Metall.
8. Zwei reine, nach dem letzten Waschen noch nicht gebrauchte Handtücher.
9. Eine reine weiße Schürze, die vom Hals an den ganzen Körper und die Oberarme bedecken soll. Handtücher und Schürze dürfen, wenn sie gebraucht sind, nicht in den Instrumentenbehälter gelegt werden, sondern bleiben gesondert.
10. Eine Spülkanne (Irrigator) von mindestens 1 Liter Gehalt, welche mit einer Marke zur Abmessung von $^1/_2$ Liter versehen ist. Hierzu 2 Schläuche. Der eine ist rot und wird zu Ab- und Ausspülungen der Geschlechtsteile benutzt. Der andere ist schwarz, dient zu Einläufen in den After, trägt für das Afterrohr ein Zwischenstück mit Hahn und wird in einem besonderen Behälter aufbewahrt. Die Schläuche werden desinfiziert durch Einlegen in Lysollösung.
11. Ein gläsernes Mutterrohr für den roten Schlauch. Ein gläsernes Afterrohr für den schwarzen Schlauch mit Zwischenstück. Beide Rohre sind durch Auskochen keimfrei zu machen.
12. Einen Katheter und zwar einen Jacques-Patent-Katheter (Aber keine Nachahmung des echten Jacques-Katheters!). Er ist vor jedem Gebrauch zu desinfizieren (s. § 92).
13. Eine Nabelschnurschere (Schere mit abgerundeten Spitzen). Sie ist durch Auskochen oder Abreiben mit Lysol zu desinfizieren.
14. Schmales, $^1/_2$ Zentimeter breites, weißes Leinenband zum Unterbinden der Nabelschnur (Nabelband). Es soll in einem sauberen, gläsernen oder metallenen Behälter aufbewahrt werden.

15. Eine verlötete Blechbüchse mit 12 sterilen Jodoform=
wattekugeln mit Faden (Tampons). Diese ist in der
Apotheke zu erhalten. Sie wird erst unmittelbar vor dem
Gebrauch geöffnet. Die Tampons werden aus der Büchse
mit keimfreien Händen genommen. Bei jedem Gebrauch
ist stets eine neue Büchse anzubrechen.
16. Ein Päckchen Wundwatte von mindestens 100 Gramm.
17. Ein Fläschchen mit 20 Gramm Hoffmannstropfen zur
Belebung Ohnmächtiger. Die Flasche ist stets sorgfältig
verschlossen zu halten, weil sonst die Tropfen verfliegen.
18. Ein dunkelfarbiges Tropfglas mit 5 Gramm einer
1% Höllensteinlösung mit Aufschrift. Die Lösung ist
zu erneuern, sobald sie sich trübt.
19. Ein Thermometer zum Messen der Körperwärme
und ein Badethermometer.
20. Eine Sanduhr zum Pulszählen (Pulszähler), sofern die
Hebamme nicht eine Sekundenuhr besitzt.
21. Ein Bandmaß mit Zentimetereinteilung.
22. Ein Glasgefäß mit weiter Öffnung und durch einen Glas=
deckel fest verschließbar mit einer Anzahl ausgekochter
Nabelläppchen, viereckige Leinwandstückchen, die etwa
8 Zentimeter lang und breit sind.

Erwünscht ist ferner ein nahtloser Gummihandschuh, erhältlich
beim Instrumentenhändler.

§ 195.

Ist die Hebamme bei der Gebärenden angekommen, so soll ihre
erste Frage dahin gehen, ob das Vorwasser bereits abgeflossen
sei. Wird die Frage bejaht, so mache sie alle Zurüstungen schnell
und desinfiziere sich sofort, sie könnte sonst von der Geburt viel=
leicht überrascht werden.

Meist wird indessen die Hebamme die Gebärende im Beginn
der Eröffnungszeit übernehmen, wenn das Fruchtwasser noch nicht
abgeflossen ist. Dann gehe sie vor, wie es die Regel ist und nun=
mehr hier gelehrt wird.

§ 196.

Zunächst fragt sie die Frau, ob sie Erst= oder Mehrgebärende
ist und in welchem Alter sie steht. Sie erkundigt sich, wie sie sich

als Kind und in den Entwickelungsjahren befunden hat und wann sie laufen gelernt hat. Ist sie eine Mehrgebärende, so soll der Verlauf der früheren Geburten ermittelt werden, ob Kunsthülfe angewandt wurde, ob die Kinder lebend oder tot geboren wurden. Dann erfragt sie die Zeit der letzten Regel und erkundigt sich, wie die Frau sich in dieser Schwangerschaft befunden hat. Endlich wird der erste Eintritt der Wehen und ihre Stärke ermittelt.

§ 197.

Nach dieser Erkundigung oder schon während derselben baut sich die Hebamme ihren Desinfektionsapparat auf: die beiden Schalen mit Wasser, legt in jede eine Bürste und bereitet das Sublimatwasser. Ein dritte Schale gebraucht sie zum Reinigen der Geschlechtsteile der Frau.

Nunmehr führe sie die vorschriftsmäßige Waschung ihrer Hände aus. Vor jeder neuen Waschung der Hände ist das Waschwasser zu erneuern!

Sodann folgt die äußere Untersuchung.

Dann werden die Geschlechtsteile gründlich abgeseift, mit warmem Wasser abgespült und mit einem Wattebausch abgetrocknet. Steht ein warmes Bad zur Verfügung und ist die Geburt noch nicht weit vorgeschritten, so bringe man die Frau in das Bad und seife in ihm die Geschlechtsteile ab. Dann erhält die Frau reine Leibwäsche.

Nunmehr schreitet die Hebamme zur Desinfektion ihrer Hände, wie sie ihr zur Gewissenssache gemacht ist (s. §§ 113—115), und führt dann mit nassen Händen die innere Untersuchung aus.

§ 198.

Die äußere Untersuchung an der Gebärenden ist dieselbe wie bei der Schwangeren (s. § 144). Sie ermittelt mit den bekannten Handgriffen den Stand des Gebärmuttergrundes, die Lage des Kindes und merkt sich besonders genau den Ort der deutlichsten Wahrnehmung der kindlichen Herztöne. Der vierte Handgriff wird sorgfältig angewandt, um zu erfahren, ob und wie tief der Kopf bereits in das Becken eingetreten ist. So erkennt sie durch die äußere Untersuchung die Lage des Kindes, sein Leben, den Tiefstand des Kopfes.

Nun folgt die innere Untersuchung. Eine genaue zweite Desinfektion geht ihr, wie vorgeschrieben, voraus (s. § 113 Ziffer 4).

Sie untersucht mit der nassen Hand, die soeben aus dem Sublimatwasser kommt. Bei der inneren Untersuchung der Gebärenden ermittelt sie: 1. Die Größe des Muttermundes und die Beschaffenheit seiner Ränder. 2. Ob die Blase noch vorhanden ist. Ob die Blase, wenn vorhanden, schlaff oder gespannt in der Wehenpause ist, ob viel oder wenig Fruchtwasser vorhanden ist. 3. Ob und welcher Teil im Muttermund vorliegt und wie tief derselbe bereits getreten ist. Den Schädel erkennt sie sicher nur an Nähten oder Fontanellen.

Liegt der Schädel fest vor, so ist die Geburt zunächst als eine regelmäßige zu betrachten.

Ist die Blase gesprungen, so wird sie die Nähte und wenigstens eine Fontanelle deutlicher fühlen und den Verlauf der Pfeilnaht bestimmen können. Fühlt sie z. B. vorne links die kleine Fontanelle, so wird sie nach hinten und rechts die Pfeilnaht verfolgen, ja auch oft die große Fontanelle erreichen können. Sie weiß dann, daß eine erste Schädellage vorliegt. Allerdings kann die Hebamme meist auch schon vor dem Blasensprunge Nähte und Fontanellen fühlen; sie schone aber bei solcher Untersuchung durchaus die Eiblase.

Aber auch den Tiefstand des Kopfes im Becken muß sie bestimmen können. Je mehr vom Kreuzbein sie abtasten kann, um so höher steht der Kopf noch. Je mehr die kleine Fontanelle sich nach vorn gedreht hat, um so tiefer steht der Kopf. Kann sie nichts mehr vom Kreuzbein erreichen und steht die kleine Fontanelle fast hinter der Schoßfuge, so steht der Kopf im Beckenausgang.

Besteht eine Kopfgeschwulst, so fühlt sich der im Muttermund liegende Abschnitt des Kopfes weich an. Sie umkreise dann mit dem untersuchenden Finger die weiche Partie und wird dann auch harte Teile, Nähte, und Fontanellen fühlen, wenn der Kopf wirklich der vorliegende Teil ist. Gelingt es ihr nicht, die harten, glatten Schädelknochen zu erreichen, so denke sie an Steißlage. Kann sie diese Zweifel nicht durch die Untersuchung beseitigen, so erbitte sie einen Arzt.

Nach Beendigung der Untersuchung prüfe sie ihren Finger, ob er mit Schleim, Blut oder auch Kindespech bedeckt ist. Dann werden die Hände sorgfältig gewaschen, mit Sublimatwasser abgebürstet und an einem reinen Handtuch abgetrocknet.

§ 199.

Schon während der Erkundigung oder bei der äußeren Untersuchung hatte die Hebamme Gelegenheit die Wehen zu beobachten, ob sie stark sind, ob sie häufig kommen, oder ob die Frau vielleicht schon mitpreßt.

§ 200.

Wir wiederholen: Hat die Hebamme durch das Ergebnis der Untersuchung ermittelt, daß die Geburt eine regelmäßige ist, so übernimmt sie selbst die Leitung der Geburt. Hat sie dagegen Regelwidrigkeiten entdeckt, so verlangt sie den Arzt.

§ 201.

Hat die Hebamme durch die Untersuchung alles gut gefühlt, hatte sie sich auch überzeugt, daß der Kopf fest im Becken stand, so ist eine zweite innere Untersuchung überhaupt nicht mehr nötig. An den Preßwehen erkennt sie die Austreibungszeit, an der Wölbung des Dammes den beginnenden Durchtritt des Kopfes. Dagegen soll die völlig unschädliche äußere Untersuchung öfter wiederholt werden.

§ 202.

Aber die Hebamme sei noch auf einige Vorsichtsmaßregeln bei der inneren Untersuchung aufmerksam gemacht. Niemals darf der untersuchende Finger stark gegen die Fruchtblase gedrückt werden. Sie könnte sonst vorzeitig springen, und das wäre vom Übel. Der vorzeitige Blasensprung verzögert die Geburt und gefährdet das Kind. Niemals darf sie etwa den Muttermund mit dem Finger dehnen wollen, um die Geburt befördern zu wollen. Es wäre das ein großer Unverstand. Die Dehnung befördert nicht die Geburt, sondern erzeugt im Gegenteil regelwidrige, krampfartige Wehen. Endlich hüte sie sich, den noch beweglich vorliegenden Teil aus dem Beckeneingang fortzudrängen.

War es dagegen der Hebamme nicht gelungen, die Lage des Kindes oder den Stand der Geburt zu ermitteln, so muß sie nach einiger Zeit eine zweite innere Untersuchung vornehmen. Kann sie es so einrichten, so lege sie die zweite Untersuchung in die Zeit unmittelbar nach dem Blasensprung. An dem von der Eihaut entblößten und von der Kopfgeschwulst noch nicht bedeckten Kopf wird sie jetzt Nähte und Fontanellen gut fühlen, auch erkennen können, ob die kleine oder die große Fontanelle vorn steht. Sollte sie etwa neben dem Kopf die Nabelschnur oder einen Arm vorgefallen finden (siehe die Regelwidrigkeiten der Geburt), so ist eiligst ärztliche Hülfe zu erbitten.

§ 203.

Nachdem die Hebamme sich durch die Untersuchung über die Kindslage und den Stand der Geburt belehrt hat, trifft sie nunmehr die notwendigen Anordnungen zur Leitung der Geburt.

Jede Kreißende erhält im Beginn der Geburt ein reichliches Klystier, zur Entleerung des Mastdarms. Die Entleerung des Darms darf in keinem Fall auf einem Abtritt, sondern soll auf einer Bettschüssel, im Notfall auf einen Nachttopf oder einem Eimer erfolgen. Bei dem Stuhlgang soll auch der Urin entleert werden. Der After ist nach der Entleerung sorgfältig mit Watte zu reinigen.

Im Beginn der Eröffnungszeit kann die Gebärende noch außer Bett sein, sofern die Kindslage eine regelmäßige ist und der Kopf bereits fest stand. Sie kann abwechselnd liegen, stehen, gehen, je nach der Bequemlichkeit. Bei der Wehe sucht die Gebärende gern eine Stütze. Sie setzt sich oder stützt sich auf einen Stuhl, oder ergreift auch die Hände der Hebamme. Wenn die Wehen aber stärker werden, oder wenn die Hebamme bei der Untersuchung die Blase auch in der Wehenpause gespannt fühlt, bringe man die Frau in das Bett.

§ 204.

Das Geburtsbett ist ein gewöhnliches Bett mit möglichst harter Matratze, damit der Steiß nicht tief einsinkt. Das Bett erhält reine Wäsche und wird so aufgestellt, daß es von beiden Längsseiten zugänglich ist. Um das Bett vor Benässung zu schützen, wird da, wo der Steiß der Gebärenden liegt, ein breites Stück wasserdichten Stoffes quer über die Matratze gelegt. Darüber kommt eine reine leinene Unterlage. Läßt sich eine wasserdichte Unterlage nicht beschaffen, so lege man der Kreißenden ein mehrfach zusammengelegtes leinenes Bettuch unter das Gesäß. Als Bettdecke dient eine wollene oder eine sogenannte Steppdecke. Federkissen sind als zu warm zu meiden.

Die Gebärende soll bis auf Hemd, Strümpfe und eine Jacke völlig entkleidet sein. Das Hemd wird am Rücken emporgerollt, um es vor Besudelung mit Fruchtwasser oder Blut zu schützen. Auch sorge man, daß das Kopfhaar geordnet und am besten durch ein Häubchen gehalten wird, da das Haar in den ersten Tagen des Wochenbettes nicht gekämmt werden soll. Das Gebärzimmer sei möglichst hell, groß und luftig, nicht zu warm (17°—19° C.). Alle überflüssigen Personen, namentlich Kinder, auch Tiere, wie Hunde, sind aus ihm zu entfernen.

§ 205.

Jetzt sorge die Hebamme für die nötigen Gerätschaften für die Geburt. In der Küche muß Feuer brennen, damit abgekochtes, warmes Wasser in größerer Menge stets zur Verfügung steht. Auch kaltes Wasser stelle sie sich zur Hand. Eine Anzahl reiner Handtücher, leinener Unterlagen, eine Bettpfanne muß bereit sein. Sie stelle die Badewanne für das neugeborene Kind auf und bereite einen Platz vor, auf den sie das neugeborene Kind aus der Hand legen und ankleiden kann. Daneben wird die Kinderwäsche und eine Anzahl Windeln gelegt. Neben dem Bett stellt sie eine größere Schale mit 1% Lysollösung auf und legt in das Wasser einige Bäusche der Verbandwatte, um von Zeit zu Zeit die Geschlechtsteile, besonders vor einer neuen Untersuchung und beim Dammschutz reinigen zu können. In die gleiche Schale wird die Nabelschnurschere und das Mutterrohr gelegt. Zugleich wird das Nabelband bereit gehalten. Es ist gut, wenn eine hülfeleistende Frau in der Nähe ist.

§ 206.

Die Lage der Gebärenden in der Eröffnungsperiode kann, sofern der Kopf fest steht, eine beliebige sein. Wenn der Kopf noch hoch steht, so kann man den Oberkörper der Gebärenden durch ein Kopfkissen erhöhen. Die Lendenwirbelsäule neigt sich dann mehr nach vorn, und der Kopf wird besser gegen den Beckeneingang getrieben. Steht der Kindskopf schon tief, so kann man den Kopf tiefer lagern, damit der Kindskopf aus der Kreuzbeinhöhle mehr nach vorn vorrückt.

Steht der Kopf dagegen noch beweglich über dem Becken oder zögert die kleine Fontanelle, tiefer zu treten, so gilt folgende sehr wichtige Regel. Man lagere die Frau auf die Seite, wo der Teil liegt, der in das Becken herunter und nach vorn treten soll. Ist z. B. der noch bewegliche Kopf auf die rechte Darmbeinschaufel abgewichen, so lagert man die Frau auf die rechte Seite. Haben wir erste Schädellage, zweite Unterart, steht also die kleine Fontanelle hinten, so weiß die Hebamme, daß der Geburtsverlauf ein besserer ist, wenn die kleine Fontanelle sich nach vorn dreht. Sie lagert daher die Frau auf die linke Seite, auf die Seite der kleinen Fontanelle. Umgekehrt wird sie die Frau bei zweiter Schädellage, zweiter Unterart, lagern. Bei solcher Lagerung fällt der bewegliche Grund der Gebärmutter zur Seite und mit ihm sein Inhalt, der Steiß also bei linker Seitenlagerung nach links, während der untere Abschnitt der Gebärmutter mit dem Kopf sich nach rechts bewegt. So kommt der bewegliche Kopf in das Becken, und die kleine Fontanelle rückt tiefer und dreht sich nach vorn.

§ 207.

Springt die Blase, so beachte die Hebamme die Menge und Farbe des abgehenden Wassers. Grünlich verfärbtes Fruchtwasser deutet auf Abgang von Kindspech. In solchem Fall sind die kindlichen Herztöne sorgfältig zu kontrollieren.

§ 208.

In der Austreibungszeit hat die Gebärende die Rückenlage einzunehmen und die Beine auf das Lager mit gebeugten Knien aufzustemmen, damit sie die Wehen gut verarbeiten kann. Das geschieht fast stets unwillkürlich. Eine Belehrung ist nicht nötig. Ein Mitpressen in der Eröffnungsperiode hat keinen Sinn, ja ist schädlich, da dadurch die Blase springen kann und die Frau sich unnötig erschöpft. Die Hebamme verbiete es ernstlich. Beim Mitpressen greifen die Frauen wohl gern nach einer Handhabe. Die Hebamme kann an den unteren Bettpfosten je ein Handtuch befestigen und die Enden der Kreißenden in die Hand geben. Durch häufige Anwendung des vierten Handgriffs bei der äußeren Untersuchung kann die Hebamme das Tieferrücken des Kopfes ins Becken gut verfolgen.

Weiter merke die Hebamme auf die Harnblase. Da mit dem Stuhlgang nach dem Klystier im Beginn der Geburt auch der Harn entleert ist, so findet zunächst eine stärkere Füllung der Blase nicht statt. Später sieht man aber oft die gefüllte Blase sich deutlich an der Unterbauchgegend von der Gebärmutter abheben. Die Frau muß jetzt unbedingt den Harn lassen. Gelingt es nicht, so muß die Hebamme den Katheter, wie sie es gelernt hat, anwenden (s. § 92). Eine stärkere Füllung der Blase erzeugt Wehenschwäche.

Nahrung begehrt die gebärende Frau gewöhnlich nicht. Der im weiteren Geburtsverlauf oft lebhafte Durst wird durch Wasser, Milch oder Kaffee gestillt. Währt die Geburt sehr lange, so ist ein Reizmittel, wie Bouillon oder Wein in Wasser, sehr wohltätig.

§ 209.

Niemals soll der Allgemeinzustand der Gebärenden vernachlässigt werden. Alle Erstgebärenden klagen schließlich über Erschöpfung und ersehnen das Ende der Geburt. Dies ist kein Grund zur Sorge. Guter Zuspruch muß helfen. „Je stärker die Wehen, um so schneller kommt die Erlösung." „Je länger die Eröffnungszeit, um so kürzer dauert die Austreibungszeit." Durch solche und ähnliche Aussprüche suche die Hebamme der Kreißenden Trost zu spenden. Auch durch kleine Handgriffe kann sie die Beschwerden der Gebärenden erleichtern. Sie kann in der Seitenlage der Frau während der Wehe die Kreuzgegend mit der Hand stützen. Sie nehme die Hände der Gebärenden, welche bei der Wehe gern eine Stütze suchen. Sie kann, wenn nicht eine bestimmte Lage notwendig ist, abwechselnd Seiten- und Rückenlage einnehmen lassen.

Tritt in einem Bein ein Wadenkrampf ein, so fasse sie den Fuß an der Sohle mit der vollen Hand und biege ihn nach aufwärts gegen den Unterschenkel. Der Krampf hört dann sicher auf.

Den Allgemeinzustand der Gebärenden kann die Hebamme allein prüfen durch Messen der Temperatur. Deshalb lege sie stets nach Lagerung der Gebärenden das Thermometer ein und wiederhole bei irgendwelcher Besorgnis, z. B. langer Dauer der Austreibungszeit, falls ein Arzt nicht anwesend ist, die Temperaturmessungen. Steigt das Thermometer über 38, so liegt eine Regelwidrigkeit vor und ein Arzt ist zu benachrichtigen. Je höher die Temperatur steigt, um so dringlicher ist ärztliche Hülfe notwendig.

§ 210.

Die Hauptaufgabe aber in der Austreibungszeit ist die Beobachtung der kindlichen Herztöne. Die Hebamme hat bereits gelernt, daß eine dauernde Verlangsamung in der Wehenpause die Erstickungsgefahr für das Kind bedeutet!

§ 211.

Wenn der Kopf in der Wehe sichtbar wird, bereite sich die Hebamme zum Dammschutz vor. Beim Durchtritt des Kopfes

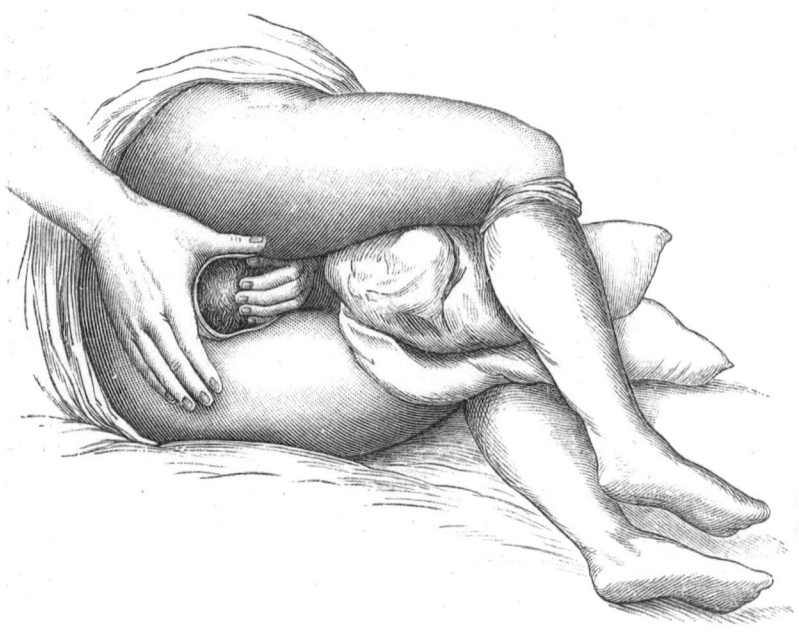

Fig. 52.
Dammschutz in Seitenlage.

durch die enge Schamspalte, kommt es besonders bei Erstgebärenden leicht zu einer Zerreißung des Dammes (Dammriß). Um den Riß zu verhindern oder wenigstens seine Ausdehnung zu beschränken, üben wir den Dammschutz aus. Der Kopf soll langsam durch die Schamspalte treten und mit seinem kleinsten Umfang. Der kleinste Umfang tritt aber in die Schamspalte, wenn zuerst das Hinterhaupt unter der Schoßfuge und dann erst das Vorderhaupt über dem Damm geboren wird. Damit dies geschieht, üben wir den Dammschutz aus.

Die Frau wird auf den Rand des Bettes in die Seitenlage gebracht mit gebeugten Knien, so daß der Steiß der Frau dicht am Bettrand liegt. Ein Kissen wird zwischen die Schenkel gelegt. Die Hebamme bürstet sich die Hände noch einmal mit Sublimatwasser ab. Der Damm wird sodann mit Watte und Lysollösung gereinigt. Jetzt tritt die Hebamme hinter den Rücken der Frau, schiebt den einen Arm zwischen den Schenkeln der Frau von vorn her durch, legt die Fingerspitzen auf den geborenen Teil des Hinterkopfes und drückt ihn während einer Wehe nach abwärts in der Richtung gegen den Damm. Hierdurch befördert man die Geburt des Hinterhauptes und verhindert ein zu schnelles Vorrücken des Kopfes. Die andere Hand liegt gespreizt mit der Handfläche am Damm, die Finger nach der einen, den Daumen nach der anderen Seite gerichtet, sodaß das Schamlippenbändchen frei bleibt. Diese Hand hält während der Wehe das Vorderhaupt zurück, ohne einen stärkeren Druck auszuüben. Jetzt wird der Gebärenden während der Wehe alles Pressen verboten, und man läßt den Kopf langsam vorrücken. Man sieht, wie der Damm sich immer mehr dehnt und sich verdünnt. Ist endlich das Hinterhaupt ganz geboren, so schneidet das Vorderhaupt über den Damm. Hierbei geschieht gewöhnlich der Dammriß. Man läßt in diesem Augenblick die Frau rasch aus- und einatmen, damit sie nicht pressen kann, schiebt das Schamlippenbändchen etwas zurück und läßt den Kopf langsam über den Damm treten.

Man kann den Dammschutz auch in Rückenlage ausüben, nachdem man ein Rollkissen unter die Lendenwirbelsäule gelegt hat. Aber die Seitenlage ist besser. Die Gebärende kann in Seitenlage weniger pressen. Der Damm wird besser übersehen, und die Frau wird weniger entblößt. Liegt die Frau in Seitenlage am Rand des Bettes, so können alle Teile, mit Ausnahme des unteren Teiles des Gesäßes und der oberen Partie der Oberschenkel bedeckt bleiben.

Während des Dammschutzes wäscht die Hebamme öfter den Damm in einer Wehenpause mit Watte und Lysollösung ab.

Zum Schutze des Dammes läßt sich auch der sogenannte Hinterdammgriff anwenden. Wenn der Kopf den Damm schon stark hervorgewölbt hat, so kann man zwischen After und Steißbeinspitze durch den sehr verdünnten Damm die Stirn und das Kinn des Kindes durchfühlen. Während nun die eine Hand den Hinterkopf während der Wehen nach unten drängt, damit er nicht zu schnell vortritt, kann die andere Hand in der Wehenpause durch einen Druck auf die Stirn des Kindes das Zurückweichen des Kopfes verhindern, ja es durch einen kräftigeren Druck weiter vorschieben. Man kann diesen Hinterdammgriff dann mit Nutzen anwenden, wenn eine Beschleunigung der Geburt notwendig erscheint, also die Herztöne langsam geworden sind und Kindspech abgeht. Sonst ist der gewöhnliche Dammschutz zu bevorzugen.

§ 212.

Nachdem der Kopf geboren ist, wird die Gebärende vorsichtig wieder in Rückenlage gebracht. Mund- und Nasenöffnungen des geborenen Kopfes müssen freiliegen, damit das Kind sofort atmen kann. Die Hebamme greift an den Hals des Kindes, um zu prüfen, ob eine Nabelschnurumschlingung um den Hals besteht. Findet sie eine solche, so lockere sie dieselbe und schiebe sie, wenn möglich, vorsichtig über den Kopf des Kindes. Dann wischt sie mit einem in reines Wasser getauchten Wattebausch die Augenlider ab. Man wischt dabei von dem äußeren Augenwinkel zum inneren.

Niemals darf die Hebamme an dem Kopf des Kindes ziehen. Die weitere Austreibung überlasse sie den Wehen. Verzögert sich dieselbe etwas, so fordert sie die Gebärende auf, zu pressen, oder regt durch Reibungen der Gebärmutter eine Wehe an. Beim Durchtritt der Schultern drücke man auf den Damm, damit die vordere Schulter dicht unter dem Schambogen das Becken verläßt. Es könnte sonst die hintere Schulter noch einen Dammriß erzeugen oder einen schon bestehenden vergrößern.

§ 213.

Sollten die geschilderten Maßnahmen nichts nützen und die Geburt der Schulter sehr zögern, so fasse die Hebamme den Kopf mit beiden Händen und drücke ihn vorsichtig nach hinten, damit die vordere Schulter leichter unter die Schoßfuge tritt. Gelingt dies indessen auch nicht, so entwickelt sie das Kind an den Schultern. Sie hakt vom Rücken des Kindes aus mit dem Zeigefinger in die

11*

nach hinten gelegene Achselhöhle des Kindes und zieht zunächst etwas nach unten und dann nach vorn. Sobald die vordere Schulter unter der Schamfuge erscheint, wird auch hier der Zeigefinger der anderen Hand vom Rücken her in die Achselhöhle eingeführt und nun durch Zug an beiden Schultern der Rumpf entwickelt.

Der Regel nach werden die Schultern ohne alle Hülfe geboren. Das geborene Kind wird zwischen die Schenkel der Mutter gelegt mit dem Gesicht nach oben. Dabei soll die Nabelschnur weder gezerrt noch gedrückt werden. Konnte die Hebamme, weil nach dem Kopf der Rumpf sofort nachfolgte, die Augenlider des Kindes noch nicht abwischen, so tue sie es jetzt möglichst noch vor dem Augenaufschlag.

§ 214.

Die Hebamme faßt nunmehr auf die Gebärmutter und prüft ihre Verkleinerung und Erhärtung. Dann folgt die Abnabelung. Sie soll nicht sogleich nach der Geburt bei lebensfrischen Kindern vorgenommen werden, sondern erst, nachdem sie die Nabelschnur nicht mehr klopfen fühlt, worüber 3—5 Minuten vergehen.

Durch zeitweises Anfassen der Schnur überzeugt sich die Hebamme von dem allmählichen Schwinden des Pulses. Die Abnabelung besteht in zweimaliger Unterbindung der Nabelschnur. Sie nimmt ein Nabelband und schlingt es etwa zwei Querfinger breit vom Nabel des Kindes entfernt um die Nabelschnur und bindet unter kräftigem Anziehen des Bandes einen Knoten und setzt zunächst auf ihn eine Schleife. Ist die Nabelschnur sehr sulzreich, so soll nach der ersten Knotung das Band nach der anderen Seite des Nabelstrangs herumgeführt und hier ein zweiter Knoten geknüpft werden, auf den dann die Schleife gesetzt wird. Denn aus sulzreichen Nabelschnuren erfolgen leicht, trotz des gewöhnlichen Unterbindens, Blutungen. Dann folgt die zweite Unterbindung. Zwei Querfinger breit von dem ersten Bande nach der Mutter zu schlingt sie ein zweites Band um die Schnur und bindet einen doppelten Knoten mit ihm. Dann nimmt sie die Nabelschnurschere und durchschneidet die Nabelschnur zwischen den beiden unterbundenen Stellen. Während sie schneidet, muß die Schere von der anderen Hand völlig gedeckt gehalten werden, damit das lebhaft sich bewegende Kind nicht verletzt wird.

Das erste Band wird gelegt, damit das Kind sich aus der durchschnittenen Nabelschnur nicht verblutet, was bei nachlässiger Unterbindung sich schon oft ereignet hat. Die zweite Unterbindung hält das kindliche Blut in dem Mutterkuchen zurück. Er bleibt dann voller und löst sich leichter. Das abgenabelte Kind wird jetzt in eine Windel geschlagen und auf den Tisch neben der Badewanne gelegt oder einer verständigen Gehülfin übergeben. Die Hebamme hat jetzt bei der Gebärenden zu tun.

§ 215.

Sie prüft, ob die Gebärmutter, wie es sich gehört, hart ist und in der Höhe des Nabels steht und ob viel Blut abgeht. Dann legt sie die Gebärende trocken, indem sie eine neue reine Unterlage unterschiebt, läßt sie die Beine strecken und sorgt für warme Bedeckung.

§ 216.

Findet sie alles in guter Ordnung, so besorgt sie zunächst das Kind, darf dabei aber die Gebärende nicht aus den Augen verlieren. Was der Nachgeburtszeit immer droht, sind Blutungen. Ist eine verständige Wärterin anwesend, so kann man ihr das Kind übergeben, und die Hebamme bleibt alsdann bei der Mutter.

§ 217.

Das Kind wird zuerst gebadet. Das Badewasser soll 35 Grad Celsius warm sein. Die Temperatur des Badewassers ist stets mit dem Badethermometer zu prüfen. Es ist eine Fahrlässigkeit, nur die Hand dazu zu nehmen. In dem Badewasser, welches den ganzen kindlichen Körper mit Ausnahme des Gesichtes bedecken soll, wird das Kind gereinigt vom anhaftenden Kindsschleim. Hierzu nimmt man Watte, aber niemals einen Schwamm. Ist der Körper des Kindes stark mit Kindsschleim bedeckt, so kann man ihn durch Abreiben mit Öl besser entfernen. Die Augen des Kindes sollen aber niemals mit dem Badewasser in Berührung kommen, sondern mit Watte, die in besonders reines Wasser getaucht ist, gereinigt werden.

Nach dem Bade legt die Hebamme das Kind in eine Windel und lockert die Unterbindungsschleife an der Nabelschnur, zieht den Knoten noch einmal fest zusammen und setzt auf den ersten

Knoten einen zweiten recht festen. Es ist das vorsorglich, da in dem Bade sich die erste Unterbindung gelockert haben könnte. Das Kind wird nun auf etwaige Mißbildungen besichtigt. Man beachte besonders, ob After= und Harnröhrenöffnung regelmäßig vorhanden sind. Nunmehr wird der Nabelstrang in ein trockenes Nabelläppchen, das die Hebamme mit sich führt, geschlagen, nach oben an den Leib des Kindes gelegt und mit einer etwa 4 Finger breiten Binde (Nabelbinde), die um den Leib des Kindes gewickelt wird, befestigt. Nachdem dies geschehen ist, messe die Hebamme das ausgestreckte Kind mit dem Bandmaß. Die gefundene Zahl ist in das Tagebuch einzutragen.

Sodann wird das Kind angekleidet und in sein Bettchen gelegt. Die Bekleidung des Kindes sei warm, aber so eingerichtet, daß es seine Glieder bewegen kann; ein Hemd, ein Jäckchen, eine Windel und ein Flanelltuch sind nötig. Die Arme bleiben frei. Bei der Besorgung des Kindes beachte man, ob es kräftig schreit. Bleiben kräftige Schreie aus, oder wimmert das Kind nur von Zeit zu Zeit, so reibe die Hebamme den Rücken des Kindes mit einer Windel, klopfe es auch auf den Steiß. Es ist durchaus nötig, daß das Neugeborene in den ersten Minuten seines Lebens gut die Lungen mit Luft füllt, was durch kräftiges, wiederholtes Schreien angezeigt wird. Ist das Kind scheintot, so mache die Hebamme sofort die Wiederbelebung wie später gelehrt wird.

§ 218.

Allmählich wird sich nun die Nachgeburt durch die Nach= geburtswehen gelöst haben. Die Gebärende hat auch wohl ein paarmal gestöhnt, wenn solche Wehen eintraten. Bei manchen Frauen stellen sie sich aber fast ohne jede Empfindung ein. Es ist zwar zweckmäßig, daß die Hebamme während der Besorgung des Kindes sich von Zeit zu Zeit durch vorsichtiges Betasten von dem Zu= stande der Gebärmutter überzeugt. Ein stärkeres Emporsteigen des Grundes derselben würde eine innere Blutung anzeigen. Zu vermeiden ist jedoch ein häufiges, derbes Zufassen oder Drücken der Gebärmutter. Die Nachgeburt soll von selbst geboren werden.

Auf das Tiefertreten der Nachgeburt macht die Gebärende oft die Hebamme selbst aufmerksam, indem sie angibt, daß sie Drängen nach unten empfindet. Dann läßt die Hebamme die Beine wieder aufsetzen und pressen. Oft erscheint nun sofort die Nachgeburt in der Schamspalte. Die Hebamme faßt sie mit beiden Händen, nimmt sie vorsichtig fort, ohne die Eihäute zu zerren. Sollten die Eihäute noch festsitzen, so kann sie das Hervorgleiten derselben durch sanftes Umdrehen der Nachgeburt erleichtern.

Nie im Leben darf die Nachgeburt durch Zug am Nabelstrang herausgezerrt werden. Niemals darf sie aus der Scheide herausgenommen werden. Nur wenn sie völlig gelöst in oder vor der Schamspalte liegt, darf sie fortgenommen werden. Die schlimmsten Blutungen und andere böse Ereignisse würden die Folge von solchem Vorgehen sein.

§ 219.

Dagegen kommt es oft vor, daß die Nachgeburt zwar gelöst ist, ihre Austreibung aber sehr zögert, sodaß $1/2$ Stunde, ja zuweilen viele Stunden vergehen, ehe sie geboren wird. Eine solche Verzögerung ist unangenehm für die Frau. Sie kommt nicht zur Ruhe und die Gelegenheit zu stärkeren Blutungen bleibt bestehn, solange die Nachgeburt nicht geboren ist. Ist daher $1/2$ Stunde nach der Geburt des Kindes verstrichen, ohne daß die Nachgeburt geboren wurde, so soll die Hebamme den äußeren Handgriff machen zur Herausdrückung der Nachgeburt. Dieser sehr segensreiche Handgriff heißt auch der Credésche Handgriff, von dem Geburtshelfer Credé, der ihn empfohlen hat.

Er wird folgendermaßen ausgeführt. Die Hebamme legt die Hand auf den Grund der Gebärmutter und wartet eine Wehe ab. Zögert der Eintritt einer solchen, so kann sie durch zartes kreisförmiges Reiben des Muttergrundes eine Wehe anregen. Sobald sie nun fühlt, daß die Gebärmutter hart wird und sich aufrichtet, umfaßt sie den Muttergrund mit einer oder beiden Händen, sodaß sie ihn voll in die Hohlhand bekommt und die Finger an der hinteren Wand der Gebärmutter liegen. Jetzt drückt sie den oberen Teil der Gebärmutter kräftig zusammen. In der Regel erscheint jetzt schon die Nachgeburt in der Schamspalte, von wo sie, wie oben gelehrt, weggenommen wird. Reicht der erste Druck nicht aus, so wartet die Hebamme die nächste Wehe ab und wiederholt dann den Handgriff.

Die Hebamme darf den Handgriff niemals früher als $1/2$ Stunde nach der Geburt des Kindes ausführen. Er darf nur während einer Wehe angewandt werden. Ein Drücken auf die schlaffe Gebärmutter ist zwecklos und stiftet Schaden.

Damit der Hebamme der Handgriff nicht mißglückt, sind zwei Dinge noch zu beachten. Die Gebärmutter muß mit ihrem Grund in der Mitte des Leibes liegen und nicht zur Seite gesunken sein. Die Hebamme muß den Grund erst in die Mitte des Leibes schieben, ehe sie den Handgriff anwendet, sonst ist er ohne Erfolg. Die Harnblase darf nicht stark angefüllt sein. Meist sieht man schon vor der Gebärmutter die Blase, wenn sie sehr gefüllt ist, als eine kugelige Geschwulst liegen. In solchem Fall muß die Blase erst mit dem Katheter entleert werden, ehe der Handgriff angewandt werden kann. Mißlingt der Hebamme der Handgriff, so soll sie stets an die Blase denken und den Katheter einführen. Die gefüllte Blase ist die häufigste Ursache für das Fehlschlagen des Handgriffes.

§ 220.

Die geborene Nachgeburt wird genau untersucht. Man legt sie mit der glatten Seite auf die eine Hand und streift mit der anderen Hand die Eihäute, wenn sie die rauhe Fläche bedecken, nach unten. Nunmehr ist zu erkennen, ob die Nachgeburt vollständig ist. Fehlt ein Stück Mutterkuchen oder ein großer Abschnitt der Eihäute, so ist ein Arzt zu benachrichtigen und die Nachgeburt bis zu seiner Ankunft aufzubewahren.

§ 221.

Nachdem nunmehr auch die Nachgeburtsperiode beendet ist, hat die Hebamme die äußeren Geschlechtsteile zu reinigen, zu besichtigen und die Frau trocken zu legen. Sie spült die Geschlechtsteile mit abgekochtem Wasser ab, entfernt das etwa anklebende Blut mit einem Bausch reiner Watte und besichtigt den Damm. Bei jedem Dammriß ist die Benachrichtigung eines Arztes dringend erwünscht. Unbedingt geboten ist sie, wenn der Riß bis zur Mitte des Dammes reicht.

Dann sind die übrigen beschmutzten Teile der Frau, wie Schenkel, Gesäß zu reinigen, die besudelte Unterlage wird gewechselt, ein Stück Watte vor die Schamspalte gelegt, die Frau mit geschlossenen Schenkeln gelagert und warm zugedeckt.

Nun überzeugt sich die Hebamme noch einmal, ob die Gebärmutter gut zusammengezogen ist, d. h. wie eine harte Kugel etwa handbreit über der Schoßfuge zu fühlen ist. Ist dies der Fall, so legt sie ein Handtuch um den Leib der Frau, zieht es fest an und vereinigt die Enden nach Art einer Bauchbinde durch Nadeln. Steht eine eigentliche Bauchbinde, die aus reinem Leinzeug bestehen soll, zur Verfügung, so ist das noch besser.

Der Regel nach kann die Entbundene das Gebärbett auch als Wochenbett benutzen, die Hebamme muß aber Benässungen der Matratze vermeiden und geschickt die Unterlagen zu wechseln verstehen. Ist aber ein zweites Bett vorhanden, so kann man die Wöchnerin in dieses hinüberheben, nachdem es vorher gut ausgerüstet und durchwärmt ist (s. § 75 S. 51).

§ 222.

Nachdem Mutter und Kind in der geschilderten Weise von der Hebamme besorgt sind, hat die Hebamme noch 2 volle Stunden bei der Entbundenen zu bleiben. In dieser Zeit hat sie das Befinden von Mutter und Kind zu beobachten und bei der Mutter insbesondere auf stärkeren Blutabgang zu achten. In dieser Zeit soll auch die Hebamme ihre gebrauchten Instrumente reinigen und auskochen. Nunmehr beginnt das Wochenbett.

Vierter Teil.

Das regelmäßige Wochenbett.

Erklärung des Wochenbettes.

§ 223.

Wochenbett (Kindbett) nennen wir die Zeit von der Beendigung der Geburt bis zur vollständigen Rückbildung und Wundheilung der durch Schwangerschaft und Geburt veränderten Geschlechtsteile. Die Frau heißt jetzt Wöchnerin. Das Wochenbett dauert 6 Wochen.

In dem Wochenbett beginnt aber auch die Absonderung der Milch in den Brüsten, welche dem neugeborenen Kinde als erste Nahrung dient. Man sagt, die Frau nährt (stillt) ihr Kind an der Brust. Das Nährgeschäft überdauert das Wochenbett und währt 9 bis 10 Monate.

Bei nichtstillenden Wöchnerinnen tritt die Regel meist nach 6 Wochen wieder ein, bei stillenden sehr viel später, oft sogar erst nach Absetzen des Kindes.

Die Aufgabe der Hebamme im Wochenbett ist die Pflege der Wöchnerin und des Kindes, deren Vorgänge und Verrichtungen sie zunächst kennen lernen muß.

Die regelmäßigen Vorgänge bei der Mutter.

§ 224.

Nach der Geburt steht die Gebärmutter fest zusammen gezogen handbreit über der Schoßfuge. Diese feste Zusammenziehung leitet die Rückbildung ein. Sie preßt alle zerrissenen Blutadern besonders an dem Orte des Mutterkuchens fest zusammen, sodaß in den ersten Tagen des Wochenbettes nur noch wenig Blut abgehen kann. Diese feste Zusammenziehung führt aber auch zu einer starken Schrumpfung der Muskelzellen, wodurch die Gebärmutter verkleinert wird. Unterstützt wird der Vorgang weiter durch die in den ersten 7—8 Tagen auftretenden Nachwehen. Diese sind bei Erstgebärenden sehr wenig empfindlich, werden zuweilen sogar garnicht empfunden, während sie bei Mehrgebärenden, besonders wenn die Geburt recht schnell verlief, in den ersten Tagen des Wochenbettes oft recht schmerzhaft sein können, allerdings in viel geringerem Grade als unter der Geburt. Nachwehen treten auch auf, wenn die Mutter ihr Kind an die Brust legt. Es ist daher begreiflich, daß bei stillenden Wöchnerinnen die Rückbildung der Gebärmutter rascher erfolgt als bei nichtstillenden.

§ 225.

Auch die übrigen Geschlechtsorgane werden im Wochenbett blutärmer und bilden sich zurück. Der Muttermund klafft anfangs noch weit. Allmählich wird er enger und nach etwa 12 Tagen hat sich der Scheidenteil wieder gebildet und der innere Muttermund ist nicht mehr für den Finger durchgängig, während der äußere noch klafft und die bekannten Einrisse zeigt. Die Scheide wird wieder faltig und enger. Der gedehnte Damm gewinnt seine frühere Länge annähernd wieder. Die Bauchdecken werden wieder straffer, bleiben aber schlaffer als vor der ersten Geburt. Die Gebärmutterbänder bilden sich langsamer zurück, weshalb die Gebärmutter in den ersten Wochen noch sehr leicht beweglich bleibt. Bei guter Schonung erlangen sie später ihre ursprüngliche Straffheit wieder.

§ 226.

Mit dieser Rückbildung der Geschlechtsorgane geht nun die Heilung der durch die Geburt geschaffenen Wunden Hand in Hand. Die große Gebärmutterwunde, die durch Lostrennung des Eies in der Siebhaut, besonders an dem Sitze des Mutterkuchens geschaffen ist, reinigt sich, wie man sagt, d. h. sie sondert blutige Flüssigkeit ab, die reichlich Zellen und anfangs auch noch kleinere Fetzen der Siebhaut enthält. Ihr mischt sich die Absonderung der frischen Wunden aus dem unteren Gebärkanal bei, sodaß in den ersten Tagen aus der Schamspalte der Wöchnerin sich reichlich

Flüssigkeit entleert. Man nennt sie die Wochenreinigung oder den Wochenfluß. Er ist am ersten Tage noch fast reinblutig, dann wird die Farbe mehr rosa oder bräunlich. Vom 5. bis 6. Tage wird er heller und mehr gelblich und geringer an Menge, vom 8. bis 10. Tage weißlich und dicklicher. Eine kleine Blutbeimengung tritt meist beim Aufstehen der Wöchnerin wohl wieder ein. Dann aber soll der Ausfluß ganz entfärbt bleiben und nach 4—6 Wochen völlig erlöschen. Je besser die Wundheilung und Rückbildung von statten geht, um so schneller entfärbt sich der Wochenfluß, um so rascher nimmt er an Menge ab. Der Ausfluß hat wohl einen etwas faden Geruch, niemals riecht er aber bei einer gesunden Wöchnerin faulig.

§ 227.

Die Verkleinerung der Gebärmutter kann man durch die Bauchdecken gut fühlen, da sie mit ihrem Grunde den Bauchdecken dicht anliegt. Nur wenn die Blase gefüllt ist, ist die Untersuchung schwierig, da die Blase sich zwischen Gebärmutter und Bauchdecken drängt und den Grund der Gebärmutter nach hinten und oben emporschiebt. Gut tasten kann man daher nur bei leerer Blase. Stand der Grund der Gebärmutter nach der Geburt etwa handbreit über der Schoßfuge, so findet man ihn in den nächsten 12 Stunden gewöhnlich etwas höher stehen, etwa am Nabel, dann aber sinkt er allmählich zurück. In den ersten Tagen wird bei gefüllter Harnblase die Gebärmutter oft vorübergehend bis zur Nabelhöhe wieder emporgedrängt, wobei sie zugleich nach einer Seite abweicht. Dann wird sie kleiner und kleiner und nach dem 10.—12. Tage ist der Grund meist schon im kleinen Becken, also von außen kaum noch zu tasten. Die Gebärmutter ist bei solcher Betastung völlig unempfindlich.

Wir haben schon erfahren, daß die durch die Geburt geschaffenen Wunden an einzelnen Teilen wie am Muttermund, dem Scheidenteil und am Scheideneingang Veränderungen hinterlassen, die fast durch das ganze Leben sich erhalten. Aber auch die Rückbildung bringt die Geschlechtsorgane nicht völlig auf ihren alten Stand zurück. Die Gebärmutter bleibt etwas größer. Es ist das besonders merkbar bei Frauen, die vielfach geboren haben. Die Scheide und Schamspalte bleiben weiter.

§ 228.

Wundheilung und Rückbildung sind aber noch von einigen anderen Erscheinungen des Körpers begleitet, die für die Hebamme von größter Wichtigkeit sind.

Das regelmäßige Wochenbett verläuft ohne Fieber! Jede Steigerung der Eigenwärme auf oder über 38° ist regelwidrig, also krankhaft. Auch schon bei Temperaturen nahe an 38° liegt meist schon eine geringe Störung vor. Sie sind oft die Vorbereitung von bald eintretendem eigentlichen Fieber. Zeigt morgens das Thermometer 37,6° oder mehr, so ist abends Fieber zu erwarten.

Am Gang der Eigenwärme erkennt man am sichersten den Verlauf der Wundheilung. Störungen der Rückbildung der Gebärmutter sind gewiß ungünstig, aber viel schlimmer sind Störungen der Wundheilung. Sie werden fast stets veranlaßt durch eine Wundkrankheit. Und das Bestehen einer Wundkrankheit wird sicher angezeigt durch Ansteigen der Blutwärme. Auch hier sei wiederum der Hebamme gesagt, daß die Wundkrankheiten im Wochenbett die schlimmsten Ereignisse sind, die geschehen können, die selbst zum Tode der Frau zu führen vermögen. Immer werden sie angezeigt durch Fieber. Je höher das Fieber, um so schlimmer die Erkrankung.

§ 229.

Der Puls im Wochenbett ist meist langsam, oft unter 80 Schlägen in einer Minute. Das ist ein gutes Zeichen. Freilich ist er sehr leicht erregbar, sodaß er z. B. nach dem Stuhlgang oder zuweilen selbst beim Sprechen der Wöchnerin an Zahl sehr zunimmt.

Wöchnerinnen schwitzen leicht. Eine besondere Bedeutung kommt aber den sogenannten Wochenschweißen nicht zu. Bei leichter Bedeckung fehlen sie oft völlig.

§ 230.

Zuweilen können die Wöchnerinnen am ersten und auch wohl noch zweiten Tage des Wochenbettes den Harn nicht lassen. Solche Harnverhaltung findet sich oft, wenn der Kopf lange im Beckenausgang stand und die Weichteile stark drückte. Die Anschwellung derselben macht dann die Harnröhre unwegsam. Aber auch ohne solche Quetschung kommt Harnverhaltung vor.

Ja manche Frauen können in Rückenlage, die bei der Wöchnerin erforderlich ist, überhaupt nicht den Harn laſſen.

§ 231.

Der Stuhlgang ist in den ersten Tagen in der Regel angehalten und stellt sich erst nach 3—4 Tagen ein.

Die Eßluſt ist anfangs keine sehr große, bessert sich aber nach einigen Tagen, besonders bei stillenden Wöchnerinnen. Der Durſt ist oft vermehrt.

§ 232.

Wöchnerinnen haben ein großes Bedürfnis nach Ruhe und Schlaf in Folge der anstrengenden Geburtsarbeit. Geistige und körperliche Ruhe fördern das Wohlbefinden und helfen die Kräfte wieder rasch zu ersetzen.

§ 233.

Die Tätigkeit der Bruſtdrüſen hatte sich ſchon in der Schwangerschaft vorbereitet. Aber erst am 3.—4. Tage des Wochenbettes beginnt die wahre Milchabſonderung. Die Brüste ſchwellen stärker an, werden praller und härter, und die gelblich wäßrige Flüssigkeit wandelt sich um in die weiße Milch, die sich jetzt reichlich in großen Tropfen und schließlich im Strahl aus der Drüſe drücken läßt. Je früher und je häufiger das Kind angelegt wird, je kräftiger es saugt, um so früher und reichlicher tritt meist die Milchabſonderung ein.

Leichte, ziehende Schmerzen in den Bruſtdrüſen treten wohl bei stärkerem Einſetzen der Milchabſonderung am 3. oder 4. Tage ein, besonders bei Frauen, die ihr Kind nicht stillen, indeſſen vergehen die Beschwerden bei zweckmäßigem Verhalten bald wieder. Nie im Leben ist das Einſetzen der natürlichen Milchbildung von einer Erhöhung der Eigenwärme begleitet. Erhöhung der Eigenwärme zeigt stets einen krankhaften Zuſtand an.

Die menſchliche Milch enthält alle zur Ernährung des Säuglings notwendigen Stoffe: Fett, Eiweiß (Käseſtoff), Zucker, Salze und Waſſer, in einer Zuſammenſetzung, wie sie nützlich für das Gedeihen des menſchlichen Neugeborenen ist. Tiermilch enthält dieselben Stoffe, aber in anderer Zuſammenſetzung. Betrachten wir einen Tropfen Milch unter dem Mikroskop, so sehen wir zahlloſe kleine Fetttröpfchen (Milchkörperchen), die in einer klaren Flüssigkeit schwimmen.

Während der Säugungszeit besteht ein größeres Verlangen nach Nahrung. Gesunde Wöchnerinnen blühen beim Stillen des Kindes auf, sie werden rasch wieder kräftig und gewinnen ein sehr gesundes Aussehen. **Denn das Stillen des Kindes ist eine von der Natur geforderte Verrichtung des Weibes, die Mutter und Kind gleich förderlich ist.** Es ist Mutterpflicht! Die Säugungszeit dauert 9—10 Monate. Allmählich nimmt dann die Milchmenge ab, und das Kind wird „entwöhnt".

Die regelmäßigen Vorgänge beim Kinde in den ersten Lebenstagen.

§ 234.

Sofort nach der Geburt des Kindes setzt die Lungenatmung ein. Das Kind gibt Kunde davon durch ein lautes Geschrei. Infolge der Lösung des Mutterkuchens durch die Verkleinerung der Gebärmutter nach der Ausstoßung des Kindes erhält das Kind nicht mehr genügenden Sauerstoff durch den Mutterkuchen von der Mutter her. Da es aber solchen zu seinem Leben braucht, beginnt es mit der Lunge zu atmen und nimmt nun den Sauerstoff aus der Luft auf.

Wir nennen ein soeben geborenes Kind lebensfrisch, wenn es sogleich schreit, die Glieder kräftig bewegt, die Augen aufschlägt und sich an Brust und Bauch rosarot färbt. Mit der einsetzenden Atmung wird der Nabelstrang allmählich blutleer. Der Puls in ihm wird schwächer und schwindet allmählich ganz.

§ 235.

Ein weiterer wichtiger Vorgang ist der Nabelschnurabfall. Der kleine Rest der Nabelschnur, der am Nabel des Kindes geblieben war, vertrocknet in den ersten Lebenstagen, da er nicht mehr vom Nabelschnurblut ernährt wird. Gleichzeitig sieht man, wie der Grund des Nabels sich rötet. Hier bildet sich eine Entzündung, die den vertrockneten Strang abstößt. Der Abfall des Stranges erfolgt zwischen dem 5.—7. Tage. Bei kräftigen Kindern fällt er meist früher ab als bei schwächlichen und frühreifen. Nach Abfall des Stranges bleibt eine kleine, nässende Wunde zurück, welche nach wenigen Tagen durch Überhäutung verheilt. Die so entstandene Narbe heißt der Nabel. Er liegt meist in einer Vertiefung, der Nabelgrube, und ist von zwei Hautfalten bedeckt.

Die Hebamme muß wohl beachten, daß jedes neugeborene Kind an seinem Körper eine Wunde trägt. Auch die Nabelwunde heilt nur regelmäßig, wenn sie nicht verunreinigt wird. Verunreinigungen können aber beim Kinde ebenso wie bei der Wöchnerin zu schweren, ja tödlichen Erkrankungen führen.

§ 236.

Die Haut des Kindes ist meist trocken. In der ersten Woche bemerkt man an ihr in der Regel eine Abschuppung, die keine Bedeutung besitzt. Die Haut ist anfangs rosarot gefärbt, nur die Handteller und Fußsohlen behalten noch einige Tage eine etwas bläuliche Beschaffenheit. Dann tritt aber bei sehr vielen Kindern von 2 bis 3 Tagen eine leichte, gelbliche Verfärbung der Haut ein, die an der Brust, der Stirn und Nasenspitze am deutlichsten ausgesprochen ist. Zuweilen ist auch das Weiße im Auge deutlich gelb gefärbt. Wenn dabei das Kind gut trinkt, gut ausleert und sonst ruhig ist, so hat die gelbliche Färbung der Haut keine Bedeutung. Sie schwindet meist schon nach einigen Tagen.

Nachdem das neugeborene Kind, wie oben geschildert, gebadet und angekleidet ist, verfällt es gewöhnlich in einen Schlaf. Nahrung bedarf es zunächst noch nicht, denn es kommt gesättigt zur Welt. Nach etlichen Stunden, zuweilen sogar erst nach 10 bis 12 Stunden, wird es unruhig und gibt durch Schreien kund, daß es hungrig ist. Sein Nahrungsbedürfnis wird an der Mutterbrust gestillt.

Den ersten Harn läßt das Kind oft schon sofort nach der Geburt oder während des Ankleidens. Er ist von heller Beschaffenheit, seine Menge in den ersten Lebenstagen hängt von der Menge der aufgenommenen Nahrung ab. Zuweilen findet die aufmerksame Hebamme in den Windeln des Kindes rötliche Flecke, die von einem körnigen Pulver herrühren. Auch an dem Geschlechtsteil männlicher Kinder klebt oft ein solches Pulver. Das Pulver besteht aus Harnsäure und harnsauren Salzen, stammt aus den Nieren des Kindes und wird mit dem Harn entleert. Es hat praktisch keine Bedeutung.

Diese Erscheinung, wie viele andere, die sich in den ersten Lebenstagen zeigen, z. B. auch die gelbliche Verfärbung, hängen zusammen mit der Umwandelung der Ernährung und des Stoffwechsels, die eintritt, wenn das Kind den Mutterleib verlassen hat und sein selbständiges Dasein beginnt.

Der Stuhlgang besteht in den ersten 2—3 Tagen in der Entleerung von Kindspech. Dann nimmt der Stuhlgang allmählich eine gelbe Farbe an und wird in den späteren Wochen goldgelb und von gleichmäßig breiiger Beschaffenheit. Er riecht wohl etwas säuerlich, aber bei gesunden Kindern hat er niemals den üblen Geruch der Ausleerungen von Erwachsenen. Der Stuhlgang erfolgt 2—4 mal in 24 Stunden.

§ 237.

Eine leichte Schwellung der Brustdrüsen stellt sich sehr häufig bei Kindern beiderlei Geschlechts am 3.—4. Tage ein. Auch entleert sich wohl etwas milchähnliche Flüssigkeit aus ihnen.

§ 238.

Alle neugeborenen Kinder nehmen in den ersten 3—4 Tagen etwa 200 Gramm an Gewicht ab, kräftige Kinder, die, wie es sich gehört, an der Mutterbrust gesäugt werden, am wenigsten, künstlich genährte, schwächliche und frühreife regelmäßig mehr. Der Gewichtsverlust rührt daher, daß das Neugeborene in den ersten Tagen viel ausleert und wenig trinkt. Das Anfangsgewicht ist gewöhnlich am 8.—10. Tage wieder erreicht bei guter Ernährung und kräftigem Kinde, sonst viel später, zuweilen erst in der 3. Woche. Später sollen die Kinder durchschnittlich in jeder Woche 200 Gramm an Gewicht zunehmen.

§ 239.

Die Sinnesäußerungen sind beim neugeborenen Kinde noch wenig entwickelt. Die Lichtempfindung ist gering, hören kann das Kind in den ersten Lebenstagen überhaupt noch nicht, ebenso fehlt die Empfindung des Geruches. Dagegen werden Berührungen des Körpers, Kälte und Wärme von der Haut gut wahrgenommen. Man benutzt diese Empfindung, um nicht lebensfrisch geborene Kinder zum kräftigen Schreien anzuregen, indem man sie klopft, reibt und abwechselnd warm und kalt badet. Das Hungergefühl wird lebhaft empfunden, was man an dem kräftigen Schreien bemerkt, sobald das Nahrungsbedürfnis sich einstellt. Auch die Muskelkraft neugeborener Kinder ist ziemlich groß. Es vermag gut die Atemmuskeln zu bewegen, auch kräftig an der Warze zu saugen. Arm- und Beinbewegungen zeugen ebenfalls von Kraft.

Die Pflege der Wöchnerin.

§ 240.

Es ist für die Hebamme eine große Beruhigung, wenn sie die Geburt gewissenhaft, insbesondere, was die Desinfektion betrifft, geleitet hat. Sie kann dann mit großer Sicherheit erwarten, daß das Wochenbett gut verläuft in Bezug auf die Wundheilung. Je größer die Reinlichkeit unter der Geburt, je sorgfältiger die Hände und Instrumente keimfrei gemacht wurden, um so sicherer wird Fieber im Wochenbett vermieden werden.

Denn, wir wiederholen, das Fieber ist es, was die Hebamme am meisten im Wochenbett zu fürchten hat. Das Fieber zeigt eine gestörte Wundheilung an. Eine gestörte Wundheilung rührt von mangelnder Keimfreiheit her. Verläuft auch manches fieberhafte Wochenbett noch günstig, so kann doch die Hebamme nie wissen, ob nicht das Fieber der Beginn einer sehr schweren, ja tödlichen Wundinfektion ist.

Nicht nur für Leben und Gesundheit der Wöchnerin ist beim Auftreten von Fieber zu fürchten, nein, auch die Hebamme selbst wird in ihrem Berufe geschädigt. Hat sie eine schwer fieberkranke Wöchnerin in ihrer Praxis, so darf sie, wie wir später sehen werden, zunächst keine Entbindungen übernehmen (s. Kindbettfieber).

Das Fieber erkennt sie durch das Thermometer. Nun wird es ihr klar sein, daß das Temperaturmessen eine ihrer wichtigsten Handlungen bei der Pflege der Wöchnerin ist. Eine Hebamme, die ohne ein Thermometer zu einer Wöchnerinnen geht, kann nicht das Vertrauen besitzen, daß sie die Wochenpflege versteht.

§ 241.

Was heißt nun, die Wöchnerin pflegen? Der wichtigste Punkt bei der Leitung der Geburt war die Desinfektion, im

Wochenbett ist er die Beobachtung der strengsten Ruhe der Wöchnerin. Nur bei guter Ruhe kann die Wundheilung und Rück= bildung, wie es sich gehört, vor sich gehen. Fehlt sie, so drohen ernste Störungen.

Die Wöchnerin muß mindestens 9 Tage die ruhige Bettlage beobachten. In den ersten 3 Tagen muß die Rückenlage einge= nommen werden. Aufsitzen im Bett beim Stillen und Essen ist in den ersten Tagen durchaus verboten. Später, vom 6. Tage an, sind vorsichtige Bewegungen gestattet, zeitweise auch Seitenlage erlaubt. Früheres Aufstehen kann böse Folgen haben: Blutungen, Vorfall der Gebärmutter und vielfache andere Erkrankungen der Geschlechtsteile.

Das Bettmachen soll vorsichtig geschehen, natürlich darf die Wöchnerin dabei nicht aufstehen. Hat man zwei Betten zur Ver= fügung, so kann die Hebamme die Wöchnerin in das neugerüstete, erwärmte Bett hinüberheben (siehe S. 52).

Das Wochenzimmer wird meist das Gebärzimmer sein. Man sorge besonders sorgfältig für gute Luft, denn die Luft im Wochenzimmer verdirbt wegen der Ausscheidungen der Wöchnerin gar leicht. Die Zimmerwärme soll 17—19 Grad C. betragen. Man stelle das Bett so, daß es entfernt vom geheizten Ofen ist, und daß die Wöchnerin nicht direkt in das Licht sieht. Eine Ver= dunkelung des Zimmers, wie vielfach beliebt, ist nicht ratsam. Wo Dunkelheit herrscht, herrscht auch meist Schmutz.

§ 242.

Denn Reinlichkeit ist ein unbedingtes Erfordernis. Die Geschlechtsteile sind täglich zu reinigen. Die Vorlagen aus Watte sind in der ersten Woche 3—4 mal täglich zu wechseln. Auch die Unterlagen sind rechtzeitig zu erneuern. Beide, ebenso wie die schmutzigen Windeln des Kindes sind sogleich aus dem Zimmer zu entfernen. Niemals darf Wäsche im Wochenzimmer getrocknet werden. Ein Wechsel der Leibwäsche, die leicht durch Wochenfluß, Milch und auch Schweiß beschmutzt wird, ist in der zweiten Hälfte der ersten Woche durchaus gestattet, wenn die Hebamme dabei geschickt vor= geht, sodaß die Wöchnerin nur wenig sich bewegt. Die reine Wäsche muß durchwärmt sein.

Unterlagen, wie unter der Geburt, schützen das Bett vor Be= sudelung mit Wochenfluß. Macht die Hebamme geschickt die Vor=

lage mit Watte vor den Geschlechtsteilen, so wird die Unterlage nur wenig besudelt werden.

Niemals sollen die Hände der Wöchnerin mit Wochenfluß in Berührung kommen. Sie könnte sonst den Wochenfluß auf die Brustwarzen übertragen, was zu schlimmen Entzündungen der Warzen und der Brustdrüsen führen kann. Täglich zweimal sollen die Hände der Wöchnerin gewaschen werden.

Die Wärme der Bedeckung der Wöchnerin soll sich nach ihrem Bedürfnis richten. Federbetten sind auch hier möglichst zu meiden. Eine Anregung der Schweißabsonderung durch stärkere Bedeckung ist unnötig, ja schädlich. Viel Schweiß schwächt und macht Hautausschläge.

Jede geistige Beschäftigung und Erregung muß von der Wöchnerin, namentlich von Erstgebärenden, besonders in der ersten Woche ferngehalten werden. Alles Lesen, Handarbeiten, Anordnungen über den Haushalt sind verboten. Der Eintritt in das Wochenzimmer ist den nächsten Angehörigen nur zuweilen und stets auf kurze Zeit gestattet. Am meisten zu fürchten sind die sogenannten Wochenbesuche guter Freundinnen, die an manchen Orten schon in den ersten Tagen des Wochenbettes erfolgen, und an die sich oft endlose Erzählungen anspinnen. Die Hebamme verbiete solche bestimmt, denn sie sind sehr schädlich. Wo sie als Sitte herrschen, da trete die Hebamme gegen diese Unsitte auf. Denn die Hebamme ist auch dazu da, die Menschen zu belehren und aufzuklären, was gesundheitlich gut und schlecht ist. Hält man die Wöchnerin ruhig, dann schläft sie viel, und das ist ihre größte Erquickung.

§ 243.

Die Nahrung der Wöchnerin soll eine leicht verdauliche sein. In den drei ersten Tagen genügen wesentlich flüssige Nahrungsmittel, Milch, Milchkaffee, Suppen, Fleischbrühe, etwas Weißbrot oder Zwieback, auch Wasser mit Wein, wenn die Wöchnerin an Wein gewöhnt ist. Nachdem der erste Stuhlgang am 3. oder 4. Tage eingetreten ist, wird die Eßlust gewöhnlich größer, besonders bei Stillenden. Man gebe nun festere Kost, leichtes Fleisch, Eier u. s. w., und kehre langsam zu der gewohnten Ernährung der Frau zurück, unter Vermeidung aller schwerverdaulichen Nahrungsmittel, wie fettes Fleisch, Kohl. Stillende Frauen müssen besser genährt werden

als nichtstillende. Überladung des Magens kann längere Appetit=
losigkeit und Darmkatarrh zur Folge haben.

§ 244.

Speisezettel als Beispiel:

1.—3. Tag.

1. Frühstück: Tasse Milch (stets abgekochte!) oder Milchkaffee mit
1 Semmel oder Zwieback.
2. = : Tasse Fleischbrühe mit 1 Ei.
Mittags: Teller Fleischbrühe, 1 Semmel.
Nachmittags: Tasse Milch oder Milchkaffee mit 1 Semmel oder
Zwieback.
Abends: Teller Suppe von Gries, Mehl, Sago ꝛc.

4.—6. Tag.

1. Frühstück: Tasse Milch oder Milchkaffee, 1 Semmel oder Zwieback.
2. = : Tasse Fleischbrühe mit 1 Ei.
Mittags: Fleischbrühe, Kalbfleisch oder Tauben=, Hühnerfleisch,
gekochtes Obst, 1 Semmel.
Nachmittags: Tasse Milch oder Milchkaffee mit 1 Semmel oder
Zwieback.
Abends: Suppe, weiches Ei, 1 Semmel.

Vom 7. Tag langsam Übergang zur gewohnten Kost: Rind=
fleisch, Wildpret, Kartoffel, Gemüse, gekochtes Obst werden gegeben,
zu meiden sind fette Sachen, Kohle und Salate. Sonst ist bei der
Auswahl der Speisen der Gewohnheit und der Neigung durchaus
Rechnung zu tragen.

Tee, Wein, Bier erhalten nur die an diese Getränke gewöhnten
Frauen. Für den Durst ist am besten Wasser oder Milch.

§ 245.

Ist bis zum 4. Tage Stuhlgang nicht eingetreten, so
darf die Hebamme nunmehr einen Eßlöffel Rizinusöl geben. Es
ist das ein ungefährliches und sicher wirkendes Abführmittel. Andere
Mittel zu geben, ist der Hebamme verboten! Erfolgt nicht genügend
Stuhl, so helfe sie mit einem Klystier nach. Jetzt soll täglich eine
Stuhlentleerung erfolgen. Bleibt sie aus, so gebe die Hebamme
ein Klystier. Die Rizinusgabe soll nicht wiederholt werden.

Die Harnentleerung soll möglichst alle 3—4 Stunden erfolgen. Die Hebamme hat die Pflicht, die Wöchnerin dazu zu veranlassen, weil eine längere Harnansammlung die Rückbildung hindert. Vermag die Wöchnerin den Harn nicht zu lassen, so kann die Hebamme zunächst versuchen durch warme Umschläge auf den Leib und Berieselung der äußeren Geschlechtsteile mit abgekochtem, warmen Wasser den Harnabgang zu befördern. Hilft das nicht, so darf die Hebamme die Wöchnerin vorsichtig etwas aufrichten. Hierdurch gelingt zuweilen die Harnentleerung. Mißglückt auch dies, so ist der Katheter anzuwenden. In jedem Falle ist auf mindestens zweimalige Entleerung der Blase täglich zu achten. Beim Einführen des Katheters sei sie aber grade bei Wöchnerinnen besonders sorgfältig in der Anwendung der größten Reinlichkeit (s. § 92). Wird Wochenfluß mit dem Katheter in die Blase geschoben, so ist ein Blasenkatarrh die regelmäßige Folge. Meist ist nur ein einmaliges oder zweimaliges Anlegen des Katheters nötig.

§ 246.

Frühestens am 10. Tage darf die gesunde Wöchnerin das Bett verlassen. Der Leib der Frau war auch schon vorher, wenn auch nur mit einem Handtuch, umwickelt. Es ist jetzt sehr gut, wenn der Leib mit einer passenden Binde versehen wird. Das macht die Bauchdecken straffer und der schlottrige Leib, den man so oft bei Frauen, die mehrfach geboren haben, sieht, wird verhütet. Die Wöchnerin verläßt das Bett zunächst einige Stunden. Auch nach dem Aufstehen muß sie noch viel liegen und auch noch in der dritten Woche mit Bewegungen vorsichtig sein. Besonders sind alle Bewegungen, welche die Bauchmuskeln anspannen, wie Heben, Treppensteigen, zu meiden. Vor Ablauf der vierten Woche soll sie möglichst das Haus nicht verlassen, es sei denn, daß sie zur ebenen Erde wohnt und einen Garten bei guter Jahreszeit benutzen kann. Besonders schwächliche Erstgebärende sind mit großer Schonung zu behandeln, da ihre völlige Erholung oft länger auf sich warten läßt.

§ 247.

Natürlich ist es für viele Wöchnerinnen wegen ihrer äußeren Verhältnisse ganz unmöglich, alle diese Vorschriften zu befolgen. So bedauerlich das ist, so suche doch die Hebamme immer das, was möglich ist, zu erreichen. In vielen Städten bestehen Vereine, die ärmere Wöchnerinnen unterstützen und ihnen die Haussorge abnehmen, oder Asyle, in welche die Wöchnerin für längere Zeit eintreten kann. Solche Einrichtungen muß die Hebamme in ihrem Tätigkeitskreis kennen, um die ärmeren Wöchnerinnen auf diese Wohlfahrtseinrichtungen aufmerksam machen zu können.

Heftige Bewegungen, schwere Körperarbeit soll die Wöchnerin möglichst in den ersten 3 Monaten unterlassen. Viele Frauen erkranken an Lageveränderungen der Gebärmutter, wenn sie diese Vorschrift nicht beachten.

§ 248.

Über das Anlegen des Kindes wird in dem nächsten Kapitel über „die Pflege des Kindes" Belehrung erteilt werden. Hier sei nur noch gesagt, daß die junge Mutter während der ganzen Stillungszeit die Brüste und die Warzen sauber und warm zu halten und vor Druck zu schützen hat. Durch ein passendes Leibchen sollen die Brüste nach dem Aufstehen gestützt werden. Ein vor sie gelegtes, öfter zu waschendes Flanelltuch hält sie warm und fängt die auslaufende Milch auf. Vor und nach dem Stillen ist die Warze mit reinem Wasser abzuwaschen.

Kann die Frau ihr Kind nicht stillen, oder ist das Kind tot, so schwellen in den ersten 3—4 Tagen die Brüste stärker an, und diese Anschwellung macht auch wohl einige Beschwerden. Dann binde man die Brüste durch zusammengelegte Tücher, deren Enden über dem Nacken festgebunden werden, auf und bedecke sie warm mit Watte oder Flanell. Man läßt etwas strenge Diät beobachten, namentlich weniger trinken und sorgt für guten Stuhlgang. Nach wenigen Tagen sind die Beschwerden vorüber, und die Brüste schwellen ab. Ein großer Fehler wäre es, die Milch abzusaugen. Sie würde dann immer wieder aufs neue abgesondert werden. Grade dadurch, daß man die Milch nicht entfernt, hört die Absonderung der Milch allmählich auf.

Frauen, welche an Schwindsucht oder Nervenkrankheiten leiden, dürfen das Kind nicht stillen. Es ist das allerdings Sache des Arztes, eine Entscheidung zu treffen, aber die Hebamme muß wissen, daß solche Krankheiten beim Stillen Mutter und Kinder sehr schädigen können, um in diesen und auch in anderen Fällen, wo sie nicht weiß, ob das Stillen ratsam ist, ärztliche Hülfe zu erbitten.

§ 249.

Wenn auch die Tätigkeit der Hebamme mit dem Ablauf des Wochenbettes aufhören soll, so kann sie doch noch für die Zukunft durch verständigen Rat manchen Nutzen bei der Säugenden stiften. Stillende Frauen sollen so weiter leben, wie sie es gewohnt waren, natürlich mit strenger Einhaltung der Stillungszeiten. Sie können auch die gewohnte Kost genießen, ohne sich je den Magen zu überladen. Fette Speisen, scharfe Gewürze, blähende Sachen sollen sie meiden. Bei vielen Frauen beeinflußt vieles Trinken von Milch und der Genuß von Suppen die Milchabsonderung sehr günstig. Auch leichtes Bier kann von Frauen, die es gewohnt sind, unbedenklich getrunken werden. Mäßige Bewegung, viel Aufenthalt in frischer Luft, regelmäßiges Leben, Vermeidung einer Stuhlverstopfung, reichliche, nächtliche Ruhe, eine heitere Gemütsstimmung, das alles fördert den Kräftezustand und hat guten Einfluß auf die Menge und die Beschaffenheit der Milch. Tritt bei der stillenden Frau die Regel ein, so kann sie, wenn sie sich sonst wohl befindet, unbedenklich weiter stillen. Wird sie aber während der Säugungszeit schwanger, so ist das Kind sofort abzusetzen.

Nachdem die Schneidezähne durchgebrochen sind, kommt die Zeit zum Entwöhnen des Kindes, also im 9. bis 10. Monat. Schwellen dabei die Brüste infolge der nicht völlig abgesogenen Milch an, so werden sie, wie oben gelehrt, aufgebunden, es wird etwas knapp gegessen und für Stuhlgang gesorgt.

§ 250.

Es ist sehr bedauerlich, daß heute eine große Anzahl von Müttern, besonders in den Großstädten, ihr Kind nicht stillen kann. Die Milchabsonderung ist zu gering, oder die Frauen kommen bei dem Stillen herunter. Sie magern ab, verlieren den Appetit, werden nervös. Besonders oft treten dann heftige Kopf- und Rückenschmerzen auf, zumal nach jedesmaligem Anlegen des Kindes. Andere können wegen wunder Warzen nicht weiterstillen. Leider gibt es aber auch Frauen, welche das Kind nicht stillen wollen. Die Hebamme mache es sich zur Regel, in allen Fällen, wo das Stillen möglich erscheint, auf das Stillen zu bringen. Reicht die Muttermilch nicht aus, so kann man sehr zweckmäßig abwechselnd Kuhmilch geben, wie in dem nächsten Kapitel gelehrt werden wird. Wird das Kind auch davon nicht satt, dann muß allerdings das Nähren ganz aufgegeben werden. Treten beim Nähren andere Beschwerden auf, dann ist ein Arzt hinzuzuziehen.

Der Wochenbesuch der Hebamme.

§ 251.

Nach diesen allgemeinen Vorschriften über die Pflege der Wöchnerin soll nunmehr gelehrt werden, in welcher Reihenfolge die Hebamme die Verrichtungen bei ihren Wochenbesuchen vorzunehmen hat.

Jede Wöchnerin soll in der ersten Woche wenn möglich zweimal, vor- und nachmittags, von der zweiten Woche an einmal täglich besucht werden. Der Besuch beginnt mit Befragen nach dem Befinden der Wöchnerin, wie sie geschlafen hat, ob Schmerzen bestehen, ob das Kind ruhig war. Dann legt die Hebamme das Thermometer in die Achselhöhle und prüft den Puls. Während das Thermometer nun allmählich steigt, macht sie sich eine Waschschale und eine Desinfektionsschale mit Sublimat zurecht, desinfiziert sich und wendet sich dann zum Kinde und besorgt es, wie in dem nächsten Kapitel geschildert werden wird. Nachdem dies geschehen, liest sie die Temperatur ab und notiert sie auf einem Zettel. Sie tut das bei jedem Wochenbettsbesuch, sodaß sie am Ende ihrer Wochenbettspflege einen genauen Temperaturzettel, welcher die Temperatur jeder Messung angibt, besitzt.

§ 252.

Jetzt läßt sie die Wöchnerin in eine untergeschobene Bettschüssel Harn lassen. Die Wöchnerin soll es versuchen, auch wenn sie keinen Drang dazu spürt. Nachdem die Blase entleert ist, tastet die Hebamme nach dem Grund der Gebärmutter und überzeugt sich, wo er steht, und ob die Gebärmutter bei der Betastung schmerzhaft ist. Sie wendet dabei das Gesicht der Wöchnerin zu, um zu sehen, ob diese das Gesicht bei der Betastung verzieht. Jetzt wird die Leibbinde oder das Handtuch wieder fest umgelegt. Nunmehr entfernt sie die Vorlage und besichtigt den an ihr haftenden Wochenfluß, prüft auch den Geruch und legt sie in die Bettpfanne. Sie spült sich die Hände nochmals mit Sublimatwasser ab. Jetzt erfolgt die Reinigung der Geschlechtsteile. In die Spülkanne hat sie abgekochtes, warmes Wasser gegossen und den roten Schlauch mit Mutterrohr an ihr befestigt. Ist abgekochtes Wasser nicht zu beschaffen, so nehme sie 1% Lysollösung. Mit der einen Hand hält sie die Spülkanne hoch, mit der anderen nähert sie das Mutterrohr den Geschlechtsteilen und rieselt sie ab. Das Spülwasser fließt in die untergeschobene Bettpfanne.

Nachdem sie dies getan, besichtigt sie die Geschlechtsteile, nimmt dann einen Bausch bereitliegender Verbandwatte und trocknet die Geschlechtsteile ab. Dann wird ein reiner Wattebausch locker vorgelegt, nicht etwa gegen die Geschlechtsteile gedrückt oder gestopft, denn sonst würde der Wochenfluß zurückgehalten werden. Die Unterlage wird, falls sie besudelt ist, gewechselt. Eine Anzahl von Wattebäuschen wird bereit gelegt, damit die Vorlage auch in Abwesenheit der Hebamme gewechselt werden kann. Diese Reinigung ist in der ersten Woche zweimal am Tage, später nur einmal täglich auszuführen.

Nachdem die Hebamme sich jetzt wieder desinfiziert hat, geht sie nun an die Reinigung des übrigen Körpers der Wöchnerin. Hände und Gesicht werden gewaschen, nach Bedarf wird von der zweiten Hälfte der ersten Woche an eine reine Jacke oder ein reines Hemd angezogen und auch das Haar geordnet. Ist ein Klystier notwendig, so gibt sie es zweckmäßig nach der Temperaturmessung.

§ 253.

Nachdem alles dies gut besorgt ist, legt die Hebamme das Kind an die Brust. Während es trinkt, räumt die Hebamme das Zimmer auf, verbrennt die Vorlage, reinigt die Bettpfanne, sorgt für Lüftung und gute Temperatur im Zimmer, erteilt Anweisung über das Essen. Grobe Arbeit bei der Reinigung des Wochenzimmers soll die Hebamme nicht verrichten.

§ 254.

Wie lange die Wochenbettsbesuche fortgesetzt werden sollen, hängt von dem Befinden der Wöchnerin ab. Es ist erwünscht, daß sie mindestens 3 Wochen hindurch erfolgen. Aber oft ist die große Entfernung hinderlich, die Hebamme hat auch vielleicht andre Geburten zu leiten, die Wöchnerin wünscht auch zuweilen keine Besuche mehr, dann befolge man die Regel: in der ersten Woche sind die Besuche unbedingt nötig, in der zweiten sehr erwünscht, in der dritten nützlich.

§ 255.

Weiter merke sich die Hebamme noch folgende wichtige Anordnungen: Eine Wöchnerin darf niemals von der Hebamme innerlich untersucht werden. Eine innere Untersuchung würde die vielen verklebten Wunden wieder aufreißen. Sie würde die Hand unnötig mit Wochenfluß besudeln. Zur Reinigung der Geschlechtsteile ist immer Verbandwatte zu benutzen, niemals ein Schwamm. Es ist der Hebamme verboten, die Unterlagen oder die Bettwäsche der Wöchnerin zu waschen. Sie rührt diese Stücke, nachdem sie beiseite gelegt sind, überhaupt nicht mehr an. Der Wochenfluß zersetzt sich sehr rasch an der Luft und würde in gefährlicher Weise die Hand der Hebamme verunreinigen.

Sollte der Wochenfluß übelriechend sein, so soll die Hebamme die Geschlechtsteile mit einer 1% Lysollösung statt mit abgekochtem Wasser abriefeln. Scheidenausspülungen macht sie nur auf Anordnung des Arztes.

Alle Verrichtungen im Wochenbett sollen mit Ruhe und Sicherheit, aber auch mit einem freundlichen, teilnehmenden Wesen ohne viel Rederei vorgenommen werden.

Bemerkt die Hebamme irgend eine Regelwidrigkeit im Wochenbett, so hat sie auf Zuziehung eines Arztes zu dringen.

Ausdrücklich sei hier noch betont, daß die Reinigung der im Wochenbett gebrauchten Instrumente nach jedem Wochenbesuche von Neuem geschehen muß. Besitzt die Wöchnerin eigene Instrumente, wie ein Mutterrohr oder einen Irrigator, so kann die Hebamme sich derselben bedienen. Auch diese sind von ihr peinlichst sauber zu halten.

§ 256.

Die Hebamme hat die Wochenpflege nicht auszuüben, wenn die Wöchnerin wünscht, daß eine Wochenpflegerin die Pflege übernimmt. Sie darf sich gegen diesen Wunsch der Wöchnerin nicht sträuben, zumal sie dadurch mehr Zeit gewinnt, sich ihrer Hauptbeschäftigung, der Leitung von Geburten, zu widmen. Übernimmt ein Arzt die Aufsicht über die Wochenpflege, so ist die Hebamme seine Gehülfin. Sie bespreche sich dann mit dem Arzt über die von ihm gewünschten Anordnungen und füge sich ihnen selbstverständlich. Nicht selten wird wohl auch der Arzt andere Verordnungen treffen, als sie die Hebamme aus ihrem Lehrbuch für die Wochenbettspflege gelernt hat. Der Arzt übernimmt dann die Verantwortung, und die Hebamme befolgt seine Vorschriften.

Die Pflege des Kindes.

§ 257.

Die wichtigsten Aufgaben in der Pflege des Kindes sind: Beobachtung der größten Reinlichkeit am Körper des Kindes, die Besorgung des Nabelverbandes und die Ernährung des Kindes.

Nur reinlich gehaltene Kinder gedeihen gut. Das neugeborene Kind erhält täglich, am besten morgens, ein Bad von 35° C.; später kann das Wasser etwas kühler genommen werden. Das Bad dient nicht nur zur Reinigung, sondern auch zur Belebung der Lebensäußerungen. Im Bade und bei der dem Bade folgenden Abtrocknung des Kindes bewegt es sich meist recht lebhaft und schreit. Die Augen sollen, wie oben geschildert, jedesmal mit einem besonderen Läppchen und klarem Wasser gereinigt werden. Zur Reinigung des Körpers des Kindes nimmt man Watte. Seife soll erst in späteren Wochen angewandt werden. Nach dem Bade wird das Kind sofort in eine erwärmte Windel geschlagen und auf einem Tisch abgetrocknet. Das Abtrocknen und Ankleiden auf dem Schoß der Hebamme ist möglichst zu vermeiden. Die Windel oder das Laken, in das das Kind zum Abtrocknen gehüllt wird, darf niemals den Fußboden berühren, was bei einem Zurechtmachen auf dem Schoß immerhin leicht möglich ist. Am Abend erfolgt dann eine lauwarme Waschung des ganzen Körpers des Kindes. Aber auch zwischen diesen beiden Hauptreinigungen sind, wenn das Kind sich mit Kot oder Harn besudelt hat, die verunreinigten Körperpartien zu waschen und die Windel zu wechseln. Sorgfältiges Reinhalten des Kindes schützt am besten vor dem Wundwerden der Haut.

§ 258.

Der Nabelverband ist täglich nach dem Bade zu erneuern. Sollte er mit Harn benäßt worden sein, so muß die Erneuerung häufiger erfolgen. Nur reine Hände dürfen den Nabelverband berühren. Daher die Regel, stets zuerst das Kind und dann erst die Mutter zu besorgen. Der mit Wochenfluß verunreinigte Finger der Hebamme könnte sonst leicht die Nabelwunde infizieren. Sollte einmal die Hebamme genötigt sein, Wochenfluß anzufassen und dann erst das Kind zu besorgen, so muß sie unmittelbar vor dem Berühren des kindlichen Körpers die Hände noch einmal vollkommen desinfizieren (s. S. 80 Ziffer 5). Bei der Erneuerung des Nabelverbandes soll der Nabelstrangrest nicht gezerrt und die Nabelwunde überhaupt nicht berührt werden. Ist der Nabelstrangrest abgefallen, so wird die kleine Nabelwunde mit einem Nabelläppchen bedeckt.

Niemals vergesse die Hebamme, daß die Nabelwunde auch noch bei haftendem Strangrest durch eine unreine Hand oder unreinen Verbandstoff infiziert werden kann. Sie desinfiziere daher stets ihre Hände, bevor sie zur Besorgung des Kindes schreitet, und nehme nur ausgekochte Nabelläppchen. Nach dem Ankleiden wird das Kind, nachdem wie oben geschildert die Wöchnerin besorgt ist, an die Brust gelegt.

§ 259.

Das erste Anlegen des Kindes soll erfolgen, wenn die Wöchnerin einige Stunden ausgeruht hat und das Kind aus dem ersten Schlaf erwacht ist, also 6 bis höchstens 12 Stunden nach der Geburt. Bekommt das Kind auch in den ersten Tagen nur wenig Milch, so wirkt doch der Reiz des Saugens sehr fördernd auf den raschen Eintritt der Milchabsonderung.

Vor dem Anlegen hat sich die Wöchnerin die Hände zu waschen. Das Gleiche gilt vom Wartepersonal. Die Warze darf niemals mit unreinen Händen angefaßt werden. Dann wird die Warze mit einem reinen, in klares Wasser getauchten Läppchen abgewaschen und ebenso der Mund des Kindes mit einem zweiten feuchten Läppchen zart ausgewaschen. Die Wöchnerin legt sich auf die Seite, faßt die Warze zwischen den zweiten und dritten Finger und drückt sie dem Kinde in den Mund. Meist fängt das Kind bei guten Warzen sofort an, zu saugen, was man an den Bewegungen der Lippen sieht. Sind die Warzen kurz oder tiefliegend, so soll sie die Hebamme mit reinen Fingern etwas herausziehen, um sie besser faßbar für das Kind zu machen. Sind es sogenannte Hohl=warzen, die ganz tief liegen, so wird allerdings ihre Mühe ver=geblich sein.

Das Kind bleibt so lange an der Brust, bis es sich satt ge=trunken hat, d. h. die Warze losläßt und einschläft. Schwächliche Kinder sind lässig im Saugen und schlafen auch wohl dabei ein. Dann muß man sie aufwecken und ihnen aufs neue die Warze, aus der man etwas Milch drücken kann, in den Mund führen.

Nach beendeter Mahlzeit wird der Mund des Kindes zart ausgewaschen, starkes Reiben verletzt die Schleimhaut und kann zur Erkrankung des Kindes führen. Die Warze wird mit einem zweiten Läppchen gereinigt und ein Flanelltuch auf die Brüste gelegt. Das Kind wird in sein Bettchen gebracht und auf die Seite gelegt, damit Milch, welche häufig nach der Mahlzeit wieder etwas aus dem Munde läuft, gut abfließen kann. Die Brüste sollen abwechselnd benutzt werden und zu jeder Mahlzeit eine Brust gereicht werden. Ist die Milchabsonderung dauernd gering, so müssen allerdings beide Brüste zu einer Mahlzeit benutzt werden.

§ 260.

Das Anlegen des Kindes erfolgt in ganz bestimmten Zwischenräumen nach der Uhr. Kräftige Kinder sollen am Tage alle drei Stunden angelegt werden, schwächliche alle zwei Stunden, nachts jedes alle vier Stunden. Dieses Einhalten einer bestimmten Zeit ist von größter Wichtigkeit für das Gedeihen des Kindes und auch für die Ruhe der Mutter. Kehrt man sich nicht daran, son=dern legt das Kind an, wenn es einmal unruhig wird, oder wenn es sonst beliebt, so werden die Kinder sehr unruhig, schreien Tag und Nacht, werden eine Plage für die ruhebedürftige Mutter und gedeihen nicht. Jedes gesunde Neugeborene gewöhnt sich rasch an die Ordnung der Mahlzeiten. Es schläft nach dem Trinken ein; wird es nach einiger Zeit unruhig, so legt man es trocken und bringt es dann in sein Bettchen zurück. Es schläft weiter, aber pünktlich, wie die Uhr, meldet es sich, wenn seine Zeit vorüber ist, und die Stunde der gewohnten Nahrungsaufnahme gekommen ist. Überschläft es die Zeit, so soll man es unbesorgt wecken. Be=sonders schwächliche und frühreife Kinder sind oft sehr schlafsüchtig, nicht, weil sie so sehr artig sind, wie eine törichte Wärterin wohl meint, sondern aus Schwäche. Gerade solche Kinder müssen rechtzeitig geweckt werden zur Nahrungsaufnahme, sonst verfallen sie noch mehr.

Bei kräftigen Kindern kann man die Pause der Mahlzeit in der Nacht allmählich ausdehnen. Man gibt z. B. um 11 Uhr die Abendmahlzeit und die Morgenmahlzeit um 6 Uhr. Die meisten Kinder vertragen das schon von der zweiten Woche an gut, und die Mutter erfreut sich einer längeren Nachtruhe.

§ 261.

Freilich läßt sich aber nicht leugnen, daß zuweilen die Einleitung des Nährgeschäftes viel Schwierigkeiten macht. Das Kind will nicht recht trinken oder ist unruhig, schreit viel, und die Mutter wird besorgt. In solchen Fällen verzage man nicht und rede nicht davon, daß die Milch dem Kinde nicht bekommt. Sondern die Hebamme merke sich folgende Punkte.

Daß das Kind an der Brust gedeiht, d. h. hinreichend Nahrung erhält und dieselbe auch ansetzt, erkennt man in erster Linie daran, daß es nach der Mahlzeit ruhig wird, einschläft und erst nach bestimmter Zeit seinen Hunger durch Unruhe oder Schreien verrät, daß es seine Windel reichlich mit Harn benäßt, daß das Kindspech rasch abgeht und der Stuhlgang dann die goldgelbe Farbe und breiige Beschaffenheit dauernd behält. Ein gut genährtes Kind streckt nach dem Aufwickeln behaglich die Glieder und bewegt sie dann recht energisch, besonders in und nach dem Bade. Weiter merkt man an der allmählich zunehmenden Rundung und Prallheit der Glieder das weitere Gedeihen. Endlich soll ein solches Kind, nachdem der erste Gewichtsverlust ersetzt ist, jede Woche etwa 200 Gramm zunehmen.

§ 262.

Will das Kind nicht trinken, so untersuche die Hebamme die Warzen und ziehe sie, wenn nötig, wie angegeben, hervor. Oft gelingt es mit vieler Mühe doch noch, daß das Kind die Warze faßt. Aber es können auch Mißbildungen des Kindes, wie Wolfsrachen oder Hasenscharte vorliegen, wenn das Kind nicht trinken will. (Über diese Mißbildungen siehe unten.) Dann wird ein Arzt benachrichtigt. Oder das Kind ist zu schwach zum Saugen. Es sind das meist frühreife Früchte, deren Muskelkraft noch nicht groß genug ist, um genügend stark an der Warze zu saugen. In solchen Fällen drückt die Hebamme etwas Milch aus der Drüse in einen kleinen Löffel und schüttet diese Milch dem Kinde in den Mund. Dies wird alle zwei Stunden wiederholt, von Zeit zu Zeit aber wieder das Anlegen an die Warze versucht.

Wird das Kind einige Zeit nach dem Trinken regelmäßig unruhig, so kann man allerdings annehmen, daß die Milch bei der Verdauung ihm Beschwerden macht, besonders, wenn der Stuhlgang dabei recht fest ist. Dann ist es zweckmäßig, der Frau reichlich Getränke und die Kost etwas ärmer an Fett zu geben. Ist der Stuhl sehr hart, so gebe man dem Kinde ein Klystier. Ändert sich aber die Beschaffenheit des Stuhlganges, wird er dünn oder sehr übelriechend, oder bricht das Kind gar, dann ist ein Arzt zu erbitten.

Endlich kann der Grund, daß das Kind nicht trinkt und dauernd unruhig bleibt, an Milchmangel liegen. Die Brüste sind wenig prall, und es läßt sich auch am Ende der ersten Woche Milch nicht im Strahl, sondern nur in Tropfen ausdrücken. Dann muß das Kind anders genährt werden. In solchen Fällen soll man zunächst neben der Muttermilch Kuhmilch, von der wir unten sprechen werden, geben und zwar abwechselnd mit der Muttermilch, des Nachts aber möglichst nur die Brust. Erweist sich auch jetzt die Menge der Muttermilch als unzureichend, oder greift die Frau selbst dieses geringe Stillen stark an, sodaß sie schwach wird, oder den Appetit verliert, so muß das Kind abgesetzt werden, ebenso wie bei schlechten oder kranken Warzen, wovon später gehandelt werden wird.

Soll das Kind von der Brust entwöhnt werden, so entzieht man ihm langsam die Brustmahlzeiten und gibt dafür etwas angesüßte Kuhmilch, später dann Breie und Fleischbrühe. Während der heißen Sommermonate ist das Entwöhnen möglichst zu unterlassen.

§ 263.

Der beste Ersatz für die Muttermilch ist die Milch einer gesunden Amme. Eine solche hat die Hebamme nicht auszusuchen, sondern das schwierige Geschäft, eine gesunde Amme mit reichlicher Milch für das Kind zu wählen, ist Aufgabe des Arztes. Aber die Hebamme muß doch ungefähr wissen, worauf es bei der Auswahl der Amme ankommt, damit sie dem Arzt geeignete Personen vorschlagen kann. Die Amme soll gute Warzen haben und eine reichliche Milchabsonderung besitzen. Die Ernährung ihres eigenen Kindes wird das am besten lehren. Sie soll von gesundem Aussehen sein; die Geburt soll schon einige Zeit, etwa sechs Wochen, zurückliegen. Hat die Amme ihren Dienst angetreten, so soll sie möglichst so weiter leben, wie sie es gewohnt ist. Gibt man der Amme schwere, fette Kost, so kann sie die Milch verlieren. Sie soll weiter täglich in die freie Luft gehen und alle die für die Stillenden gegebenen Verhaltungsmaßregeln befolgen.

§ 264.

Kann nun die Mutter ihr Kind nicht nähren und kann auch eine Amme nicht beschafft werden, so muß das Kind künstlich genährt werden. Hierzu nimmt die Hebamme nur die Kuhmilch. Sie gibt sie dem Kinde in einer Saugflasche mit einem Gummisauger, der die Stelle der Warze vertritt und der Flasche aufgesetzt wird. Glasröhren oder Gummischläuche mit Sauger sind zu verwerfen.

Die Kuhmilchernährung ist weniger gut als die mit menschlicher Milch. Besonders schwächliche und frühreife Kinder sollen, wenn irgend möglich, an der Brust genährt werden. Ist dagegen das Kind kräftig, so wird es auch bei Kuhmilchernährung ganz gut gedeihen, wenn die Ernährung mit der erforderlichen Sorgfalt vorgenommen wird.

Milch von Kühen, die mit Trockenfutter gefüttert werden, ist zu bevorzugen. Fütterung mit Rüben oder Schlempe macht die Milch für das Kind schwer verdaulich. Am besten ist Mischmilch von mehreren Kühen. In größeren Städten bestehen meist unter ärztlicher Aufsicht Milchanstalten, die durch zweckmäßige Fütterung der Kühe sehr gute und für die Kinder geeignete Milch erzielen. Die bezogene Milch darf in keinem Fall abgerahmt sein, da bei solcher Milch die Kinder nicht gedeihen.

§ 265.

Die Kuhmilch ist aber zu stark für das Kind, sie enthält viel mehr Käsestoff als die Menschenmilch, dagegen weniger Zucker. Um daher die Kuhmilch der Menschenmilch möglichst ähnlich zu machen, muß die Kuhmilch mit Wasser verdünnt und ihr Zucker zugesetzt werden. In den ersten vier Wochen verdünnt man die Kuhmilch mit zwei Teilen Wasser. Die Mischung wird in der mit Teilstrichen versehenen Saugflasche vorgenommen. Dann setzt man eine kleine Gabe Zucker hinzu, etwa eine gute Messerspitze auf eine Mahlzeit (3 Gramm Zucker auf 100 Gramm Getränk). Am besten ist Milchzucker, aber der gewöhnliche Rohrzucker ist auch zulässig. Zu jeder Mahlzeit muß die Mischung frisch bereitet werden. Was in der Flasche übrig bleibt, wird weggegossen. Vom zweiten Monat an gebe man die Milch und das Wasser zu gleichen Teilen, während der Zuckerzusatz derselbe bleibt, im vierten Monat ein Teil Wasser auf zwei Teile Milch, im sechsten Monat reine Milch. Mit dieser Vorschrift soll die Hebamme die Ernährung beginnen. Manche Kinder verlangen indessen zu ihrem Gedeihen stärkere, selten schwächere Mischungen. Auch kommt es natürlich auf die Güte der Milch an, wie stark verdünnt werden soll. Merkt die Hebamme, daß die Ernährung nicht gut von statten geht, so verdünne sie die Milch mit weniger Wasser.

§ 266.

Damit die so vorbereitete Nahrung dem Kinde aber nützlich ist, muß die Bereitung mit der größten Reinlichkeit geschehen. Die Kuhmilch wird natürlich, bis sie vom Verlassen des Euters in den Mund des Kindes kommt, leicht verunreinigt. Solche Verunreinigungen sind aber für den Säugling sehr schädlich, ja können schlimme Darmerkrankungen veranlassen, besonders im heißen Sommer. Die Milch soll täglich bezogen werden. Sie wird jedesmal sofort abgekocht, 10 Minuten im Kochen erhalten und dann, bedeckt, an einem kühlen Ort aufbewahrt. Ebenso soll das Wasser, mit dem die Milch gemischt wird, vorher abgekocht sein. Nur ganz reine Gefäße sind zu nehmen. Die Saugflasche wird nach jeder Mahlzeit sofort gereinigt und soll nicht erst ungesäubert herumliegen. Man legt die Saugflasche am besten sogleich nach der Mahlzeit eine Zeitlang in Wasser und reinigt sie dann gründlich bis das Glas völlig klar wird. Der Gummisauger wird nach dem Gebrauch umgekrempelt, ebenfalls sorgfältig gereinigt und bleibt dauernd unter reinem Wasser in einer Schale liegen. Täglich einmal soll aber die Saugflasche und der Sauger ausgekocht werden. Auf diese Reinigung ist die allergrößte Sorgfalt zu richten. Ohne Reinlichkeit bei dem Bereiten der künstlichen

Nahrung gedeiht kein Kind! Die Hebamme hat auch die Mutter über diese Bereitung der Milch zu belehren.

§ 267.

Weiter soll die Milch dem Kinde körperwarm gereicht werden, also eine Temperatur von 36 bis 37° C. ungefähr besitzen. Man prüft die Wärme, indem man die gefüllte Flasche an die Wange hält, ja nicht etwa durch Schmecken aus der Flasche, was ganz unerlaubt ist, da dadurch schädliche Keime in die Milch kommen können. Die künstliche Ernährung soll in denselben Zeitabschnitten geschehen, wie die natürliche an der Brust. Das Trinken des Kindes soll nicht zu rasch geschehen. Das Loch in dem Gummisauger soll nur so groß sein, daß beim Umkehren der Flasche ein Tropfen Milch nach dem andern ganz langsam hervortropft. Ist das Kind satt, so läßt es den Sauger los und schläft ein. In den ersten Lebenswochen reichen meist 6—8 Eßlöffel zur Mahlzeit hin.

§ 268.

Man hat im Handel auch Apparate, welche den Zweck haben, das Verderben und die Verunreinigug der Milch zu verhüten. Am besten ist der Milchkochapparat von Soxhlet, in welchem auf einmal eine ganze Anzahl von Flaschen mit Milch hergerichtet und abgekocht werden, die dann verschlossen stehen bleiben. Auf diese Weise wird der ganze Bedarf für einen Tag und eine Nacht hergestellt, und es ist nur das Anwärmen der Flasche nötig, um sie dem Säugling reichen zu können.

Andere Mittel als Kuhmilch zur Ernährung anzuwenden, ist der Hebamme verboten. Über solche Dinge befindet der Arzt.

§ 269.

Im ersten halben Jahr erhalten die Kinder nur Milch. Dann kann man ihnen neben der Milch einen Brei geben aus Mehl, Semmel oder Kinderzwieback mit Milch gekocht. Auch kann man allmählich mit Fleischbrühe beginnen.

Eine weit verbreitete, aber sehr schlimme Unsitte ist es, den Kindern zur Beruhigung einen Saugbeutel (Schnuller) in den Mund zu stecken. Dadurch wird die Mundhöhle verunreinigt und angesäuert, die Ernährung gestört, auch können Krankheiten, wie

Schwämmchen, dadurch erzeugt werden. Die Hebamme schreite ernstlich gegen solchen Unfug ein. Einem Kind aber ein künstliches Beruhigungsmittel zu geben, wie etwa Mohnsaft, wäre geradezu ein Verbrechen.

§ 270.

Über die Kleidung des Kindes ist bereits bei der Leitung der Geburt gesprochen. Noch einmal wiederholen wir, daß die Armchen frei beweglich sein sollen und der Körper des Kindes nicht festgewickelt werden darf. Das Kind muß bequem in seinem Bettchen liegen und sich auch strecken können. Der Kopf wird am besten gar nicht bedeckt. Beim Ankleiden sorge man dafür, daß die Kinderwäsche gut durchwärmt ist. Als Bett für das Kind nehme man ein feststehendes Bettchen oder einen Korb oder auch einen Wagen. Eine Wiege ist ganz schlecht! Ist ein Kind unruhig, so soll man nach dem Grund der Unruhe forschen und ihn beseitigen. Aber durch Wiegen ein Kind zur Ruhe zu bringen, heißt es betäuben; ist ein Kind erst an das Wiegen gewöhnt, wird die Wiegerei kein Ende nehmen. Das Bettchen sei gewärmt. Beim lebensfrischen und gesunden Kinde brauchen Wärmflaschen nicht ins Bett gelegt zu werden. Das Kind erzeugt für sich genug Wärme. Man soll es nur vor Abkühlung schützen. Daher soll alles vorgewärmt sein, was mit ihm in Berührung kommt, aber es soll nicht mit Wärmflaschen umgeben sein. Das Kind soll nur während des Stillens im Bett der Wöchnerin liegen. Es ist nicht gut, wenn es mit den Ausdünstungen und dem Wochenfluß der Mutter in Berührung kommt. Auch ist es schon vorgekommen, daß die Mutter sich im Schlaf auf das neben ihr liegende Kind gelegt hat und das Kind erstickt ist. Das Kind braucht vor dem Tageslicht nicht geschützt zu werden, nur zu grelle Beleuchtung verhindere man, indem man dann einen Schleier über das Bettchen legt. Noch niemals hat ein Kind von hellem Licht eine Augenentzündung bekommen. Auch das viele Herumtragen der Kinder ist nicht gut. Das Kind soll sich gewöhnen, nach der Mahlzeit in seinem Bettchen einzuschlafen. Bei gesunden Kindern hat das auch meist keine Schwierigkeit. Ist das Kind aber krank, so wird der Arzt seine Verordnungen treffen.

Man denke auch an die Zufuhr von frischer Luft in das Zimmer, wo das Neugeborene sich befindet, schütze es aber vor Zug.

Austragen des Kindes in die frische Luft ist in den ersten Tagen nicht ratsam, in späteren Wochen bei guter Witterung aber nur zuträglich.

§ 271.

In manchen Gegenden herrschen viel abergläubische Ansichten und Gebräuche im Wochenbett, die töricht und schädlich sind. Die Hebamme hat hier gelernt, was die Natur gebietet, und nur, was die Natur gebietet, ist nützlich. Sie bekämpfe den Aberglauben und widersinnige Gebräuche, wo sie sie findet, und lehre den Menschen, was die Natur sie gelehrt hat.

Die Kennzeichen einer vorausgegangenen Geburt.

§ 272.

Die Hebamme kann wohl einmal in die Lage kommen, aussagen zu müssen, ob ein Weib vor kurzer Zeit geboren hat. Sie kann eine solche Aussage nur machen auf Grund einer Untersuchung. Ist die Geburt vor einigen Tagen erfolgt, so geben die prallen Brüste Milch, die Bauchdecken sind schlaff und das Aussehen der Frau ist meist etwas bleich und leidend.

Falls noch nicht eine Woche seit der Geburt verstrichen ist, wird sie den Grund der Gebärmutter durch die schlaffen Bauchdecken bei leerer Blase tasten können. Am Scheideneingang wird sie bei Frauen, die erst einmal geboren hatten, frische Verletzungen finden, das Jungfernhäutchen ist zerrissen, oft ist das Schamlippenbändchen eingerissen, zuweilen besteht ein frischer Dammriß. Aus den Geschlechtsteilen fließt der Wochenfluß. Hat die Frau aber schon früher einmal geboren, so können die Einrisse fehlen. Die Hebamme darf dann innerlich nach gehöriger Desinfektion untersuchen. Sie bemerkt dabei die Weite des Muttermundes, seine schlaffen Ränder, den kurzen, weichen Scheidenteil.

Zeigen die Geschlechtsorgane solche Veränderungen und läßt sich dabei Milch in reichlicher Menge aus den Brüsten entleeren, so besteht die größte Wahrscheinlichkeit, daß die Frau vor kurzem geboren hat. Zwar können in seltenen Fällen Krankheiten wohl ähnliche Veränderungen erzeugen. Daher sei die Hebamme in ihrem Ausspruch stets vorsichtig. Sie würde z. B. sagen: Der Befund, den ich aufgenommen habe, ist so, wie bei einer Wöchnerin in den ersten Tagen nach der Geburt.

Ist längere Zeit nach der Geburt verstrichen, so wird die Entscheidung schwierig. Zwar wird die Hebamme aus den bekannten Einkerbungen am Muttermund an der Zerstörung des Jungfernhäutchens wohl bemerken können, daß die Frau überhaupt geboren hat, indessen wird es für die Hebamme nicht so leicht möglich sein zu sagen, wann die Geburt, welche die genannten Zeichen hinterlassen hat, stattgefunden hatte.

Die Kennzeichen eines neugeborenen Kindes.

§ 273.

Man nennt ein Kind ein neugeborenes, wenn der Nabelstrang noch haftet. Das Bestehen dieses Anzeichens wird also sofort entscheiden, daß das Kind vor wenigen Tagen geboren ist. Das neugeborene Kind entleert ferner meist noch Kindspech, zeigt auf der Haut häufig noch Spuren von Kindsschleim. Oft ist auch die Geburtsgeschwulst noch sichtbar. Aus ihr kann man die Lage erkennen, in welcher das Kind geboren wurde. Je weniger vertrocknet die Nabelschnur ist, je deutlicher die Geburtsgeschwulst, je mehr Kindspech es entleert, umso jünger ist das Neugeborene.

Ist der Nabelstrang abgefallen, so beweist das Bestehen einer Nabelwunde, daß der Nabelstrang erst vor kurzer Zeit abgefallen ist.

Das Säuglingsalter währt bis zum Durchbruch der Zähne.

Fünfter Teil.

Abweichungen von dem regelmäßigen Verlauf der Schwangerschaft.

Einleitung.

§ 274.

Schwangere können von Krankheiten aller Art heimgesucht werden.

Eine Anzahl dieser Krankheiten bestehen in Steigerung der bereits geschilderten Schwangerschaftsbeschwerden, sodaß das Befinden der Schwangeren erheblich durch sie ungünstig beeinflußt wird. Das bekannte Erbrechen der Schwangeren kann z. B. so häufig auftreten, daß die Ernährung bedenklich leidet, ja der Tod eintreten kann. Andere Krankheiten sind solche, die auch sonst den Menschen befallen können, wie Tuberkulose, Typhus, Nierenerkrankungen. Sie verlaufen in der Schwangerschaft meist etwas anders und schwerer als sonst, und das Schlimme ist, daß sie auch die Frucht gefährden und die vorzeitige Ausstoßung derselben veranlassen können.

Ferner können die Geschlechtsorgane der Schwangeren, das Ei und auch die Frucht selbständig erkranken, wodurch der weitere Bestand der Schwangerschaft oft gefährdet wird. Die seltsamste Abweichung ist aber, daß das befruchtete Ei sich auch außerhalb der Gebärmutter in dem Eileiter oder auf dem Eierstock ansiedeln kann. Wir haben dann die Schwangerschaft außerhalb der Gebärmutter, die das Leben der Mutter in hohe Gefahr bringen kann.

Erkenntnis der Regelwidrigkeit, Benachrichtigung eines Arztes, Hülfe, bis der Arzt erscheint, ist die Aufgabe der Hebamme bei den Regelwidrigkeiten der Schwangerschaft.

Die Krankheiten der Mutter.

§ 275.

Das Erbrechen ist bekanntlich eine sehr häufige Erscheinung in der ersten Hälfte der Schwangerschaft; wir haben es sogar als ein Schwangerschaftszeichen, wenn auch als ein unsicheres, kennen gelernt und die Behandlung gelehrt.

Das Schwangerschaftserbrechen kann nun sehr unmäßig, „unstillbar", werden, sodaß alle Speisen erbrochen werden, ja auch bei leerem Magen Brechbewegungen eintreten. Dann bemerkt man bald, daß die Schwangere abmagert und verfällt. Lebhafter Schmerz in der Magengegend pflegt sich einzustellen, die Schwangere wird von großem Durst gepeinigt, die Lippen werden trocken, übler Geruch entströmt dem Munde. Solch ein unstillbares Erbrechen kann durch Verhungern zum Tode führen.

Die Hebamme kann zunächst der Schwangeren Bettruhe empfehlen und nur flüssige Speisen kalt genießen lassen. Sie sorge auch durch Klystiere für reichliche Stuhlentleerung. Nimmt das Erbrechen dabei aber nicht ab, so ist unbedingt ärztliche Behandlung notwendig.

Neben dem Erbrechen, oder auch ohne dasselbe, zeigt sich zuweilen ein starker Speichelfluß, der sehr belästigend sein kann. Man läßt fleißig den Mund ausspülen mit Wasser, dem man ein paar Tropfen Kölnisches Wasser oder auch von dem Alkohol, den die Hebamme mit sich führt, zusetzt. Auch hier ist ärztliche Behandlung nötig, wenn der Speichelfluß nicht bald aufhört.

§ 276.

Zuweilen werden Schwangere von Ohnmachten befallen. Enge Kleidung, Aufenthalt in schlechtgelüfteten oder überheizten Räumen, besonders beim Verweilen in Theatern, Gesellschaftssälen, erzeugen solche Ohnmachten. Schwangere sollen solche Orte überhaupt möglichst vermeiden. Tritt die Ohnmacht ein, so bringe man die Schwangere auf ein Lager und sorge, daß der Kopf etwas tiefer liegt, befreie sie von den die Brust beengenden Kleidungsstücken, spritze ihr etwas Wasser ins Gesicht und sorge für Zutritt von guter Luft. Man lasse sie an den Hoffmanns=

tropfen riechen und, sobald sie schlucken kann, einen Schluck Wasser trinken. Gewöhnlich kehrt das Bewußtsein bald wieder.

§ 277.

Die in der Schwangerschaft sehr häufige Stuhlverstopfung kann einen sehr hohen Grad erreichen, sodaß die Schwangere von Blähungen, Fülle im Leibe, Andrang des Blutes zum Kopf und unruhigem Schlaf belästigt wird. Das Beste bleibt regelmäßige Bewegung im Freien, reichliches Trinken von frischem Wasser, besonders morgens nüchtern, der Genuß von gekochtem Obst und Vermeidung von stopfenden Speisen. Tritt keine genügende Wirkung ein, so kann zeitweise ein Klystier verabfolgt werden. Helfen die genannten Mittel nicht, bestehen die Belästigungen weiter, so ist auch hier ärztlicher Rat notwendig.

Hartnäckige Stuhlverstopfung kann nämlich auch das Anzeichen von schweren Erkrankungen sein. Es können sich die Gedärme im Leibe so verschlungen haben, daß der Darm unwegsam wird. Oder es kann sich ein Bruch eingeklemmt haben. Bei einem Bruch tritt ein Eingeweide des Bauches durch eine Lücke der Bauchwand bis unter die Haut. Man sieht dann unter der gesunden Haut eine Anschwellung, die ein Eingeweide, z. B. ein Stück Darm oder Netz, enthält. Solche Brüche sitzen in der Leistengegend (Leistenbrüche), unter der Schenkelfalte (Schenkelbrüche), seltener am Nabel oder an anderen Stellen des Bauches. Beim Herumgehen, Pressen, Husten vergrößert sich der Bruch; beim Liegen wird er kleiner oder schwindet ganz, indem die Eingeweide sich wieder in die Bauchhöhle zurückziehen. Geht eine Darmschlinge, die im Bruch liegt, nicht mehr zurück, so kann sie unwegsam werden. Man sagt dann, der Bruch hat sich eingeklemmt. Jetzt bleibt der Stuhlgang aus, Erbrechen tritt ein, die Darmschlinge wird brandig, und es besteht die höchste Gefahr, daß die Kranke an Unterleibsentzündung stirbt. Nur eine rechtzeitige Operation kann sie retten. Alle Frauen mit Brüchen sollen ein Bruchband tragen, welches den Bruch vollständig zurückhält.

Wird nun eine Frau, die einen Bruch hat, schwanger, so geht meist der Bruch allmählich von selbst zurück. Geschieht dies aber nicht, so besteht die Gefahr, daß der Bruch sich einklemmt. Die Frau muß sich dann unbedingt in ärztliche Behandlung begeben.

Durchfall entsteht infolge von schlechten Nahrungsmitteln oder übermäßigem Genuß von Speisen, oder auch wohl durch Erkältung. Man hält den Leib warm durch Auflegen von warmen Tüchern, läßt warmen Tee trinken, verordnet schleimige Getränke von Hafermehl oder Reis als Nahrung und läßt die Schwangere etwas hungern. Ist nach wenigen Tagen der Durchfall nicht beseitigt, so ist ärztliche Behandlung nötig. Es braucht wohl nicht mehr hervorgehoben zu werden, daß jede Verabfolgung von Medikamenten der Hebamme verboten ist.

§ 278.

Zuweilen finden sich bei Schwangeren, besonders bei solchen, die schon einmal oder mehrfach geboren haben, die erweiterten Blutadern und Blutaderknoten an den Beinen und auch an den Geschlechtsteilen (Kindsadern, Krampfadern) in sehr ausgedehnter Weise. Man sieht die zahlreichen erweiterten, bläulichen, geschlängelten und oft höckerig aufgetriebenen Adern durch die Haut schimmern. Sie fühlen sich weich an. In den Aderknoten kann das Blut gerinnen, sodaß sie hart werden. Meist bestanden solche Adererweiterungen schon früher, mit eingetretener Schwangerschaft nehmen sie aber zu, namentlich in der zweiten Hälfte, besonders wenn die Schwangere viel stehende Beschäftigung hat oder enge Strumpfbänder trägt.

Solche Kindsadern erschweren das Gehen der Frau durch ein Gefühl von Schwere in den Beinen und auch von ziehenden Schmerzen. Im Wochenbett werden sie wieder kleiner, verschwinden aber selten wieder ganz. Erleichtert werden die Beschwerden durch zeitweises Hochlagern der Füße, besonders abends und auch nachts, durch reichliches Abführen mittels Klystiere und weiter durch Einwickeln der Beine. Hierzu nimmt man eine etwa 3 querfingerbreite Flanellbinde und umwickelt das kranke Bein vom Fuß bis zum Oberschenkel in einer Weise, wie es die Hebamme im Unterricht lernen wird. Weniger gut ist das Tragen von Gummistrümpfen. Die Kindsadern können aber weiter sich entzünden, und ein Aderknoten kann auch platzen.

Entzünden sich die Kindsadern, so werden sie schmerzhaft, besonders auf Druck; sie und ihre Umgebung schwellen noch mehr an. Jetzt muß die Frau ins Bett. Das kranke Bein wird durch ein untergelegtes Kissen hochgelagert und auf die entzündete Stelle wird ein Prießnitzscher Umschlag gelegt. Geht die Schmerzhaftigkeit nicht nach wenigen Tagen vorüber, so ist ärztliche

Behandlung nötig. Allen Frauen mit Kindsadern ist das Kratzen an den Schenkeln unbedingt zu verbieten. Grade durch das Kratzen entstehen oft die Entzündungen. Ist die Entzündung in eine offene Wunde, ein Geschwür, übergegangen, so ist die Kranke sofort an einen Arzt zu weisen.

Platzt ein Blutaderknoten, so kann eine sehr starke Blutung entstehen; ja die Frau kann sich verbluten, wenn nicht rasche Hülfe geschieht. Zu fürchten ist ein solches Platzen, wenn der Knoten ganz dicht unter der Haut liegt, wie es oft an den äußeren Geschlechtsteilen der Fall ist. Dann soll die Hebamme die Schwangere belehren, daß, wenn der Knoten platzt, sie auf die blutende Stelle einen reinen Wattebausch, der bereit liegen muß, drücken soll, bis weitere Hülfe geschieht. Auch die Hebamme kann, wenn ein Aderknoten an den Geschlechtsteilen platzt, nicht mehr tun, als mit Watte zudrücken und schleunigst einen Arzt begehren. Ist der Aderknoten aber an einem Bein geplatzt, so soll sie sich erinnern, daß die Blutadern das Blut von den Beinen zum Herzen zurückführen. Sie wird daher außer dem Druck mit dem Wattebausch unterhalb der blutenden Stelle das Bein mit einer Binde, einem Handtuch oder einem elastischen Hosenträger fest umschnüren und so durch Verhinderung des weiteren Blutzuflusses die Blutung stillen. Ein herbeigerufener Arzt wird das Weitere veranlassen.

§ 279.

Weniger häufig wie die Krampfadern ist eine starke wäßrige Anschwellung der Beine. Die Haut an den Füßen und Unterschenkeln wird gespannt, weiß und glänzend. Der Finger kann die Haut eindrücken, sodaß eine Grube zurückbleibt. Diese Anschwellung entsteht meist durch den Druck der schwangeren Gebärmutter. Aber es können auch andere ernstere Ursachen, wie eine Nierenerkrankung, vorliegen. Liegen und Einwickeln der Beine hilft in den leichten Fällen. Erstreckt sich aber die Anschwellung auf die Oberschenkel, Geschlechtsteile und die Bauchhaut, oder vermindert sich die Harnentleerung in merkbarer Weise, oder treten Kopfschmerzen dabei ein, so erbitte die Hebamme den Arzt. Bis zu seiner Ankunft soll die Frau im Bett mit hochgelagerten, gespreizten Schenkeln liegen. Zeigt sich die Anschwellung auch an anderen Körperteilen, wie Hände und Gesicht, so ist sofort ärztliche Behandlung nötig.

§ 280.

Von den allgemeinen Erkrankungen, welche die Schwangere befallen können, sind am meisten zu fürchten die **ansteckenden fieberhaften Erkrankungen** und die **Krankheiten des Herzens und der Lunge**. Entweder war die Schwangere schon krank, als sie schwanger wurde, wie z. B. bei Lungentuberkulose und Herzfehlern, und die Krankheit setzt sich dann in der Schwangerschaft weiter fort, oder die Schwangere ist gesund, wird aber in der Schwangerschaft von einer Krankheit, z. B. einer Lungenentzündung oder dem Typhus oder den Pocken, befallen.

Wenn Frauen mit Lungentuberkulose schwanger werden, so erholen sie sich oft scheinbar in der Schwangerschaft. Das ist aber nur Schein, im Wochenbett macht die Krankheit gewöhnlich reißende Fortschritte. Die Kinder sind zumeist gesund, wenn auch häufig schwach entwickelt. Frühgeburt um einige Wochen ist häufig. Viele kommen ganz glücklich nieder. Unter der Geburt kann aber hochgradige Atemnot oder wohl auch ein Blutsturz auftreten. Eine Tuberkulöse darf niemals ihr Kind stillen.

Bei Herzfehlern kann, wenn sie keine erhebliche Beschwerden verursachen, Schwangerschaft und Geburt ganz regelmäßig verlaufen. Zuweilen treten aber doch in der Schwangerschaft sehr bedenkliche Störungen, wie Atemnot, Blauwerden des Gesichts, schneller, kleiner Puls, auf. Infolgedessen kann das Kind absterben oder auch bei noch lebendem Kind die Frühgeburt eintreten. Noch gefährlicher kann die Geburt sein, indem bei ihr die genannten Erscheinungen sich zu einer lebensgefährlichen Höhe für die Mutter steigern. Ganz ähnliche Erscheinungen können auftreten, wenn Schwangere durch Verkrümmung der Wirbelsäule oder durch einen Kropf, d. h. eine Anschwellung der Schilddrüse, schweratmig sind.

Es ist selbstverständlich, daß bei diesen Erkrankungen, auch wo sie nur vermutet werden, ärztliche Behandlung sofort Platz greifen muß.

Bei allen fieberhaften Krankheiten, die in der Schwangerschaft entstehen, ist die Frucht besonders gefährdet, namentlich wenn es ansteckende Krankheiten sind, wie Pocken, Typhus. Die Frucht kann absterben und wird dann später als tote frühreife Frucht geboren, oder die Krankheit regt selbst Wehen an, und das Kind wird lebend und zu früh geboren. Die Krankheit selbst pflegt nicht auf die Frucht überzugehen. Indessen findet dies bei einigen

Krankheiten doch statt, z. B. bei den Pocken, bei welchen das Kind mit Pockenbläschen geboren werden kann. Erfährt die Hebamme von Pockenerkrankungen in ihrem Bezirke, so soll sie alle Schwangeren, welche ihre Hülfe begehrt haben, veranlassen, sich aufs neue impfen zu lassen, denn die Pockenerkrankung bei Schwangeren pflegt besonders schwer zu verlaufen.

§ 281.

Von der Syphilis ist ausführlich im § 85 gehandelt worden. Hier sei noch einmal auf die Gefahr der Ansteckung für die Hebamme bei der Untersuchung hingewiesen. Am besten unterläßt sie bei syphilitischen Veränderungen an den äußeren Geschlechtsteilen jede innere Untersuchung und weist die Schwangere sogleich an einen Arzt. Erweist sich die innere Untersuchung doch einmal als nötig, so schützt ein Gummihandschuh am besten vor der Ansteckung. Ist ein solcher nicht zur Hand, so prüfe die Hebamme vor jeder inneren Untersuchung einer Syphilitischen sorgfältig ihre Hände und untersuche niemals mit einer Hand, die auch nur die kleinste Verletzung hat. Vor der Untersuchung riesele sie die Geschlechtsteile sorgfältig mit einer 1% Lysollösung ab. Nach jeder Untersuchung erfolgt sofort eine energische Desinfektion der Hände mit Sublimat.

Entdeckt sie aber einige Zeit nach solcher Untersuchung an ihrer Hand trotzdem eine verdächtige Stelle, eine Entzündung oder einen empfindlichen Knoten, so hat sie sich sofort zum Kreisarzt zu begeben, damit er die Hand untersucht und weitere Verordnungen trifft. Sie bedenke dabei wohl, daß solche Ansteckung oft erst nach Wochen ein Geschwür erzeugt.

Ferner muß die Hebamme wissen, daß bei jeder syphilitischen Schwangeren Frühgeburt zu fürchten ist. Der hinzugezogene Arzt wird alles weitere veranlassen.

Die Krankheiten der Geschlechtsteile.

§ 282.

Eine stärkere Absonderung aus der Scheide ist bei Schwangeren natürlich. Die Beobachtung sorgfältiger Reinlichkeit ist unerläßlich. Wird der Ausfluß aber rein eitrig, entleert er sich in großer Menge, ätzt er die Teile an, so ist es sehr wahrscheinlich, daß es sich um ansteckenden Schleimfluß handelt. Jetzt muß durchaus der Frau geraten werden, sich in ärztliche Behandlung zu begeben, denn bei ansteckendem Schleimfluß drohen der Frau sowie dem Kinde bekanntlich besondere Gefahren unter der Geburt und im Wochenbett. Es ist daher besser, schon jetzt die Behandlung der Frau vollkommen in ärztliche Hände zu legen. Bis der Arzt kommt, läßt die Hebamme häufig die Geschlechtsteile mit einer 1% Lysollösung reinigen und die Frau sich ruhig verhalten.

Eine ganz andere und sehr seltene Erscheinung ist der Abgang von hellem Wasser aus den Geschlechtsteilen, der sich oft in bestimmten Zeiträumen wiederholt. Man nennt dies Abgang von falschem Wasser; diese Erscheinung deutet auf eine Erkrankung der Gebärmutter hin. Unterbrechung der Schwangerschaft ist dann nicht selten.

§ 283.

Sehr wichtig für die Hebamme sind die Lageabweichungen der Gebärmutter. Bekanntlich liegt die Gebärmutter auch in der Schwangerschaft mit ihrem Grunde und Körper nach vorn übergeneigt, sodaß der Muttergrund in späteren Monaten direkt der Mitte der vorderen Bauchwand anliegt und sich auf sie stützt. Folgende Abweichungen von der regelmäßigen Lage sind nun möglich. Der Grund kann zu weit nach vorn abgewichen sein (Vorwärtsbeugung), der Grund kann nach hinten abgewichen sein (Rückwärtsbeugung), weiter kann die ganze Gebärmutter sich gesenkt haben und zum Teil oder ganz vor den äußeren Geschlechtsteilen liegen (Vorfall). Endlich kann der Muttergrund nach der Seite abgewichen sein.

§ 284.

Die Vorwärtsbeugung der Gebärmutter ist nur in den letzten Monaten der Schwangerschaft möglich, wenn sie in die große Bauchhöhle emporgestiegen ist. Der Grund sinkt ganz nach vorn und der Scheidenteil entsprechend nach hinten in die Kreuzbeinhöhlung. Der Bauch gewinnt dadurch ein besonderes Aussehen, er hängt nach vorn über. Man nennt daher auch diese Lageveränderung den Hängebauch. Der Hängebauch entsteht besonders, wenn die Bauchdecken, wie bei Vielgebärenden, sehr schlaff sind. Der Grund der Gebärmutter drängt dann die schlaffen

Bauchdecken weit vor sich her, sodaß in aufrechter Stellung der Bauch selbst bis zu den Knien herabhängen kann. Weiter kommt aber der Hängebauch vor bei engem Becken. Der Kopf kann am Ende der Schwangerschaft nicht in das enge Becken durch die Vorwehen eingetrieben werden. Er bleibt über dem Becken stehen. Damit nun die Gebärmutter für ihr weiteres Wachstum genügend Raum erhält, drängt sie die dehnbaren Bauchdecken vor sich her: es entsteht der Hängebauch. Hängt nun der Bauch weit vorn

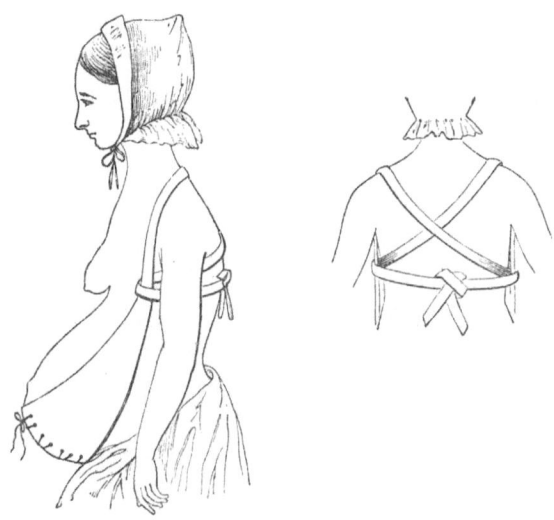

Fig. 53.
Bauchbinde zur Unterstützung des Hängebauches.
Nach B. S. Schultze.

über, so kann der Kopf der Frucht nicht eintreten, er bleibt hoch und beweglich, was zu allerhand Geburtsstörungen Anlaß geben kann.

Durch den Hängebauch können die Schwangeren recht belästigt werden. Das Gehen und alle Bewegungen werden erschwert, ziehende Schmerzen in den Bauchdecken treten auf. Durch Tragen einer passenden Leibbinde werden aber alle Beschwerden gelindert. Man läßt entweder eine solche besonders anfertigen oder hilft sich mit einem breiten Flanelltuch, das man hinten am Rücken vereinigt oder besser mittels Achselbänder befestigt. Mit dem weiteren Wachstum der Gebärmutter ist die

Binde entsprechend zu ändern. Sehr zweckmäßig ist die Binde von Schultze, die durch die umstehenden Figuren veranschaulicht wird (s. Fig. 53).

Beginnen die Wehen, so muß die Frau sofort die Rückenlage einnehmen, wobei man den Steiß durch ein Kissen etwas erhöht legen kann. Der Bauch wird durch zwei miteinander verknüpfte Handtücher aufgebunden und die Enden der Tücher hinten an der Bettstelle vereinigt. Außerdem soll die Hebamme während jeder Wehe den Grund der Gebärmutter emporschieben, bis der Kopf eingetreten ist. Wird das geschickt gemacht, so gelingt es, den abgewichenen Kopf in das Becken einzuleiten. Liegt aber ein enges Becken vor, so siehe die Lehre von diesem (S. 261 f.).

§ 285.

Bei den seitlichen Lageabweichungen des Muttergrundes geht der Scheidenteil nach der entgegengesetzten Seite. Liegt der Grund rechts, so weicht der Scheidenteil nach links ab. Da der Kopf dem Scheidenteil aufliegt, weicht der Kopf mit ab und kann bei der Geburt nicht in das Becken eintreten. Man lagere daher die Frau auf die der Lage des Muttergrundes entgegengesetzte Seite. Dann fällt er in die Mitte des Leibes, und der Kopf kommt auf den Beckeneingang zu stehen.

§ 286.

Die Rückwärtsbeugung der Gebärmutter ist aber die wichtigste Lageabweichung. Der Grund der Gebärmutter sinkt ganz nach hinten und unten und drängt das hintere Scheidengewölbe nach abwärts, der Scheidenteil geht nach vorn und nach oben. Gewöhnlich ist damit auch noch eine Knickung in der Gegend des inneren Muttermundes verbunden. Solche Rückwärtsbeugung besteht bei vielen Frauen außerhalb der Schwangerschaft. Werden diese nun schwanger, so richtet sich die Gebärmutter in der Schwangerschaft aus der falschen Lage oft auf, und die Schwangerschaft verläuft regelmäßig. In manchen Fällen bleibt die Gebärmutter aber rückwärtsgebeugt liegen und kann nun bei weiterem Wachstum nicht in das große Becken emporsteigen. Sie dehnt sich dann im kleinen Becken aus. Oder die Rückwärtslagerung entsteht erst in der Schwangerschaft selbst, indem die regelmäßig gelegene Gebärmutter durch größere Körperanstrengung, durch Heben einer Last, starkes Pressen plötzlich nach hinten umknickt.

Die Rückwärtsbeugung ist nur möglich in den ersten Monaten der Schwangerschaft, solange die Gebärmutter im kleinen Becken liegt. Dann kann der Muttergrund bei Erschlaffung der Gebärmutterbänder in die Kreuzbeinaushöhlung sinken, während er später durch die Lendenwirbelsäule gestützt wird.

Richtet sich die rückwärtsgebeugte, schwangere Gebärmutter nicht von selbst auf, so erfolgt zuweilen eine Fehlgeburt, die eine Blutung anzeigt. Bleibt die Fehlgeburt aus, so entwickelt sich die Einklemmung der Gebärmutter. Da die Gebärmutter nicht nach oben in die Bauchhöhle emporsteigen kann, so drückt sie bei ihrem Wachstum im kleinen Becken auf die benachbarten Organe, besonders auf die Blase und den Mastdarm. Der Harn kann nicht mehr entleert werden, er sammelt sich in der Blase an und dehnt sie gewaltig aus, sodaß sie wie eine Geschwulst oberhalb der Schoßfuge erscheint und selbst Nabelhöhe erreicht (s. Fig. 54). Es gehen aus der übervollen Blase wohl zuweilen geringe Mengen Harn ab, aber die Hauptmenge bleibt in der Blase. Durch den hinten liegenden Grund der Gebärmutter wird der Mastdarm gedrückt, sodaß keine Stuhlentleerung erfolgen kann. Hierzu gesellen sich drängende wehenartige Schmerzen, sodaß die Schwangere sehr leidet. Geschieht keine Hülfe, so stößt sich die Blasenschleimhaut in Fetzen los, die Blase wird brandig, und die Frau kann an Blutvergiftung zu Grunde gehen.

Die Rückwärtsbeugung der schwangeren Gebärmutter ist zuweilen verkannt worden, was sehr übel ist. Klagt eine Schwangere in der ersten Hälfte der Schwangerschaft der Hebamme, daß sie den Harn nicht lassen kann, oder daß Harnträufeln besteht, so soll sie stets an diese gefährliche Lageveränderung denken! Wenn sie nun untersucht, findet sie den Unterleib durch eine pralle Geschwulst ausgedehnt. Das ist die übervolle Blase. Innerlich fühlt sie das hintere Scheidengewölbe tief herabgedrängt durch eine kugelige Geschwulst. Das ist der schwangere Gebärmuttergrund (s. Fig. 54). Den Scheidenteil findet sie hoch oben dicht hinter der Schoßfuge. Oft ist er so hoch gezogen, daß der Finger ihn überhaupt nicht erreichen kann. Natürlich ist sofort ärztliche Hülfe zu erbitten. Bevor sie kommt, kann die Hebamme verſuchen, mit ihrem Katheter die Blaſe zu entleeren, was allerdings zuweilen recht ſchwierig iſt, da die Harnröhre durch den Scheidenteil zugeklemmt iſt und auch oft ſehr lang ausgezogen iſt (ſ. Fig. 54). Gelingt es ihr, ſo wird ſie der Frau eine große Erleichterung verſchaffen. Gelingt es nicht, ſo ſtehe ſie ja von dem Verſuch ab und überlaſſe den ſchwierigen Eingriff dem Arzt.

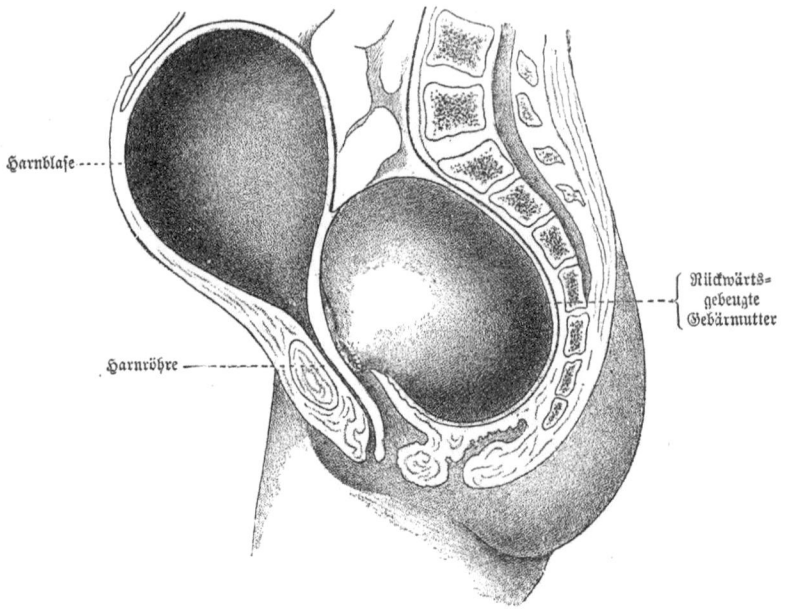

Fig. 54.
Rückwärtsbeugung der ſchwangeren Gebärmutter.

§ 287.

Wird eine Frau mit Vorfall der Gebärmutter ſchwanger, ſo ſteigt die Gebärmutter allmählich in die Höhe und der Vorfall iſt für die Zeit der Schwangerſchaft beſeitigt, kehrt aber im Wochenbett regelmäßig wieder. Ganz ausnahmsweiſe geſchieht es, daß eine ſchwangere Gebärmutter in den erſten Monaten wieder vorfällt, meiſt infolge ſtärkerer Anſtrengung. Wird ſie nicht ſogleich wieder zurückgebracht, ſo ſchwillt ſie an, es entſteht Stuhl- und Harnverhaltung, und es kann zur Fehlgeburt kommen. Die Hebamme lagere die Frau auf den Rücken mit erhöhtem Steiß, entleere Blase und Mastdarm und suche die Gebärmutter in das Becken zurückzuschieben, indem sie die Gebärmutter mit der becherförmig zusammengelegten Hand faßt. Gelingt dies nicht sofort und ohne Mühe, so muß ein Arzt die Behandlung übernehmen. Ist die Gebärmutter zurückgeschoben, so muß die Frau bis gegen den siebenten Monat der Schwangerschaft meist liegen und pünktlich Blase und Darm entleeren.

In sehr seltenen Fällen geschieht es, daß während der Geburt die ganze Gebärmutter vorfällt. Schleunigst wird zum Arzt geschickt und die Gebärende bis zu seiner Ankunft mit dem Kreuz hochgelagert und ihr alles Drängen verboten.

Die Krankheiten des Eies.

§ 288.

Die Blasenmole entsteht durch Erkrankung der Zottenhaut. Schon in den ersten Wochen der Schwangerschaft verwandeln sich die Zotten in kleine Bläschen, die durch kleine Stiele miteinander verbunden sind, sodaß schließlich das ganze Ei aus einem Haufen solcher Bläschen besteht (s. Fig. 55). Die Bläschen enthalten eine schleimige Flüssigkeit, besitzen die Größe einer Linse bis zu der einer großen Kirsche. Die Frucht geht schon sehr früh zu Grunde, meist ist von ihr keine Spur mehr zu finden. Die Blasenmole wächst unter Bildung zahlloser neuer Bläschen sehr rasch, sodaß schon im dritten Monat die Gebärmutter einen Umfang wie im sechsten Monat erreicht haben und die Blasenmole ein Gewicht von mehreren Pfunden besitzen kann. Zuweilen wachsen auch die Bläschen in die Wand der Gebärmutter tief hinein, wodurch sehr gefährliche Blutungen, ja Zerreißungen der Gebärmutter entstehen können.

Die Blasenmole ist nicht sehr häufig. Ihre Erscheinungen bestehen in raschem Anwachsen der Gebärmutter, wässerigem und blutig=wässerigem Ausfluß, weiter Blutungen, bis endlich unter starkem Blutabgang die Fehlgeburt meist im dritten oder vierten Monat der Schwangerschaft eintritt. Die Blutung kann so stark sein, daß sie das Leben gefährdet.

Aus folgenden Anzeichen kann die Hebamme eine Schwangerschaft mit Blasenmole mit einiger Sicherheit erkennen. Die

14*

Gebärmutter ist im Verhältnis zur Zeit des Ausbleibens der Regel sehr stark ausgedehnt, man fühlt in der großen Gebärmutter, die schon die Nabelhöhe überschritten hat, weder Kindsteile, noch hört man Herztöne. Bestehen dabei die geschilderten Abgänge, treten endlich Blutungen auf, so wird die Blasenmole sehr wahrscheinlich. Das abgehende Blut soll die Hebamme in eine Schale mit Wasser

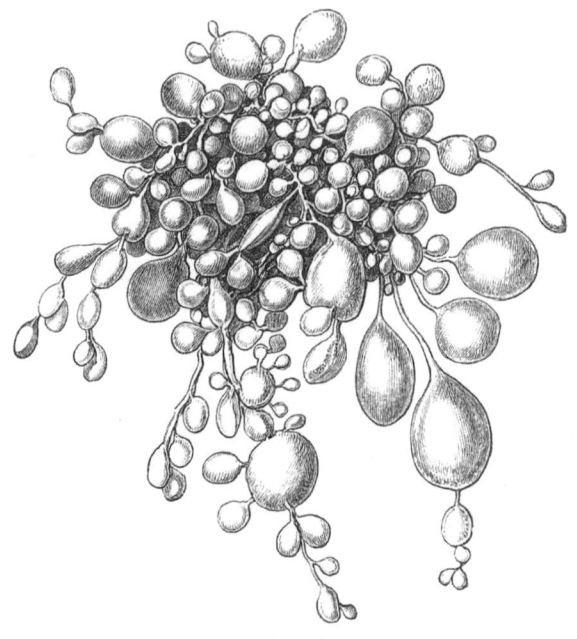

Fig. 55.
Teil einer Blasenmole.

bringen und es dann sorgfältig besichtigen. Zuweilen wird sie in dem Blut kleine Bläschen schwimmen finden, dann ist die Anwesenheit einer Blasenmole sichergestellt.

Glaubt die Hebamme in der Schwangerschaft eine Blasenmole erkannt zu haben, so weise sie schon jetzt die Frau an einen Arzt. Die Ausstoßung der Mole kann sehr plötzlich beginnen und sofort viel Blut verloren gehen.

Übernimmt die Hebamme eine Geburt, die sie als Blasenmole erkennt, so handele sie, wie bei der Behandlung der Fehlgeburt gelehrt werden wird, d. h. sie stopfe bei stärkerer Blutung die Scheide mit Jodoformwattekugeln fest aus, lagere die Frau in

Rückenlage ins Bett und schicke zu dem Arzt mit einem Zettel, auf den sie schreibt: Fehlgeburt, Blasenmole wahrscheinlich.

§ 289.

Das Fruchtwasser kann in übergroßer Menge und auch in zu geringer Menge vorhanden sein.

Ist die Menge übergroß, so verliert die Gebärmutter ihre eiförmige Gestalt, wird mehr kugelig und ist über das gewöhnliche Maß weit ausgedehnt, sodaß z. B. der Umfang des Leibes im 10. Monat statt 100 Zentimeter 110, ja 120 Zentimeter und mehr beträgt. Die Menge des Fruchtwassers kann bis zu 10 und mehr Litern betragen. Durch die übermäßige Ansammlung von Fruchtwasser werden die Beschwerden in der Schwangerschaft vermehrt, häufig tritt die Geburt um einige Wochen zu früh ein. Bei der großen Beweglichkeit der Frucht in dem vielen Wasser sind abweichende Lagen und Haltungen der Frucht häufig. Unter der Geburt sind in der Eröffnungszeit die Wehen oft schwach, sodaß die Geburt sich lange hinzieht. Mit dem Springen der Blase werden die Wehen besser. Beim Abfließen des Fruchtwassers kann aber neben dem meist beweglichen vorliegenden Teile die Nabelschnur oder ein Arm vorfallen, Ereignisse, die sehr bedenkliche Störungen der Geburt sind (siehe unter den Regelwidrigkeiten der Geburt). In der Nachgeburtszeit werden öfter stärkere Nachblutungen beobachtet.

Die Hebamme wird erkennen, daß die übergroße Ausdehnung des Leibes durch viel Fruchtwasser bedingt ist, an der prallen Beschaffenheit der Gebärmutterwand, an der Schwierigkeit, die Kindsteile deutlich zu fühlen, an der sehr leichten Beweglichkeit der gefühlten Kindsteile. Auch die Herztöne sind schwer oder gar nicht wahrzunehmen. Legt sie eine Hand seitlich an die Gebärmutter und schlägt mit der anderen Hand an die entgegengesetzte Wand der Gebärmutter an, so empfindet die erste Hand deutlich den Anschlag einer Welle. Es ist das durch den Anschlag wellenförmig bewegte Fruchtwasser. Jetzt ist die Erkenntnis sicher. Es handelt sich um übermäßige Ansammlung von Fruchtwasser.

Die Gebärende muß sofort in das Bett, damit das Fruchtwasser durch vorzeitigen Blasensprung nicht schon im Beginn der Geburt abfließt. Fühlt die Hebamme keinen vorliegenden Teil oder ist der vorliegende Teil sehr beweglich, so muß ein Arzt wegen der oben geschilderten Gefahren die Geburt übernehmen.

Ist die Fruchtwassermenge gering, so werden die Kindsbewegungen in der Schwangerschaft oft unangenehmer empfunden.

§ 290.

Von den Abweichungen des Mutterkuchens in seinem Bau ist zu merken, daß zuweilen neben dem regelmäßig gebildeten Mutterkuchen sich ein kleiner Nebenmutterkuchen in den Eihäuten findet.

Bisweilen sieht man an der kindlichen Seite des Mutterkuchens unter der Wasserhaut kleinere oder größere, hart anzufühlende gelbgraue Stellen in dem Gewebe des Mutterkuchens. Sie haben meist keine Bedeutung. Sind sie sehr ausgedehnt, so ist zuweilen das Kind schlecht entwickelt.

Harte körnige Massen, die man beim Hinüberstreichen mit dem Finger über die der Mutter zugekehrte Seite des Mutterkuchens fühlt, sind Kalkablagerungen. Auch sie sind ohne Bedeutung.

Bei Syphilis der Frucht ist der Mutterkuchen oft sehr groß und schwer. Feinere Veränderungen in dem Gewebe des syphilitischen Mutterkuchens sind es wahrscheinlich, die den Tod der Frucht im Mutterleibe bei Syphilis veranlassen.

§ 291.

Die Nabelschnur kann sich falsch ansetzen. Statt direkt an den Fruchtkuchen zu gehen, setzt sich der Nabelstrang in einiger Entfernung vom Rande des Mutterkuchens in den Eihäuten an. Man nennt dies die häutige Einpflanzung der Nabelschnur. Von dieser Stelle aus teilen sich nun die Adern der Nabelschnur und verlaufen, sich mannigfach verzweigend, zwischen den Eihäuten zum Mutterkuchen. Will es nun der Zufall, daß dieser Abschnitt der Eihaut sich als Blase stellt, so kann beim Blasensprung ein Nabelschnurgefäß mit einreißen und das Kind sich verbluten. Auch die schnellste ärztliche Hülfe wird das Kind nicht immer retten können. Glücklicherweise ist dies Ereignis außerordentlich selten.

Wahre Knoten der Nabelschnur können sich während der Schwangerschaft bilden, wenn die noch junge Frucht durch eine Schlinge der Nabelschnur hindurchschlüpft. Zieht sich der Knoten fest zusammen, so wird das Kind durch den behinderten Blutumlauf der Nabelschnur absterben.

Je länger die Nabelschnur ist, um so häufiger kommen Umschlingungen derselben um den Fruchtkörper vor. Es sind Nabel=

schnüre von 160—190 Zentimeter Länge beobachtet. Einfache und mehrfache Umschlingungen, besonders um den Hals, aber auch um Rücken, Arm oder Bein, sind sehr häufige Vorkommnisse. Wie die Hebamme beim Austritt des Kindes mit der um den Hals geschlungenen Nabelschnur sich zu verhalten hat, ist § 212 gelehrt. Bei der Nabelschnurumschlingung um den Hals kann eine Gefahr unter der Geburt dadurch entstehen, daß die Schlinge gegen die mütterlichen Geburtswege gepreßt wird, wenn der Kopf im Einschneiden steht. Sind die Geburtswege eng, wie bei Erstgebärenden, bleibt der Kopf lange im Einschneiden stehen, so kann durch den Druck auf die umschlungene Nabelschnur das Kind scheintot oder tot geboren werden. Die Abnahme der Zahl der kindlichen Herztöne läßt die Gefahr erkennen, woraufhin die Hebamme zum Arzt schickt.

Eine zu kurze Nabelschnur ist sehr selten. Bei der Geburt des Kindes halte die Hebamme allemal das Kind mit der Nabelgegend nahe den Geschlechtsteilen, damit der Nabel nicht gezerrt wird.

Zerreißung der Nabelschnur kann erfolgen, wenn die Gebärende von der Geburt überrascht wird und das Kind zu Boden stürzt. Meist tritt keine stärkere Blutung aus der zerrissenen Nabelschnur auf, es sei denn, daß sie nahe am Nabel ab- oder aus dem Nabel ausgerissen ist. Die Hebamme wird die zerrissene Nabelschnur sofort unterbinden. Ist diese ausgerissen, so legt die Hebamme einen Wattebausch auf den Nabel und bindet ihn mit der Nabelbinde fest, sodaß ein Druckverband entsteht, und schickt zum Arzt.

Das Vorliegen und der Vorfall der Nabelschnur wird unter den Unregelmäßigkeiten bei der Geburt gelehrt werden. An dem gleichen Ort werden auch die Regelwidrigkeiten der Früchte besprochen werden.

Der Tod der Frucht in der Schwangerschaft.

§ 292.

Aus sehr verschiedenen Gründen kann die Frucht in der Schwangerschaft absterben. Krankheiten der Mutter können die Ursache sein, fieberhafte Krankheiten, Lungen-, Herzkrankheiten, vor allem aber ist die Syphilis, die vom Vater oder der Mutter herrührt, als eine der häufigsten Ursachen des Fruchttodes zu nennen. Weiter kann die Ursache in dem Ei liegen, Mißbildungen der Frucht können bestehen, wahre Knoten der Nabelschnur, Fehler der Eihäute, Ablösung des Mutterkuchens können die Veranlassung sein.

Stirbt die Frucht in der Schwangerschaft ab, so wird sie nach Tagen oder wenigen Wochen geboren. Der Tod der Frucht ist also die Ursache der Fehl- oder Frühgeburt. Bis dahin bleibt die Frucht als toter Körper im Fruchtwasser liegen. Sie fault nicht, kann nicht faulen, da keine Luft zu ihr treten kann. Sie „erweicht", wie man sagt, im Fruchtwasser. Stirbt sie in den ersten Wochen ihres Lebens ab, so wird sie im Fruchtwasser oft völlig aufgelöst, sodaß man nichts von Frucht in solchen geborenen Eiern mehr findet. Stirbt sie in späterer Zeit ab, so macht der Fruchtkörper bei der Erweichung besondere Veränderungen durch. Die erweichte Frucht ist matsch, die Oberhaut löst sich in Blasen oder Lappen ab, man sieht die entblößte braunrote Unterhaut frei liegen. Die Kopfknochen schlottern in ihren Verbindungen. Die Nabelschnur hat ihre bläulich glänzende Beschaffenheit verloren, ist braunrot gefärbt, aufgequollen und glatt. Der Bauch ist aufgetrieben. Ein blutig-wäßriger Erguß erfüllt oft die Körperhöhlen. Das Fruchtwasser ist trübe und bräunlich verfärbt. Die Eihäute erhalten sich aber bis zur Geburt.

Die erweichte Frucht besitzt einen süßlich faden, aber niemals fauligen Geruch.

Sehr viel seltener schrumpft die abgestorbene Frucht. Die Gewebe sind dann ganz trocken. Solche Schrumpfung findet sich namentlich bei einem in der Schwangerschaft abgestorbenen Zwillingskind.

Die Anwesenheit einer erweichten oder geschrumpften Frucht in der Gebärmutter bringt der Mutter keine Gefahr. Nach kurzer Zeit wird ihre Ausstoßung erfolgen, und eine solche Geburt ist meist leicht.

Die Schwangere bemerkt gewöhnlich bald in der zweiten Hälfte der Schwangerschaft, daß ihre Frucht abgestorben ist. Die Kindsbewegungen hören auf, die Schwangerschaft steht still, d. h. der Umfang des Leibes nimmt nicht mehr zu, die Brüste schwellen ab, sie hat das Gefühl von Schwere und Kälte im Leibe, zuweilen tritt auch Übelkeit und Erbrechen auf; in manchen Fällen hat sie die Empfindung, als ob bei Bewegungen ein fremder Körper im Leibe hin- und herfalle.

Auch die Hebamme erkennt das Absterben der Frucht allein sicher an dem Stillstand der Schwangerschaft, also niemals durch eine einzige Untersuchung. Insbesondere sei sie gewarnt, die Frucht für abgestorben zu erklären, wenn sie die Herztöne bei einer Untersuchung nicht hört. Dieses Nichtwahrnehmen der Herztöne kann verschiedene Gründe haben. Darmgeräusche können sie verdecken, der Rücken liegt zufällig weit von der Gebärmutterwand ab, es kann viel Fruchtwasser bestehen, alles Dinge, die die Wahrnehmung erschweren. Merkt sie aber keinen Fortschritt der Schwangerschaft, hört sie bei wiederholter Untersuchung keine Herztöne, meldet die Schwangere die oben geschilderten Empfindungen bei Mangel an Bewegungen, so wird der Tod der Frucht sehr wahrscheinlich. Zuweilen gelingt es, durch das Scheidengewölbe oder durch den Muttermund die schlottrigen Kopfknochen der Frucht zu fühlen. Immerhin sei die Hebamme mit ihren Aussprüchen vorsichtig.

In der ersten Hälfte der Schwangerschaft ist das Absterben sehr schwer zu bemerken, und das erste Zeichen ist der Eintritt der Fehlgeburt. Die Blutung kommt meist ganz überraschend.

Die vorzeitige Unterbrechung der Schwangerschaft.
(Fehlgeburt, Frühgeburt.)

§ 293.

Bei der Erklärung der Geburt haben wir bereits die vorzeitige Unterbrechung der Schwangerschaft erwähnt. Fehlgeburt oder unzeitige Geburt nennt man die vorzeitige Ausstoßung der Frucht in den ersten 28 Wochen der Schwangerschaft. Die geborene Frucht ist nicht lebensfähig.

Frühgeburt oder frühzeitige Geburt heißt die Unterbrechung der Schwangerschaft vom 8.—10. Monat. Die Frucht kann unter günstigen Umständen am Leben erhalten werden. Sie wird um so leichter am Leben zu erhalten sein, je näher ihre Geburt dem regelmäßigen Ende der Schwangerschaft liegt.

§ 294.

Die Fehlgeburten kann man wieder in zwei Gruppen teilen. Erfolgt die Fehlgeburt vor der vollkommenen Bildung des Mutterkuchens, also vom 2.—4. Monat, so verläuft die Fehlgeburt meistens unter einer starken Blutung aus der Gebärmutter. Tritt die Fehlgeburt später ein, so verläuft sie wie die Frühgeburt und die rechtzeitige Geburt: Es stellt sich eine Blase, sie springt, dann folgt die Geburt der Frucht, endlich die Ausstoßung der Nachgeburt. Blut geht nur in der Nachgeburtsperiode ab. Zwar können auch diese vorzeitigen Geburten unter Blutabgang sich vollziehen, dann liegen aber noch besondere krankhafte Veränderungen vor, wie Vorliegen des Mutterkuchens, die wir später kennen lernen werden.

§ 295.

Unter den Ursachen der vorzeitigen Geburt haben wir in dem letzten Kapitel den Fruchttod schon kennen gelernt. Stirbt die Frucht ab, so wird sie regelmäßig nach einiger Zeit geboren. Aber es gibt noch vielerlei andere Ursachen. Krankheiten der Mutter können auch vorzeitige Wehen auslösen und so die Geburt einleiten, ohne daß die Frucht abstirbt, wie die fieberhaften Erkrankungen, Herz- und Lungenkrankheiten. Die Geschlechtsorgane können krank sein. Es können Entzündungen der Gebärmutterschleimhaut bestehen, die Gebärmutter kann rückwärtsgebeugt liegen. Es kann das Ei regelwidrig sein, wie bei sehr vielem Fruchtwasser, bei der Blasenmole. Endlich können es starke Anstrengungen, Heben einer schweren Last, ein Fall, ein Schlag mit starker Erschütterung des Körpers sein. Die Blutgefäße an der Haftfläche des Eies zerreißen dabei, wodurch es zur Unterbrechung der Schwangerschaft kommt. Auch starke Gemütsbewegungen, Schreck werden angeschuldigt.

In recht vielen Fällen bleibt aber die Ursache der vorzeitigen Geburt unklar.

Die vorzeitige Unterbrechung ist kein seltenes Ereignis. Fehlgeburten sind viel häufiger als Frühgeburten, besonders häufig ist die Fehlgeburt in den ersten 3 Monaten. Manche Frauen haben eine besondere Neigung zur Fehlgeburt bei geringen Schädlichkeiten, die andere ungestört überstehen.

Der Verlauf der Fehlgeburt in den ersten 4 Monaten.

§ 296.

Diese Fehlgeburt beginnt mit Blutung, und Blutung begleitet sie bis zu ihrem Ende.

Blutung in der Schwangerschaft und unter der Geburt ist für die Hebamme stets ein außerordentlich wichtiges Ereignis. Sie zeigt stets bedeutsame regelwidrige Verhältnisse an. Die Blutung kann so stark werden, daß das Leben der Frau bedroht ist. Die Ursache der Blutung zu ermitteln, ihre vorläufige Stillung, bis der stets zu rufende Arzt herbeigekommen, ist die Aufgabe der Hebamme.

Hier sollen nur die Blutungen bei der Fehlgeburt geschildert werden. Bei den Regelwidrigkeiten der Geburt wird eine ausführliche Übersicht über alle Blutungen gegeben werden.

§ 297.

Die Fehlgeburt erfolgt nicht immer sogleich auf die sie veranlassende Ursache, sondern sie entwickelt sich oft langsam. Aus den zerrissenen Gefäßen der Siebhaut, besonders an der Mutterkuchenstelle, dringt Blut in die Eihäute hinein und verunstaltet das Ei. Ein solches, mit roten Blutergüssen durchsetztes Ei, nennt man eine Blutmole. Ist das Blut schon älter, so wird es fleischfarben. Man spricht dann von Fleischmole. Allmählich dringt dann auch das Blut nach außen vor, und die Ausstoßung beginnt. Das geborene Ei sieht oft wie ein Blutklumpen aus. Man bemerkt bei näherem Zusehen aber doch die mit Blut durchsetzten Eihäute. Die Frucht ist oft nicht zu finden. Sie ist entweder aufgelöst oder auch unbemerkt abgegangen. Zerreißt man das Ei, so erkennt man die Höhle, in der die Frucht gelegen hat, an der hellen und glatten Auskleidung mit der Wasserhaut.

In anderen Fällen geht aber auch das Ei ganz frisch ab, und man findet eine wohlerhaltene, kleine Frucht.

§ 298.

Bei der Ausstoßung löst sich das infolge der Blutergüsse schon gelockerte Ei durch die Wehen noch mehr innerhalb der Siebhaut ab. Die Spitze des Eies erscheint in dem geöffneten Muttermund,

und unter reichlicher Blutung wird es in die Scheide geboren. Sehr häufig zerreißt aber das Ei bei der Ausstoßung. Teile der in diesen Monaten sehr dicken Siebhaut und auch der Zottenhaut, besonders an der Stelle, wo der Mutterkuchen sich zu bilden beginnt, bleiben in der Gebärmutterhöhle zurück und geben zu weiteren Blutungen Anlaß. Man nennt dies eine unvollkommene Fehlgeburt.

Ist das Ei erst einige Wochen alt, wenn es ausgestoßen wird, so ist der Blutabgang nicht stark, auch die Wehen sind wenig empfindlich. Die meisten Frauen merken das Ereignis garnicht, sondern halten den Vorgang für eine vermehrte Periode. Aber Ende des 2. und im 3. Monat werden die Erscheinungen ernster. Der Blutabgang ist stark, und die Wehen werden sehr deutlich empfunden. Oft gehen Vorerscheinungen voraus. Blutiger Schleim geht ab. Die Schwangere fühlt sich unwohl, klagt über zeitweise Kreuzschmerzen. Es gehen geringe Mengen von Blut ab. Diese Erscheinungen können sich über Wochen hinziehen. Man spricht von drohender Fehlgeburt. Sie können auch wieder schwinden, und die Schwangerschaft geht bis zum Ende weiter. Meist tritt aber doch nach einiger Zeit eine stärkere Blutung ein. Die Kreuzschmerzen mehren sich, der Muttermund öffnet sich, und unter immer stärkerer Blutung tritt das Ei tiefer und wird in die Scheide geboren. Die Blutung kann zu einer bedrohlichen Schwächung der Frau führen, wiewohl nur selten zum Tode.

Steht jetzt die Blutung nach der Ausstoßung des Eies, so ist die Fehlgeburt vollendet. Blutet es aber weiter, dann sind sicher noch Eihautreste zurückgeblieben, die dann meist der Arzt entfernen wird.

Aber nicht nur von der Blutung wird die Frau bedroht. Es kann auch das Ei jauchig zerfallen, bevor es geboren wird. Ein übelriechender Ausfluß und stinkendes Blut geht dann ab, die Frau kann Fieber, Fröste bekommen, ja an Blutvergiftung zu Grunde gehen.

§ 299.

Die Hebamme sieht hieraus, daß die Fehlgeburt immer ein sehr beklagenswerter Zufall ist. Die Frucht geht verloren, die Blutung schwächt die Frau, andere üble Ereignisse können ihr Leben bedrohen. Hierzu kommt noch, daß Frauen, die nach der

Fehlgeburt sich nicht genügend schonen, häufig von einem Frauen= leiden befallen werden, weiter, daß bei Frauen, die einmal eine Fehlgeburt durchgemacht haben, sich leicht dieser Unfall bei neuer Schwangerschaft wiederholt.

Ist die Fehlgeburt vorüber, so hat die Frau ein achttägiges Wochenbett durchzumachen und sich nach dem Verlassen des Bettes noch mindestens 2 Wochen zu schonen.

§ 300.

Wie erkennt nun die Hebamme das Eintreten einer Fehl= geburt?

Bei jeder Blutung aus den Geschlechtsteilen in den ersten Monaten der Schwangerschaft denke die Hebamme zunächst an eine beginnende Fehlgeburt. Erfährt die Hebamme durch Befragen, daß die Regel ein= oder zweimal ausgeblieben ist und sich dann eine Blutung eingestellt hat, so liegt fast stets eine Fehlgeburt vor. Andere Blutungen in dieser Zeit sind selten. Zwar könnte die Regel noch einmal wiederkehren. Dann tritt die Blutung zur Zeit der gewohnten Regel ein und ist meist gering. Auch könnte ein Blutaderknoten geplatzt sein. Eine Besichtigung der äußeren Geschlechtsteile wird sie sofort belehren, ob dies seltene Ereignis vorliegt.

Sie untersuche nun die Abgänge genau, ob sie Teile der siebförmig durchbrochenen Haut findet, sie werfe die Abgänge in Wasser und sehe zu, ob sie Zotten in ihm schwimmend entdeckt. Die Abgänge werden aufgehoben. Bleibt die Fehlgeburt aus den Abgängen noch zweifelhaft, so untersuche sie die Frau innerlich. Sie reinigt zunächst durch sorgfältiges Waschen die Geschlechts= teile und desinfiziert dann, wie vorgeschrieben, ihre Hände. Es ist dieselbe Desinfektion und Reinlichkeit wie bei der Geburt nötig, denn auch bei Fehlgeburten kann die Frau an Wundinfektion erkranken. Sie wird eine weiche vergrößerte Gebärmutter finden, oft ist der Muttermund schon geöffnet, ja zuweilen ist das Ei mit der Spitze oder zum größten Teil im Muttermunde zu fühlen. In solchen Fällen wird die Frau auch schon deutliche Wehen gespürt haben. Niemals darf die Hebamme das Ei aus dem Muttermunde wegnehmen. Es könnte dabei zerreißen und etwas zurückbleiben.

§ 301.

Hat sie Fehlgeburt erkannt, so ist ein Arzt zu benachrichtigen. Denn der Arzt soll stets die Leitung einer Fehlgeburt mit Blutung übernehmen. Ist die Hebamme ihrer Sache nicht sicher, besteht aber doch eine stärkere Blutung, so soll sie auch in diesem Fall die Frau einem Arzt übergeben.

Bevor der Arzt die Behandlung übernimmt, worüber z. B. auf dem Lande etliche Zeit vergehen kann, verhalte die Hebamme sich folgendermaßen. Droht die Fehlgeburt, d. h. geht Blut ab, fehlen aber noch eigentliche Wehen, sind noch keine Eiteile abgegangen, ist der Muttermund noch nicht durchgängig, so suche die Hebamme die Fehlgeburt aufzuhalten. Die Frau wird ins Bett gebracht und kühl gehalten, d. h. nicht übermäßig warm bedeckt, man darf ihr keine heißen oder erhitzenden Getränke geben. Die Frau soll weder innerlich untersucht werden noch soll sie Scheidenausspülungen erhalten. Beides würde die Gebärmutter reizen. Auf diese Weise gelingt es zuweilen, die Fehlgeburt aufzuhalten. Zwar kann man es nie voraussagen, ob es glückt. Die Frucht könnte ja z. B. schon tot sein, was man nicht weiß. Dann geht die Fehlgeburt trotz aller Bemühungen doch weiter.

Ist dagegen die Fehlgeburt schon im Gange, d. h. blutet es stark, hat die Frau deutliche Wehen, hat sich der Muttermund geöffnet, fühlt man gar die Eispitze, dann soll die Hebamme bis zur Ankunft des Arztes die Blutung zu mäßigen suchen. Sie macht eine Scheidenausspülung mit heißem Wasser (s. § 94). Natürlich bleibt die Frau im Bett liegen. Erreicht trotzdem die Blutung einen bedenklichen Grad, so muß sie die Scheide mit Jodoformwattekugeln ausstopfen, die sie, wie in § 194 Ziff. 15 gelehrt, mit sich führt. Die Frau wird auf ein Querbett gelagert, die Geschlechtsteile werden gründlich abgeseift, damit von dem an den Schamhaaren klebenden Blut nicht etwa Teile mit den Wattekugeln in die Scheide geschoben werden. Die Tampons werden mit desinfizierter Hand aus dem Behältnis genommen, sie müssen tief in die Scheide eingeführt werden. 4—6 Wattekugeln werden meist genügen, bei sehr weiter Scheide sind noch mehr nötig. Nach der Ausstopfung muß die Blutung stehen, sonst werden noch einige Kugeln nachgeschoben (s. § 95).

Die Wattekugeln stillen nicht allein durch ihren Druck die Blutung, sondern ihr Einlegen in die Scheide wirkt auch wehenerregend, fördert also den Verlauf der Fehlgeburt. Kommt der

Arzt noch nicht, so lasse sie die Tampons 6 Stunden liegen. Dann ziehe sie die Tampons heraus, spüle die Scheide aus und untersuche. Sollte sie jetzt das Ei gelöst in der Scheide finden, so darf sie es fortnehmen, aber niemals, wenn es noch im Muttermunde liegt. Ist das Ei noch nicht in die Scheide geboren, so wird aufs neue die Scheide zugestopft. Es ist gut, wenn stets nach 6 Stunden die Stopfmittel entfernt werden, ausnahmsweise können die Tampons auch bis zu 12 Stunden liegen bleiben.

Nach jeder Fehlgeburt halte die Hebamme strenge auf die Einhaltung des Wochenbettes. Leider sind sehr viele Frauen geneigt, die Fehlgeburt als ein nicht erhebliches Ereignis anzusehen. Das ist durchaus falsch. Schont sie sich nicht, so sind Frauenleiden die Folge.

Stellen sich Zeichen der Blutarmut ein, Blässe der Lippen, Erkalten der Hände und des Gesichtes, wird der Puls schneller und kleiner, Erscheinungen, die bei den Blutungen unter der Geburt genau besprochen werden, so gebe die Hebamme der Frau Hoffmannstropfen, lagere sie mit dem Kopf tief und sorge für warme Bedeckung. Versteht es die Hebamme, die Blutung gut zu stillen, so wird sie so leicht kein Unglück bei einer Fehlgeburt erleben.

§ 302.

Sollte aber der Ausfluß bereits jauchig sein, so untersucht sie am besten gar nicht, sondern schickt eine dringliche schriftliche Meldung an den Arzt. Erfordert bis zur Ankunft des Arztes aber die Stärke der Blutung doch ihre Hülfe, so spült sie mit Lysollösung die Scheide aus. Die Tamponade hat sie hier nur im äußersten Notfall bei lebensgefährlicher Blutung auszuführen, denn ihre Hände werden dabei mit Jauche in Berührung kommen. Ließ sich die Tamponade nicht vermeiden, so muß sie ihre Hände nach Beendigung der Fehlgeburt mit Alkohol und Sublimat sofort desinfizieren (s. § 113 Ziffer 5 und die Vorschriften über Kindbettfieber § 481 ff.).

§ 303.

Es sei hier wiederholt: Zu allen Fehlgeburten mit Blutungen ist ein Arzt hinzuzuziehen. Mag sie nun beginnen, mag sie drohen, mag sie eine unvollkommene, mag sie nach Ansicht der Hebamme eine vollkommene, also eine beendete sein! Denn der

Arzt hat bei einer Fehlgeburt der Frau auch weiter zu raten und zu ermitteln, warum die Fehlgeburt eingetreten ist, was die Hebamme keineswegs immer kann, damit die Frau in der Zukunft vor weiteren Fehlgeburten bewahrt bleibe.

Der Verlauf der Fehlgeburt vom 5. bis 7. Monat und die Frühgeburt.

§ 304.

Der Verlauf dieser Geburten ist harmloser, weil sie sich der Regel nach ohne Blutverlust vollziehen. Sie verlaufen wie die rechtzeitige Geburt, nur meist wegen der Kleinheit der Frucht kürzer. Die Hebamme verhalte sich wie bei der regelmäßigen Geburt, sie wisse aber, daß Früchte nach der 28. Woche am Leben zu erhalten sind. Es ist daher ihre Hauptaufgabe, nach der Geburt solche Früchte richtig zu behandeln und für weitere gute Pflege zu sorgen.

Die Früchte werden lebend oder erweicht oder auch frischtot geboren. Auch fünfmonatliche Früchte geben nach der Geburt zuweilen Lebenszeichen von sich, sterben aber bald. Zuweilen wird das Ei als Ganzes, d. h. die Frucht in den Eihäuten mit dem Mutterkuchen zugleich ausgestoßen. Die erweichten Früchte werden meist wegen ihrer Kleinheit und Weichheit rasch geboren. Zögert ihre Ausstoßung nach dem Blasensprunge sehr, so könnten sie sich faulig zersetzen, indessen gehört dies zu den größten Seltenheiten. Ein Arzt wäre dann unbedingt nötig.

§ 305.

Frühreife Früchte müssen sehr sorgsam gepflegt werden, um sie am Leben zu erhalten. Wenn es auch heißt, daß eine Frucht vor der 28. Lebenswoche nicht am Leben zu erhalten ist, so kann doch die Hebamme keineswegs immer wissen, wie die genaue Zeitrechnung ist. Es gelingt zuweilen sogar, Früchte, die nur 1000 Gramm schwer sind, zu erhalten. Deshalb gilt für die Hebamme die Vorschrift, jedes geborene Kind, welches Lebenszeichen von sich gibt und mag es noch so klein sein, zu behandeln und zu pflegen, wie ein Wesen, welches erhalten werden kann. Durch Unkenntnis und Nachlässigkeit wird hier oft gefehlt, und viele Kinder gehen dadurch zu Grunde. Es ist der Hebamme nicht zu verzeihen, wenn sie ein kleines frühreifes Kind bei Seite legt und sich nicht mehr um es kümmert, weil, wie sie meint, das Kind doch nicht am Leben bleibe. Sie muß im Gegenteil eine Ehre darin setzen, alles zu tun, um das junge Wesen am Leben zu erhalten. Mag ihre Mühe auch oft vergeblich sein, so kann sie sich doch sagen, daß sie ihre Pflicht getan hat. Aber in vielen Fällen, wo man es oft gar nicht glauben sollte, wird ihre Mühe doch belohnt werden, und sie hat dann das schöne Bewußtsein, durch ihren Pflichteifer ein Menschenleben gerettet zu haben. Denn die Hebamme muß wissen, frühreife Kinder sind zwar schwach und elend in den ersten Lebenswochen, hat man sie aber über diese Zeit hinweggebracht, so können sie gerade so kräftige und leistungsfähige Menschen werden, wie rechtzeitig geborene Kinder.

§ 306.

Das frühreif geborene Kind ist zunächst zu kräftigem Schreien anzuregen, damit sich seine Lunge stark ausdehnt. Es ist in wärmerem Wasser zu baden (37 Grad). Alle Kleider sind ihm wohlgewärmt anzulegen. Man wickelt es am besten nach der Geburt in Watte und bringt in sein Bettchen eine nicht zu heiße, gut verschlossene Wärmflasche. Denn frühreife Kinder erkalten sehr leicht. Je wärmer sie gehalten werden, um so eher werden sie gedeihen. In Anstalten hat man sogenannte Wärmewannen. Das sind Wannen mit doppelten Wänden und doppeltem Boden. Zwischen Wände und Boden wird heißes Wasser gegossen, wodurch das in die Wanne gebettete Kind immer in einer hohen Temperatur, z. B. von 37 Grad, liegt. An manchen Orten sind solche Wärmewannen leihweise zu erhalten. Weniger zweckmäßig und auch sehr kostspielig sind die großen Brutapparate, die zuweilen auf Ausstellungen gezeigt werden. Sie sind mehr Schaustücke.

Außer der Wärme bedarf das Kind häufig der Nahrung. Ist das frühreife Kind schon so muskelstark, daß es saugen kann, so ist die Aussicht auf seine Erhaltung eine gute. Kann es noch nicht saugen, so muß es mit dem Löffel gefüttert werden. Man drückt aus der Brustwarze der Mutter Milch aus in einen Teelöffel und flößt sie dem Kinde ein. Das muß alle Stunde geschehen, später alle 1½ Stunden. Es ist dies Füttern oft recht mühselig, man muß aber nicht verzagen, wenn auch anfangs das Kind wenig zu sich nimmt.

Weiter sind frühreife Kinder aus Schwäche sehr schlafsüchtig. Läßt man sie ruhig liegen, so vermehrt sich ihre Schwäche, sie werden kalt und verhungern. Man muß sie im Gegenteil aufwecken zu jeder Nahrungsaufnahme, insbesondere auch nachts, und sie dabei jedesmal zum Schreien anregen. Allmählich lernt das Kind das Saugen, und damit ist ein großer Schritt vorwärts geschehen. Steht keine Muttermilch und auch keine Ammenmilch zur Verfügung, dann ist im allgemeinen weniger Aussicht, daß das Kind erhalten bleibt.

Die Schwangerschaft außerhalb der Gebärmutter.

§ 307.

Bei der Schwangerschaft außerhalb der Gebärmutter gelangt das befruchtete Ei nicht in die Gebärmutter, sondern bleibt in dem Eileiter oder sehr viel seltener auf dem Eierstock hängen und bettet sich hier ein. Man nennt dies Eileiterschwangerschaft und Eierstockschwangerschaft.

In den seltensten Fällen erreicht solche Schwangerschaft ihr regelmäßiges Ende und lebensbedrohliche Zustände bei der Mutter treten dann ein. Die Frucht kann nicht geboren werden. Meist geht solche Schwangerschaft aber in den ersten Wochen zu Grunde, wodurch die Mutter auch in große Gefahr kommen kann. Mag die Sache werden, wie sie will, fast ausnahmslos geht das Kind verloren, aber auch die Mutter ist bedroht durch längeres Kranksein oder durch den tödlichen Ausgang.

§ 308.

Wenn das befruchtete Ei sich im Eileiter ansiedelt, so entwickelt es die Frucht mit der Zottenhaut, der Wasserhaut, dem Nabelstrang und später auch den Mutterkuchen in dem Eileiter, während die Gebärmutter sich auch etwas vergrößert und eine Siebhaut in ihrer Höhle bildet.

Das wachsende Ei dehnt nun den Eileiter mehr und mehr aus. Seine Wand wird dünner und dünner, bis sie schließlich platzen kann. Das ist ein schlimmes Ereignis. Eine starke Blutung in die Bauchhöhle erfolgt sofort, an der die Frau sterben kann. In anderen Fällen platzt der Eileiter aber nicht, sondern das Ei stirbt ab, da es in dem Eileiter nicht genügend genährt wird. Es entstehen wie bei der Blutmole Blutergüsse in dem Ei und dies mit Blutergüssen durchsetzte Ei (Eileitermole) wird durch die weite Bauchhöhlenöffnung des Eileiters in die Bauchhöhle geboren. Man nennt dies die Eileiterfehlgeburt.

Sowohl beim Platzen des Eileiters, wie bei der Eileiterfehlgeburt geht Blut aus der Gebärmutter ab. Dieser Blutabgang erstreckt sich oft über Wochen. Er rührt von der Ausscheidung der Siebhaut her, von der sich zuweilen Teile in dem abgegangenen Blut finden.

Sehr viel seltener erreicht die Eileiterschwangerschaft die zweite Hälfte der Schwangerschaft. Dann wird die Gebärmutter durch das wachsende Ei stark zur Seite oder in die Höhe gedrängt. Das Ei ist mit einem Abschnitt aus dem Eileiter in die Bauchhöhle hineingewachsen und kann sich besser ausdehnen. Aber oft stirbt auch jetzt die Frucht ab, und die Schwangerschaft steht still. Geht die Schwangerschaft wirklich zu Ende, so treten wie bei der Schwangerschaft innerhalb der Gebärmutter Wehen auf. Auch jetzt geht Blut aus der Gebärmutter ab. Die Wehen vermögen natürlich die Frucht nicht auszutreiben. Nachdem sie eine Zeitlang bestanden haben, stirbt die Frucht ab, und die Wehen hören wieder auf. Der weitere Ausgang ist nun verschieden. Zuweilen schrumpft die Frucht, das Fruchtwasser wird aufgesogen, und es bildet sich ein sogenanntes Steinkind, welches die Frau jahrelang, oft durch ihr ganzes Leben ohne erhebliche Beschwerden tragen kann. Das ist noch der beste Ausgang. In anderen Fällen entzündet sich der Eisack, die Frucht vereitert, und die Frau kann an Bauchfellentzündung zu Grunde gehen. Oder aber die Eiterung begrenzt sich auf den Fruchtsack und bricht allmählich durch in den Mastdarm, in die Blase oder auch durch die Bauchwand nach außen. Unter lang andauernder Eiterung werden dann die einzelnen Knochen der Frucht allmählich ausgestoßen. —

Siedelt sich das Ei auf dem Eierstock an, so ist der Verlauf ein ähnlicher, wie eben geschildert.

§ 309.

Die Schwangerschaft außerhalb der Gebärmutter zu erkennen, ist schwer. Die Hebamme muß aber die wichtigsten Punkte ihrer Erkenntnis wissen, um die große Gefahr zu ermessen, in der die Frau schwebt, und um schleunigst ärztliche Hülfe zu rufen.

Ist bei einer Frau die Regel ein- oder zweimal ausgeblieben, tritt dann eine Blutung ein, so denkt die Hebamme natürlich sofort an Fehlgeburt. Bestehen aber bei dieser Blutung wehenartige Schmerzen an einer Seite, kann die Hebamme durch die Untersuchung nachweisen, daß neben der Gebärmutter innerlich eine Geschwulst zu fühlen ist, so handelt es sich höchstwahrscheinlich um eine Schwangerschaft außerhalb der Gebärmutter und zwar um beginnende Eileiterfehlgeburt. Sofort wird der Arzt benachrichtigt.

Bricht eine Frau plötzlich ohnmächtig zusammen, erholt sie sich nicht sogleich wieder wie bei einer gewöhnlichen Ohnmacht in der Schwangerschaft, sondern wird sie dabei blaß und kalt, wird der Puls klein, weiß die Hebamme oder erfährt sie auf Befragen, daß die Regel ein- oder zweimal ausgeblieben war, so liegt wahrscheinlich eine innere Blutung infolge geplatzter Eileiterschwangerschaft vor. Sie schicke umgehend zum Arzt mit schriftlicher Meldung. Sie lagere die Frau im Bett mit tiefliegendem Kopf, gebe ihr Hoffmannstropfen und sorge für warme Bedeckung. Sie verlasse die Frau ja nicht eher, als bis der Arzt gekommen ist.

Fühlt die Hebamme in der Mitte oder zweiten Hälfte der Schwangerschaft die Gebärmutter sehr unregelmäßig gestaltet, entdeckt sie z. B. die Kindsteile auf der einen Seite sehr deutlich, während auf der anderen Seite dicke geschwulstartige Teile liegen, oder fühlt sie innerlich in der zweiten Hälfte der Schwangerschaft einen Teil der Gebärmutter noch im kleinen Becken festsitzend — gibt bei solchem Befund die Schwangere an, daß die Kindsbewegungen sehr schmerzhaft sind, so liegt wahrscheinlich Schwangerschaft außerhalb der Gebärmutter vor. Der im Becken festsitzende Teil ist dann wahrscheinlich nicht die Gebärmutter, sondern ein Teil des Eisackes, und die leere Gebärmutter liegt im großen Becken. Äußerlich sind oft die Kindsteile deshalb sehr gut durchfühlbar, weil zwischen ihnen und der Hand der Untersucherin nur Bauchdecken und Eiwand liegen, während die leere Gebärmutter nach seitwärts gedrängt liegt und einen geschwulstartigen Teil darstellt.

Weiter mache sich die Hebamme zur Regel, überall, wo sie Unregelmäßigkeiten bei der Untersuchung einer Schwangeren findet, die sie nicht zu deuten versteht, ärztliche Hülfe zu erbitten. Es kommt bisweilen vor, daß die Verhältnisse so eigentümlich liegen, daß selbst der Arzt zunächst schwanken kann: Ist das überhaupt Schwangerschaft oder ist das eine Geschwulst, oder wenn Schwangerschaft, liegt das Ei innerhalb oder außerhalb der Gebärmutter? Der Arzt besitzt aber bessere Mittel zur Erkenntnis solcher zweifelhaften Befunde. Er wird z. B. unter Chloroform untersuchen und andere Hülfsmittel anwenden, welche die Hebamme nicht kennt, die zur Aufklärung führen. Die Hebamme wird bei solcher ärztlichen Untersuchung selbst viel lernen können, und der Arzt wird gern bereit sein, sie über alles aufzuklären, wenn er sie als eine gewissenhafte verschwiegene Hebamme kennt.

Der Tod der Mutter in der Schwangerschaft.

§ 310.

Stirbt eine Schwangere in der zweiten Hälfte der Schwangerschaft, so muß die Hebamme wissen, daß die Frucht zuweilen den Tod der Mutter überleben, also durch eine schleunige Entbindung noch gerettet werden kann. Dies legt ihr die Pflicht auf, bei allen Zufällen, die den Tod solcher Schwangeren zur Folge haben können, wie Erstickungsgefahr bei Herzfehler, Blutsturz bei Lungenschwindsucht, starken Blutungen aus den Geschlechtsteilen, einen Arzt schleunigst mit schriftlicher Mitteilung über die große Gefahr rufen zu lassen.

Natürlich hat die Hebamme bei allen gefahrdrohenden Zuständen, auch in der ersten Hälfte der Schwangerschaft, wie das Lehrbuch anweist, den Arzt rufen zu lassen. In dem oben genannten Falle muß ihr aber bekannt sein, daß die höchste Eile nicht nur wegen der Mutter, sondern wegen Rettung des Kindes nötig ist.

Sechster Teil.

Abweichungen von dem regelmäßigen Verlauf der Geburt.

Einleitung.

§ 311.

Ein regelwidriger Geburtsverlauf kann durch sehr verschiedene Umstände herbeigeführt werden.

Abweichende Haltungen, Stellungen und Lagen des Kindes können die Geburt erschweren, die Gefahr für Mutter und Kind erhöhen, ja die Geburt, wie bei Querlage, unmöglich machen.

Aber auch die treibenden Kräfte, insbesondere die Wehen, sind nicht selten von der Regel abweichend, sie können zu schwach sein, wodurch sich die Geburt sehr in die Länge zieht, sodaß Mutter und Kind leiden, das Kind selbst absterben kann.

Mögen Lage des Kindes und Wehen auch regelmäßig sein, so kann der Geburtskanal verengt sein, sodaß der Durchtritt der Frucht erschwert, ja unmöglich wird. Meist ist es der harte Geburtskanal, das sogenannte enge Becken, welches das Hindernis bietet, seltener Abweichungen der mütterlichen Weichteile. Treffen nun regelwidrige Lagen mit Verengungen des Geburtskanales und schlechten Wehen zusammen, so erwachsen die höchsten Gefahren für Mutter und Kind.

Aber auch Regelwidrigkeiten von seiten des Eies vermögen Abweichungen von der Regel und Störungen zu erzeugen. Endlich können besondere Zufälle bei der Geburt eintreten, die schwere Lebensgefahren für Mutter und Kind oder für die Mutter allein bedingen. Es sind besonders die Zerreißungen der Geburtswege, die Blutungen und die Krämpfe der Mutter.

§ 312.

Die Hebamme weiß, daß es nicht ihre Sache ist, die Regelwidrigkeiten der Geburt zu behandeln, sondern daß dies die Aufgabe des Arztes ist. Sie muß von den Regelwidrigkeiten aber eine genaue Kenntnis haben, um sie am Gebärbett schnell zu erkennen und deuten zu können. Hat sie die Regelwidrigkeit erkannt, so schicke sie zum Arzt, damit dieser die Leitung der Geburt übernimmt. Auch in allen Fällen, wo sie Dinge findet, die sie nicht zu deuten vermag, ist der Arzt zu fordern. **Versäumt die Hebamme die Benachrichtigung des Arztes, so macht sie sich strafbar und trägt die ganze Verantwortung für den Ausgang der Geburt bei Mutter und Kind.**

Die Benachrichtigung des Arztes soll durch einen schnellen und zuverlässigen Boten erfolgen. Ist der eine Arzt nicht zu finden, so wird ein zweiter oder dritter gebeten.

Die Benachrichtigung soll ferner eine schriftliche sein, da mündliche Bestellungen oft falsch und ungenau ausgerichtet werden, die Hülfe bei Geburten aber meist eilt! Der Bote nimmt einen Zettel mit, auf dem die genaue Adresse des Arztes, der Name und die Wohnung der Gebärenden und der Grund der Benachrichtigung steht. Zum Beispiel:

Herrn Dr. Schulze, Wohnung, ... bitte baldigst zu kommen zu: Name, Wohnung der Kreißenden. Mehrgebärende, Querlage, Wasser soeben abgeflossen, Muttermund zur Hälfte erweitert. Hebamme Müller.

Weigern sich die Kreißende oder die Angehörigen, den Arzt kommen zu lassen, so macht sie die Hebamme auf die Folgen aufmerksam, die aus der Abwesenheit des Arztes entstehen können, und hilft das nicht, **so lasse sie sich eine schriftliche Bescheinigung über die Ablehnung der ärztlichen Hülfe geben.**

Der regelwidrige Geburtsverlauf durch abweichende Lagen, Stellungen und Haltungen der Frucht.

Abweichende Stellungen bei Schädellagen.

§ 313.

Im § 187 haben wir die Hinterhauptlagen als die besten aller Lagen kennen gelernt. Wir haben auch die Vorderhauptlagen besprochen und gelehrt, daß sie durch Lagerung der Frau auf die Seite des Hinterhauptes sich oft in Hinterhauptlagen noch verwandeln. Verlaufen sie als Vorderhauptlagen, so ist der Damm mehr gefährdet, auch ist die Austreibungsperiode oft verlängert, aber der Regel nach verläuft alles gut. Wann die Hebamme bei sehr langer Austreibungsperiode den Arzt zu erbitten hat, lernt sie im § 354.

Eine andere falsche Stellung ist der Querstand des Kopfes im Beckenausgang, in welchem die Pfeilnaht, wie bekannt, grade verlaufen soll. Es kommt das vor bei kleinem Kopf oder weitem Becken, sodaß der Kopf nicht genötigt ist, die Drehungen zu machen wie bei regelmäßigen Widerständen. Man lagere die Frau auf die Seite der kleinen Fontanelle. Meist dreht sich dann das Hinterhaupt bald nach vorn, und die Geburt vollzieht sich rasch. Bleibt die Drehung aber aus, verzögert sich die Geburt dadurch erheblich, so muß der Arzt die Leitung der Geburt übernehmen.

Auch im Beckeneingang kann der Schädel sich regelwidrig einstellen. Die Lehre vom engen Becken wird darüber Aufschluß geben.

Die Gesichtslage.

§ 314.

Bei der Gesichtslage ist die regelmäßige Haltung der Frucht verändert. Das Kinn hat die Brust verlassen, das Hinterhaupt hat sich in den Nacken geschlagen. Die Krümmung des Rückens ist geringer, die Brust ist mehr vorgewölbt (s. Fig. 56 u. 57).

Diese veränderte Haltung entsteht dadurch, daß das Hinterhaupt im Beginn der Geburt sich an dem Rand des kleinen

Beckens anstemmt und haften bleibt. Wirken jetzt die Wehen ein, so treiben sie das Gesicht tiefer, sodaß es auf den Beckeneingang kommt. Hieraus folgt, daß zur Entstehung der Gesichtslagen Wehen gehören. In der Tat kommen in der Schwangerschaft kaum Gesichtslagen vor, sondern sie entwickeln sich meist erst mit den Vor=wehen oder unter der Geburt. Die Ursache für das Zurückbleiben des Hinterhauptes ist häufig ein enges Becken.

Auf 200 Geburten kommt ungefähr eine Gesichtslage vor.

§ 315.

Erkenntnis der Gesichtslage: Der Leib ist, wie bei allen Längslagen, eiförmig ausgedehnt. Im Muttergrund fühlt man den Steiß, oberhalb der Schoßfuge den Kopf. Allein an 2 Punkten kann man oft schon äußerlich die Gesichtslage erkennen. Herztöne sind oft auf der Seite der kleinen Teile am deutlichsten wahr=nehmbar, weil die vorgewölbte Brust der Gebärmutterwand anliegt. Das in den Nacken geschlagene Hinterhaupt ist oberhalb des kleinen Beckens auf der Seite des Rückens der Frucht als eine harte, runde Erhabenheit deutlich zu tasten. Hinter dieser Erhabenheit liegt eine Furche, in welche die Hand tief einsinkt, das ist der Nacken, dann folgt der Rücken des Kindes.

Man unterscheidet 2 Gesichtslagen: Erste und zweite, je nachdem der Rücken nach links oder rechts sieht.

1. Gesichtslage: Steiß oben, Kopf unten. Hinterhaupt ober=halb der linken vorderen Beckenwand fühlbar. Kleine Teile rechts, Herztöne gleichfalls meist rechts.

2. Gesichtslage: Steiß oben, Kopf unten. Oberhalb der rechten vorderen Beckenwand das Hinterhaupt fühlbar. Kleine Teile links, Herztöne meist ebenfalls links.

Innere Untersuchung: Der vorliegende Teil steht im Be=ginn der Geburt meist hoch, er ist nicht gewölbt wie der Schädel, sondern mehr platt und besetzt mit einzelnen Unebenheiten. Bei schlaffer oder schon gesprungener Blase erkennt man den Mund als eine breite Querspalte. Jetzt ist die Erkenntnis der Gesichts=lage gesichert. Verwechselung ist möglich mit Steißlage, denn der Mund bei Gesichtslage verliert durch die Geburtsgeschwulst oft seine quere Gestalt. Man gehe dann in die fragliche Öffnung mit dem untersuchenden Finger ein. Fühlt man die harten Kiefer=ränder und die Zunge, so ist die Öffnung der Mund. Fehlen die genannten Teile, so ist es der After, und eine Steißlage liegt vor.

Neben dem Munde erkennt man die Nase an dem harten Nasenrücken und den beiden Nasenöffnungen. Über dem Nasenrücken kommt man zur Stirn und großen Fontanelle. Auf der anderen Seite vom Munde erreicht man das Kinn, welches man erkennt an seiner hufeisenförmigen Gestalt.

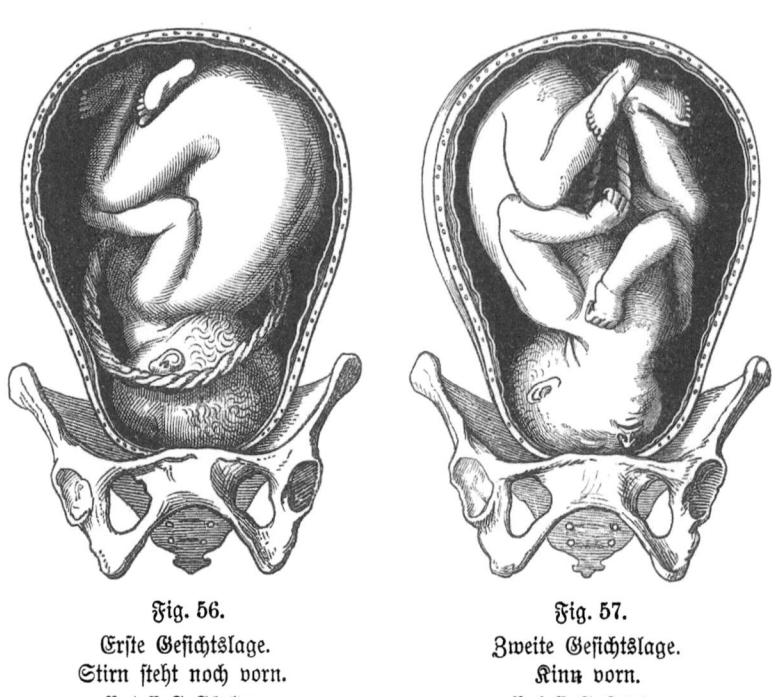

Fig. 56.
Erste Gesichtslage.
Stirn steht noch vorn.
Nach B. S. Schultze.

Fig. 57.
Zweite Gesichtslage.
Kinn vorn.
Nach B. S. Schultze.

Die Untersuchung muß sehr zart ausgeführt werden, da Verletzungen an der Gesichtshaut leicht sich ereignen können, niemals berühre man mit dem untersuchenden Finger die Gegend der Augen des Kindes.

Bei erster Gesichtslage steht das Kinn rechts, bei zweiter das Kinn links.

§ 316.

Geburtsverlauf: Das Kinn entspricht der kleinen Fontanelle bei Schädellagen, die Gesichtslinie, welche man sich von der großen Fontanelle über den Nasenrücken zum Kinn gezogen denkt, entspricht der Pfeilnaht. Die Gesichtslinie verläuft im Beckeneingang, wie die Pfeilnaht bei Schädellagen, quer, in der Beckenhöhle schräg, im Beckenausgang gerade. Das Kinn tritt wie die kleine Fontanelle tiefer und dreht sich nach vorn, sodaß im Beckenausgang das Kinn unter der Schoßfuge und die Stirn am Steißbein steht.

Allerdings ist dabei noch zu bemerken, daß im Beginn der Geburt zunächst oft die Stirn tiefer und nach vorn gewandt steht. Diese Stellung ändert sich aber fast immer im weiteren Geburts= verlauf, sodaß das Kinn tiefer tritt und nach vorn kommt.

Beim Austritt des Gesichtes wird zuerst das Kinn unter dem Schambogen geboren, der Hals stemmt sich an die Schoßfuge, es schneidet die Stirn und dann das Hinterhaupt über den Damm. Das Gesicht sieht jetzt nach vorne und dreht sich bei der Geburt der Schultern bei erster Lage zum rechten, bei zweiter Lage zum linken Schenkel der Mutter.

Die Gesichtsgeschwulst sitzt auf der vorliegenden Gesichts= hälfte. Sie kann bei starker Schwellung und durch ihre tiefblaue Verfärbung das Kind sehr entstellen. Der Kopf ist sehr lang nach hinten ausgezogen, der Scheitel abgeflacht.

§ 317.

Wie bei allen Längslagen erfolgt die Geburt in Gesichts= lage durch die Naturkräfte. Indessen dauert die Gesichtsgeburt gewöhnlich länger als die Schädelgeburt. Das Gesicht entfaltet die Weichteile nicht so gut wie der runde Schädel, die Austreibungs= zeit verzögert sich oft sehr, da größere Durchmesser durch das Becken gehen. Oft liegt auch ein enges Becken vor. Weiter kann durch die starke Streckung des Halses bei langer Geburtsdauer das Kind Schaden erleiden. Auch Dammrisse kommen häufiger vor als bei Schädellagen. Die Gefahr für Mutter und Kind ist also größer als bei Schädellage.

§ 318.

Daher soll die Hebamme, wenn sie eine Gesichtsgeburt erkannt hat, die Leitung der Geburt einem Arzte übergeben. Bis der Arzt kommt, kann sie bei noch stehender Fruchtblase die Frau auf die Seite des Rückens des Kindes lagern. Vielleicht wird dann durch Tiefertreten des Schädels noch eine Schädellage aus der Gesichtslage, was sehr günstig wäre.

Die Blase soll sorgfältig bei der Untersuchung geschont werden, damit sie möglichst völlig den Muttermund erweitert. Ist aber die Blase gesprungen, so kann man nicht mehr erwarten, daß eine Schädellage entsteht, sondern man sorge dann dafür, daß die Gesichtslage regelmäßig verläuft, d. h. das Kinn tiefer tritt. Die Hebamme lagert die Frau auf die Seite des Kinnes, damit es tiefer tritt und nach vorn kommt. Sorgfältig ist der Damm zu schützen.

Das geborene, oft sehr entstellte Kind zeige sie nicht sogleich der Mutter.

§ 319.

Tritt das Kinn nicht tiefer, sondern senkt sich die Stirn herab, sodaß man auf der einen Seite des Beckens die große Fontanelle, auf der anderen die Nasenwurzel fühlt, so haben wir eine Stirnlage. Sie ist sehr selten, da sich meist doch schließlich noch das Kinn herabbewegt. Sie ist aber sehr ungünstig, da die Geburt sich nur unter großen Schwierigkeiten vollziehen kann. Der Austritt erfolgt, indem sich die Nasenwurzel unter dem Schambogen anstemmt und der Scheitel des Kopfes über den Damm kommt. Das Kommen des Arztes bei Stirnlagen ist schleunigst zu veranlassen.

Die Beckenendlagen.

§ 320.

Bei den Beckenendlagen liegt das Kind umgekehrt in der Gebärmutter wie bei Schädellagen. Der Kopf ist oben im Muttergrund, und das Beckenende liegt unten dem mütterlichen Becken auf. Beckenendlagen sind sehr viel seltener als Schädellagen. Wir teilen die Beckenendlagen in Steiß= und Fußlagen. Steißlagen sind häufiger, Fußlagen seltener.

Die Steißlagen trennen wir in reine und gemischte. Bei den reinen Steißlagen sind die Schenkel nach dem Bauch in die Höhe geschlagen, bei den gemischten liegt neben dem Steiß ein oder beide Füße.

Bei Fußlagen ist die regelmäßige Haltung der Füße verändert. Sie liegen gestreckt nach unten. Man unterscheidet vollkommene und unvollkommene Fußlagen, je nachdem nur ein oder beide Füße vorliegen.

— 237 —

Bei Beckenendlagen werden die Kindsbewegungen von der Schwangeren oft mehr nach unten gefühlt.

§ 321.

Erkenntnis der Steißlagen. Man unterscheidet zwei Arten von Steißlagen: Rücken links: erste Steißlage; Rücken rechts: zweite Steißlage. Bei der äußeren Untersuchung fühlt man im Muttergrund den Kopf als einen großen, harten, glatten Teil und oberhalb des Beckens den weichen, unebnen Steiß (f. Fig. 58, 59).

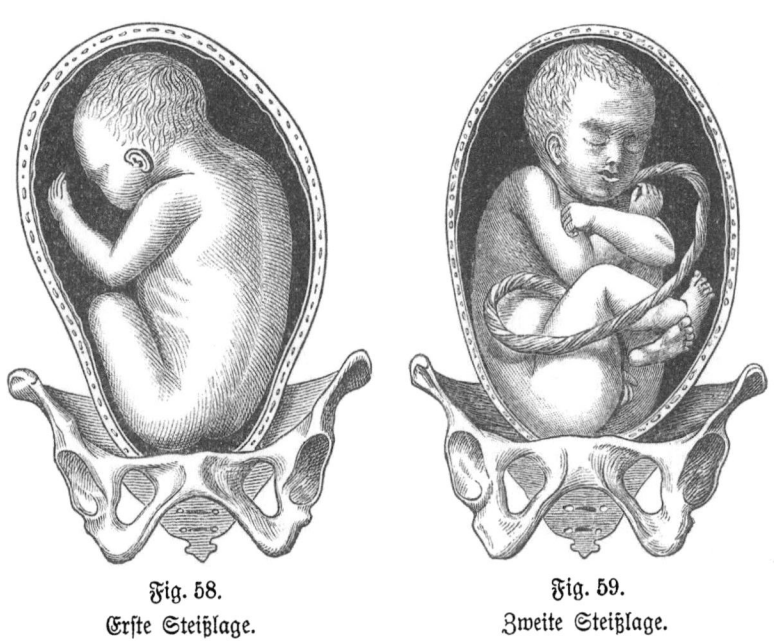

Fig. 58.
Erste Steißlage.

Fig. 59.
Zweite Steißlage.

Die Herztöne sind bei erster Steißlage links, bei zweiter rechts, oberhalb des Nabels zu hören. Kleine Teile kann man häufig nicht fühlen, weil die Beine nach unten gegen das große Becken liegen. Häufig ist der Steiß vom Beckeneingang abgewichen auf eine Darmbeinschaufel.

Bei der inneren Untersuchung fühlt man zunächst, daß ein weicher Teil vorliegt, der im Beginn der Geburt meist höher steht als der Kopf. Ein weicher Teil liegt bei Gesichtslage und auch bei Querlage vor. Die Hebamme hat nun die Aufgabe, diesen weichen Teil genau auszutasten, ob er eine Öffnung enthält. Findet die Hebamme eine solche Öffnung, in die sie den Finger einführen kann, ohne harte Knochenränder zu bemerken, so ist es der After, und der vorliegende Teil ist der Steiß. Oft wird sie an dem Finger, der in den After einging, nach der Untersuchung auch Kindspech bemerken. Vom After ausgehend, fühlt sie jetzt die Hinterbacken als zwei weiche Höcker, das bewegliche Steißbein und das Kreuzbein. Letzteres erkennt sie an der rauhen Linie, die an der Außenseite des Kreuzbeins von oben nach unten läuft. Sieht das Kreuzbein nach links, so ist es 1. Lage, umgekehrt 2. Lage. Die Geschlechtsteile des Kindes sind meist nur dann deutlich wahrnehmbar, wenn das Kind männlichen Geschlechts ist. Dann fühlt man häufig das männliche Glied und den Hodensack.

Ist der Steiß seitlich abgewichen, so soll man ihn durch Druck von außen der inneren Hand entgegendrücken.

§ 322.

Erkenntnis der Fußlagen. Die äußere Untersuchung ist die gleiche wie bei Steißlagen, nur ist der Steiß noch häufiger abgewichen.

Bei der inneren Untersuchung erreicht man im Geburtsbeginn oft nur schwer den vorliegenden kleinen Teil. Stoßende Bewegungen des vorliegenden kleinen Teiles sprechen für Fuß. Weiter erkennt man den Fuß an den Zehen. Aber diese könnte man leicht mit Fingern der Hand verwechseln. Man gehe daher höher hinauf und taste, ob der knöcherne Vorsprung der Ferse sich nachweisen läßt. Dann ist es sicher ein Fuß. Bei erster Fußlage sieht die Ferse nach links, bei zweiter nach rechts. Liegen beide Füße vor, besteht also eine vollkommene Fußlage, so liegt der eine Fuß hinter der Schoßfuge, der andere in der Kreuzbeinaushöhlung.

Statt des Fußes liegt zuweilen ein Knie vor, Knielage. Man erkennt die Knielage an der breiten Kniescheibe. Knielagen verwandeln sich im Verlauf der Geburt fast stets in Fußlagen.

§ 323.

Eine sehr böse Verwechselung kann zwischen Steiß- und Querlage stattfinden. Auch bei der Querlage liegt ein weicher Teil vor, auch bei ihr setzt sich ein kleiner Teil, der Arm, an einen großen Teil, die Brust, an, ähnlich wie sich bei Steißlagen das Bein an den Rumpf ansetzt. Die Verwechselung ist aber eine sehr schlimme, da Querlagen nicht von selbst geboren werden können. Die Hebamme beruhige sich daher nie eher, als bis sie den After deutlich gefühlt hat. Dann ist eine Verwechselung unmöglich. Ist ihr die Entscheidung unmöglich, so wird der rasch herbeigerufene Arzt sie belehren. Nie im Leben tröste sie sich aber damit, daß im weiteren Verlauf der Geburt es sich wohl besser untersuchen lasse. Damit kann kostbare Zeit verloren gehen.

§ 324.

Geburtsverlauf. Beckenendlagen werden durch die Naturkräfte geboren, wie alle Längslagen. Der Rücken, wenn auch anfangs zuweilen nach hinten gelegen, dreht sich später immer nach links oder rechts vorn. Die Hüftbreite steht im Beckeneingang quer oder schräg, in der Beckenhöhle schräg und im Beckenausgang grade. Bei 1. Lage ist die vorliegende Hüfte die linke, bei 2. die rechte. Die vorliegende Hüfte tritt tiefer. Sie erscheint unter der Schoßfuge, während die hintere Hüfte über den Damm schneidet, wobei der Steiß sich stark nach aufwärts beugt. Dann wird der Rumpf geboren, und die Beine fallen heraus. Es folgen die Schultern. Sie treten in dem schrägen Durchmesser durch das Becken, dann in dem graden aus. Jetzt rückt der Kopf in das Becken. Er tritt quer ein, dreht sich in dem schrägen Durchmesser und tritt im graden aus, sodaß das Hinterhaupt gegen die Schoßfuge kommt. Beim Austritt sieht also der Rücken nach vorn. Der Hinterkopf wird bis zur Haargrenze unter der Schoßfuge geboren, und dann schneidet das Gesicht über den Damm.

Bei Fußlagen ist der Verlauf der gleiche. Bei erster Fußlage ist der vorliegende Fuß der linke, bei zweiter der rechte. Bei unvollkommenen Fußlagen liegt der ausgestreckte Fuß anfangs wohl in der Kreuzbeinaushöhlung, er dreht sich aber später nach vorn, sodaß er unter der Schoßfuge liegt, während die volle Hüfte des hinteren Beines in die Kreuzbeinaushöhlung kommt, wo sie gut Platz hat.

In der Austreibungszeit pflegt bei allen Beckenendlagen infolge des Druckes, welchem der Leib des Kindes ausgesetzt ist, Kindspech abzugehen.

§ 325.

Die Geburtsgeschwulst, Steiß-Fußgeschwulst, sitzt auf der vorliegenden Hüfte oder dem vorliegenden Schenkel. Am Steiß kann sie sehr groß werden und eine tief blau-schwarze Färbung besitzen und auch auf die Geschlechtsteile des Kindes übergehen.

§ 326.

Sehr übel ist es, wenn bei Steiß- oder Fußlagen einmal das Kind mit nach vorn gerichtetem Bauch geboren wird. Arme und Beine schlagen sich dann in die Höhe und können sich an dem oberen Rand der Schamfuge anstemmen. Diese üble Drehung entsteht aber meist nur dann, wenn an einem Fuß gezogen oder gedreht war. Die Kinder ersticken sehr häufig.

§ 327.

Beckenendgeburten bieten für die Mutter keine größere Gefahr als Schädelgeburten. Bei Erstgebärenden sind tiefere Dammrisse nicht selten. Dagegen kommt bei allen Beckenendlagen das Kind in eine hohe Gefahr. Wird die Geburt in Beckenendlage unverständig geleitet, so werden sehr viel Kinder tot geboren. Eine gute Leitung vermag dagegen die allermeisten Kinder am Leben zu erhalten.

§ 328.

Wie kommt nun die Lebensgefahr des Kindes bei der Beckenendgeburt zu stande? Ist das Kind bis über den Nabel geboren, so verläuft die Nabelschnur durch das Becken zum Mutterkuchen. Durch dasselbe Becken treten nun aber die Schultern und dann der Kopf.

Lassen die Schultern schon wenig Raum neben sich, so füllt der große harte Kopf das Becken völlig aus. Es muß also die Nabelschnur in unvermeidlicher Weise gedrückt werden. Durch diesen Druck wird aber der Blutumlauf in den Nabelschnurgefäßen gehemmt, ja, wenn der Kopf durchtritt, völlig unterbrochen. Das sauerstoffhaltige Blut kann nun nicht mehr zum Kinde fließen, das Kind gerät in die höchste Erstickungsgefahr, und wenn nicht in wenigen Minuten der Kopf geboren wird, erstickt es. Auf diese Weise erklären sich die vielen Todesfälle der Kinder.

Aber weiter! Bei Schädellagen gehen nach der Geburt des Kopfes die Schultern meist rasch durch das Becken hindurch, da der große Kopf die weichen Geburtswege gut vorbereitet hat. Anders ist das bei Beckenendlagen. Hier wird der große Kopf zuletzt geboren. Die Dehnung der Geburtswege ist eine weniger gute, da Steiß und Schultern weniger umfangreich als der Kopf sind. Der Kopf wird daher als nachfolgender den Geburtsweg im allgemeinen langsamer passieren, als die Schultern bei Schädel= lage. Je langsamer er aber durch das Becken geht, um so länger dauert der Nabelschnurdruck und um so größer wird die Lebens= gefahr für das Kind. Bei Fußlagen wird der Durchtritt des Kopfes durch das Becken noch mehr zögern, als bei Steißlagen, weil bei Fußlagen der Umfang des Steißes geringer ist, als wenn die Füße am Steiß in die Höhe geschlagen sind. Vollkommene Fuß= lagen werden wieder ungünstiger sein als unvollkommene, weil der Umfang des Steißes, wenn beide Füße herabgeschlagen sind, am kleinsten ist. Besonders langsam wird aber der Kopf durch das Becken gehen bei Erstgebärenden, bei großen Kindern, bei engem Becken.

Aber noch mehr! Sehr häufig fließt bei Beckenendlagen das Vorwasser vorzeitig ab, besonders bei Fußlagen. Der vor= zeitige Wasserabfluß hemmt aber die Entfaltung des Muttermundes und verzögert dadurch die Geburt. Bei dem vorzeitigen Wasser= abfluß wird, wenn der Steiß abgewichen ist oder eine Fußlage besteht, nicht nur das Vorwasser abfließen, sondern das ganze Wasser, da der abgewichene Steiß und die kleinen Füße die Geburtswege nicht abschließen. Die Hebamme weiß aber schon, daß, je weniger Wasser beim Blasensprung in der Gebärmutter zurückbleibt, um so eher das Kind in Gefahr kommt. Bei diesem Wasserabfluß kann aus dem gleichem Grunde neben dem be= weglichen Steiß oder den kleinen Füßen die Nabelschnur mit hervorgeschwemmt werden. Jetzt haben wir den Nabelschnur= vorfall, was wieder sehr ungünstig ist. Denn der Druck des Kindes auf die Nabelschnur wird jetzt nicht erst beim Durchtreten der Schultern, sondern bereits bei der Geburt des Steißes be= ginnen, wodurch das Kind noch früher in Gefahr gerät. Am häufigsten tritt solch ein Nabelschnurvorfall bei vollkommenen Fuß= lagen auf.

Hieraus ersieht die Hebamme, daß der Geburtsverlauf bei reinen Steißlagen noch der günstigste für das Kind ist, der un= günstigste dagegen bei vollkommenen Fußlagen. In der Tat sterben viel mehr Kinder unter der Geburt bei vollkommenen Fußlagen als bei Steißlagen ab. Jetzt ist ihr auch weiter klar, daß bei Erst=

gebärenden, bei großen Kindern, bei engem Becken die Kinder mehr gefährdet sind als bei Mehrgebärenden, bei kleinen Kindern und regelmäßigem Becken. Gut für das Kind ist es, wenn die Wehen bei Durchtritt der oberen Körperhälfte kräftig sind; bleiben sie aus oder sind sie jetzt schwach, so wird der Kopf lange im Becken verweilen, und das Kind wird leicht ersticken.

Alle diese Ereignisse muß die Hebamme gut kennen, um zu verstehen, wie die Geburt bei Beckenendlagen geleitet werden muß.

§ 329.

Die Leitung der Beckenendgeburt. Hat die Hebamme die Beckenendlage erkannt, so ist sofort ein Arzt herbeizurufen, damit er die Leitung der Geburt übernimmt. Die **Benachrichtigung muß natürlich eine schriftliche sein.** Es ist dabei zu erwähnen, ob die Gebärende zum ersten Male oder wiederholt gebiert. Dies ist notwendig, weil bei Mehrgebärenden die Geburt des Kindes bis über den Nabel sehr rasch erfolgen kann. Sie schreibt z. B.: Steißlage, Mehrgebärende, Blase gesprungen, Muttermund zur Hälfte eröffnet.

§ 330.

Aber trotz rascher Benachrichtigung wird es nicht so selten vorkommen, daß der Arzt noch nicht anwesend ist, wenn das Kind geboren wird. Dann ist die Hebamme verpflichtet, die Beckenendgeburt selbständig zu leiten, und damit wird sie zeigen, ob sie eine wirklich tüchtige Hebamme ist. Das Schicksal des Kindes wird jetzt zum guten Teil von ihrer Kunst abhängen. Versteht sie ihre Sache, so wird sie das schöne Bewußtsein haben, durch ihre Tätigkeit ein Menschenleben gerettet zu haben.

§ 331.

Trifft aber der Arzt während der Geburt ein, so muß sie als verständige Hebamme alle Vorbereitungen getroffen haben, damit der Arzt, sofern es nötig ist, rasch und ohne Zeitverlust eingreifen kann. So manches Kind geht trotz rechtzeitiger Ankunft des Arztes verloren, weil die Hebamme keine Vorbereitungen vor seiner Ankunft getroffen hatte, der Arzt erst alles selbst anordnen muß und damit viel Zeit verloren geht.

§ 332.

Die Vorbereitungen und Maßnahmen sind aber folgende:

Jede Frau, bei der die Beckenendlage erkannt ist, wird sofort ins Bett gebracht. Ist der Steiß abgewichen, so wird sie auf die Seite gelagert, nach welcher der Steiß abgewichen ist. Alles ist aufzubieten, um den vorzeitigen Blasensprung zu verhüten. Die Frau muß ruhig liegen, bei der Stuhlentleerung, die auf einer Bettpfanne geschehen soll, nicht pressen, die innere Untersuchung muß sehr vorsichtig geschehen, jeder Druck auf die Fruchtblase muß vermieden werden.

Sodann muß Sorge getragen werden, daß ein Querbett und alles vorbereitet wird, um das vielleicht scheintot geborene Kind rasch wieder zu beleben.

Denn sehr häufig wird der gerufene Arzt einen Eingriff vornehmen müssen, um Schultern und Kopf rasch durch das Becken zu leiten. Wir nennen diesen Eingriff die Lösung der Arme und des Kopfes. Der Eingriff ist mit der nötigen Sicherheit und Schnelligkeit, aber nur auf dem Querbett auszuführen. Ein solches muß also vorbereitet sein, um nicht kostbare Zeit zu verlieren. Zum Querbett gehören drei Stühle. Die Frau wird auf den Rand einer Längsseite des Bettes mit dem Gesäß gelagert und unter das Gesäß ein Kissen geschoben. Die Beine werden auf zwei neben das Bett gestellte Stühle gespreizt aufgestellt. Der dritte Stuhl steht zwischen den Beinen der Gebärenden und dient zum Sitz für den, der den Eingriff vornimmt. Zur Not kommt man auch mit zwei Stühlen aus. Man lagert dann die Frau schräg auf die Kante des Bettes, läßt ein Bein im Bett und stellt das andere auf einen Stuhl. Man nennt dies das Schrägbett. Ist eine Gehülfin vorhanden, so kann diese die Beine gebeugt und gespreizt halten, und man kann zwei Stühle entbehren. Unter das Gesäß der Frau wird die wasserdichte Unterlage gelegt und ein Eimer zwischen die Schenkel gestellt. Der Oberkörper soll ein wenig durch Kissen erhöht werden. Ein solches Querbett herzustellen, bedarf besonders in engen ärmeren Verhältnissen einige Zeit. Es soll daher sogleich im Geburtsbeginn vorbereitet werden, damit die Lagerung der Frau auf das Querbett rechtzeitig und ohne Zeitverlust erfolgen kann. Auch einige Handtücher sind bereit zu legen, weil man ihrer bei dem Eingriff zum Fassen des schlüpfrigen Kindskörpers bedarf.

Zur Wiederbelebung des Kindes suche man sich einen Platz im Zimmer, am besten einen Tisch aus, lege auf ihn ein Kissen und daneben eine Anzahl durchwärmter Windeln oder Handtücher. Neben dem Tisch steht die Badewanne und ein Eimer mit kaltem Wasser.

§ 333.

Springt die Blase, so muß, wenn der Steiß noch nicht fest stand oder eine Fußlage vorliegt, innerlich untersucht werden, ob die Nabelschnur nicht vorgefallen ist. Bei dem Einsetzen der Preß= wehen lasse man die Frau nicht stark mitpressen, damit sie alle Kraft auffspart bis zum Durchtritt der oberen Körperhälfte. Bei Fußlagen werden nun allmählich ein oder beide Füße in und vor der Schamspalte erscheinen. Sie werden in eine gewärmte Windel geschlagen. Bald wird der Fuß sich blau verfärben. Anfangs bewegt er sich wohl, später hören die Bewegungen auf. Weder die blaue Verfärbung, noch die Bewegungslosigkeit, ebenso wenig wie der Abgang von Kindspech in der Austreibungszeit darf der Hebamme Sorge machen, sondern über das Befinden des Kindes entscheidet allein die Wahrnehmung der kindlichen Herztöne, die jetzt sorgfältig zu kontrollieren sind.

Es wäre ein grober Kunstfehler, wenn die Hebamme sich einfallen lassen sollte, an dem geborenen Fuß zu ziehen oder zu drehen. Von unverständigen Personen geschieht das wohl noch zuweilen, aber es ist eine verdammenswerte Handlung. Durch den Zug wird das Kind gestreckt, die Arme verlassen die Brust, das Kinn entfernt sich von der Brust. Jetzt ist die Lösung der Arme und des Kopfes sicher notwendig, sie ist aber schwer und dauert lange. Es wird daher manches Kind sein Leben einbüßen, wenn die Hebamme an dem Fuß gezogen hat. Es ist im Gegenteil sehr erwünscht, wenn das Kind mit seiner unteren Rumpfhälfte recht langsam die Geschlechtsteile dehnt, um so besser erfolgt dann die Geburt der oberen Körperhälfte.

§ 334.

Schneidet der Steiß ein, so wird die Frau auf das wohl vorbereitete Querbett gelagert und, falls der Arzt noch nicht an= wesend ist, übernimmt die Hebamme den notwendigen Eingriff und setzt sich auf den Stuhl zwischen die Schenkel der Frau. Sie muß in diesem Augenblick völlig desinfiziert sein. Würde sie jetzt erst mit der Desinfektion beginnen, so könnte sie von der Geburt des Kindes überrascht werden. Sie desinfiziert sich am besten sogleich nach dem Blasensprung und bürstet nach der Umlagerung der Frau ihre Hände noch einmal gründlich mit Sublimat ab. Schneidet jetzt der Steiß durch, so muß der Damm geschützt werden. Findet sich eine Nabelschnurumschlingung um ein Bein oder reitet das Kind auf der Nabelschnur, d. h. geht die Nabelschnur zwischen den Hinterbacken des Kindes hindurch, so lockert sie die Nabelschnur an dem nach dem Rücken hinaufgehendem Ende, sodaß sie über den Schenkel gestreift werden kann. Ist der Steiß geboren, so schießt gewöhnlich das Kind sogleich bis über den Nabel heraus. Jetzt ist der gefährliche Augenblick da! Die Hebamme fordert die Gebärende auf, mit aller Kraft mitzupressen. Oft werden nun Schultern und Kopf rasch von selbst geboren. Bleibt aber die Geburt der Schultern aus, oder werden sie wohl geboren, bleibt der Kopf aber stecken, so muß die Hebamme jetzt selbst die Operation der Lösung der Arme und des Kopfes vornehmen. Es ist das nicht etwa in ihr Belieben gestellt, sondern sie hat die Pflicht, bei Abwesenheit des Arztes den Eingriff selbst auszuüben: wenn das Kind bis über den Nabel geboren ist und Schultern und Kopf oder der Kopf allein trotz Mitpressens der Frau nicht sofort geboren werden.

Die Lösung der Arme und des Kopfes.

§ 335.

Die Hebamme sitzt zwischen den Schenkeln der Frau. Sie faßt die beiden Füße des Kindes mit einer Hand, bei nach links gewandtem Rücken mit der linken Hand, bei nach rechts gewandtem Rücken mit der rechten Hand und hebt den Rumpf des Kindes nach dem Leib der Kreißenden in die Höhe. Jetzt wird zuerst der nach hinten gelegene Arm gelöst (s. Fig. 60). Sie geht mit zwei Fingern der anderen Hand vom Rücken des Kindes aus an dem nach hinten gelegenen Arm empor bis zur Ellenbogenbeuge. Hier werden die Finger aufgesetzt und der Arm über das Gesicht des Kindes nach unten und außen herabgestreift

Jetzt wird der zweite, vordere Arm gelöst. Zu dem Zweck dreht man das Kind so, daß auch dieser Arm in die Kreuz=

beinhöhle kommt, wo er leichter zu lösen ist. Man umfaßt die Brust des Kindes mit beiden Händen und setzt dabei die Daumen auf die Schulterblätter und dreht nun den Rumpf vorsichtig so weit herum, bis der vordere Arm in die Kreuzbeinhöhlung sich schiebt. Dann hebt die eine Hand wieder den Rumpf an den Füßen nach oben, die andere Hand geht mit zwei Fingern über den Rücken den Arm entlang bis zum Ellenbogen und leitet den Arm über das Gesicht herab.

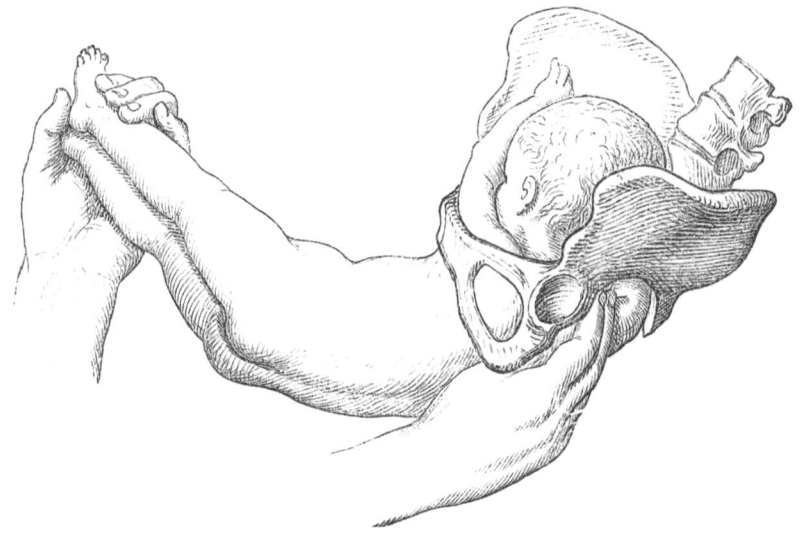

Fig. 60.
Die Lösung der Arme.

Nun wird der Kopf gelöst. Dieselbe Hand, welche den zweiten Arm gelöst hatte, schiebt sich nach hinten in das Becken, führt zwei Finger in den Mund des Kindes und zieht das Kinn nach unten auf die Brust, während die andere Hand den Rumpf des Kindes über den eingeführten Arm legt, sodaß das Kind mit gespreizten Beinen auf ihm reitet (s. Fig. 61). Dann legen sich Zeige= und Mittelfinger der anderen Hand gabelförmig über den Nacken des Kindes. Jetzt ist der Kopf im Nacken und im Mund gefaßt. Ein vorsichtiger Zug am Nacken befördert das Hinterhaupt bis zur Haargrenze heraus, sodann werden beide Hände gehoben und das Gesicht langsam über den Damm geführt. Der Zug soll wesent= lich nur am Hinterhaupt ausgeübt werden, die Finger im Munde sollen das Kinn an der Brust halten und es beim Erheben des Kopfes über den Damm leiten. Bei der Lösung des Kopfes soll die Gebärende stark mitpressen.

§ 336.

Diese Handgriffe sind leicht zu lernen und auszuführen, wenn das Kind seine regelmäßige Haltung bewahrt hatte, also an ihm nicht gezogen war.

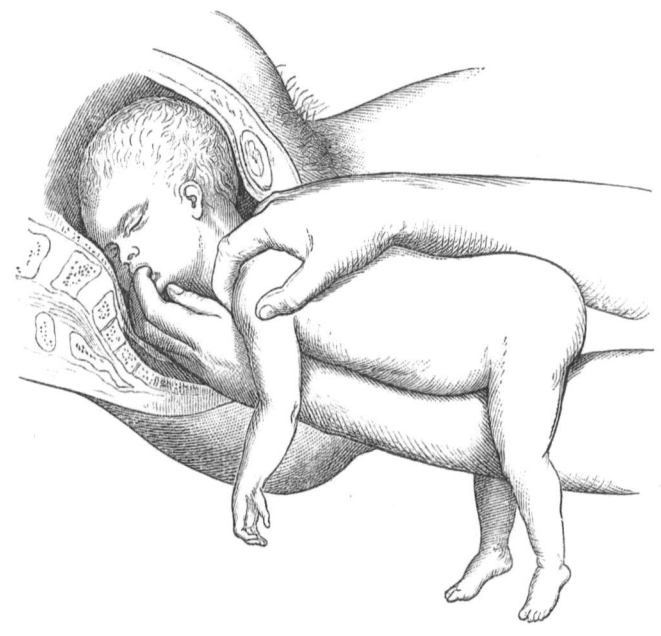

Fig. 61.
Die Lösung des Kopfes.

Zuweilen findet die Hebamme den Mund des Kindes nicht nach hinten gerichtet, sondern seitlich stehen. Dann sollen die in den Mund eingeführten Finger das Gesicht erst nach hinten drehen, ehe der Zug am Nacken ausgeführt wird. Denn der Kopf soll stets so austreten, wie es die Natur lehrt: Hinterhaupt unter der Schoßfuge, Gesicht über den Damm.

Die in den Mund gelegten Finger sollen beim Herableiten des Kinnes keinen stärkeren Druck ausüben, weil sonst leicht die Schleimhaut der Mundhöhle zerreißen könnte.

§ 337.

Das geborene Kind wird sogleich abgenabelt und auf seine Lebensäußerungen geprüft. Ist es scheintot, so vollziehe die Hebamme die Wiederbelebung auf dem vorbereiteten Platz, wie später gelehrt werden wird.

Diese Lösung der Arme und des Kopfes ist der einzige Eingriff, welcher der Hebamme bei Beckenendlagen gestattet ist, wenn der Arzt nicht anwesend sein sollte. Andere Eingriffe sind ihr verboten. Sie würde mit ihnen doch nichts nutzen, wohl aber Schaden stiften können.

Vermag die Hebamme durch die erwähnten Handgriffe Arme und Kopf nicht zu lösen, so liegen wahrscheinlich regelwidrige Verhältnisse vor, wie enges Becken. Sie stehe dann von weiteren Versuchen ab und warte die Ankunft des Arztes ab. Das Kind wird nicht mehr zu retten sein.

Die Querlage.

§ 338.

Die Frucht liegt quer oder schräg in der Gebärmutter. Der Muttergrund ist leer, Kopf und Steiß liegen seitlich, und die Schulter ist dem Beckeneingang genähert. Man nennt die Querlagen daher auch Schulterlagen.

Der Kopf liegt entweder links: 1. Querlage, oder rechts: 2. Querlage. Liegt der Rücken vorn, so ist es die erste Unterart, liegt er hinten, so ist es die zweite (s. Fig. 62 u. 63). Sehr viel häufiger liegt der Rücken vorn als hinten.

Querlagen kommen meist bei Mehr= oder Vielgebärenden vor, bei denen die Bauch= und Gebärmutterwandungen schlaff geworden sind, ferner bei vielem Fruchtwasser, bei Hängebauch und engem Becken.

§ 339.

Erkenntnis. Der Leib ist in die Quere gedehnt. Die Gebärmutter ist breit, aber wenig hoch. Grund und Gegend oberhalb der Schoßfuge sind leer. Rechts und links fühlt man je einen großen Teil. Der tiefer gelegene große Teil ist meist der Kopf. Die Herztöne hört man in der Mittellinie in der Regel etwas mehr nach dem Kopf zu am deutlichsten. Kleine Teile fühlt man in der Gegend des Steißes. Sind sie besonders deutlich und in größerer Anzahl zu tasten, so liegt der Bauch nach vorn (s. Fig. 63).

Innerlich fühlt die Hebamme zunächst keinen vorliegenden Teil. Das ist immer auffallend. Die Hebamme soll jetzt sogleich an Querlage denken. Zuweilen kann sie aber auch Fruchtteile fühlen, besonders wenn die Blase schon gesprungen ist. Sind Rippen tastbar, fühlt sie das dreieckige Schulterblatt, so

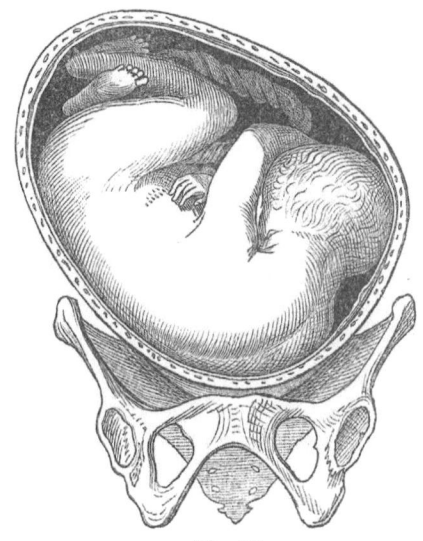

Fig. 62.
1. Querlage, 1. Unterart.
Nach B. S. Schultze.

liegt sicher eine Querlage vor. Ist das Schulterblatt nach vorn gerichtet, so liegt der Rücken nach vorn. Gelingt es ihr, einen Arm zu tasten, so kann sie ihn verfolgen bis zur Achsel. Sie fühlt dann den Schulterschluß. Aber nie und nimmer darf sie an dem Arm ziehen. Der Kopf liegt da, wohin die Schulter geschlossen ist, der Steiß, wohin sie geöffnet ist. Auf diese Weise kann sich die Hebamme bisweilen ein gutes Bild davon machen, wie das Kind in der Querlage liegt. Meist wird dies allerdings nicht gelingen, und sie soll auch nicht unnötig dreist untersuchen. Es könnte sonst die Blase springen. Die Blase aber zu erhalten, ist hier noch wichtiger wie bei Beckenendlagen. Müßte die Hebamme die bei Querlage notwendige Operation nämlich die Wendung, selbst ausführen, dann wäre allerdings eine genaue Ermittelung der Lage des Kindes durchaus nötig. Diese Operation führt aber nicht sie, sondern der Arzt aus. (Siehe den Anhang.)

§ 340.

Ist die Blase bereits gesprungen, so fällt zuweilen ein Arm in den Muttermund oder in die Scheide. Man sagt: er fällt

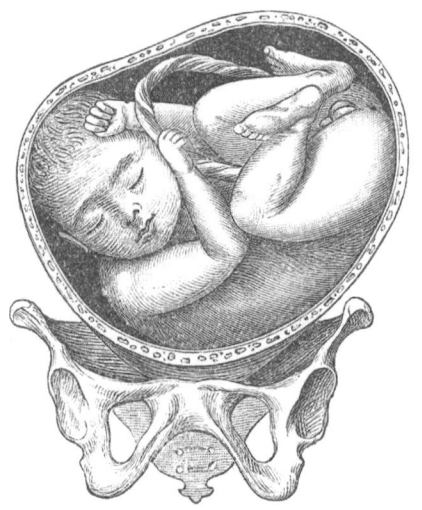

Fig. 63.
2. Querlage, 2. Unterart.
Nach B. S. Schultze.

vor. Den Arm erkennt man an der Hand. Die Hand erkennt man an dem Fehlen der Ferse. Er schwillt allmählich an und verfärbt sich bläulich.

§ 341.

Ist die notwendige Operation nicht rechtzeitig gemacht, dann können die Wehen die Schulter in den Beckeneingang eintreiben (Verschleppte Querlage), die Kindsteile sind dann bei der inneren Untersuchung dem Finger zugänglicher. Aber gerade jetzt ist ein Irrtum leicht möglich. Ist ein Arm vorgefallen, so wird die Hebamme zwar sofort an Querlage denken, wenn der Vorfall aber fehlt, so ist durch die starke Schwellung der Schulter die

Erkenntnis sehr schwer, was für ein Teil vorliegt. Hierzu kommt, daß in solchen verschleppten Querlagen die Gebärmutter oft eine mehr eiförmige Gestalt annimmt, indem durch die Zusammenpressung des Kindes der Steiß dem Kopf genähert wird. Jetzt ist eine Verwechselung mit Steißlage möglich und oft vorgekommen, wenn die Hebamme nicht an das Aufsuchen des Afters denkt! Und solche Verwechselung ist sehr böse, da bei einer verschleppten Querlage Lebensgefahr für die Mutter besteht und der Arzt mit größter Beschleunigung herbeigeholt werden muß. Eine Verzögerung kann der Frau das Leben kosten.

§ 342.

Geburtsverlauf. Eine Frucht, die in Querlage liegt, kann nicht geboren werden. Wird die Querlage nicht in eine Gradlage verwandelt, so ist der Ausgang Tod der Mutter und Tod des Kindes.

Ausgenommen sind hiervon nur kleine, frühreife und erweichte Früchte, die in der sogenannten Selbstentwickelung geboren werden können unter starker Zusammenbiegung des quergelagerten Rumpfes.

Die Wehen eröffnen den Muttermund wie gewöhnlich. Allein die Blase hat eine große Neigung, früh zu springen. Springt sie, so fließt sehr viel, schließlich alles Fruchtwasser ab, da kein vorliegender Teil den Geburtskanal verschließt. Geschieht noch keine Hülfe, so umschließt allmählich die Gebärmutter das Kind ganz eng, die Wehen werden kräftiger, versuchen die Schulter in das Becken einzutreiben, das Kind wird geknickt, und der untere Gebärmutterabschnitt wird gewaltig gedehnt. Durch die Gewalt der Wehen stirbt das Kind ab, schließlich zerreißt die Gebärmutter, und dann ist der Tod der Frau meist unabwendbar.

So ist der Ausgang der denkbar traurigste. Aber rechtzeitige Hülfe vermag Mutter und Kind zu erhalten, wenn nur die Querlage frühzeitig erkannt wird.

Die Hebamme wird jetzt die große Verantwortung verstehen. Leben und Tod hängt von ihrer Untersuchung ab!

Behandlung. Die Umwandlung der Querlage in eine Längslage geschieht durch die Operation der Wendung, d. h. der Umdrehung des Kindes auf einen Fuß. Diese Operation bleibt dem Arzte vorbehalten. (Siehe den Anhang.)

Die Hebamme hat aber die Geburt bis zur Ankunft des Arztes zu leiten und alles für den notwendigen Eingriff vorzubereiten. Der Arzt muß so früh wie irgend möglich benachrichtigt werden, damit der Eingriff möglichst noch bei stehender Blase vorgenommen werden kann. **Die Benachrichtigung erfolgt schriftlich.** War sich die Hebamme aber durch die Untersuchung nicht klar geworden, ob eine Querlage vorliegt, so hat sie auch in diesem Fall zum Arzt zu schicken. Ja, noch mehr, sie hat in allen Fällen, wo sie keinen vorliegenden Teil fühlen kann, dem Arzt die Leitung der Geburt zu übergeben. Sie wird dadurch einer großen Verantwortung enthoben.

Sofortige Bettlage, Schonung der Blase ist bei Querlage noch wichtiger als bei Beckenendlagen. Steht die Blase noch, so soll die Hebamme durch äußere Handgriffe versuchen, den Kopf auf den Beckeneingang zu leiten. Zuweilen gelingt dies, der Kopf bleibt unten und die Geburt erfolgt in Schädellage. Zu dem Zweck stellt die Hebamme sich an die Seite des Bettes und drängt mit der einen Hand den Kopf des Kindes nach unten gegen den Beckeneingang, während die andere Hand gleichzeitig den Steiß nach oben gegen den Muttergrund schiebt. Ist es gelungen, den Kopf nach unten zu bringen, so lagere sie die Gebärende auf die Seite, wo der Kopf stand. Sie kann auch durch eine Binde um den Leib und durch ein untergeschobenes Kissen zu hindern versuchen, daß der Kopf wieder abweicht. Die Versuche sind mehrfach zu wiederholen. Gelingt es wirklich, eine Schädelgeburt herzustellen, so ist natürlich der Gewinn ein großer. Oft wird der Versuch aber vergeblich sein.

Die Hebamme warte nunmehr geduldig die Ankunft des Arztes ab. Die Frau darf unter keiner Bedingung, auch nicht nach dem Blasensprung, mitpressen. Fällt ein Arm bis vor die Schamspalte vor, so hülle sie ihn in eine erwärmte Windel. In keinem Fall erlaube sich die Hebamme, an dem Arm zu ziehen. Sie unterlasse jede weitere Untersuchung. Die Erkenntnis der Querlage genügt. Das Übrige besorgt der Arzt.

Sie bereite nun das Querbett vor, denke daran, daß das Kind scheintot geboren werden kann, sorge daher für die Mittel zur Wiederbelebung.

Über die Gebärmutterzerreißung wird in einem besonderen Kapitel gehandelt werden.

Das Vorliegen und der Vorfall kleiner Teile.

§ 343.

Man spricht von Vorliegen eines kleinen Teiles bei einer Untersuchung, wenn neben dem großen Teil ein kleiner Teil bei stehender Blase fühlbar ist. Ist die Blase bereits gesprungen, so spricht man von Vorfall. Vorliegen und vorfallen kann ein Arm, ein Fuß und endlich auch die Nabelschnur.

Schon bei der Querlage haben wir vom Vorfall des Armes neben der Schulter gesprochen. Der Arm kann aber auch bei Schädellage vorliegen oder vorfallen. Es kann dieses Ereignis nur stattfinden, wenn der Kopf beweglich im Beckeneingang bleibt, während die Geburt fortschreitet, sodaß neben ihm Raum bleibt. Dies kommt besonders vor bei engem Becken, bei vielem Fruchtwasser, beim Hängebauch. Aber auch neben einem sehr kleinen Kopf kann der Arm vorfallen.

Beim Vorliegen des Arms fühlt man meist nur die Hand oder den Ellenbogen neben dem Kopf in der Eiblase. Beim Vorfall kann der größte Teil des Armes durch den Muttermund in die Scheide hängen.

§ 344.

Liegt ein Arm vor, so lagere die Hebamme die Gebärende auf die Seite, welche dem Arm entgegengesetzt ist, also bei Vorliegen auf der linken Seite auf die rechte Seite. Beim Tiefertreten des Kopfes zieht sich dann die Hand oft noch zurück.

§ 345.

Ist dagegen der Arm vorgefallen, so muß ein Arzt benachrichtigt werden, damit er die Geburt übernimmt. Es kann zwar auch das Kind wohl einmal mit Armvorfall geboren werden, besonders, wenn es klein ist, indessen können doch auch unangenehme Störungen der Geburt auftreten. Deshalb muß ärztliche Hülfe anwesend sein.

§ 346.

Liegt ein Fuß neben dem Kopf vor oder ist er vorgefallen, so ist sofort ein Arzt hinzuzuziehen. Niemals darf die Hebamme an dem vorgefallenen Fuß ziehen.

Das Vorliegen und der Vorfall der Nabelschnur.

§ 347.

Dieses Ereignis ist von größter Bedeutung. Die vorgefallene, im Becken liegende Nabelschnur wird durch den vorliegenden Teil, sobald er in das Becken eintritt, gegen die Gebärmutterwand und das Becken gedrückt, der Blutumlauf wird gestört, und das Kind wird rasch durch Erstickung absterben, wenn nicht schleunige Hülfe gebracht wird. Auch hier sprechen wir von Vorliegen, wenn die Blase noch steht, Vorfall, wenn sie gesprungen ist.

Die Ursachen sind ähnliche wie beim Armvorfall. Der vorliegende Teil ist nicht in das Becken eingetreten wie bei engem Becken, vielem Fruchtwasser oder bei Querlage, oder er ist zu klein, um das Becken auszufüllen, wie bei Fußlage. Neben ihm kann die Nabelschnur heruntergleiten. Dies wird besonders dann leicht möglich sein, wenn die Nabelschnur recht lang ist oder der Mutterkuchen tief sitzt.

Wir finden den Nabelschnurvorfall am häufigsten bei Fußlagen und Querlagen, seltener bei Steißlagen, am seltensten bei Kopflagen. Bei Kopflagen handelt es sich meist um Vielgebärende, bei denen der Kopf gern lange beweglich bleibt, oder um Geburten mit sehr vielem Fruchtwasser, oder aber um enges Becken. Findet die Hebamme Nabelschnurvorfall neben Kopflage bei einer Erstgebärenden und fehlt eine übermäßige Ansammlung von Fruchtwasser, so kann sie mit ziemlicher Sicherheit annehmen, daß ein enges Becken vorliegt.

§ 348.

Erkenntnis. Man fühlt in der Eiblase einen pulsierenden Strang beim Vorliegen, beim Vorfall den Strang direkt neben oder vor dem vorliegenden Teil. Zuweilen liegen viele Schlingen

in der Scheide, oder sie hängen sogar aus den äußeren Geschlechts=
teilen heraus. Eine langsame Pulsation zeigt an, daß das Kind
durch Druck auf die Nabelschnur bereits gelitten hat. Ist keine
Pulsation mehr wahrzunehmen, so ist das Kind wahrscheinlich tot,
hört man auch keine Herztöne mehr, sicher tot.

In allen Fällen, in denen die Hebamme den vorliegenden
Teil noch beweglich über dem Beckeneingang gefühlt hatte, muß
sie unmittelbar nach dem Blasensprung innerlich untersuchen, um
zu prüfen, ob nicht die Nabelschnur vorgefallen ist.

Der Nabelschnurvorfall ist am schlimmsten bei
Schädellage, weil der harte, das Becken ausfüllende Kopf die
Nabelschnur sofort gegen die Gebärmutterwand platt drücken wird,
wenn er ins Becken eintritt. Nach wenigen Minuten kann das
kindliche Leben bereits erloschen sein. Weniger gefährlich ist der
Vorfall neben dem weichen Steiß und bei Fuß= und Querlage.

Beim Vorliegen wird die Schnur seltener gedrückt, da sie im
Fruchtwasser ausweichen kann.

§ 349.

Hat die Hebamme die Nabelschnur vorliegend gefühlt, so
lagere sie die Frau sofort auf die dem Vorfall entgegengesetzte
Seite und suche die Eiblase möglichst lange zu erhalten. Vielleicht
zieht sich dann die vorliegende Schlinge noch zurück. Aber ein
Arzt wird trotzdem sofort schriftlich benachrichtigt.

Beim Vorfall ist natürlich die nächste ärztliche Hülfe zu
rufen, da die höchste Gefahr, besonders bei Kopflagen, im Verzuge
ist. Liegt eine Fußlage vor, so schiebe sie die Nabelschnur so, daß
der kleine Fuß sie nicht drückt. Liegen Nabelschnurschlingen vor der
Schamspalte, so soll die Hebamme die Schlingen zurückschieben in
die Scheide und mit einem warmen feuchten Stück Wundwatte
zurückzuhalten suchen. Gelingt dies nicht, so müssen die Schlingen
mit eben solcher Wundwatte bedeckt werden, damit sie nicht erkalten.
Ist aber der vorliegende Teil schon tief in das Becken getreten,
so fordere die Hebamme die Gebärende auf, mit aller Kraft mit=
zupressen. Vielleicht wird das Kind dann noch schnell und lebend
geboren. Ist das Kind aber bereits abgestorben, so unterläßt sie
alles und wartet die Ankunft des Arztes ab.

Die Regelwidrigkeiten der austreibenden Kräfte.

§ 350.

Die Regelwidrigkeiten betreffen besonders die Wehen. Die Kennzeichen, daß die Wehen regelmäßig sind, hat die Hebamme im § 175 gelernt. Niemals beurteile die Hebamme die Stärke oder Schwäche der Wehen nach dem geäußerten Schmerz. Manche Frau klagt schon bei schwachen Wehen laut, andere lassen sich den Schmerz auch bei starken Wehen wenig merken. Die regelwidrigen Wehen sind zu schwache, zu starke oder krampfhafte Wehen.

Am häufigsten kommen die schwachen Wehen vor. Die Wehen treten selten auf, die Pausen sind lang, oder die Zusammenziehungen sind wenig kräftig und kurz, sie fördern den Geburtsverlauf schlecht.

Schwache Wehen können in allen drei Geburtsperioden auftreten. Schwache Wehen in der Eröffnungszeit findet man besonders bei stark ausgedehnter Gebärmutter, besonders durch mehrfache Früchte und viel Fruchtwasser, ferner bei sehr jungen und alten Erstgebärenden und bei schlechter allgemeiner Ernährung. Aber auch kräftige und gesunde Frauen haben oft schlechte Wehen, ohne daß man die Ursache wüßte.

Die Wehenschwäche in der Eröffnungszeit, solange die Blase steht, zieht allerdings die Geburt in die Länge, sie bringt aber weder Mutter noch Frucht Schaden.

In der Austreibungszeit kann sich die Wehenschwäche der Eröffnungszeit fortsetzen. Hat sich indessen die Gebärmutter verkleinert, wie nach Abfluß des vielen Fruchtwassers oder nach der Geburt des ersten Kindes bei Zwillingsschwangerschaft, so werden die Wehen jetzt meist gut und kräftig. Die Wehenschwäche kann aber erst in der Austreibungszeit entstehen, wenn die Gebärende durch die Geburtsarbeit erschöpft ist, wie schwache Erstgebärende, oder wenn die Anstrengungen bei der Geburt besonders starke waren, wie bei einem großen Kinde und engem Becken oder bei den straffen Geschlechtsteilen der alten Erstgebärenden. Man nennt diese Wehenschwäche auch die Ermüdungswehenschwäche. Ferner werden die Wehen schwach bei starker Anfüllung der Blase und des Mastdarms.

§ 351.

Die Wehenschwäche nach dem Blasensprung und besonders in der Austreibungszeit ist kein gleichgültiges Ereignis. Sie zieht die Austreibungszeit sehr in die Länge. Die Hebamme hat aber schon den Satz gelernt, daß mit der Dauer der Austreibungszeit die Gefahr für das Kind wächst. Sie weiß auch, daß das Kind um so eher gefährdet wird, je weniger Fruchtwasser beim Blasensprung in der Gebärmutter zurückgeblieben ist. Aber auch die Mutter kann leiden durch den übermäßigen Druck, den der Kopf auf die Weichteile ausübt. Sinken der kindlichen Herztöne an Zahl in der Wehenpause mit oder ohne Abgang von Kindspech zeigt die Gefahr für das Kind, Ansteigen der Eigenwärme die Gefahr für die Mutter an.

Am schlimmsten ist die Wehenschwäche in der Nachgeburtszeit. Starke Blutung aus der Nachgeburtsstelle der schlaffen Gebärmutter ist die notwendige Folge. Wir handeln davon unter den Blutungen.

§ 352.

In der Eröffnungszeit bei Wehenschwäche sorge die Hebamme für Bequemlichkeit der Kreißenden und ermahne zur Geduld. Die Kreißende kann eine ihr zusagende Lage im Bett einnehmen, sie kann auch das Bett, wenn sonst keine Regelwidrigkeit vorliegt, verlassen, etwas herumgehen, auch sitzen. Für regelmäßige Entleerung der Blase ist zu sorgen und nach etwa 12 Stunden ein neues Klystier zu geben. Die Hebamme sorge für gute Luft im Zimmer und verhüte eine zu hohe Temperatur in ihm. Auch soll man nicht vergessen, solcher Kreißenden Nahrung zu verabfolgen, damit sie nicht von Kräften kommt. Ist Gelegenheit zum Baden gegeben, so gebe man ein Vollbad, 35° C. und 10 Minuten lang. Nicht selten sieht man die Wehen hiernach stärker werden. Auch erweist sich zuweilen das Auflegen von trockenen heißen Tüchern als wirksam.

§ 353.

Andere Mittel zu verordnen, ist der Hebamme verboten. Sie macht sich direkt strafbar, wenn sie sogenannte Wehenpulver geben sollte oder etwa die Blase künstlich sprengte. Eine erneute innere Untersuchung ist vor dem Blasensprung zu unterlassen. In der Austreibungszeit muß sie sehr genau auf die Harnblase achten.

Füllt sie sich stärker, was durch das Erscheinen der kugeligen Geschwulst oberhalb der Schoßfuge angezeigt wird, so fordere sie die Kreißende auf, den Harn zu lassen, und wenn diese den Harn nicht entleeren kann, nehme die Hebamme den Katheter.

Ist die Gebärende erschöpft, so gebe sie ihr einen Schluck Wein, Kaffee oder Tee. Ist solches Getränk nicht zur Hand, so kann sie auch Hoffmannstropfen verabfolgen. Weiter ist Lagewechsel zuweilen ganz wirksam. Man lagere die Gebärende auf die Seite der kleinen Fontanelle. Man lasse sie auch einmal aufsitzen. Ja, sie kann auch ein paar Schritte an der Hand der Hebamme durch das Zimmer machen, sofern der Kopf den Beckenboden noch nicht erreicht hat und die Wehen sehr selten sind.

§ 354.

Aber die Hauptaufgabe der Hebamme bei schwachen Wehen in der Austreibungszeit ist die sorgfältigste Beobachtung des Befindens des Kindes und der Mutter. Die kindlichen Herztöne sind sorgfältig zu überwachen. Die Hebamme weiß, daß eine dauernde Verlangsamung in den Wehenpausen die drohende Erstickung anzeigt, auch wenn kein Kindspech abgeht. Natürlich ist bei diesem Anzeichen sofort ein Arzt zu erbitten.

Aber wenn die Hebamme so lange mit der Herbeirufung des Arztes bei Wehenschwäche warten wollte, bis die Herztöne an Zahl dauernd sinken, so würde manches Kind tot geboren werden, bis der Arzt Hülfe leisten kann. Denn oft erfolgt der Tod des Kindes nach der Abnahme der kindlichen Herztöne sehr schnell. Sie muß daher auf andere Zeichen achten. Wächst die Kopfgeschwulst sehr, rückt bei der Wehe der Kopf kaum tiefer, so ist ein Sinken der Herztöne wahrscheinlich bald zu erwarten, es ist daher besser, den Arzt schon früher zu benachrichtigen. Aber auch ohne vorausgehende warnende Zeichen können ganz plötzlich die Herztöne sinken. Daher schreibt die Behörde der Hebamme vor, die Herbeirufung eines Arztes zu verlangen, wenn in der Austreibungszeit nach Ablauf von zwei Stunden ein Fortschritt der Geburt nicht zu bemerken ist, es sei denn, daß nicht schon vorher bedrohliche Erscheinungen aufgetreten sind. Um den Fortschritt nachzuweisen, wende sie oft die äußere Untersuchung an, die ihr sagen wird, ob der Kopf tiefer rückt. Aber wenn der Kopf schon tief im Becken steckt, wird sich eine wiederholte innere Untersuchung nicht vermeiden lassen. Strengste Desinfektion ist dabei selbstverständlich.

Zuweilen leidet aber die Mutter früher als das Kind. Dauert die Austreibungszeit länger als 2 Stunden oder fühlt sich Haut und namentlich die Scheide heiß an, so ist die Temperatur der Gebärenden aufs neue zu messen. Besteht Fieber, so ist allein aus diesem Grunde der Arzt zu rufen.

§ 355.

Also: bei Sinken der kindlichen Herztöne in der Wehenpause, beim Abgang von Kindspech bei allen Nichtbeckenendlagen auch ohne Veränderung der kindlichen Herztöne, weiter bei Fieber der Mutter ist der Arzt notwendig. Aber auch ohne diese Anzeichen, wenn nach Ablauf von zwei Stunden in der Austreibungszeit ein Fortschritt der Geburt nicht zu bemerken ist.

Für den Arzt ist alles Notwendige zuzurüsten. Kochendes Wasser, Handtücher, Querbett, Mittel für die Wiederbelebung, damit der Arzt, sofern er es für notwendig hält, sofort eingreifen kann.

Dagegen ist es falsch, wenn die Hebamme die Herbeirufung eines Arztes den Angehörigen gegenüber damit begründet, der Arzt müsse rasch entbinden, oder er müsse sofort die Zange anlegen. Was der herbeigerufene Arzt tut, ist seine Sache, und es wird oft genug vorkommen, daß er nicht entbindet, sondern auf anderem Wege Abhülfe schafft, und dann hat sich die Hebamme unnütz bloßgestellt.

§ 356.

Starke Wehen sind im allgemeinen nur erwünscht. Sie können aber auch so heftig auftreten und so schnell aufeinander folgen, daß das Kind zu schnell und mit zu großer Gewalt durch die Geburtsteile getrieben wird. Große Dammrisse, Risse im Muttermund, Blutungen in der Nachgeburtsperiode sind oft die Folgen solcher übereilten Geburt.

Wird aber die Gebärende von diesen zu starken Wehen in einer ungeeigneten Stellung überrascht, so kann das geborene Kind auf den Boden fallen, die Nabelschnur zerreißen, ja eine Umstülpung der Gebärmutter kann zustande kommen. Man nennt dies eine Sturzgeburt.

Bei manchen Frauen wiederholen sich bei jeder Geburt die zu starken Wehen.

Die Hülfe besteht im Beginn der Geburt in der sofortigen Bettung der Frau in die Seitenlage und strengste Untersagung des Pressens. Der Damm muß sorgfältig geschützt werden und bei zu starkem Andrange der Kopf beim Durchschneiden mit der Hand zurückgehalten werden. Über die Behandlung der abgerissenen Nabelschnur siehe § 291 S. 215. Ist eine Frau schon einmal von einer Sturzgeburt überrascht worden, so soll sie bei neuer Schwangerschaft alle Vorbereitungen zur Geburt sorgsam treffen und gegen Ende der Schwangerschaft das Haus nicht mehr verlassen.

§ 357.

Krampfwehen sind seltener. Die Gebärmutter erschlafft nicht völlig in der Wehenpause, auch schwindet der Schmerz in der Pause nicht ganz. Die Gebärmutter ist auf Druck empfindlich, die Frau ist aufgeregt, die Pulszahl geht in die Höhe. Krampfwehen fördern die Geburt nicht. Zuweilen zieht sich bei den Krampfwehen der untere Gebärmutterabschnitt mehr zusammen wie der obere, sodaß man bei der Wehe fühlt, wie der Muttermund enger wird. Die schlimmste Form der Krampfwehen ist aber der **Starrkrampf der Gebärmutter**. Bei diesem zieht sich die Gebärmutter dauernd fest um das Kind zusammen, wird hart wie Stein, und keine Pause unterbricht diese gewaltige Zusammenziehung. Bei allen Krampfwehen leidet das Kind durch den Druck auf die Nachgeburtsstelle, beim Starrkrampf stirbt es rasch ab.

Die Ursache solcher Krampfwehen ist meist eine nicht sorgfältige Behandlung der Geburt, zu häufiges und unzartes inneres Untersuchen, oder gar Zerren und Dehnen des Muttermundes, was bekanntlich streng verboten ist. Geschieht solch ein schlechtes Verfahren bei vorzeitigem Wasserabfluß, bei engem Becken oder verschleppter Querlage, so treten die Krampfwehen leicht ein und können sich, allerdings sehr selten, zum eigentlichen Starrkrampf steigern. Der Starrkrampf ist nämlich meist die Folge von Darreichung von Wehenpulvern, dem sogenannten Mutterkorn, dessen Verabfolgung der Hebamme unter allen Umständen auf das strengste verboten ist.

Krampfwehen und besonders der Starrkrampf verlangen die Heranziehung des Arztes. Bis zu seinem Kommen mache die

Hebamme warme Umschläge auf den Leib, gebe der Gebärenden ein warmes Getränk zu trinken, z. B. warme Milch oder warmen Kamillentee. Alles Mitpressen wird verboten. Jede weitere Untersuchung ist zu meiden. Kann sie ein Bad herrichten, so bringe sie die Kreißende in ein Vollbad von 35° C. und lasse sie ½ Stunde darin verweilen, entferne sie aber sofort aus demselben, sofern Preßwehen eintreten sollten. Durch solche Behandlung regelt sich oft die Wehentätigkeit. Wegen des gefährdeten Kindes ist aber trotzdem jedesmal ärztliche Hülfe notwendig.

§ 358.

Regelwidrigkeiten der Bauchpresse sind selten. Daß das Kind ohne jede Bauchpresse geboren werden kann, wissen wir von der Niederkunft völlig gelähmter Personen. Aber das Fehlen oder die ungenügende Anwendung der Bauchpresse verzögert doch meist die Austreibungszeit sehr. Man sieht dies besonders bei zarten ängstlichen Erstgebärenden, die den Schmerz jeder neuen Wehe fürchten und, um ihn zu mildern, die Bauchpresse nicht anwenden. Die Hebamme ermahne die Kreißende ernst, mache ihr klar, daß durch solches unverständiges Gebaren die Geburt nur länger dauert, und sorge für zweckmäßige Lage zur Verarbeitung der Wehen.

Die Regelwidrigkeiten des Geburtskanals.

§ 359.

Der harte und der weiche Geburtskanal kann Regelwidrigkeiten bieten, der harte durch fehlerhafte Beschaffenheit des Beckens, der weiche durch Entzündungen, Narben und Geschwülste.

Das fehlerhafte Becken kann zu weit oder verengt sein.

§ 360.

Das enge Becken

ist eine sehr häufige Art der Geburtsstörung. Das Becken kann so eng sein, daß die Frucht überhaupt nicht geboren werden kann und der Bauch und die Gebärmutter aufgeschnitten werden müssen, um die Frau zu entbinden. Wir nennen diese Operation den Kaiserschnitt. Solche engen Becken sind aber selten. Bei den meisten engen Becken kann die Frucht bei guten Wehen durch das Becken getrieben werden, aber die Geburt dauert länger, zuweilen bedeutend länger, wodurch das Kind absterben und die mütterlichen Weichteile sehr stark gedrückt, zermalmt und zerrissen werden können. Sehr oft muß der Arzt eingreifen, um das Kind und die Mutter zu retten, ja es kommt vor, daß das Kind zerstückelt (enthirnt) werden muß, um das bedrohte Leben der Mutter durch eine schleunige Entbindung zu retten.

Somit ist die Gefahr für Mutter und Kind bei der Geburt mit engem Becken groß. Viele Kinder werden tot geboren, das Leben und die Gesundheit der Mutter bleibt allerdings durch eine gute Behandlung meist erhalten. Diese Behandlung ist natürlich nicht Sache der Hebamme, sondern ihre Aufgabe ist auch hier, das enge Becken zu erkennen, um die Geburt rechtzeitig in ärztliche Hände zu legen und bis zur Ankunft des Arztes die Gefahren zu verhüten, die sich aus dem engen Becken ergeben. Sie muß daher die Hauptformen der engen Becken und den Geburtsverlauf bei engem Becken kennen.

Die geringen Grade der Beckenverengung sind häufig, stärker verengte Becken sind sehr viel seltener.

§ 361.

Die häufigsten Formen des engen Beckens sind das allgemein verengte und das platte Becken.

Das allgemein verengte Becken ist in allen Durchmessern gleichmäßig verengt. Die natürliche Gestalt des Beckens bleibt also erhalten, es ist nur verkleinert. Die Frauen mit diesem Becken sind oft auffallend klein, aber auch bei gutem Körperwuchs kann dies Becken vorhanden sein. Die Schmalheit der Hüften fällt dann auf. Die Hebamme kann bei der inneren Untersuchung den Vorberg leichter erreichen und vermag seitlich die Beckenwände mit der Fingerspitze bis zur Bogenlinie des Darmbeines gut zu bestreichen.

Den höchsten Grad des allgemein verengten Beckens findet man bei den eigentlichen Zwergen, Zwergbecken.

§ 362.

Das platte Becken ist häufiger als das allgemein verengte Becken. Es ist im graden Durchmesser des Beckeneingangs verkürzt. Die meisten platten Becken sind durch die englische Krankheit (Rhachitis) entstanden.

Die englische Krankheit ist eine Knochenkrankheit, welche in früher Kindheit auftritt. Es werden bei der Krankheit nicht genügend Kalksalze in den Knochen gelagert, daher bleiben die Knochen weich und biegsam. Die Kinder lernen spät das Laufen oder verlernen es wieder. Es entstehen Verbiegungen des Gerippes, die Beine werden

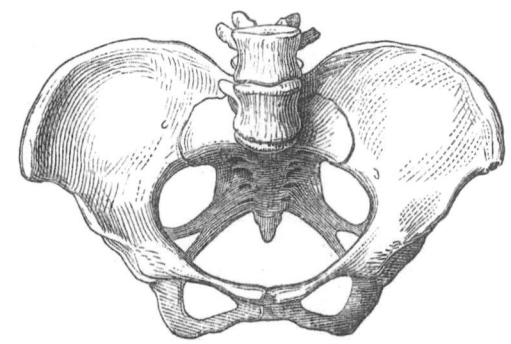

Fig. 64.

Rhachitisch plattes Becken.

Man sieht die Verengung im graden Durchmesser des Beckeneinganges, den weiten Schambogen und die flachen Darmbeinschaufeln.

krumm, auch die Wirbelsäule kann sich verbiegen, und das Becken wird verunstaltet. Durch die Rumpflast sinkt der Vorberg in das Becken hinein, und das Becken wird im graden Durchmesser des Becken= einganges verengt. Bei dem rhachitisch platten Becken sind aber noch andere Eigentümlichkeiten. Die Darmbeine sind flach und klaffen nach vorne. Der Darmbeinkamm ist weniger gebogen. Der Beckeneingang erscheint wie von vorn nach hinten zusammen= gedrückt. Der Schambogen klafft weit. Der quere Durchmesser im Beckenausgang ist vergrößert (s. Fig. 64 u. 65).

Aber auch ohne Rhachitis kann das Becken im graden Durch= messer verengt sein (einfach plattes Becken).

Der grade Durchmesser des Beckeneinganges beträgt bekannt= lich 11 Zentimeter. Er kann um ca. 2 und 3 Zentimeter beim platten Becken verkürzt sein, beim rhachitisch platten kann die Verkürzung aber noch erheblicher sein, ja in seltenen Fällen kann das Maß auf 6 Zentimeter und darunter sinken.

§ 363.

Vermuten kann die Hebamme ein platt rhachitisches Becken, wenn die Schwangere ihr angibt, das sie als Kind das Laufen spät, vielleicht erst im 4. oder 5. Lebensjahre gelernt hat,

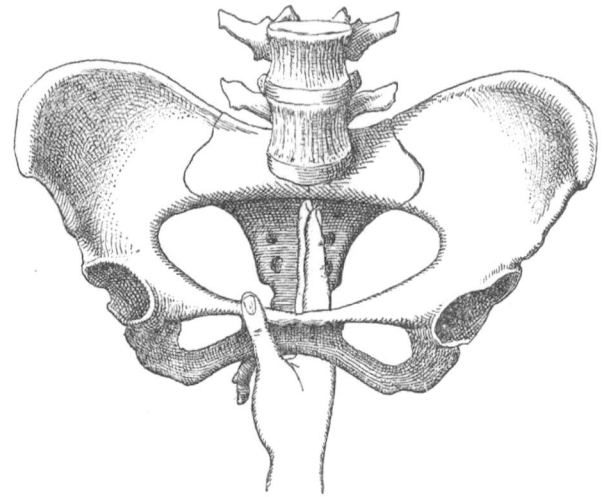

Fig. 65.
Rhachitisch plattes Becken.
Der Mittelfinger erreicht den Vorberg.

oder es wieder verlernt hatte. Der Körperbau solcher Personen ist oft etwas kleiner wie sonst, die Knochen sind oft plump, besonders an den Knien und Knöcheln. Die Unterschenkel sind nach auswärts verbogen und die Hüften breit. Die Kreuzgegend zeigt oft eine sattelförmige Einbiegung. Zuweilen ist auch die Wirbelsäule verbogen.

Je leichter die Hebamme den Vorberg erreicht, um so enger ist das Becken im graden Durchmesser des Beckeneingangs. Um den Vorberg zu finden, schiebt sie der Frau ein Kissen unter das Kreuz, sodaß das Gesäß hoch liegt. Dann geht sie mit zwei Fingern vorsichtig in die Scheide und führt den Mittelfinger nach hinten und

nach oben. Sie fühlt den Vorberg als einen knöchernen, breiten
Vorsprung (s. Fig. 65).

§ 364.

Der Geburtsverlauf bei engem Becken. Schon im letzten
Schwangerschaftsmonat fällt auf, daß der Grund der Gebärmutter
sich nicht senkt, sondern hochstehen bleibt. Oder es besteht ein
Hängebauch. Der untere Gebärmutterabschnitt mit dem Kopf kann
wegen der Verengung in das Becken nicht eintreten, daher bleibt
die Gebärmutter höher oder senkt sich nach vorn. Beginnt die
Geburt, so bleibt der Kopf hoch und beweglich stehen. Regelwidrige
Lagen sind häufiger: Gesichtslagen, Beckenendlagen, Querlagen,
ebenso regelwidrige Haltungen der Frucht: Vorliegen des Arms
oder der Nabelschnur. Sehr häufig ist vorzeitiger Wasserabfluß.
Ja zuweilen beginnt die Geburt mit dem Abfluß des Wassers,
und erst nach Stunden oder Tagen setzen die Wehen ein. Bei
dem Wasserabfluß kann ein Arm oder die Nabelschnur mit vor=
geschwemmt werden, vorfallen.

Der vorzeitige Blasensprung wirkt bei engem Becken sehr
verzögernd auf den Geburtsverlauf, da der hochstehende vor=
liegende Teil die Eröffnung nicht übernehmen kann. Mit dem
Vorwasser fließt neben dem beweglichen Teil auch ein Teil des
Nachwassers ab.

Alle diese Ereignisse vermehren die Gefahr für das Kind,
besonders aber der Nabelschnurvorfall, dessen große Gefahr bei
Kopflagen in § 348 beschrieben ist.

§ 365.

Der weitere Verlauf hängt nun davon ab, ob der Kopf in
das enge Becken eintreten kann und, wenn er eintritt,
wie er eintritt. Wir unterscheiden einen günstigen und einen
ungünstigen Eintritt. Bei plattem Becken tritt der Kopf günstig
ein, wenn das Vorderhaupt sich herabsenkt und damit der kleine
Querdurchmesser in den verengten graden Durchmesser des Becken=
einganges kommt. Da der kleine quere Durchmesser $1^{1}/_{2}$ Zenti=
meter kürzer ist, als der große quere, der sonst in den graden
Durchmesser eintritt, so ist damit Raum für den Eintritt des Kopfes
gewonnen. Das Tiefertreten des Vorderhauptes fühlt der Finger
an dem Tieferstehen der großen Fontanelle im Beckeneingang. Aber

bei diesem Eintritt wird das nach hinten gelegene Scheitelbein von dem in das Becken weit hineinragenden Vorberg zunächst zurück= gehalten, es senkt sich daher das vordere Scheitelbein mehr herab. So kommt die Pfeilnaht, die sonst in etwa gleichem Abstande zwischen Schamfuge und Vorberg verläuft, mehr an den Vorberg zu liegen. Diese Einstellung nennt man die vordere Scheitel= beinstellung. Gelingt es den Wehen, den Kopf in das Becken hineinzutreiben, so entfernt sich die Pfeilnaht wieder vom Vorberg, und die kleine Fontanelle tritt tiefer.

Ungünstig ist die Einstellung bei plattem Becken, wenn das Hinterhaupt in den Beckeneingang tritt, also nicht die große, sondern die kleine Fontanelle in der Mitte des Beckeneingangs gefühlt wird, oder wenn die Stirn mit dem fühlbaren Nasenrücken eintritt, oder aber bei der sehr schlimmen hinteren Scheitelbeinstellung. Bei dieser regelwidrigen Einstellung tritt das nach hinten gelegene Scheitelbein tiefer, die Pfeilnaht ist in der Nähe der Schoßfuge zu fühlen, und in der Gegend des Vorberges tastet man zuweilen ein Ohr. In dieser Stellung kann das Kind nicht geboren werden.

§ 366.

Bei allgemein verengtem Becken tritt die kleine Fonta= nelle besonders tief. Das ist auch natürlich und günstig, da das allgemein verengte Becken dieselbe Form wie das regelmäßige Becken hat, nur eben kleiner ist. Ungünstig wäre hier die Einstellung mit Tiefstand der großen Fontanelle.

§ 367.

Ob der Kopf nun durch das Becken hindurchgeht, hängt natürlich von dem Grade der Verengung ab, die der Arzt genau zu bestimmen vermag, sodann von der Größe des Kindes, vor allem aber von den Wehen. Kräftige Wehen vermögen oft bei ziemlich starker Verengung doch noch das Kind lebend hindurch= zutreiben. Schwache Wehentätigkeit ist ein sehr unglückliches Er= eignis bei engem Becken.

§ 368.

Steht der Kopf nun lange im Becken nach gesprungener Blase, so machen sich die Folgen für Mutter und Kind allmählich bemerkbar. Die Frau verliert die Kräfte. Der starke Geburts=

druck führt zur Entzündung der gedrückten Teile. Die vordere Muttermundslippe wird oft besonders stark gequetscht, sodaß sie tiefblau anschwillt. Ja, der gewaltige Druck kann die Weichteile zwischen Kopf und Beckenwand so belasten, daß sie absterben, brandig werden. Im Wochenbett fällt dann die brandige Stelle aus, und es entsteht eine widernatürliche Verbindung zwischen der Scheide und der Blase, eine Harnfistel. Die Folge ist unwillkürlicher Harnabgang. Daß die Verletzung droht, zeigt das Blutigwerden des mit dem Katheter entnommenen Urins an. Besonders die hintere Scheitelbeinstellung kann zu so furchtbaren Zerstörungen führen.

Diese starken Quetschungen veranlassen einen schweren, fieberhaften Wochenbettsverlauf, der zum Tode der Mutter führen kann. Ja, es kann die Gebärmutter zerreißen und die Frau bereits unter der Geburt oder im Wochenbett an den Folgen der Zerreißung zu Grunde gehen.

Angezeigt werden die Quetschungen der mütterlichen Weichteile in erster Linie durch Fieber. Auch die Pulsschläge werden zahlreicher. Die Scheide fühlt sich heiß und trocken an, die Gebärmutter wird auf Druck empfindlich, die Wehen nehmen oft eine krampfartige Beschaffenheit an.

Oft ist schon vorher die Frucht abgestorben. Wird noch nicht entbunden, so kann der tote Fruchtkörper faulen. Das Fruchtwasser nimmt eine stinkende Beschaffenheit an. Jetzt ist die Mutter in großer Gefahr. Schüttelfröste können auftreten, die Frau nimmt von den fauligen Stoffen der Frucht in das Blut auf und kann an Blutvergiftung zu Grunde gehen. Denn auch hier können schließlich die Spaltpilze ihre verderbliche Wirkung ausüben.

§ 369.

Auf dem Schädel der Frucht bildet sich zunächst eine rasch wachsende Kopfgeschwulst, wenn der Schädel in das Becken eingetreten ist. Der Tod der Frucht erfolgt meist an Erstickung. Man denke an den Nabelschnurvorfall, der häufig bei engem Becken eintritt, an die lange Geburtsdauer, die durch den vorzeitigen Wasserabfluß und durch das Becken selbst veranlaßt wird, an die oft geringe Menge Fruchtwasser, die nach dem Blasensprung zurückbleibt, und man wird dies verstehen. Manche Früchte sterben aber auch durch den gewaltigen Geburtsdruck, der auf ihr

Gehirn ausgeübt wird. Oft findet man bei solchen Früchten große Blutergüsse im Gehirn.

§ 370.

Von der Stärke des Geburtsdruckes gibt auch der Schädel der lebend geborenen Kinder oft Kunde. Das nach hinten gelegene Scheitelbein ist vom Vorberg besonders beim platten Becken abgeflacht und unter das vorliegende geschoben. Auch erkennt man oft an einem roten Streifen der Kopfhaut, welcher Teil am Vorberg herabgetreten ist. Ja, das hintere Scheitelbein kann auch einen Eindruck vom Vorberg tragen, es kann sogar gebrochen sein. Wirkt nun solcher Druck sehr stark ein, so ist es begreiflich, daß das Kind zu Grunde geht. Zuweilen kommt auch ein Bluterguß unter die Knochenhaut des Kopfes vor, die sogenannte Kopfblutgeschwulst, von der wir später mehr hören werden.

Man sieht also, in welche Gefahren Mutter und Kind durch die Geburt bei engem Becken gebracht werden können. Eine zweckmäßige Behandlung und eine rechtzeitige Operation vermögen aber die Gefahren zu mildern und sehr oft Mutter und Kind gesund zu erhalten. Notwendig ist aber die frühzeitige Erkenntnis des engen Beckens. Und das ist Sache der Hebamme.

§ 371.

Verhalten der Hebamme bei engem Becken. Erfährt die Hebamme schon in der Schwangerschaft, daß die Frau einmal oder mehrfach schon tote Kinder geboren hat, findet sie bei einer Erstgebärenden einen Hängebauch, einen sehr beweglichen Kopf, oder Verbiegungen der Beine oder der Wirbelsäule, so muß sie auf enges Becken untersuchen. Erkennt oder vermutet sie ein solches, so muß sie die Schwangere schon jetzt an einen Arzt weisen. Vielleicht kann durch eine künstliche Frühgeburt der üble Ausgang diesmal abgewandt werden.

§ 372.

Auch unter der Geburt wird die Hebamme durch Befragen bei Mehrgebärenden nach früheren Geburten, ferner durch Erkundigung, wann die Frau als Kind laufen gelernt hat, weiter durch Untersuchung des Körperbaues, wobei sie auf Verbiegung der Beine und der Wirbelsäule achtet, erfahren, ob der Verdacht auf ein enges Becken besteht. Sie untersucht dann, wie oben gelehrt, ob und was für ein enges Becken, ob ein allgemein verengtes oder plattes Becken vorliegt.

Weiter kann sie durch den Geburtsverlauf selbst erkennen, ob ein enges Becken vorhanden ist. Hochstand des Gebärmuttergrundes, Hängebauch bei Erstgebärenden, hoher beweglicher, die Schamfuge hoch überragender Kopfstand trotz guter Wehen, vorzeitiger Wasserabfluß, Vorfall eines Armes oder der Nabelschnur sind Zeichen, welche jedes für sich den Verdacht auf enges Becken dringend erwecken. Tiefstand der großen Fontanelle im Beckeneingang spricht für plattes Becken, besonders starker Tiefstand der kleinen Fontanelle spricht für allgemein verengtes Becken.

§ 373.

Hat die Hebamme ein enges Becken unter der Geburt erkannt, oder vermutet sie ein solches, so ist ein Arzt schriftlich zu bitten, um die Geburt zu übernehmen. Bis der Arzt kommt, soll die Fruchtblase, falls sie noch steht, möglichst geschont werden. Die Frau wird so gelagert, daß der Schädel voll auf das Becken tritt, ein Hängebauch wird aufgebunden. Die Frau muß öfter zum Harnlassen angehalten werden. Zum Katheter wird gegriffen, wenn die kugelige Geschwulst sich oberhalb der Schamfuge bildet. Jede weitere innere Untersuchung unterbleibt. Dagegen treffe die Hebamme alle Maßnahmen, um den Arzt zu unterstützen. Das Querbett wird vorbereitet. Zur Wiederbelebung des Kindes wird alles besorgt. Kochendes Wasser sei in reichlicher Menge vorhanden. Die Hebamme hat bei Operationen, die vielleicht vorgenommen werden, dem Arzt willig zur Seite zu stehen. Sie besorgt die nötigen Gefäße zum Abkochen der Instrumente, nimmt die vom Arzt angeordnete Lagerung der Gebärenden vor, unterstützt ihn bei der Chloroformnarkose (s. § 100), besorgt die Entbundene nach der Operation und reinigt die vom Arzt angewandten Instrumente.

Sollte die Zerstückelung des Kopfes vorgenommen worden sein, so wasche sie nach der Operation das Kind gehörig ab, kleide das Kind an und bedecke den Kopf mit einem Häubchen oder Tuch, ehe sie das Kind den Angehörigen zeigt.

Gerade bei engen Becken sind oft die schwierigsten und verantwortlichsten Operationen vom Arzt auszuführen. Die Hebamme erweise sich dabei als eine folgsame und verschwiegene Gehülfin des Arztes.

§ 374.

Andere enge Becken sind sehr viel seltener. Bei diesen seltenen Formen ist die Gestalt des Beckens oft seltsam verändert, wie die Hebamme aus den Abbildungen ersieht.

Das wichtigste von diesen seltenen engen Becken ist für die Hebamme das durch die Knochenerweichung (Osteomalacie) entstandene verengte Becken. Die Knochenerweichung tritt nicht, wie die englische Krankheit, in der Kindheit, sondern bei erwachsenen Frauen auf. Die Kalksalze der Knochen schwinden, sodaß die Knochen weich und schließlich biegsam wie Wachs werden. Durch

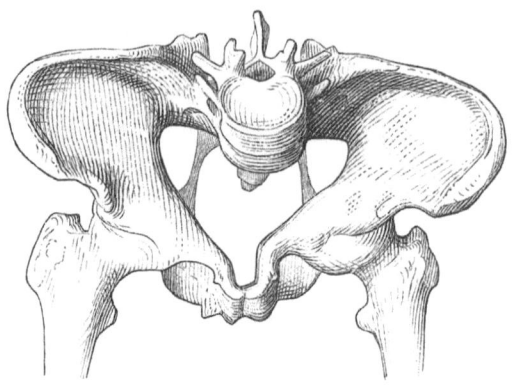

Fig. 66.
Das durch Knochenerweichung verengte Becken.

den Druck der Wirbelsäule und den Gegendruck der Schenkel gewinnt der Beckeneingang die Form eines Kartenherzes, und die Gegend der Schoßfuge wird wie ein Schnabel vorgewölbt, der Schambogen verengt sich. Die dadurch geschaffene Verengung des Beckens ist meist eine sehr starke, sodaß oft der Kaiserschnitt notwendig ist (s. Fig. 66).

Die Krankheit entsteht fast stets in einer Schwangerschaft, macht Fortschritte, solange die Frau schwanger geht und säugt, um dann wieder nachzulassen. In der nächsten Schwangerschaft verschlimmert sich die Krankheit wieder und wird ärger in jeder folgenden Schwangerschaft. Die Krankheit beginnt mit ziehenden Schmerzen in der Hüftgegend, besonders bei Bewegungen.

Meist werden die Schmerzen anfangs für rheumatische, d. h. in den Muskeln sitzende, gehalten. Allmählich werden die Bewegungen schwerfällig, die Schmerzhaftigkeit nimmt zu, die Knochen des Beckens sind auf Druck schmerzhaft. Die Kranke wird merklich kleiner. Die Kleider werden zu lang, wie sie wohl sich ausdrückt. Allmählich kann die Frau überhaupt nicht mehr gehen und muß dauernd liegen.

Die Krankheit ist nicht häufig, kommt aber in einzelnen Gegenden, z. B. im Rheintal, zuweilen öfter vor.

Die Erkenntnis dieser Erkrankung ist nicht so schwer, wenn man von den „rheumatischen Schmerzen" und dem Kleinerwerden erfährt, wenn man die Schwerbeweglichkeit der Frau sieht und an dem Becken das schnabelförmige Hervortreten der Gegend der Schamfuge und die Verengung des Schambogens fühlt.

§ 375.

Ein weiteres seltenes enges Becken ist das schrägverengte Becken. Dieses bildet sich besonders bei Frauen, die im heranwachsenden Alter eine seitliche Verkrümmung der Wirbelsäule be=

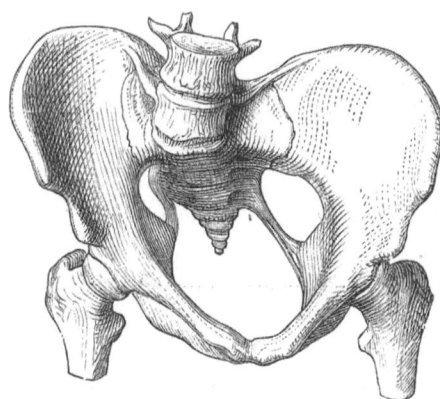
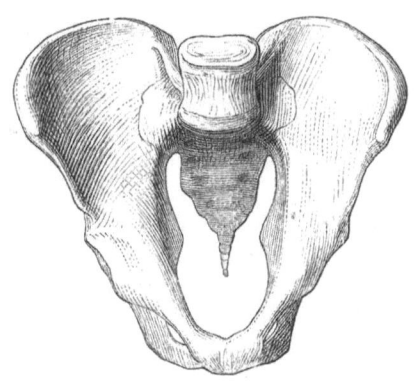

Fig. 67.
Das schrägverengte Becken.

Fig. 68.
Das querverengte Becken.

kommen, wie bei der englischen Krankheit, oder deren Gebrauch eines Beines, wie z. B. bei Hüftengelenksentzündung oder Erkrankung einer Kreuzdarmbeinfuge, erschwert ist (s. Fig. 67). Bei jeder hinkenden Schwangeren denke die Hebamme an schräg= verengtes Becken.

Weiter ist zu nennen das sehr seltene, angeborene, quer= verengte Becken (s. Fig. 68) und das durch Knochengeschwülste verengte Becken (Geschwulstbecken) (s. Fig. 69).

§ 376.

Besitzt eine schwangere Frau eine Verkrümmung der Brust und Wirbelsäule nach hinten, einen Buckel, wie man sagt, so erleidet der Geburtsverlauf hierdurch keine Störung. Jedoch können dabei unangenehme Störungen von seiten der Lunge eintreten, wie starke Kurzatmigkeit, blaue Gesichtsverfärbung, aber das Becken ist nicht verengt. Besteht aber ein Buckel in der Lendenwirbel= säule, dann ist das Becken im Beckenausgang verengt, was schlimme Geburtsstörungen veranlassen kann. Solch ein Buckel an der Lendenwirbelsäule wird leicht übersehen. Am meisten macht aufmerksam, daß die Person auffallend lange Arme hat, die bis zum Knie und noch weiter herunterreichen.

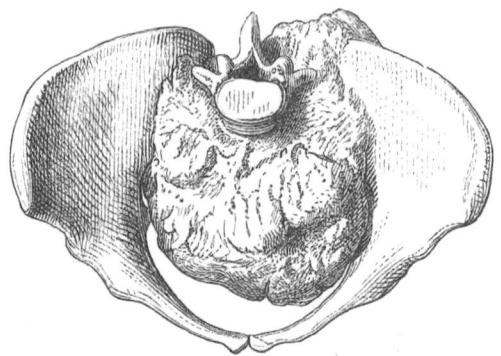

Fig. 69.
Ein durch eine Knochengeschwulst verengtes Becken.

§ 377.

Stets, wenn die Hebamme solche enge Becken erkennt, oder wie es hier häufig geschehen wird, nur vermutet, wird der Arzt benachrichtigt. Die Verengungen aller dieser seltenen Beckenformen sind in der Regel sehr starke.

§ 378.

Gegenüber diesen schweren Störungen, welche das enge Becken unter der Geburt für Mutter und Kind veranlassen kann, hat das zu weite Becken nur sehr geringe Bedeutung. Bei guten Wehen und gewöhnlicher Größe des Kopfes kann die Geburt sehr schnell verlaufen, sodaß alle Nachteile der übereilten Geburt entstehen. (S. § 356.)

§ 379.

Die Regelwidrigkeiten des weichen Geburtskanals

bestehen im wesentlichen in Entzündungen, Narben und Geschwülsten.

§ 380.

Unter den Entzündungen ist die wichtigste der ansteckende Schleimfluß. Schon in der Lehre von dem regelwidrigen Verlauf der Schwangerschaft ist erwähnt, daß, wenn die Hebamme den ansteckenden Schleimfluß erkannt zu haben glaubt, sie schon in der Schwangerschaft die Frau an einen Arzt zu weisen hat. Das Gleiche gilt natürlich von der Geburt. Entströmt der Schamspalte ein gelbgrünlicher Ausfluß in reichlicher Menge, oder sind die äußeren Geschlechtsteile mit spitzen Feigwarzen besetzt, so ist die Geburt einem Arzt zu übergeben. Das Gleiche soll die Hebamme tun, wenn sie von früheren Geburten der Frau her weiß, daß ansteckender Schleimfluß oder eine Augenentzündung des Neugeborenen aufgetreten war. Bis der Arzt erscheint, reinige sie den Scheideneingang von Zeit zu Zeit mit in Lysollösung getauchter Watte. Nach der Geburt des Kopfes wische sie, wie stets, vor dem Augenaufschlag die Augenlider des Kindes und ihre Umgebung hier besonders sorgfältig mit reinem Wasser ab.

Ist nach der Geburt des Kindes der Arzt noch nicht zur Stelle, so muß die Hebamme nunmehr das Verfahren mit dem Kind vornehmen, welches sonst der Arzt bei ansteckendem Schleimfluß der Gebärenden anwenden würde. Es ist das eine Einträufelung in jedes Auge des Kindes mit einer 1 prozentigen Höllensteinlösung spätestens $1/2$ Stunde nach der Geburt. Diese Einträufelung, rechtzeitig und vorschriftsmäßig ausgeführt, verhindert sicher die zu fürchtende Augenentzündung des neugeborenen Kindes. Die Hebamme öffnet mit zwei Fingern die Lidspalte des einen Auges und läßt einen Tropfen der 1 prozentigen Höllensteinlösung, welche sie bei sich führt, aus dem Tropfglas mitten in das Auge hineinfallen. In gleicher Weise verfährt sie mit dem zweiten Auge. Fließt aus der Lidspalte von der Flüssigkeit etwas heraus, so ist das Auge nach der Einträufelung abzutupfen. Diese Einträufelung darf die Hebamme in keinem Fall unterlassen, in welchem sie annehmen kann, daß ansteckender Schleimfluß besteht, und der Arzt noch nicht anwesend ist.

§ 381.

Entdeckt die Hebamme an den Geschlechtsteilen der Gebärenden Zeichen der Syphilis, wie breite Feigwarzen oder Geschwüre, so bedeckt sie diese mit einem Wattebausch, der in Lysollösung getaucht ist, unterläßt am besten die innere Untersuchung und ruft einen Arzt herbei. Sie denke aber an ihre eigenen Finger und verhüte, wie im § 281 angeführt ist, die immerhin mögliche Ansteckung durch Berührung der kranken Teile. Das sofortige vorschriftsmäßige Auskochen aller Instrumente, die bei dieser ansteckenden Geschlechtskrankheit gebraucht sind, sei der Hebamme hier noch einmal besonders zur Pflicht gemacht. Alles, was sonst mit Geschlechtsteilen bei Syphilis in Berührung gekommen ist, wie Watte, wird sofort verbrannt. Ist die Frucht tot oder lebensunfähig zu früh geboren, so hebt sie die Frucht zur Besichtigung für den Arzt auf.

§ 382.

Mangelnde Dehnung der Weichteile bei der Geburt, sodaß der Verlauf sehr verzögert wird, kommt besonders bei älteren Erstgebärenden, d. h. bei Personen, die jenseits der dreißiger Jahre zum ersten Male niederkommen, vor. Auch größere Zerreißungen des Muttermundes, der Scheide und besonders des Dammes können sich bei ihnen ereignen. Die Hebamme verfahre wie bei langer Dauer der Austreibungszeit und bei Rissen gelehrt wird.

§ 383.

Viel schlimmer sind narbige Verengerungen des Muttermundes und der Scheide, wie sie nach Operationen oder infolge von Geschwürsbildungen nach Kindbettfieber, aber auch nach Pocken und Typhus entstehen können. Man fühlt harte Stränge oder in der Scheide auch größere narbige Partien, welche die Geburt verzögern, ja unmöglich machen können. Die Hebamme wird ärztliche Hülfe begehren. Zuweilen kann das Jungfernhäutchen so derb sein, daß es dem Vorrücken des Kopfes Widerstand entgegensetzt und der Arzt es durch einen Schnitt spalten muß.

In seltenen Fällen ist aber der Muttermund nur durch zähen Schleim verklebt. Dann ist er schwer aufzufinden. Er steht meist als ein kleines Grübchen ganz hinten und die vordere Scheidenwand ist sehr tief hinabgedrängt durch den Kopf und zuweilen so verdünnt, daß man die Nähte und Fontanellen durch sie fühlt. Natürlich ist ärztliche Hülfe zu fordern.

§ 384.

Bisweilen findet man in der Scheide einen Strang, der in der Mitte, meist von oben nach unten, verläuft und bei größerer Breite die Scheide in zwei Hälften teilt. Ja es kommt vor, daß die ganze Scheide in zwei Hälften geteilt ist und sogar zwei Muttermunde mit zwei mehr oder minder zusammen verbundenen Gebärmüttern bestehen (doppelte Scheide, doppelte Gebärmutter). Es sind das angeborene Fehler. Gebärmutter und Scheide wachsen nämlich aus zwei seitlichen Kanälen zusammen. Bleiben nun von der Scheidewand beider Kanäle Teile bestehen, so wird der Geburtskanal teilweise oder ganz geteilt sein.

§ 385.

Von Geschwülsten nennen wir in erster Linie den Krebs des Gebärmutterhalses. Dicke Knollen und zerfallene weiche bröcklige Massen fühlt man am Muttermund. Blutungen erfolgen, und der Ausfluß kann übelriechend sein. Schleunigste ärztliche Hülfe ist notwendig, da die Geburt unmöglich sein kann und die Frau auf alle Fälle in hoher Lebensgefahr schwebt. Hat die Hebamme eine krebskranke Gebärende innerlich untersucht, so sind ihre Hände mit äußerst gefährlichen Keimen verunreinigt. Sie desinfiziert sich sofort mit Alkohol und Sublimat und wendet sich an den Kreisarzt zur Belehrung über ihr weiteres Verhalten. Vorher darf sie keine Schwangere oder Kreißende untersuchen (s. auch die Vorschriften bei Kindbettfieber § 481 f.)

Auch Muskelgeschwülste der Gebärmutter können Geburtsstörungen veranlassen, wenn sie so tief sitzen, daß sie den Geburtskanal verlegen. Zuweilen fühlt man eine solche Geschwulst auch gestielt im Muttermund als einen Polyp liegen. Sitzen oben in der Gebärmutter Muskelgeschwülste, so fühlt die Hebamme außer den Kindsteilen mehrere harte Höcker in der Gebärmutter.

Auch Eierstockgeschwülste werden in der Schwangerschaft und bei der Geburt beobachtet. Eine solche Geschwulst sitzt meist hoch und neben der Gebärmutter. Oft wird sie aber durch die Gebärmutter verdeckt, sodaß sie erst nach der Geburt erkannt werden kann. Sitzen solche Eierstockgeschwülste einmal ausnahmsweise im Becken fest, so können sie natürlich auch die Geburt unmöglich machen.

Bei allen diesen Geschwülsten in der Schwangerschaft und unter der Geburt, mögen sie erkannt oder auch nur vermutet werden, muß sofort ärztliche Hülfe herbeigerufen werden.

Die Hebamme merke sich weiter: Alle Geschwülste wachsen in der Schwangerschaft rasch, im Wochenbett werden die Muskelgeschwülste wieder kleiner, nicht aber die Eierstocksgeschwülste, der Krebs aber wächst auch im Wochenbett sehr rasch weiter und zerfällt nach der Geburt noch mehr unter sehr starken Blutungen und Jauchungen.

Die Regelwidrigkeiten von seiten der Eihäute und des Fruchtwassers.

§ 386.

Springt die Blase, bevor der Muttermund so weit geworden ist, daß der vorliegende Teil in ihn eintreten und ihn weiter dehnen kann, so spricht man vom vorzeitigen Wasserabfluß. Dieses Ereignis kann die Eröffnungsperiode, besonders bei engem Becken und Fußlagen sehr verzögern. Je weniger Fruchtwasser dabei in der Gebärmutterhöhle zurückbleibt, um so ungünstiger ist dies für das Kind.

In anderen Fällen sind die Eihäute so derb, daß die Eiblase noch nach völliger Eröffnung des Muttermundes erhalten bleibt und sich bis tief in die Scheide, selbst bis in die Schamspalte, vorwölbt. Durch die starke Zerrung der Eihaut kann der Fruchtkuchen sich lösen, worauf etwas Blutabgang erfolgt. Jetzt muß die Eiblase gesprengt werden, was sogleich näher erörtert werden wird.

Auch kann das Kind mit den Eihäuten geboren werden. Die Eihäute überziehen dann den geborenen Kopf wie mit einer Haube. Man nennt dies auch wohl Glückshaube. Der Kopf ist sofort von der Eihaut zu befreien, damit das Kind atmen kann. Sehr viel seltener geschieht es, daß das ganze unzerrissene Ei mit dem Mutterkuchen geboren wird. Meist handelt es sich dann um vorzeitige Unterbrechung der Schwangerschaft. Auch hier ist an dem geborenen Ei sofort die Eihaut zu zerreißen.

Zuweilen geht bei stehender Blase Fruchtwasser ab. Meist ist dann die Blase oberhalb des Muttermundes gesprungen, seltener handelt es sich um sogenanntes falsches Fruchtwasser, d. h. um Wasser, welches sich zwischen Siebhaut und Zottenhaut angesammelt hatte.

§ 387.

Das Sprengen der Blase ist der Hebamme nur erlaubt, wenn die Blase den Muttermund völlig erweitert hat und der vorliegende große Teil fest und tief in das Becken eingetreten ist. Sie sprengt die Blase, indem sie mit dem Finger kräftig gegen die gespannte Blase drückt.

In diesem Fall ist es erwünscht, wenn die Blase fortfällt, weil sie jetzt die Geburt nur aufhält und bei ihrem weiteren Bestehen Lösung des Mutterkuchens zu fürchten ist.

Es gibt keinen weiteren Fall, in welchem die Hebamme die Eiblase sprengen darf! Tut sie es doch, so begeht sie einen Kunstfehler! Es ist auch sofort klar, was dann geschehen würde. Sprengt sie die Blase bei wenig eröffnetem Muttermund, dann haben wir den vorzeitigen Wasserabfluß mit den bekannten Nachteilen, sprengt sie, wenn der vorliegende große Teil noch beweglich ist, so kann die Nabelschnur, ein Arm vorfallen, auch der Kopf abweichen und nachträglich eine Querlage entstehen — alles Ereignisse, die dann der Hebamme zur Last fallen.

§ 388.

Über zu viel und zu wenig Fruchtwasser haben wir bereits unter den Regelwidrigkeiten der Schwangerschaft berichtet. Grünliche Verfärbung des Fruchtwassers zeigt an, daß ihm Kindspech beigemengt ist. Eine rötlich-bräunliche Beschaffenheit findet sich bei erweichten Früchten. Stinkendes Fruchtwasser bedeutet Zersetzung der Frucht oder des Fruchtwassers allein; es ist ein sehr gefährliches Vorkommnis, welches eiligst die Herbeirufung des Arztes verlangt. —

Der Nabelschnurvorfall ist unter den regelwidrigen Lagen, Haltungen 2c. besprochen worden.

Über den falschen Sitz des Mutterkuchens (vorliegender Mutterkuchen) wird in dem Kapitel über die Blutungen Belehrung erfolgen.

Die Regelwidrigkeiten von seiten des Kindes.

§ 389.
Übermäßige Größe des Kindes

ist nicht häufig, wird aber gar nicht selten von den Hebammen fälschlich angenommen, um einen schweren oder langwierigen Geburtsverlauf zu erklären. Viel häufiger liegt die Ursache in einem engen Becken oder in Straffheit der Geschlechtsteile oder in schwachen Wehen. Trifft eine erhebliche Größe des Kindes mit den genannten Zuständen einmal zusammen, dann können allerdings daraus sehr erhebliche Geburtsstörungen entstehen, wie lange Dauer der Austreibungszeit und Gefahr für das Kind. Die Hebamme weiß aus § 354, wie sie sich dabei zu verhalten hat.

Sind die Verhältnisse sonst regelmäßig und namentlich die Wehen kräftig, so werden auch recht große Kinder, sogenannte Riesenkinder, gut geboren. Es sind Größen von 60 Zentimeter und bis zu 5 Kilo und noch mehr beobachtet. Ein großes Kind wird den Leibesumfang mehr ausdehnen. Der Kopf ist härter, Nähte und Fontanellen sind eng.

§ 390.

Eine Regelwidrigkeit ist auch

Die mehrfache Schwangerschaft und Geburt.

Wie alle Welt weiß, gebiert das Weib der Regel nach nur eine Frucht im Gegensatz zu vielen Tieren. Zwei Früchte, Zwillinge, sind aber doch nicht besonders selten. Auf etwa 80 Geburten kommt eine Zwillingsgeburt vor. Sehr viel seltener sind Drillinge, noch mehr Vierlinge, auch Fünflinge sind ganz selten beobachtet.

Zwillinge entstehen entweder aus zwei Eiern, die zusammen befruchtet werden, oder aus einem Ei, indem sich zwei Fruchtanlagen bilden. Eineiige Zwillinge sind seltener als zweieiige. Eineiige haben stets das gleiche Geschlecht, besitzen auch sonst körperlich und geistig viel Ähnlichkeiten, sie können aber auch, wiewohl recht selten, zusammengewachsen sein.

Eineiige Zwillinge haben einen gemeinschaftlichen Mutterkuchen und sind von einer gemeinsamen Zottenhaut umhüllt. Die Wasserhaut ist fast stets doppelt. Nur ganz ausnahmsweise umschließt nur eine Wasserhaut die Eihöhle. Bei zweieiigen Zwillingen hat jede Frucht ihre Zottenhaut und jede ihren Mutterkuchen. Beide Mutterkuchen können aber miteinander verwachsen sein, sodaß scheinbar nur einer vorliegt. Zwillinge sind meist kleiner als andere Früchte. Zuweilen ist der eine größer und kräftiger als der andere.

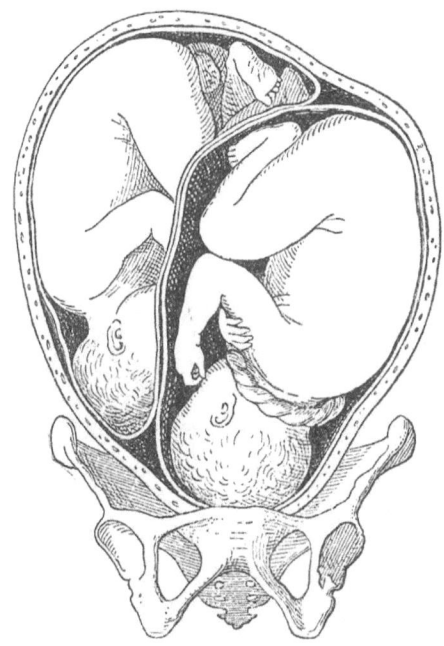

Fig. 70.
Zwillinge. Beide in Schädellage.

§ 391.

Die Schwangerschaftbeschwerden sind infolge der stärkeren Ausdehnung des Leibes meist größer. Oft entstehen an den Beinen und den Bauchdecken wässerige Anschwellungen. Zuweilen stirbt ein Zwilling in der Schwangerschaft ab, während der andere sich weiter entwickelt. Der tote Zwilling wird dann bis zur Geburt des ersten weiter getragen, er schrumpft aber zusammen und wird durch den weiter wachsenden lebenden Zwilling platt gedrückt und mit ihm geboren.

§ 392.

Bei Zwillingsschwangerschaft tritt die Geburt meist um einige Wochen früher ein.

Regelwidrige Lagen sind bei Zwillingen häufig. Zwar können auch beide Kinder mit dem Kopf vorliegen. Aber auch Beckenenblagen und, besonders beim zweiten Kinde, Querlagen sind nicht selten.

Die Wehen sind bei der Geburt des ersten Kindes meist etwas schwach, sodaß die Eröffnungszeit sich oft lange hinzieht. Nach der Geburt des ersten Kindes stellt sich eine zweite Blase, die Wehen setzen meist bald wieder ein, und das zweite Kind wird rasch nach $\frac{1}{2}$ bis 1 Stunde geboren, und nunmehr werden erst die Mutterkuchen ausgestoßen. Selten ist es, daß bei der Geburt des zweiten Kindes viele Stunden oder Tage vergehen. In der Nachgeburtszeit bleibt die Gebärmutter zuweilen schlaff, sodaß erhebliche Blutungen entstehen können.

§ 393.

Die Erkenntnis der Zwillingsschwangerschaft ist durchaus nicht leicht, ja in vielen Fällen wird sie erst erkannt, nachdem der erste Zwilling geboren ist. Man kann die Zwillingsschwangerschaft vermuten, wenn der Leib ungewöhnlich ausgedehnt ist und man viele Kindsteile wahrnimmt. Gelingt es nun, drei große Teile auszusondern, z. B. oben zwei große und einen dritten über dem Becken, so wird die Zwillingsschwangerschaft wahrscheinlich. Oft ist die Gebärmutter auch durch eine Einziehung im Grunde oder eine Furche in zwei Hälften gesondert, besonders wenn die Früchte nebeneinander liegen. Häufig hat die Schwangere auch auf beiden Seiten Kindsbewegungen gefühlt. Vermag die Hebamme auf beiden Seiten des Bauches Herztöne deutlich zu hören, ja kann sie entdecken, daß beide eine verschiedene Zahl haben, dann ist die Erkenntnis gesichert. Allerdings müssen dabei zwei Beobachter mit der Uhr in der Hand die Töne jederseits zählen. Meist wird die Hebamme erst nach der Geburt der ersten Kindes mit Sicherheit erkennen, daß noch ein zweites in der Gebärmutter liegt.

§ 394.

Glaubt oder vermutet die Hebamme eine Zwillingsgeburt vor sich zu haben, so muß ein Arzt die Leitung der Geburt übernehmen. Entdeckt sie erst nach der Geburt des ersten

Kindes das zweite, so ist jetzt schleunigst ärztliche Hülfe zu erbitten.

Bis zur Ankunft des Arztes behandele sie die Geburt so, wie sie es bei den einzelnen Kindslagen gelernt hat. Niemals darf sie der Gebärenden mit Bestimmtheit sagen, daß Zwillinge vorliegen. Vermutet die Gebärende selbst Zwillinge, so vertröste die Hebamme sie auf den Ausspruch des gerufenen Arztes. Die Hebamme kann sich oft täuschen. Erst wenn das erste Kind geboren ist, dann soll sie in schonender Weise der Frau Mitteilung von dem doppelten Segen machen.

§ 395.

Die Hebamme erkennt nach der Geburt des ersten Kindes, daß ein zweites Kind in der Gebärmutter liegt, in erster Linie an der erheblichen Ausdehnung des Leibes, welche nach der Geburt des ersten Kindes zurückbleibt. Dann wird sie Kindsteile fühlen, Herztöne wahrnehmen und die Lage bestimmen können. Innerlich fühlt sie eine neue Fruchtblase. Diese innere Untersuchung soll sie aber nur ausführen, wenn die äußere Untersuchung es zweifelhaft läßt, ob noch eine Frucht vorhanden ist. Die strengste Desinfektion vor solcher inneren Untersuchung ist selbstverständlich. Die Hebamme denke daran, daß durch die Geburt des ersten Kindes der ganze Geburtskanal eine Wunde ist. Beim ersten Kinde muß die Nabelschnur auch nach der Mutter hin sehr sorgfältig unterbunden werden, da das zweite Kind sich aus der Nabelschnur des ersten verbluten könnte. Sie soll auch das erste Kind mit einem kleinen Bändchen um das Handgelenk bezeichnen, da die Zwillinge oft recht ähnlich sind und es für viele Sachen von Wichtigkeit ist, zu wissen, welches Kind das erstgeborene ist.

Die Herztöne der zweiten Frucht sind sorgfältig zu beobachten. Liegt das zweite Kind quer, so dränge sie den Kopf des Kindes nach unten und lagere die Frau entsprechend, wie sie es im § 342 gelernt hat. Die Umdrehung des Kindes durch die bekannten äußeren Handgriffe gelingt hier oft leicht, da nach der Geburt des ersten Kindes die Bauchdecken und Gebärmutterwandungen schlaff sind und die Zwillingskinder meist eine geringere Größe besitzen. In der Nachgeburtszeit überwache die Hebamme sehr sorgfältig die Zusammenziehung der Gebärmutter, besonders in der ersten halben Stunde nach der Geburt. Das Ankleiden des Kindes darf in solchen

Fällen bis nach Entfernung der Nachgeburt ausgesetzt werden. Tritt nun in der Nachgeburtszeit eine stärkere Blutung auf, so verfahre sie, wie es in dem Kapitel über Nachgeburtsblutung gelehrt werden wird.

Die Gefahr der Zwillingsgeburt ist für die Mutter und besonders für die Kinder etwas größer, als die einfache Geburt. Bei der Mutter kommt die nicht seltene Nachgeburtsblutung in Betracht, für die Kinder ihre oft geringe Entwickelung und die falschen Lagen. Der zweite Zwilling ist mehr gefährdet als der erste. Er stirbt zuweilen nach der Geburt des ersten Kindes rasch ab, indem sich ein Teil seines Mutterkuchens mit löst.

§ 396.

Die Zwillingskinder sind mit all der Sorgfalt zu pflegen, wie es die Hebamme bei der Geburt frühreifer Früchte kennen gelernt hat. Sind sie sehr klein, so sterben leider viele in den ersten Lebenstagen.

§ 397.

Drillings= und Vierlingsgeburten verlaufen ähnlich. Sie werden als solche fast niemals erkannt. Die Früchte sind meist noch schwächer entwickelt und sterben noch häufiger. Aber es fehlt auch nicht an Fällen, in denen alle drei Kinder am Leben geblieben sind.

Die Mißbildungen des Kindes.

§ 398.

Von den Mißbildungen des Kindes können einige erhebliche Geburtshindernisse bilden. Mißbildungen entstehen durch Fehler des Wachstums in der frühesten Zeit der Schwangerschaft.

§ 399.

Als Geburtshindernis ist sehr wichtig der Wasserkopf. So selten er vorkommt, so schlimm kann doch die Geburt verlaufen, wenn er nicht erkannt wird. Innerhalb des Gehirns sammelt sich eine große Menge Wasser an, wodurch der Kopf zu einer ungeheuren Größe, bis zu der eines Mannskopfes und darüber ausgedehnt werden kann. Natürlich kann ein solcher Kopf nicht durch das Becken gehen, also nicht geboren werden, ebenso wie eine in Querlage liegende Frucht. Der Ausgang ist auch derselbe: Die Gebärmutter zerreißt, meist allerdings noch sehr viel früher als bei der Querlage, und die Frau stirbt der Regel nach. Der herbeizurufende Arzt öffnet den Wasserkopf durch einen operativen Eingriff. Das Wasser fließt dann ab und das Kind kann geboren werden. Früchte mit Wasserkopf sind nicht lebensfähig.

Die Hebamme erkennt Wasserkopf an folgenden Zeichen: Der Kopf will nicht eintreten, er bleibt als eine große Geschwulst oberhalb des Beckens stehen, die Nähte sind sehr weit und die Fontanellen sehr breit, die große wölbt sich zuweilen wie eine Blase vor. Die Hebamme verbietet das Mitpressen und bittet um schleunige ärztliche Hülfe.

Oder der Wasserkopf soll bei Beckenendlage als nachfolgender geboren werden. Der Kopf bleibt stecken, seine Lösung gelingt nicht. Der Leib ist oberhalb der Schoßfuge stark ausgedehnt. Die Hebamme fühlt hier eine sehr große glatte Geschwulst. Natürlich ist jetzt dringend der Arzt zu fordern.

§ 400.

Weiter kann ein Geburtshindernis geschaffen werden durch übermäßige Ausdehnung des Rumpfes. Wasser kann sich in der Brusthöhle und besonders im Bauch der Frucht angesammelt haben. Oder die Harnblase ist übermäßig ausgedehnt, weil die Harnröhre verschlossen ist. Auch Geschwülste können die Frucht entstellen und ihren Umfang vergrößern. Es wird in solchen Fällen der Kopf unschwer geboren, aber der Rumpf will nicht folgen. Die Hebamme sucht die Entwickelung des Kindes an den Schultern auszuführen, allein es gelingt ihr nicht. Das Kind folgt nicht auf den vorsichtigen Zug. Dann ist ein Geburtshindernis des Rumpfes wahrscheinlich, und die Hebamme läßt die Hände davon und schickt zum Arzt.

§ 401.

Ein drittes Geburtshindernis sind die seltenen Doppelmißbildungen. Es sind dies zusammengewachsene Zwillinge. Sind sie nicht sehr groß, so kann die Geburt wohl erfolgen, ja auch bei verhältnismäßig gut entwickelten Früchten ist in einzelnen Fällen die Geburt gut verlaufen, und die zusammengewachsenen Zwillinge sind am Leben geblieben und haben auch ein hohes Alter erreicht. Oft aber entstehen die schwersten Geburtsstörungen. Der vorliegende Teil rückt durchaus nicht vorwärts, oder nach der Geburt des Kopfes will der Rumpf nicht folgen, weil an ihm der zweite Zwilling sitzt. Ärztliche Hülfe ist natürlich schleunigst notwendig.

§ 402.

Andere Mißbildungen hemmen nicht die Geburt, die Hebamme muß aber etliche kennen, weil manche das Fortleben nach der Geburt unmöglich machen oder erschweren. Sehr böse ist ein angeborener Verschluß des Afters. Die Kinder sind verloren, wenn nicht operative Hülfe eingreift. Dasselbe gilt vom Verschluß der Harnröhre. Spaltung der Wirbelsäule mit einem sackförmigen Anhang an der Wirbelsäule kann auch operativ beseitigt werden, wenn sie nicht groß ist. Fehlt der Nabel und findet sich an seiner Stelle eine blasenförmige Auftreibung, an die sich die Nabelschnur ansetzt, dann besteht eine mangelhafte Vereinigung der Bauchdecken. Man nennt diese Mißbildung Nabelschnurbruch. In der sackartigen Auftreibung, die von den Eihäuten gebildet wird, liegen Baucheingeweide, z. B. ein Teil des Darmes, der Magen und auch die Leber. Die Hebamme hat die Pflicht, bei jedem Nabelschnurbruch sofort nach der Geburt einen Arzt zu benachrichtigen. Eine Operation, die wenige Stunden nach der Geburt ausgeführt ist, vermag das Kind am Leben zu erhalten. Bis dahin bedecke sie den Sack mit Verbandwatte.

Bei anderen Mißbildungen fehlt das Schädeldach, und das mangelhaft entwickelte Gehirn liegt frei zu Tage. Solche Froschköpfe, wie man sie nennt, haben oft weit vorstehende Glotzaugen. Sie sind lebensunfähig, d. h. sie sterben meist sofort nach der Geburt, ohne Atemzüge gemacht zu haben, wenn sie nicht schon im Mutterleibe abgestorben sind. Die Erkenntnis dieser Früchte bei der inneren Untersuchung ist sehr schwer. Die Hebamme wird die merkwürdigsten Dinge fühlen, die sie nicht zu deuten vermag, und einen Arzt zu Rate ziehen. Auch am Kopf kommen sackartige Anhänge vor, sogenannte Gehirnbrüche, in denen Wasser oder ein Teil des Gehirnes liegt. Sie sind meist tödlich.

Eine Spaltung der Oberlippe rechts oder links von dem in der Oberlippe liegendem Grübchen nennt man Hasenscharte. Man unterscheidet einfache und doppelte Hasenscharte. Dabei kann aber auch der harte Gaumen gespalten sein. Dann liegt ein Wolfsrachen vor. Beide Mißbildungen, besonders der Wolfsrachen erschweren das Saugen, sodaß oft mit dem Löffel genährt werden muß. Diese Mißbildungen sind durch eine Operation heilbar, also muß der Arzt baldigst benachrichtigt werden.

Überzählige oder zusammengewachsene Finger und Zehen erfordern gleichfalls ärztliche Hülfe. Auch Fehlen eines Fingers wird beobachtet; oft haftet ein Finger nur noch an einem kleinen Fädchen, er sieht wie abgeschnürt aus. Zu erwähnen sind ferner: Verunstaltungen der Geschlechtsteile des Kindes, sodaß die Hebamme nicht recht erkennen kann, ob das Kind männlichen oder weiblichen Geschlechts ist; Mangel der vorderen Bauchwand mit Fehlen der vorderen Blasenwand, sodaß der Harn durch solche Blasenspalte nach außen rinnt; Wasserbruch des Hodensackes, wobei die eine Hodensackhälfte dick angeschwollen ist, endlich sogen. Muttermäler, die meist aus sehr zahlreichen, dicht unter der Haut gelegenen Blutgefäßen bestehen. Der stets benachrichtigte Arzt wird in allen diesen Fällen entscheiden, ob und was zu geschehen hat.

Niemals ist der Mutter sogleich von der Mißbildung Mitteilung zu machen, sondern man bereitet sie allmählich darauf vor.

Nicht so ganz selten wird das Kind mit einem oder gar zwei Zähnen geboren. Diese Zähne fallen stets nach einiger Zeit wieder aus.

Besondere Zufälle unter der Geburt.

§ 403.

Solche besonderen Zufälle sind die Zerreißungen der weichen Geburtswege, die Blutungen, die Krämpfe unter der Geburt, der Tod der Mutter unter der Geburt und der Scheintod des neugeborenen Kindes.

Die Zerreißungen.

§ 404.

Die schlimmste Zerreißung ist die der Gebärmutter. Sie kommt vor bei Querlage, beim Wasserkopf, bei engem Becken. Sie ist fast stets vermeidbar durch rechtzeitige Erkenntnis der vorliegenden Regelwidrigkeit und rechtzeitige Benachrichtigung des Arztes. Die Zerreißung erfolgt fast stets in dem unteren Gebärmutterabschnitt, welcher bei der Unmöglichkeit der Geburt eine starke Dehnung erfährt.

Daß die Gebärmutter zu zerreißen droht, zeigen oft bestimmte Erscheinungen an: Die Wehen sind sehr heftig, folgen in kurzen Pausen aufeinander, fördern aber die Geburt nicht. Sie sind sehr schmerzhaft. Die Kreißende ist aufgeregt und angstvoll. Der Puls ist beschleunigt, zuweilen ist die Temperatur erhöht. Die Gebärmutter ist auf Druck besonders an ihrem unteren gedehnten Abschnitt sehr empfindlich. Indessen können auch die geschilderten Vorboten fehlen, und der Riß tritt ganz überraschend ein.

Tritt die Zerreißung ein, so hören plötzlich alle Wehen auf; die Kreißende empfindet einen heftigen Schmerz und hat nicht selten das Gefühl, daß etwas im Leibe zerrissen ist. Bei der inneren Untersuchung findet man den vorliegenden Teil oft zurückgewichen und beweglicher als vorher. Oft geht etwas Blut ab. Später verfällt die Frau. Sie wird schwach und kalt, der Puls wird klein, der Körper bedeckt sich mit kaltem Schweiß, Blut geht aus den Geschlechtsteilen ab.

Der Riß sitzt meist im unteren Abschnitt der Gebärmutter. Zerreißt die ganze Wand der Gebärmutter, so wird das Kind mit der letzten Wehe durch den Riß in die Bauchhöhle geboren. Lebte es noch, so stirbt es jetzt ab. Die Gebärmutter verkleinert sich, in ihr ist die Nachgeburt, durch den Riß geht der Nabelstrang, und das Kind liegt neben der Gebärmutter in der Bauchhöhle. Die Kindsteile sind durch die Bauchdecken sehr deutlich zu fühlen. Der vorliegende Teil rückt höher oder verschwindet.

Durch den Riß werden viele Blutgefäße verletzt. Das Blut ergießt sich zumeist in die Bauchhöhle, weniger nach außen. Die Frau stirbt an Verblutung oder einige Tage später an Bauchfellentzündung. Nur ganz rasche operative Hülfe kann zuweilen Rettung bringen.

Erkennt die Hebamme die Erscheinungen der drohenden Zerreißung der Gebärmutter, so wird sie eiligst einen Arzt erbitten. Hatte sie schon vorher wegen der vorliegenden Regelwidrigkeit, z. B. wegen der Querlage zum Arzt geschickt, und ist der Arzt noch nicht anwesend, wenn die genannten Erscheinungen auftreten, so schicke sie aufs neue eine dringliche Meldung. Die Kreißende wird auf den Rücken gelagert und das Pressen verboten.

Ist der Riß eingetreten, so ist selbstverständlich noch schneller ärztliche Hülfe nötig. Die Hebamme gebe der Frau Hoffmannstropfen, auch Wein, lagere sie mit dem Kopf tiefer und decke sie warm zu. Vor die Geschlechtsteile kommt ein Bausch Watte zu liegen. So wird die Ankunft des Arztes erwartet.

§ 405.

Auch der Hals der Gebärmutter kann allein zerreißen, meist geschieht dies allerdings nur nach operativen Eingriffen. Diese Risse können sehr stark nach außen bluten. Auch kann ein solcher Riß sich nach oben in die Bauchhöhle fortsetzen. Scheidenrisse können, wenn sie in dem oberen Teil der Scheide sitzen, ebenfalls bis in die Bauchhöhle reichen. Sitzen sie in dem unteren Teil der Scheide, so sind sie meist beim Durchtritt des Kindes entstanden, wie das besonders bei alten Erstgebärenden oder bei ungewöhnlicher Größe des vorliegenden Teils sich ereignen kann. Auch diese Risse können stark bluten. Derartige Rißblutungen, mögen sie nun aus der Scheide oder aus dem Gebärmutterhals kommen, erkennt die Hebamme daran, daß in der Nachgeburtszeit, trotzdem die Gebärmutter gut zusammengezogen ist, reichlich Blut abgeht. (Siehe die Nachgeburtsblutungen.)

§ 406.

Dammrisse dagegen bluten selten stärker. Sie sind bei Erstgebärenden ein sehr häufiges Ereignis, das sich auch durch den besten Dammschutz nicht immer vermeiden läßt. Bei Mehrgebärenden dagegen verhütet sie ein guter Dammschutz fast regelmäßig. Der Dammriß beginnt mit seinem oberen Ende meist schon in der Scheide, setzt sich auf den Damm fort bis zur Mitte des Dammes oder noch weiter. Ja in manchen Fällen geht der Riß durch den Schließmuskel des Afters hindurch und reißt das untere Ende des Mastdarms mit auf. Man nennt dies einen vollständigen Dammriß.

§ 407.

Dammrisse entstehen in dem Augenblick, wenn der größte Umfang des vorliegenden Teiles durch die Schamspalte tritt. Man bemerkt, wie der Damm sich mehr und mehr verdünnt, er wird schließlich ganz durchsichtig, und man sieht das Gewebe auseinander weichen. Das Entstehen eines Dammrisses wird begünstigt durch einen zu raschen Durchtritt des vorliegenden Teiles oder Durchtritt in ungünstiger Stellung oder Haltung wie bei Vorderhauptlagen und Gesichtslagen. Oder der vorliegende Teil ist ungewöhnlich groß, oder die Schamspalte ist sehr eng und schlecht dehnungsfähig. Alle diese Umstände wirken besonders bei Erstgebärenden ungünstig ein. Der Durchtritt der Schultern kann einen bereits beim Durchschneiden des Kopfes entstandenen Riß vergrößern, selten erzeugen die Schultern allein einen Dammriß.

§ 408.

Die Verhütung des Dammrisses ist in § 211 beschrieben. Die Hebamme vergesse nie, daß ein guter Dammschutz manchen Dammriß verhüten kann. Nimmt sie ihre Aufgabe gewissenhaft, so wird sie sich allmählich eine große Geschicklichkeit im Dammschutz aneignen und manchen Dammriß vermeiden, der sonst eingetreten wäre. **Nach jeder Geburt ist der Damm sorgfältig zu besichtigen.**

§ 409.

Gewöhnliche Dammrisse machen Brennen und Schmerzen im Wochenbett. Sie heilen niemals von selbst völlig so zusammen, daß die Schamspalte ihr natürliches Ansehen gewinnt, sondern sie bleibt klaffend. Ein Dammriß, der bis über die Mitte des Dammes geht, bildet einen bleibenden Schaden mit sehr unangenehmen Folgen, wie Senkung der Scheide und Vorfall der Gebärmutter, Entzündungen der Gebärmutterschleimhaut.

Geht der Riß aber durch den Schließmuskel des Afters hindurch, so ist die Frau unvermögend, Blähungen und dünnen Stuhl zu halten, wodurch ihr Zustand ein sehr beklagenswerter wird.

Wird dagegen der Dammriß durch die Naht vereinigt, so ist die völlige Wiederherstellung die Regel.

§ 410.

Die Hebamme muß daher bei jedem Dammriß, der die Mitte des Dammes erreicht oder überschreitet, den Arzt bitten, damit er die Behandlung des Risses übernimmt. Bis dahin legt sie einen Lysolwattebausch gegen den zerrissenen Damm. Manche Hebamme scheut sich, einen Dammriß zu melden, weil sie glaubt, daß man ihr einen Vorwurf daraus machen würde. Das ist falsch, denn der Arzt weiß, daß trotz besten Dammschutzes doch ein Dammriß erfolgen kann. Verschweigt die Hebamme aber das Bestehen eines Dammrisses, so trifft sie mit Recht ein Vorwurf.

Die Blutungen.

§ 411.

Blutungen aus den Geschlechtsteilen in der Schwangerschaft und unter der Geburt sind für die Hebamme außerordentlich wichtige Ereignisse. Die Blutungen entstehen meist plötzlich, sie können sich rasch zu einer gefährlichen Höhe steigern, ja zum Verblutungstode der Mutter führen, wobei das Kind auch verloren geht. Die blutende Schwangere und Gebärende ist meist zunächst auf die Hülfe der Hebamme angewiesen. Wollte die Hebamme warten, bis der von ihr gerufene Arzt erscheint, so würden viele Frauen sehr gefährliche Blutverluste erleiden, ja manche Frauen unter ihren Händen sterben.

§ 412.

Die Hebamme hat daher die Aufgabe und Pflicht, die Blutung zunächst selbst zu bekämpfen. Um dies zu können, muß sie die Ursache jeder Blutung ermitteln und die Anwendung der blutstillenden Mittel völlig beherrschen.

§ 413.

Bei der großen Wichtigkeit aller Blutungen geben wir hier eine Übersicht aller Blutungen aus den Geschlechtsteilen in der Schwangerschaft und unter der Geburt. Viele der Schwangerschaftsblutungen führen zur Geburtstätigkeit, unter der Geburt setzt sich die Blutung fort.

§ 414.

Blutungen in der Schwangerschaft können entstehen aus einem geplatzten Blutaderknoten (s. § 278). Sie können entstehen, wenn der seltene Fall sich ereignet, daß ein Krebs oder ein Polyp des Mutterhalses vorliegt. Bei Besichtigung der äußeren Geschlechtsteile wird man den geplatzten Knoten erkennen, und die innere Untersuchung wird die Veränderungen an dem Scheidenteile oder in dem Muttermund entdecken. Die Blutung aus dem Blutaderknoten wird durch Druck gestillt. Ein Arzt wird schleunigst benachrichtigt, ebenso, wenn ein Krebs oder Polyp entdeckt ist.

Diese Ursachen der Schwangerschaftsblutungen sind aber sehr selten. Immerhin soll die Hebamme an sie denken und niemals bei Blutungen die Besichtigung der äußeren Geschlechtsteile unterlassen.

§ 415.

Andere Ursachen der Schwangerschaftsblutungen sind sehr viel häufiger. Blutet eine Schwangere in den ersten 4 Monaten der Schwangerschaft, so liegt am häufigsten eine Fehlgeburt vor. Zwar kann die Regel auch in der Schwangerschaft noch einmal wiederkehren, das ist aber selten. Die Blutung tritt dann zur Zeit der Regel ein und ist nicht stark. Wie die Fehlgeburt zu erkennen und zu behandeln ist, wurde in den §§ 300 u. 301 gelehrt.

Blutet eine Frau in der zweiten Hälfte der Schwangerschaft oder, besser gesagt, vom 5. Monate an, so handelt es sich meist um vorzeitige Lösung des Mutterkuchens, wenn die oben genannten seltenen Ereignisse, wie geplatzter Blutaderknoten, nicht vorliegen. Der Mutterkuchen kann sich vorzeitig lösen bei regelmäßigem Sitz, aber häufiger bei regelwidrigem Sitz. Bei regelwidrigem Sitz hat sich das Ei im unteren Abschnitt der Gebärmutterhöhle entwickelt, und der Mutterkuchen bedeckt teilweise oder ganz den Muttermund. Es ist dies das gefürchtete Vorliegen des Mutterkuchens, eins der schlimmsten Ereignisse, das die gebärende Frau treffen kann. Blutungen wegen vorzeitiger Lösung des Mutterkuchens führen der Regel nach zur Frühgeburt und setzen sich mit vermehrter Stärke unter der Geburt fort.

Das sind die Schwangerschaftsblutungen.

§ 416.

Den Blutungen unter der Geburt liegen folgende Ursachen zu Grunde:
1. Geplatzter Blutaderknoten, Krebs oder Polyp (§ 278, § 385).
2. Zerreißung der Nabelschnurgefäße beim Kinde bei häutigem Ansatz der Nabelschnur (§ 291).
3. Zerreißung der Gebärmutter (§ 404).
4. Vorzeitige Lösung des Mutterkuchens bei regelmäßigem Sitz und bei vorliegendem Mutterkuchen.

Hieran schließen sich die Blutungen in der Nachgeburtsperiode, welche herkommen:
1. aus Verletzungen, die durch die Geburt entstanden sind.
2. aus der Nachgeburtsstelle. Sie sind durch mangelhafte Zusammenziehung der Gebärmutter erzeugt.

Von diesen Blutungen unter der Geburt sind die häufigsten die Blutungen bei vorliegendem Mutterkuchen und die Nachgeburtsblutungen wegen Schlaffheit der Gebärmutter. Beide sind aber auch die gefährlichsten.

§ 417.

Nur bei der Zerreißung der Nabelschnurgefäße bei häutigem Ansatz der Eihäute blutet das Kind und kann, wie gelehrt, sich verbluten. Sonst ist es bei allen Blutungen die Mutter, welche blutet. Das Kind wird in anderer Weise gefährdet: Durch die Größe des mütterlichen Blutverlustes oder infolge Lösung des Mutterkuchens erhält es zu wenig Sauerstoff und erstickt, ohne selbst einen Tropfen Blut zu verlieren.

Die vorzeitige Lösung des Mutterkuchens bei regelmäßigem Sitz.

§ 418.

Dies Ereignis kommt vor bei Fall, Stoß, Schlag der Frau, Heben einer schweren Last. Dabei zerreißt ein Blutgefäß des Mutterkuchens. Das ausfließende Blut löst einen Teil des Mutterkuchens ab und fließt zwischen den Eihäuten nach außen. Ist nur ein kleines Gefäß zerrissen, so steht die Blutung allmählich; strömt dagegen viel Blut aus den zerrissenen Gefäßen, so löst sich ein größerer Abschnitt des Mutterkuchens und der Eihäute, und die Geburt beginnt. Aber auch Erkrankungen des Mutterkuchens können zu solcher vorzeitigen Lösung des Mutterkuchens führen.

Die Blutung unter der Geburt kann sehr stark sein. Dann stirbt meist das Kind ab. Es ist weiter eigentümlich, daß die Blutung meist, aber keineswegs immer, nach dem Blasensprung aufhört.

Man erkennt die vorzeitige Lösung des Mutterkuchens, wenn eine Schwangere in der zweiten Hälfte der Schwangerschaft oder eine Gebärende blutet und man andere Ursachen für die Blutung nicht auffindet, besonders auch den Mutterkuchen durch den Muttermund nicht fühlen kann. Die Hebamme schickt einen dringenden Boten zum Arzt, lagert die Frau auf den Rücken im Bett und wartet ab. Blutet es stärker, so soll sie eine heiße Einspritzung machen, blutet es trotzdem stärker weiter, dann soll sie die Scheide ausstopfen.

Der vorliegende Mutterkuchen.

§ 419.

Die Blutung bei vorliegendem Mutterkuchen ist für die Frau die schlimmste, für die Hebamme die wichtigste. So manche Frau verblutet sich, so manche Hebamme tut nicht ihre Schuldigkeit, wie leider die Erfahrung lehrt. Und doch liegt das Leben der Frau zunächst völlig in der Hand der Hebamme!

§ 420.

Der Mutterkuchen sitzt nicht, wie regelmäßig, oben in der Gebärmutterhöhle, sondern unten in der Nähe des Muttermundes und ein Lappen des Mutterkuchens bedeckt den Muttermund. Wir sagen, der Mutterkuchen liegt vollständig vor, wenn der untersuchende Finger den Muttermund völlig bedeckt findet, man also weder Blase noch vorliegenden Teil fühlt, der Mutterkuchen liegt unvollständig vor, wenn er noch einen Teil des Muttermundes frei läßt, man also neben dem Mutterkuchen noch Eihaut fühlt.

Der vorliegende Mutterkuchen kommt fast nur bei Frauen vor, die schon mehrfach geboren haben. Es sind also meist kinderreiche Mütter, die von diesem gefährlichen Ereignis befallen werden.

§ 421.

Die Blutung beim vorliegenden Mutterkuchen entsteht durch die Dehnung des unteren Gebärmutterabschnittes, auf dem der Mutterkuchen sitzt. Eine solche Dehnung erfolgt schon in der zweiten Hälfte der Schwangerschaft und unter der Geburt bei jeder Wehe. Durch diese Dehnung löst sich ein Teil des Mutterkuchens ab, die mütterlichen Gefäße zerreißen, und es entsteht die Blutung.

Daher verlaufen die ersten Monate der Schwangerschaft meist ohne Störung, in der zweiten Hälfte aber beginnen die Blutungen, um so früher und heftiger, je vollkommener der Mutterkuchen vor=

liegt. Unter der Geburt sind die Blutungen am stärksten und werden um so heftiger, je mehr vom Mutterkuchen vorliegt.

§ 422.

Die Blutungen in der Schwangerschaft kommen ganz unvermutet, oft Nachts. Die erste Blutung steht nach einiger Zeit wieder, indem Blutgerinnsel die zerrissenen Gefäße verstopfen. Aber bald kommt eine zweite stärkere Blutung, auch diese kann sich von selbst wieder stillen, dann folgen neue, jede meist stärker als die vorangehende, bis endlich die Geburt, häufig verfrüht, eintritt. So kommt die Schwangere oft im Zustande großer Blutarmut zur Geburt. Bei der Geburt aber treten nun die ganz starken Blutungen auf. Mit den ersten Eröffnungswehen strömt gewöhnlich das Blut in Masse heraus. Jede Wehe reißt ein neues Stück Mutterkuchen los. Jede neue Wehe vermehrt die Blutung. So blutet es fort und fort, bis endlich ein großer Teil in das Becken eintritt und die blutenden Gefäße zudrückt. Der vorliegende Teil schiebt dann den Fruchtkuchen zur Seite und kann geboren werden oder aber der Mutterkuchen wird zuerst geboren (Vorfall des Mutterkuchens), und dann wird erst das Kind ausgeschieden. Indessen kann dabei der Blutverlust so groß werden, daß die Frau stirbt, ehe die Geburt vollendet ist. Liegt nur ein kleiner Abschnitt des Mutterkuchens im Muttermund, so sieht man oft, daß mit dem Blasensprunge die Blutung aufhört.

Aber auch in der Nachgeburtszeit kann es weiter bluten, wenn der untere Teil der Gebärmutter schlaff bleibt und die Gefäße dadurch nicht zusammengedrückt werden. Diese Blutungen in der Nachgeburtszeit sind aber deshalb so gefährlich, weil die Frau schon sehr geschwächt ist, sodaß eine nicht sehr starke Blutung den Tod herbeiführen kann.

Hat die Frau glücklich die Geburt überstanden, so droht im Wochenbett noch die Gefahr des Wochenbettfiebers. Dies kommt um so leichter vor, je weniger sorgfältig und reinlich die Hebamme die Ausstopfung der Scheide ausführte!

§ 423.

Das Kind wird durch die vorzeitige Ablösung des Fruchtkuchens gefährdet. Sehr viele Kinder sterben unter der Geburt an Erstickung ab.

§ 424.

Die Hebamme sieht also, daß bei vorliegendem Mutterkuchen die Mutter in hohe Gefahr kommt, sich zu verbluten. Dies zu verhüten, bis zur Ankunft des Arztes, ist die Aufgabe der Hebamme.

§ 425.

Erkenntnis. Blutet eine Vielgebärende in der zweiten Hälfte der Schwangerschaft oder unter der Geburt aus den Geschlechtsteilen, so ist vorliegende Nachgeburt sehr wahrscheinlich. Ist der Muttermund schon geöffnet, so wird die Hebamme durch ihn eine rauhe schwammige Masse fühlen. Das ist der Mutterkuchen. Ist der Muttermund noch geschlossen, so ist die Erkenntnis schwierig. Indessen wird sie zuweilen doch durch das Scheidengewölbe eine weiche Masse fühlen, die wie ein Polster zwischen dem Finger und dem vorliegenden Teil liegt.

§ 426.

Behandlung. Auch wenn die Hebamme vorliegenden Mutterkuchen nur vermutet, hat sie die Frau so zu behandeln, als wenn das Vorliegen nachgewiesen wäre.

Das erste ist, sofort den Arzt schriftlich zu benachrichtigen! Bis er kommt, darf die Hebamme die Frau nicht verlassen, sie muß sich der großen Verantwortung bewußt sein, die ihr obliegt. Ruhiges, sicheres Handeln, tröstender Zuspruch wird ihr volles Vertrauen erwerben.

Die Gebärende wird ins Bett gebracht, wo sie in Rückenlage mit geschlossenen Schenkeln ruhig liegen soll. Sie ist leicht zu bedecken. Sie muß vor jeder Aufregung durch Gespräch oder andere Mitteilungen bewahrt bleiben. Wird die Blutung aber stärker, so soll die Hebamme eine heiße Ausspülung der Scheide machen. Hilft dies nicht, so schreite sie unverzüglich zum Ausstopfen der Scheide.

§ 427.

Dieses Ausstopfen der Scheide ist bei vorliegendem Mutterkuchen mit der größten Sauberkeit auszuführen, und die Stopfmittel sind tief und in größerer Anzahl in die weite Scheide der Vielgebärenden einzuführen. Die Gebärende wird auf ein Querbett gelagert. Es werden die Geschlechtsteile und die Innenseite der Oberschenkel, sowie der Schamberg energisch abgeseift. Alles Blut, das an den Schamhaaren klebt, wird sorgfältig entfernt. Dann folgt eine Scheidenausspülung. Jetzt erst, nachdem die ganze Umgebung der Scheide gereinigt ist, darf die Tamponade vorgenommen werden. Der erste Jodoformwattebausch wird ganz tief in das hintere Scheidengewölbe gedrückt, dann folgt der zweite, der dem ersten fest angedrückt wird und so wird fortgefahren mit Einführen und kräftigem Druck bis der letzte Tampon hinter dem Scheideneingang zu liegen kommt. Dann wird die Frau ins Bett zurückgebracht, die Schenkel werden geschlossen und ihr größte Ruhe empfohlen. Hat die Hebamme gut tamponiert, so wird der Regel nach die Blutung stehen. Geschieht das, so bleiben die Tampons bis zur Ankunft des Arztes liegen, und sollten selbst viele Stunden vergehen. Ein Wechsel der Stopfmittel soll nur vorgenommen werden, wenn es stärker durchblutet, sonst nicht. Denn das Entfernen der Tampons und das Einlegen von neuen hat einen unvermeidlichen Blutverlust wieder zur Folge. Blutet es stärker durch, so kann die Hebamme zunächst einige Tampons nachschieben. Nützt dies aber nichts, so muß sie aufs Neue tamponieren. Die Frau wird wieder auf das Querbrett gebracht, ebenso sorgfältig gereinigt, wie geschildert. Dann werden die Tampons durch Zug an den Fäden entfernt und sofort wird eine Scheidenausspülung mit abgekochtem Wasser oder Lysollösung gemacht. Sodann folgt die neue Tamponade wie oben.

§ 428.

Ist die Hebamme nicht peinlich sauber mit der Ausstopfung bei vorliegendem Mutterkuchen, so stirbt die Frau an Kindbettfieber im Wochenbett. Die großen Mutterkuchengefäße liegen tief unten, und ansteckende Keime gelangen sehr leicht in sie, wenn sie in die Scheide eingeführt worden sind. Ausstopfen nur mit Watte ohne Jodoform ist schlecht, weil die Wattestücke in der warmen Scheide sehr rasch übelriechend werden. Schiebt die Hebamme die Tampons nicht tief und fest in das Scheidengewölbe, so blutet es hinter den Tampons in die Scheide, und es wird auch sehr bald nach außen durchbluten. Ganz schlecht und lebensgefährlich für die Frau ist es, wenn die Hebamme die Tampons nur in den Scheideneingang legt, was man leider oft sieht. Eine solche Tamponade nutzt gar nichts, und so manche Frau hat sich schon bei solcher Tamponade verblutet. Das Tamponieren ist für die Frau wohl zuweilen schmerzhaft, besonders wenn die Hebamme ungeschickter Weise die Schamhaare mit dem Tampon in die Scheide hineinzerrt. Dann sträuben sich die Frauen, und die Hebamme gibt dem Sträuben auch wohl nach. Das ist ganz fehlerhaft. Eine schlechte Tamponade ist schlechter als gar keine, weil sie den Schein der Blutstillung erweckt, während es in Wahrheit weiter blutet.

Die Tamponade sei also sauber und fest! Dann wird sie nutzen, sonst schaden!

§ 429.

Treiben etwa die Preßwehen die Tampons nach unten vor, so ist das ein Zeichen, daß die Ausstoßung des Kindes sich vollzieht. Die Hebamme entfernt dann die Stopfmittel. Meist wird es nicht mehr bluten.

§ 430.

Blutet es noch in der Nachgeburtszeit, so wende die Hebamme die in dem nächsten Kapitel beschriebenen Mittel zur Stillung der Blutung schnell und sicher an.

Der Mutterkuchen ist wie immer für den Arzt aufzuheben.

§ 431.

Für den gerufenen Arzt bereitet sie bei vorliegendem Mutterkuchen alles mit Sorgfalt vor. Denn der Arzt wird eilig handeln müssen. Also vor allen Dingen müssen kochendes Wasser in reichlicher Menge und die Wasch- und Desinfektionsschalen bereit sein.

Aber während die Hebamme bei der Frau verweilt und ihre Pflicht tut, kann infolge der starken Blutung doch schon eine große und gefährliche Blutarmut bei der Gebärenden eingetreten sein. Dann muß sie die Blutarmut der Frau bekämpfen wie bei allen bedrohlichen Blutungen.

Die lebensbedrohlichen Erscheinungen der Blutarmut und ihre Behandlung.

§ 432.

Die Frau wird blaß, das Lippenrot schwindet, Hände, Füße, Nase und Wangen werden kalt. Der Puls wird schnell und klein. Ohnmachtsanwandelungen treten ein, bei vielen stellt sich Übelkeit und

Erbrechen, bei anderen krampfhaftes Gähnen ein. Die Lebensgefahr ist noch größer, wenn sich hierzu Sausen oder Klingen in den Ohren, Flimmern vor den Augen oder Funkensehen gesellen, oder die Sehkraft erlischt. Das Gefühl größter Schwäche greift Platz, der Puls ist nicht mehr zu fühlen, dann wird die Atmung beschwerlich, die Frau wird unruhig, wirft sich im Bett hin und her, hat schreckliches Angstgefühl. Das Bewußtsein ist meist nur vorübergehend geschwunden. Die Atmung wird immer unregelmäßiger und oberflächlicher, bis sie endlich stillsteht. Das Herz schlägt noch etliche Sekunden weiter, dann steht auch das Herz still, und die Frau ist tot.

§ 433.

Treten die ersten Erscheinungen der bedrohlichen Blutarmut auf, wird die Frau blaß, kühl und der Puls klein und schnell, so beginnt die Hebamme mit den Wiederbelebungsmitteln. Die Frau wird sehr warm zugedeckt, sie erhält innerlich 20 Hoffmannstropfen, und der Kopf wird tief gelagert. Bessert sich der Zustand nicht, so wiederholt die Hebamme die Gabe der Hoffmannstropfen oder gibt einen Eßlöffel Wein oder etwas warmen starken Kaffee oder auch Schnaps — was vorhanden ist. Kommt der Arzt noch nicht, so soll sie eine neue dringende Meldung zum nächsten Arzt schicken.

Oft erholt sich die Frau unter dieser Behandlung. Tritt aber eine neue Blutung ein, so wird der Verfall weiter gehen. Wenn die Hebamme sieht, daß die genannten Mittel nicht, oder nur vorübergehend helfen, so soll sie jetzt einen Einlauf in den Mastdarm machen von $^1/_2$ Liter Wasser in Rückenlage der Frau, ohne sie viel zu bewegen. Dies Wasser wird vom Mastdarm rasch aufgesogen und ersetzt wenigstens das verloren gegangene Blutwasser. Dazwischen kann sie die Gaben von Hoffmannstropfen, Wein oder warmem Kaffee wiederholen, aber stets in einer geringen Menge, niemals viel auf einmal. Beim Einflößen der Mittel soll der Kopf der Gebärenden nicht aufgerichtet werden. Der Arzt wird schließlich die weitere Behandlung übernehmen. Stirbt die Frau unglücklicherweise, bevor der Arzt eintrifft, so muß die Hebamme sofort Meldung an den Kreisarzt erstatten.

Die Blutungen in der Nachgeburtsperiode.

§ 434.

Ist das Kind geboren und geht reichlich Blut aus der Schamspalte ab, so kann die Blutung aus einem Einriß oder aus der Mutterkuchenstelle herrühren. Ist bei dieser Blutung die Gebärmutter hart, also gut zusammengezogen, so ist es eine Blutung aus einem Riß, ist die Gebärmutter aber weich, schlaff und groß, so ist es eine Blutung aus der Nachgeburtsstelle. Die letzte Blutung ist bei weitem die häufigste.

§ 435.

Die Blutung aus der Nachgeburtsstelle entsteht durch eine mangelnde Zusammenziehung der Gebärmutter, also durch Wehenschwäche. Die durch die Lösung der Nachgeburt zerrissenen, großen mütterlichen Gefäße werden durch die fehlende Zusammenziehung der Gebärmutter nicht zusammengedrückt. Sie bluten. Das kann geschehen, schon bevor die Nachgeburt geboren ist, kann aber auch sich ereignen, nachdem sie schon ausgeschieden war.

§ 436.

Solche Wehenschwäche kommt vor, wenn vorher schon Wehenschwäche bestand, wie bei Zwillingen und sehr vielem Fruchtwasser, wenn ferner die Gebärmutter sich sehr rasch entleerte, wie bei zu starken Wehen, oder die Harnblase sehr voll ist, indessen auch ohne bekannte Ursache findet sie sich. Aber nicht selten liegt eine Schuld vor! Die Nachgeburtsperiode ist schlecht geleitet. Man hat rohe und unzeitige Versuche gemacht, die Nachgeburt herauszudrücken, oder es ist gar am Nabelstrang gezogen worden, was bekanntlich ganz unerlaubt ist.

§ 437.

Blutungen aus Wehenschwäche vor Ausscheidung der Nachgeburt. Die Blutung kann sehr stark sein und in wenigen Minuten das Leben gefährden. Das Blut strömt zum größten Teil nach außen (äußere Blutung), aber auch in der Gebärmutterhöhle sammelt sich Blut an (innere Blutung). Ein Blutklumpen oder ein Eihautfetzen verlegt den Muttermund zum Teil, und so kann sich auch in der Höhle Blut ansammeln. Zuweilen ist die Blutung nur eine innere, dann steigt der Gebärmuttergrund sehr hoch, selbst bis an den Rippenbogen.

§ 438.

Erkenntnis. Es geht reichlich und stoßweise Blut ab. Die Hebamme fühlt den Grund der Gebärmutter weit über dem Nabel stehen, die ganze Gebärmutter ist weich und läßt sich weniger gut umgrenzen. Je höher der Grund steht, um so größer ist wahrscheinlich die innere Blutung.

§ 439.

Behandlung. Sofort wird ein Arzt benachrichtigt. Aber ohne Säumen muß die Hebamme jetzt selbst einschreiten. Ein Zaudern könnte der Frau das Leben kosten. Sie reibt die Gebärmutter, wie sie es gelernt hat. Kommt eine Wehe, so übt sie den Credéschen Handgriff aus. Meist stürzen jetzt massenhaft Blutklumpen, die sich bei der inneren Blutung gebildet hatten, aus der Schamspalte heraus. Oft folgt auch sogleich die Nachgeburt. Dann wird durch weiteres sanftes Reiben für gute Zusammenziehung gesorgt. Steht jetzt die Blutung, so ist die Gefahr zunächst vorüber.

Wird die Nachgeburt durch den Druck nicht herausgetrieben, oder gelingt es der Hebamme nicht, durch Reiben eine Wehe zu erzeugen, so denkt sie an die Harnblase und entleert sie mit dem Katheter. Jetzt wiederholt sie das Reiben und den Druck. Oft wird es nun gelingen. Ist die Frau bei der Ausführung des Credéschen Handgriffes unruhig, oder sträubt sie sich gegen die Ausführung, wie es wohl vorkommt, so spreche die Hebamme der Frau gut zu und mache sie mit schonenden Worten auf die Wichtigkeit der Entfernung der Nachgeburt aufmerksam.

§ 440.

Gelingt es nun nicht, die Nachgeburt herauszudrücken, ist die Blase leer und war die Hebamme sicher, den Handgriff ganz richtig ausgeführt zu haben, so bleibt ihr nichts anderes übrig, als die Blutung auch ohne Herausdrücken der Nachgeburt möglichst zu mindern und den Arzt abzuwarten. Sie reibt die Gebärmutter vorsichtig weiter und macht außerdem heiße Scheidenausspülungen von mindestens 1 Liter. Verfällt die Frau, so wendet sie die Wiederbelebungsmittel an.

Denn es gibt noch andere Ursachen für die Zurückhaltung der Nachgeburt als die Wehenschwäche, die zu beseitigen, Aufgabe des Arztes ist. Es kann sich nämlich ein Krampf im Gebärmutter= hals gebildet haben, der den Muttermund so verengt, daß die Nachgeburt nicht durch ihn hindurchtreten kann. Solch ein Krampf kommt fast nur vor, wenn die Nachgeburtszeit schlecht und roh ge= leitet worden ist, sei es durch zu starken und häufigen Druck auf die Gebärmutter, sei es durch Eingehen in die Scheide oder Zug am Nabelstrang. Eine Hebamme, welche ihre Sache versteht und nach den Vorschriften des Lehrbuches die Nachgeburtsperiode leitet, wird so gut wie niemals dieses sehr unangenehme und gefährliche Ereignis erleben.

Eine weitere Ursache für das Zurückbleiben der Nachgeburt ist die Verwachsung des Mutterkuchens mit der Wand der Gebärmutter, sodaß ihn die Nachgeburtswehen nicht lösen können. Das Ereignis ist sehr selten. Es wird aber oft von der Hebamme fälschlich angenommen, wenn es ihr nicht gelang, die Nachgeburt zu entfernen. Alles dies zu entscheiden, überlasse sie dem Arzt.

Wird nun aber trotz der angewandten Mittel die Nachgeburt nicht geboren, erreicht die Blutung eine lebens= bedrohliche Höhe und ist der Arzt nicht zur Stelle, dann — aber auch nur dann — muß die Hebamme selbst die Operation der Lösung der Nachgeburt vornehmen. Wenn sie wirklich einmal in diese Notlage gekommen war, so muß sie gleich nach Beendigung der Geburt dem Kreisarzt eine Meldung erstatten über ihr durch eine solche Notlage veranlaßtes Vorgehen.

§ 441.

Die Lösung der Nachgeburt. Die Frau wird auf das Querbett gelagert. Die Geschlechtsteile werden mit Lysollösung abgewaschen. Die Hebamme hat sich auf das sorgfältigste zu desinfizieren Die Desinfektion muß sich in diesem Fall bis über das Ellenbogengelenk auch auf den unteren Teil des Ober= armes erstrecken.

Jetzt faßt die eine Hand den Nabelstrang und spannt ihn leicht an. Mit der anderen Hand geht die Hebamme den Nabelstrang entlang bis zum Mutterkuchen empor in die Gebärmutter. Findet sie den Gebärmutterhals krampfhaft verengt, so muß sie den Eingriff aufgeben. Hat die Hand aber den Mutterkuchen erreicht, so läßt die erste Hand den Nabelstrang los und legt sich auf den Leib, um der innen eingeführten Hand die Gebärmutter entgegenzudrücken. Nunmehr sucht die innere Hand eine Stelle auf, wo sich der Mutterkuchenrand von der Gebärmutterwand schon gelöst hat.

Hier schiebt die Hebamme die Hand dazwischen und schält nun mit der Kante der Hand den Mutterkuchen in flachen Zügen von der Gebärmutter los. Dabei blutet es oft recht stark. Die Bewegungen müssen zart und vorsichtig sein, jedes starke Drücken oder Kratzen mit den Fingerspitzen ist als sehr gefährlich zu vermeiden. Ist der Mutterkuchen gelöst, so fällt er der Hebamme in die Hand, die ihn nunmehr vorsichtig aus den Geschlechtsteilen herausführt. Jetzt reibt die Hebamme den Grund der Gebärmutter, damit er sich gut zusammenzieht. Bleibt die Zusammenziehung aus, so macht die Hebamme eine heiße Scheidenausspülung oder wendet, wenn das nicht hilft, die Einbindung des Leibes oder den Sandsack an (s. § 443). Bei starker Blutleere, deren Erscheinungen sie aus dem § 432 kennt, gebraucht sie die dort geschilderten Wiederbelebungsmittel. Die ins Bett zurückgebrachte Frau wird warm bedeckt und der Kopf tief gelagert.

Die gelöste Nachgeburt wird aufbewahrt und dem Arzte vorgezeigt.

Nach Beendigung der Geburt, bei welcher die Hebamme genötigt war, die Nachgeburtslösung zu machen, erstattet sie unverzüglich Meldung an den Kreisarzt.

Die Operation ist eine schwierige und gefährliche. Sie ist gefährlich, weil die Hebamme mit der Hand in die Gebärmutter eingehen und an den großen mütterlichen Gefäßen mit ihrer Hand arbeiten muß. Die Erfahrung lehrt, daß Verletzungen der Gebärmutter und namentlich Infektionen nicht selten sich bei dieser Operation ereignen. Sie darf daher unter allen Umständen nur in den allerdringendsten Fällen von lebensbedrohlichen Blutungen, wenn unglücklicherweise der Arzt noch nicht anwesend ist, ausgeführt werden. Die Anzeichen, welche die Lebensgefahr ankündigen, hat die Hebamme in § 432 kennen gelernt. Sie ist aber auch eine seltene Operation. Weiß die Hebamme die Nachgeburtszeit gut zu leiten, versteht sie geschickt den äußeren Handgriff zur Entfernung der Nachgeburt auszuüben, wobei sie stets auf die Entleerung der Harnblase zu achten hat, benachrichtigt sie stets rechtzeitig den Arzt, so wird sie nicht in die Lage kommen, diese gefährliche Operation ausüben zu müssen.

§ 442.

Blutungen aus Wehenschwäche nach Ausscheidung der Nachgeburt. Ist die Nachgeburt geboren und blutet es dennoch weiter, oder beginnt die Blutung erst nach der Austreibung der Nachgeburt, so ist der Arzt natürlich ebenso nötig, wie vorher. Auch diese Blutung kann sehr stark sein. Wiederum ist die Gebärmutter groß, weich und schlaff. Die Hebamme sorge sofort für gute Zusammenziehungen der Gebärmutter.

§ 443.

Behandlung. Zunächst sucht die Hebamme sich den Grund der Gebärmutter auf. Er steht am Nabel oder noch höher. Sie reibt ihn vorsichtig, und sobald sie eine Erhärtung bemerkt, drückt sie die Gebärmutter, wie bei dem Credéschen Handgriff ziemlich kräftig aus. Dann werden die Blutmassen herausstürzen, die sich in der Höhle angesammelt hatten. Jetzt reibt sie weiter und wird die entleerte Gebärmutter zur dauernden Zusammenziehung dadurch anregen. Sie muß sich bewußt sein, daß nur die entleerte Gebärmutter sich dauernd zusammenziehen kann. Steigt die Gebärmutter wieder in die Höhe, so ist das ein Zeichen, daß sich wieder Blut angesammelt hat, und sie drückt aufs neue die Gebärmutter aus, ehe sie reibt. Bleibt die Gebärmutter aber doch schlaff, oder kehrt die Erschlaffung nach kurzer Zeit wieder, so macht die Hebamme eine heiße Scheidenausspülung. Diese ist jetzt meist sehr wirksam. Der Uterus wird hart, und die Blutung steht. Jetzt bindet die Hebamme den Leib der Gebärenden fest ein. Mehrere Handtücher werden zusammengerollt auf den Bauch und hinter den Muttergrund gelegt. Zwei Handtücher, welche man zusammengeknotet oder genäht hat, werden fest um den Leib geschlungen und auf diese Weise der Grund der Gebärmutter dauernd zusammen und gegen die Schoßfuge gedrückt. Hat die Hebamme reinen Sand zur Verfügung, so fülle sie mit etwa 8—10 Pfund eine Windel oder ein kleines Betttuch, nachdem sie den Sand mit kaltem Wasser durchgeknetet hat, binde die Enden der Windel zusammen und lege diesen Sandsack auf den Unterleib der Frau. Er bleibt 24 Stunden liegen. Diesen Sandsack oder das Einbinden des Leibes soll die Hebamme auch anwenden, falls die obigen Mittel, das Reiben und die heiße Ausspülung, versagen sollten.

§ 444.

Das sind die Mittel, welche der Hebamme bei Nachgeburts= blutungen aus Wehenschwäche zur Verfügung stehen. Auch hierbei sind, wenn Gefahr droht, die geschilderten Wiederbelebungsmittel anzuwenden.

Ein ganz törichtes und strafbares Verfahren wäre es, wenn die Hebamme bei solchen Blutungen wegen Wehenschwäche die Scheide ausstopfen wollte. Dann würde das Blut nach oben in die schlaffe Gebärmutter sich ergießen, und die äußere Blutung wäre in die viel gefährlichere innere verwandelt.

Alle Nachgeburtsblutungen haben eine große Neigung, in den ersten Stunden nach der Geburt wiederzukehren. Die Hebamme muß daher nach völliger Stillung der Blutung noch volle drei Stunden bei der Frau verweilen und sich von Zeit zu Zeit von der festen Zusammenziehung der Gebärmutter überzeugen.

§ 445.

Die Vorbereitungen für den Arzt sind wieder Querbett, Wasch= und Desinfektionsschale, und vor allen Dingen reichliche Mengen kochenden Wassers.

§ 446.

Die Hebamme merke sich aber noch einmal den Rat: Eine Blutung aus schlaffer Gebärmutter kann nur stehen, wenn die Gebärmutter leer ist. Blutet es vor der Geburt des Mutter= kuchens, so wird zunächst dieser durch Druck entfernt, blutet es nach seiner Entfernung, so wird die Gebärmutter auch durch Druck von Blut entleert und erst dann zur festen Zusammenziehung angeregt. Mißglücken die Versuche, so wird der eintreffende Arzt das Weitere veranlassen.

§ 447.

Blutet es in der Nachgeburtsperiode aus einem Riß, so wird die Gebärmutter hart sein. Die Rißblutung ist meist recht stark. Solche blutenden Risse sitzen am Hals der Gebärmutter, in der Scheide, in der Gegend des Kitzlers, oder es ist ein Blutaderknoten geplatzt.

Die Hebamme lege die Frau sofort auf ein Querbett und besichtige die äußeren Geschlechtsteile. Rinnt das Blut ununterbrochen hervor, so sind Blutadern, spritzt das Blut im Strahl stoßweise, so ist eine Schlagader angerissen. Sie nimmt einen Wattebausch in die Hand und tupft damit die äußeren Geschlechtsteile ab. Entdeckt sie jetzt einen Riß in der Gegend des Kitzlers oder einen geplatzten Blutaderknoten, so nimmt sie einen Jodoformwattetampon und drückt ihn gegen die blutende Stelle, bis der herbeigerufene Arzt kommt.

Kommt die Rißblutung aber aus der Scheide, so ist die Sache übler. Mit desinfizierter Hand gehe sie dann hinein in die Scheide und suche den Riß auf. Er wird entweder in der Scheide selbst oder am Scheidenteil sitzen. Das Auffinden des Risses in den weichen inneren Geschlechtsteilen ist oft nicht leicht. Hat sie ihn gefunden, so nehme sie drei Jodoformwattetampons in die Hand, schiebe sie in die Scheide und drücke sie kräftig gegen den Riß. Die andere Hand legt sich auf den Grund der Gebärmutter und drückt ihn nach unten. Auf diese Weise verhindert sie, daß Blut aus dem Riß nach außen und nach oben in die Gebärmutter läuft. So bleiben die Hände der Hebamme liegen, bis der gerufene Arzt kommt. Verzögert sich die Ankunft sehr, so ziehe sie nach etwa 10 Minuten die Hand aus der Scheide, um zu sehen, ob auch ohne Druck die Blutung jetzt steht, die andere Hand bleibt aber auf der Gebärmutter liegen. Blutet es weiter, so muß sie aufs neue mit dem Druck von innen beginnen.

Solche inneren Rißblutungen sind glücklicherweise selten. Die Hebamme merke sich noch, daß, wenn die Blutung endlich steht, niemals eine Ausspülung im Wochenbett gemacht werden darf. Der Blutschorf könnte sich durch das Wasser lösen und die Blutung von neuem beginnen.

Wohlgemerkt: Die Hebamme tamponiert nicht etwa die Scheide bei Rißblutungen, sondern sie **drückt den blutenden Riß zusammen**, von innen mit Jodoformwattekugeln, von oben mit der Hand, die auf die Gebärmutter gelegt ist.

Die Umstülpung der Gebärmutter.

§ 448.

Ein seltenes, aber recht gefährliches Ereignis ist die Umstülpung der Gebärmutter, die von heftigen Blutungen meist begleitet ist. Die Umstülpung erfolgt in der Nachgeburtszeit vor oder auch nach der Geburt des Mutterkuchens. Die Gebärmutter ist ganz schlaff, es senkt sich der Grund in die Höhle, und er erscheint im Muttermund. (Unvollkommene Einstülpung.) Oder der Grund senkt sich durch den Muttermund in die Scheide, selbst bis vor die Schamspalte, sodaß die ganze Gebärmutter umgestülpt vor uns liegt. (Vollkommene Umstülpung.) Dann sieht man eine rötliche, stark blutende, kuglige Geschwulst vor der Schamspalte, auf der die Nachgeburt noch sitzen kann, und die den Leib betastende Hand findet keine Gebärmutter in der Leibeshöhle.

Die Ursache ist oft Ungeschick, wie ein falscher und zu kräftiger Druck bei schlaffer Gebärmutter, oder unerlaubte Griffe, wie Zug an der Nabelschnur. Aber auch ohne solche Sünden kann die Umstülpung sich ereignen, wie z. B. bei einer Sturzgeburt.

Die Frau blutet stark und verfällt sehr rasch.

Sofort wird der Arzt gerufen. Bis zu seiner Ankunft wird die Gebärende mit dem Gesäß hochgelagert, alles Pressen verboten und die Geschwulst mit einem in kalte Lysollösung getauchten Wattebausch bedeckt. Blutet es stärker, so übt die Hebamme mit dem Wattebausch einen Druck gegen die vorgefallene Geschwulst aus.

Die Blutgeschwulst.

§ 449.

In seltenen Fällen kann auch unter der unversehrten Haut einmal ein Gefäß an den Geschlechtsteilen, besonders der Scheide, bei der Geburt platzen. Dann bildet sich die Blutgeschwulst. Meist füllt sich dann zuerst eine große Schamlippe mit Blut und schwillt bläulich an. Dann kann die Geschwulst auch an der Scheidenwand entlang nach oben steigen.

Die Hebamme schickt zum Arzt. Sie sucht die Geschwulst vor Druck zu schützen und legt einen Wattebausch auf sie.

Die allgemeinen Krämpfe der Schwangeren, Gebärenden und Wöchnerinnen (Eklampsie).

§ 450.

Diese Krankheit ist eine der gefürchtetsten von allen, die Schwangere und Gebärende befallen können. Sehr viel Mütter gehen an ihr unter der Geburt oder im Wochenbett zu Grunde, noch mehr Kinder sind dem Tode verfallen.

Die allgemeinen Krämpfe treten nur in der Schwangerschaft, unter der Geburt und im Wochenbett auf. Sonst wird von ihnen kein Mensch befallen. Sie treten auf in Anfällen, bei welchen das Bewußtsein schwindet. Sie gleichen sehr den Anfällen der Fallsucht (Epilepsie), sind aber doch ganz anderer Natur.

Frauen, die an solchen Krämpfen erkranken, haben zuweilen an wäßrigen Anschwellungen in der Schwangerschaft gelitten, auch bei mehrfachen Früchten scheinen sie öfter vorzukommen. Meist aber bricht die Krankheit ganz plötzlich aus, ohne daß man sie vorher ahnen konnte. Erstgebärende werden häufiger befallen als Mehrgebärende. Die Krankheit ist am häufigsten unter der Geburt, seltener in der zweiten Hälfte der Schwangerschaft, noch seltener und meist von leichtem Verlauf nach der Geburt in den ersten Tagen des Wochenbettes. In der Schwangerschaft führt sie in der Regel zur Geburt. Nach Vollendung der Geburt hört die Krankheit meist auf.

§ 451.

Dem Anfall gehen zuweilen einige Vorboten voraus: Kopfschmerz, Übelkeit, Erbrechen. Dann bricht der Anfall plötzlich aus. Der Blick wird starr, Zuckungen beginnen im Gesicht, dann an Armen und Beinen und an der Muskulatur des Rumpfes, sodaß der Körper in gewaltigen Stößen hin= und hergeworfen wird. Das Gesicht wird blau. Die Atmung stockt. Schaum tritt vor den Mund, dem oft Blut, das von Verletzungen der Zunge herrührt, beigemengt ist. Dann werden allmählich die Zuckungen schwächer, die Atmung, die auf der Höhe des Anfalles ganz aufhörte, kehrt wieder, die Muskeln erschlaffen, und die Kranke liegt mit schnarchender und rasselnder Atmung bewußtlos da. Das Bewußtsein, jede Empfindung hörte während des Anfalles völlig auf. Ist der erste Anfall vorüber, so kehrt das Bewußtsein langsam zurück. Die Kranke weiß aber nicht, was mit ihr geschehen ist. Meist folgen neue Anfälle, dann kehrt das Bewußtsein auch in den Pausen zwischen den Anfällen nicht mehr wieder. Der Anfall dauert $1/2$ bis 1 Minute. Die Zahl der Anfälle kann 20 bis 60 sein. Je häufiger die Anfälle kommen, um so größer ist die Lebensgefahr. Der Puls ist meist langsam und hart, wird er schnell und klein, so sinkt die Hoffnung auf Lebenserhaltung. Der Harn ist sehr sparsam und von dunkler Farbe. Er enthält große Mengen Eiweiß.

§ 452.

Die Geburt verläuft wie sonst, oft sind die Wehen recht kräftig. Durch Auflegen der Hand müssen sie kontrolliert werden, da die Schmerzempfindung fehlt. Viele Kinder sterben an Erstickung unter der Geburt ab. Je mehr Anfälle, um so rascher erfolgt ihr Tod. Die Frau kann auch während der Geburt sterben, häufiger nach der Entbindung. Hören die Anfälle nach der Entbindung auf, so besteht Hoffnung, gehen sie weiter, so steht es schlecht. Beginnen die Anfälle erst in der Nachgeburtsperiode oder im Wochenbett, so ist der Verlauf meist ein leichter.

Kommt die Frau mit dem Leben davon, so kann sie doch Lähmungen, Sprachstörungen und auch Geistesstörungen davontragen. Viele genesen aber völlig.

§ 453.

Der Anfall ist nicht zu verkennen. Fallsuchtsanfälle treten sehr selten unter der Geburt auf. Die Hebamme wird dann auf Befragen von den Angehörigen hören, daß die Frau auch sonst an solchen Anfällen litt. Andere Krämpfe, wie die hysterischen, sind unter der Geburt äußerst selten. Bei ihnen schwindet das Bewußtsein nicht ganz, es tritt kein Schaum vor den Mund, das Bewußtsein kehrt bald wieder.

§ 454.

Eiligst wird eine schriftliche Meldung zum Arzt geschickt! Die Aufgabe der Hebamme ist, die Frau zu beschützen, damit sie bei den Anfällen keinen Schaden erleidet. Sie packe Bettstücke um sie herum, damit sie nicht an den Holz- oder Eisenteilen des Bettes oder an der Wand sich verletzt, sie passe auf, daß die Kranke bei dem Anfall nicht aus dem Bett fällt. Namentlich ist zu sorgen, daß die Zunge nicht beschädigt wird. Die Hebamme nimmt einen Löffel umwickelt den Stiel mit einem Tuch und schiebt ihn bei Beginn jedes Anfalls zwischen die Zähne der Kranken. Auf den Kopf soll sie kalte Umschläge machen, aber kein Getränk geben, da dies bei der halb oder ganz bewußtlosen Kranken in die Luftröhre gelangen und zu Lungenentzündungen Anlaß geben könnte.

Die Geburt wird behandelt wie sonst.

Für den Arzt muß der Harn aufgehoben werden. Die Zahl und die Zeit der Anfälle wird notiert, ebenso die Temperatur der Gebärenden. Querbett, kochendes Wasser, Desinfektionsschalen werden selbstverständlich vorbereitet.

Der Tod der Mutter unter der Geburt.

§ 455.

Sollte sich das große Unglück ereignen, daß eine Gebärende oder soeben Entbundene stirbt, so muß die Hebamme den Tod sogleich dem Kreisarzt anzeigen.

Der Tod unter der Geburt kann erfolgen an Verblutung, bei Zerreißung der Gebärmutter, bei Eklampsie und bei schweren Herz- und Lungenkrankheiten. Die Krankheiten sind in dem vorangehenden Kapitel besprochen.

§ 456.

Der Tod kann aber auch dadurch eintreten, daß Luft in mütterliche Gefäße des Mutterkuchens eindringt. Dies kann geschehen, wenn die Hebamme in leichtsinniger Weise Einspritzungen, besonders in der Nachgeburtszeit, ausführt, wenn sie nämlich nicht dafür sorgt, daß die Luft aus dem Mutterrohr und aus dem Schlauch ausgetrieben wird, sodaß sie also das Rohr nicht „laufend" einführt. Dann wird die Luft mit ziemlicher Gewalt in die Scheide getrieben, und sie kann wohl einmal in die Gebärmutter und in die offenen Gefäße gelangen. Auch bei sehr raschem Lagewechsel der Frau in der Nachgeburtsperiode, namentlich bei vorliegendem Mutterkuchen, kann Luft in die Gebärmutter eintreten.

Die Luft, welche in die Blutadern gelangte, wird nach dem Herzen weiter getrieben und führt zu plötzlichem Herzstillstand. Unter ungeheurer Atemnot erfolgt der Tod der Frau. Die Hebamme lasse es sich noch einmal gesagt sein, wie wichtig es ist, alle Einspülungen vorschriftsmäßig zu machen. Bei Umlagerungen der Frau verfahre sie stets vorsichtig und ruhig. Ein rasches Herumwerfen der Frau aus der einen Lage in die andere oder schnelles Aufrichten, Aufsetzen, ist durchaus unzulässig.

Der Tod des Kindes unter der Geburt und der Scheintod des Neugeborenen.

§ 457.

Das Leben des Kindes in der Gebärmutter wird unterhalten, wie die Hebamme weiß, durch die Sauerstoffaufnahme von dem mütterlichen Blut in das kindliche. Diese Aufnahme ist nur möglich, wenn der Blutumlauf in der Nabelschnur und in dem Mutterkuchen ungestört ist. Das kindliche Blut strömt durch den Nabelstrang in den Fruchtkuchen, dringt in die feinsten Zotten ein und kehrt dann durch den Nabelstrang zum Kinde zurück. Zum Mutterkuchen ziehen große mütterliche Gefäße, die in ihm starke Erweiterungen erfahren. In diese mütterlichen Gefäße tauchen die Zotten mit dem kindlichen Blut hinein und nehmen Sauerstoff aus dem mütterlichen Blut auf.

Kann der Sauerstoff zum Kinde nicht gelangen, so stirbt das Kind an Erstickung. Das kann geschehen bei vorzeitiger Lostrennung des Mutterkuchens, bei Druck auf die Nabelschnur, sodaß das Blut durch die Nabelschnurgefäße nicht mehr zum Kinde strömen kann. Oder es gelangt zu wenig Sauerstoff zum Kinde bei längerem Druck auf den Mutterkuchen, bei langer Dauer der Austreibungszeit, besonders wenn wenig Fruchtwasser nach dem Blasensprung in der Gebärmutter zurückgeblieben ist. Endlich kann das Kind ersticken, wenn die Mutter selbst zu wenig Sauerstoff aufnehmen kann, wie bei Herz- und Lungenkrankheiten, bei Verblutung, bei bevorstehendem oder bereits eingetretenem Tode der Mutter. Alle diese Ursachen, die zur Erstickung des Kindes im Mutterleibe führen, hat die Hebamme in den verschiedensten Kapiteln dieses Buches schon näher kennen gelernt.

Andere Todesursachen des Kindes als die Erstickung sind selten. Tödliche Verletzungen des kindlichen Kopfes können sich bei engem Becken und kräftigen Wehen ereignen. Das Kind kann sich verbluten, wenn die Nabelschnurgefäße bei der häutigen Ansetzung der Nabelschnur an den Mutterkuchen anreißen.

§ 458.

Solange die Frucht lebt und gesund ist, hört man die Herztöne in einer Häufigkeit von ungefähr 140 in der Minute während der Wehenpause. Leidet das Kind an Sauerstoffmangel, so wird der Herzschlag langsam und bleibt auch in der Wehenpause langsamer, und es geht meist Kindspech ab. Zuweilen geht der Verlangsamung eine starke Beschleunigung der Herztöne voraus, auch können sie bei der Verlangsamung unregelmäßig werden. In dieser Erstickungsnot macht das Kind in der Gebärmutter aber auch Atembewegungen, die natürlich nutzlos sind, da es in der Gebärmutter keine Luft, also auch keinen Sauerstoff erhält. Bei diesen, wie man sagt, „vorzeitigen" Atembewegungen atmet es aber Schleim oder Fruchtwasser, auch Kindspech ein, was sich grade vor Mund und Nasenöffnungen befand.

Geschieht nun in diesem Zustande keine Hülfe, so wird das Kind sterben. Die Herztöne sind nicht mehr zu hören. Es entsteht keine Kopfgeschwulst, oder wenn eine solche schon da war, so wird sie einige Zeit nach dem Tode weich und matsch und die Kopfknochen werden in ihren Verbindungen gelockert.

Droht dem Kinde Gefahr, so ist ein Arzt zu erbitten; glaubt die Hebamme, daß das Kind schon abgestorben ist, so schicke sie auch in diesem Falle zum Arzt. Das tote Kind kann faulen, was ein übelriechender Ausfluß anzeigt, und damit entsteht eine große Gefahr für die Gebärende. Ist das totgeborene Kind schon in Fäulnis übergegangen, so geht die Haut in Lappen ab, es sieht mißfarben aus und verbreitet einen üblen Geruch.

Wird das Kind aber in dem Zustande, wenn die Herztöne schon verlangsamt waren, sein Leben also in Gefahr schwebt, geboren oder künstlich herausbefördert, so kommt es scheintot, d. h. „in der Erstickung begriffen" zur Welt.

§ 459.

Wir nennen ein neugeborenes Kind ein scheintotes, wenn es keine Bewegungen zeigt, die Atmung ganz fehlt oder nur unvollkommen vorhanden ist, das Herz aber noch schlägt. Diese Kinder sterben fast alle bald nach der Geburt, weil sie durch die fehlende oder mangelhafte Atmung keinen Sauerstoff aufnehmen können. Eine zweckmäßige Behandlung, die wir die Wiederbelebung des scheintoten Kindes nennen, kann die meisten scheintoten Kinder vom Tode retten.

§ 460.

Man unterscheidet einen blauroten, leichteren, und einen bleichen, schwereren Grad des Scheintodes. In dem leichteren Grad sehen die Kinder blaurot aus, sie machen keine Bewegungen, aber die Glieder haben noch Festigkeit. Der Nabelschnurpuls ist gut fühlbar und langsam, auf Klopfen oder Reiben macht das Kind Atembewegungen.

Beim bleichen Scheintod sehen die Kinder leichenblaß aus, die Glieder sind schlaff, sie und der Unterkiefer hängen wie bei einer Leiche herab, die Nabelschnur ist pulslos. Schläge, Reiben oder andere Hautreize erzeugen keine Atembewegungen. Die Kinder scheinen in der Tat tot, nur der Herzschlag verrät noch ihr schwaches Leben. Sie sind ohne Hülfe stets verloren.

§ 461.

Jedes Kind, welches nicht vollkommen lebensfrisch geboren wird, ist von der Hebamme wiederzubeleben, bis es alle Zeichen der Lebensfrische darbietet. Ist ein Arzt schnell zu erreichen, so schicke sie sofort nach ihm. Glücken die Wiederbelebungsversuche beim blauroten Scheintod nicht, so gilt dieselbe Vorschrift.

§ 462.

Bei der Behandlung des Scheintodes ist zunächst der Schleim aus dem Munde auszuwischen.

Ist es der leichte blaurote Scheintod, so wird das Kind durch Hautreize zum Atmen gebracht. Es erhält einige Schläge auf die Hinterbacken, wird sofort abgenabelt, dann auf den zur Wiederbelebung vorbereiteten Platz gelegt und mit Windeln am Rücken stark gerieben. Dann wird es in das warme Bad gebracht und, wenn nunmehr noch kein lautes Geschrei ertönt, bis an den Hals in einen Eimer mit kühlem Wasser getaucht, worauf es sofort wieder in das warme Bad gebracht wird. Darauf wird es auf eine trockene Windel gelegt, wieder gerieben, und so wird fortgefahren, bis es völlig lebensfrisch ist.

Das Eintauchen des Kindes in kaltes Wasser ist ein sehr kräftiger Reiz. Oft fängt das Kind sogleich kräftig an zu schreien, zieht die Beine an und schlägt die Augen auf. Gelingt aber die Wiederbelebung auf diese Weise nicht, so muß die Hebamme wie beim bleichen Scheintod verfahren. Stets ist aber das Kind von Zeit

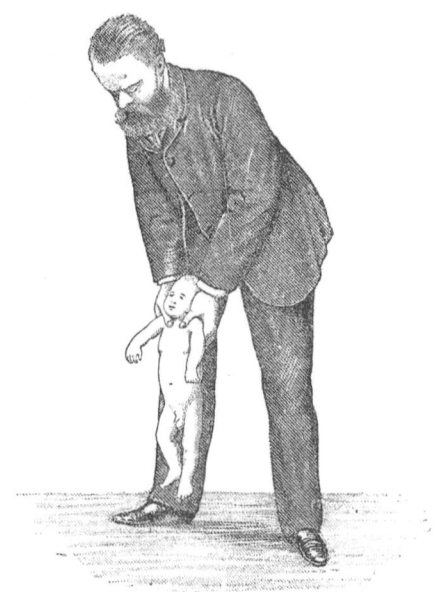

Fig. 71.
Schultzesche Schwingungen. Fassen des Kindes.
Nach B. S. Schultze.

zu Zeit wieder in das warme Bad zu bringen, da scheintote Kinder sehr rasch erkalten.

Liegt aber der bleiche Scheintod vor, dann hat das Schlagen und Reiben des Kindes keinen Zweck, es atmet doch nicht. Nunmehr muß man ihm künstlich die Luft in die Lungen bringen. Man nennt dies die künstliche Atmung. Wir wenden zu diesem Zweck die Schultzeschen Schwingungen an.

Ohne Zeitverlust wird das blasse, schlaffe Kind abgenabelt, der im Mund befindliche Schleim ausgewischt und sofort mit den Schultzeschen Schwingungen begonnen.

Die Schultzeschen Schwingungen. Die Hebamme faßt das Kind bei den Schultern, indem sie den Zeigefinger vom Rücken

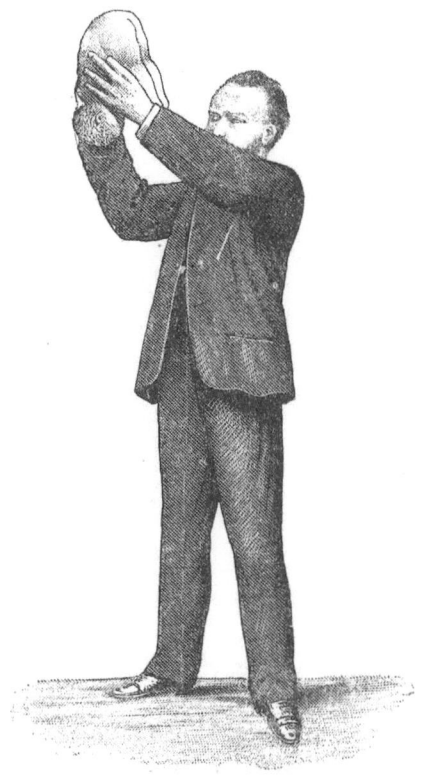

Fig. 72.
Schultzesche Schwingungen. Aufwärtsschwingen des Kindes.
Nach B. S. Schultze.

her in die Achselhöhlen schiebt. Der Daumen kommt vorn an die Brust, die übrigen Finger auf den Rücken (f. Fig. 71). So gefaßt, hält die Hebamme das Kind nach abwärts, indem sie sich etwas vornüberneigt. In dieser Stellung wird nun das Kind nach vorwärts und aufwärts geschwungen, sodaß der Unterkörper auf den Oberkörper des Kindes sinkt (f. Fig. 72). Dies ist eine künstliche Ausatmung. Der Unterkörper drückt auf die Brust, und das Zwerchfell steigt nach oben. Hierdurch werden die durch die vorzeitige Atmung in die Luftwege eingesogenen Massen, Schleim und Fruchtwasser nach oben befördert.

Sofort wird nun das Kind nach abwärts geschwungen, sodaß es in die erste Stellung zurückkehrt (s. Fig. 73). Dies ist die Einatmung. Die Brust wird frei, das Zwerchfell tritt nach unten und durch das Hängen des Kindes in den Achselhöhlen auf

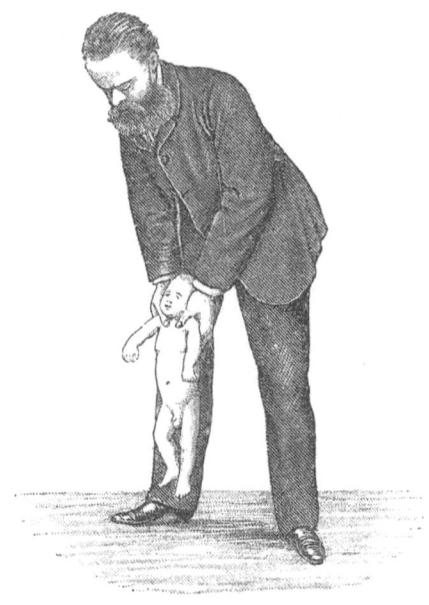

Fig. 73.
Schultzesche Schwingungen. Abwärtsschwingen des Kindes.
Nach B. S. Schultze.

den Zeigefingern der Hebamme werden Rippen und Brustbein gehoben. Oft hört man die Luft mit merkbarem Geräusch eindringen.

Dann wird wieder aufwärts und abwärts geschwungen. Nach drei= bis viermaligem Schwingen bringt man das Kind in das warme Bad. Oft bemerkt man jetzt schon leichte Atembewegungen in der Gegend der Magengrube. Ist das nicht der Fall, so wird weiter geschwungen. Sind aber Atembewegungen bemerkbar, so ist das Kind aus dem zweiten in den ersten leichteren Grad des Scheintodes übergeführt. Nun werden die Hautreize angewandt, wie oben geschildert, bis das Kind völlig lebensfrisch ist.

Bei den Schwingungen beachte die Hebamme, daß das Kind auch wirklich in der Achselhöhle hängt und fest gefaßt ist, damit es den Händen nicht entgleitet. In keinem Fall aber darf der Daumen einen Druck auf die Brust ausüben, sie würde sich sonst beim Abwärtsschwingen nicht ausdehnen können. Beim Aufwärts= schwingen soll der Unterkörper langsam auf den Oberkörper fallen. Das Abwärtsschwingen muß mit einem kräftigen Schwunge geschehen.

§ 463.

Glückt die Wiederbelebung nicht, so bleiben die Atem= bewegungen aus, der Herzschlag wird immer schwächer und erlischt schließlich ganz. Die Hebamme darf aber ihre Bemühungen nicht eher einstellen, als bis das Kind wirklich tot ist, d. h. Herzschlag nicht mehr wahrnehmbar ist. Glückt die Wiederbelebung, so treten Atem= bewegungen ein, bis endlich das Kind in ein lautes Geschrei ausbricht.

Es kommt leider nicht selten vor, daß die Hebamme die Wiederbelebung zu früh einstellt, indem sie glaubt, das Kind sei genügend zu sich gekommen. Solche Kinder fallen in den Schein= tod zurück und sterben. Die Hebamme darf nicht eher die Wieder= belebung aufgeben, bis das Kind einen völlig lebensfrischen Eindruck macht: es schreit längere Zeit mit lauter Stimme, be= wegt die Glieder lebhaft, schlägt die Augen auf. Brust und Rücken färben sich rosenrot. Oft geschieht es, daß das Kind nach dem Reiben oder Schlagen laut schreit, dann aber wieder still wird oder nur leise wimmert. Es wäre ein großer Fehler, jetzt mit der Belebung aufzuhören, sondern das Kind soll längere Zeit schreien, auch ohne Hautreize.

Bei diesem Schreien wird das Kind noch Schleim aus dem Mund und den Nasenöffnungen bringen, den die Hebamme sorg= fältig weg zu wischen hat.

Das wiederbelebte Kind ist noch längere Zeit zu beobachten, es wird warm gebettet und von Zeit zu Zeit wieder zum Schreien angeregt. Wird es wieder schlafsüchtig, so beginnt man aufs neue mit der Wiederbelebung.

§ 464.

Die Wiederbelebung tief scheintoter Kinder dauert oft recht lange, eine, ja zwei Stunden. Mag der Erfolg noch so lange auf sich warten lassen, die Hebamme fahre unermüdlich mit Wiederbelebungs=

versuchen fort. Sie wird durch ihre Mühe und Sorgfalt viele Kinder retten, und sie würde fahrlässig handeln, wenn sie das Kind zu früh aus Bequemlichkeit bei Seite legte.

§ 465.

Daß dem Kinde Gefahr droht, wird die Hebamme meist schon durch die sorgfältige Beobachtung der Geburt erkannt haben, sie weiß auch, daß bei manchen Lagen, wie bei Beckenendlagen, die Kinder sehr häufig scheintot geboren werden. In all diesen Fällen hat sie die Vorbereitung zur Wiederbelebung schon vor der Geburt getroffen. Aber es wird zuweilen auch ganz überraschend ein Kind scheintot geboren. Schnell, aber mit Überlegung treffe sie dann alle Maßnahmen.

§ 466.

Niemals darf die Hebamme bei der Wiederbelebung des Kindes die Wöchnerin völlig aus dem Auge lassen, damit sie nicht von einer größeren Blutung überrascht wird.

Siebenter Teil.

Abweichungen von dem regelmäßigen Verlauf des Wochenbettes.

Einleitung.

§ 467.

Die wichtigste und gefährlichste Regelwidrigkeit des Wochenbettes sind die Wundkrankheiten der Geschlechtsorgane. Wie wiederholt auseinandergesetzt wurde, ist jede Entbundene infolge der Geburt eine Verwundete und bietet als solche Gelegenheit zu Wundkrankheiten. Die Wundkrankheiten entstehen durch Berührung der frischen Wunden mit Eiterspaltpilzen bei der inneren Untersuchung. Die meisten Wundkrankheiten werden unter der Geburt erzeugt, erscheinen aber erst im Wochenbett. Ihre erste Erscheinung ist Fieber!

Außer der Wundheilung haben wir die Rückbildung der Geschlechtsorgane als einen wichtigen Vorgang im Wochenbett kennen gelernt. Die gestörte Rückbildung ist eine weitere Regelwidrigkeit, die ihre Ursache meist in einem schlecht abgewarteten Wochenbett findet. An diese Störung schließen sich andere Erkrankungen der Umgebung der Gebärmutter.

Ein drittes Kapitel betrifft die Störungen des Säugegeschäfts. Endlich sind zu erwähnen zufällige Erkrankungen, welche im Wochenbett auftreten können und den regelmäßigen Verlauf stören.

Die Wundkrankheiten des Wochenbettes.

§ 468.

Fast jedes Fieber im Wochenbett ist ein Wundfieber, d. h. es entsteht durch eine Infektion der Geburtswunden. Diese wichtige Kenntnis besteht noch nicht lange. Erst in der zweiten Hälfte des vorigen Jahrhunderts wurde durch einen Wiener Arzt, Semmelweis, diese große Entdeckung gemacht, die ungeheuren Segen stiftete. Denn durch sie haben wir gelernt, daß die meisten fieberhaften Erkrankungen im Wochenbett vermieden werden können. Werden die Wunden garnicht oder nur mit keimfreien Händen oder Gegenständen berührt, so werden sie nicht erkranken.

Früher starben an Wundkrankheiten sehr viele Wöchnerinnen, man wußte nicht warum, denn man kannte die Ursache nicht. Heute, wo wir sie kennen und wo wir wissen, wie eine Wunde keimfrei zu halten ist, gehören Todesfälle an Wundkrankheiten besonders in den Anstalten zu den Seltenheiten, wenn vorschriftsmäßig untersucht wird. Und wenn heute doch noch manche Wöchnerin an einer fieberhaften Wochenbettkrankheit in der Hebammenpraxis stirbt, so ist das nur ein Zeichen, daß die Vorschriften nicht genügend befolgt werden.

§ 469.

Im § 101 bis 118 sind die Lehren von den Wundkrankheiten und dem Wundschutz ausführlich besprochen und die Vorschriften für die Desinfektion gegeben.

Eiterspaltpilze gelangen durch Berührung in die Wunden: Die Wunde wird krank, sind die Pilze giftiger, so erkrankt die weitere Umgebung, die Frau fiebert, sind sie sehr giftig, so erfolgt allgemeine Blutvergiftung. Ebenso ist es mit den Geburtswunden. Die infizierte Wunde erkrankt. Leider kann man sie meist nicht sehen, da die infizierte Wunde in der Regel am Muttermund oder in der Gebärmutter sitzt, seltener am Damm oder in der Scheide. Ist sie sichtbar, so erscheint sie entzündet, sie ist gerötet, oft mißfarben, mit Eiter oder Borken bedeckt, und die Umgebung ist geschwollen. Die Frau beginnt zu fiebern. Sie hat „Wundfieber".

Verbreitet sich die Infektion von der kranken Wunde weiter in die Umgebung, so kann sie nach oben steigen in die Gebärmutter. Oder sie geht in das lockere, saftreiche Bindegewebe, seitlich von der Gebärmutter in die breiten Mutterbänder, oder sie gelangt von der Nachgeburtsstelle in die großen Blutadern. Sie verstopfen sich, der Inhalt zerfällt eitrig. Die rasche Verbreitung der Spaltpilze wird begünstigt durch das blutreiche und aufgelockerte Gewebe um die Gebärmutter. Diese Entzündung der genannten Teile ist schon eine viel schwerere Erkrankung, die mit höherem und anhaltendem Fieber einhergeht.

Geht nun aber weiter das Gift in die allgemeine Säftemasse, so entsteht die allgemeine Blutvergiftung. Die Frau ist schwer krank, das Fieber geht höher, Organe, die weit abliegen von den Geschlechtsorganen, erkranken, die Herztätigkeit wird schwach, und das Leben kann erlöschen.

Solche Wundkrankheit, die zu einer allgemeinen Blutvergiftung geführt hat, nennen wir das Kindbettfieber.

Ursache und Verhütung.

§ 470.

Am häufigsten gelangen die Eiterspaltpilze durch die Hand bei der inneren Untersuchung der Gebärenden in die Geburtswunden. Bei der inneren Untersuchung bestreicht die Hebamme die Ränder des Muttermundes, um seine Weite zu bestimmen, sie geht mit dem Finger durch ihn hindurch, um die Blase oder den vorliegenden Teil zu fühlen. Sie berührt also innig den wunden Rand des Muttermundes und des unteren Gebärmutterabschnittes. Trägt der Finger Eiterspaltpilze, so werden sie direkt auf die Wunden aufgeimpft. Sehr viel seltener erfolgt eine Infektion der äußeren Geburtsteile oder der Scheide.

Die Hebamme soll daher, wie sie bereits gelernt hat, die innere Untersuchung möglichst selten ausführen. Wenn sie aber die Untersuchung vornehmen muß, so werden die Hände unmittelbar vor ihr nach Vorschrift (s. § 113, Ziffer 4) desinfiziert.

Die Hebamme weiß, daß sie ihre Hand nicht sicher desinfizieren kann, wenn sie mit Leichen, Leichenteilen, mit Eiter, fauligem Ausfluß in Berührung gekommen ist (s. § 106). Sie hat daher stets solche Berührung zu meiden.

§ 471.

Aber auch durch Instrumente kann die Infektion erfolgen, namentlich durch ein unsauberes Mutterrohr, oder wenn das Afterrohr oder der Schlauch der Spülkanne bei einem Einlauf leichtsinnigerweise mit den Geschlechtsteilen in Berührung gebracht wird. Es ist daher für die Reinigung der Geschlechtsteile und für Scheidenausspülungen ein besonderer Schlauch nötig. Alle Instrumente, besonders aber das Mutterrohr, sind vor der Anwendung auszukochen oder mit Lysollösung abzureiben und in solche Lösung zu legen.

§ 472.

Weiter kann eine Erkrankung erfolgen durch schlechte Reinhaltung der Geschlechtsteile der Gebärenden. Denn der Finger kann Stoffe von ihnen bei der Untersuchung mit in die inneren Geschlechtsteile hereinführen. Sie sind daher im Beginn der Geburt mit abgekochtem Wasser und Watte abzuseifen und nur mit reinen Gegenständen (Katheter ꝛc.) zu berühren. Es ist auch in der Schwangerschaft darauf zu halten, daß nur mit Watte, niemals mit einem Schwamm die Teile gereinigt werden.

§ 473.

Weiter sind gefährlich, unsaubere Unterlagen und Bettwäsche. Auch sie kann der Finger bei der Untersuchung bestreichen und Eiterspaltpilze in die inneren Teile mithinaufführen. Es sind daher bei Gebärenden und im Wochenbett nur reine Unterlagen und reine Bettwäsche zu verwenden.

Nach dem Stuhlgang unter der Geburt oder, wenn in der Austreibungszeit Kot aus dem After ausgepreßt wird, ist der After und seine Umgebung mit nasser Watte sorgfältig zu reinigen. Denn auch der Kot enthält Spaltpilze, welche, in die inneren Geschlechtsteile eingeführt, Wundkrankheiten erzeugen können.

§ 474.

Erkrankt in dem Wohnhause der Hebamme eine Person an Kindbettfieber, an Wundrose, Scharlach, Pocken, Diphtherie, Typhus, Cholera oder Ruhr, oder in einem Hause, in welchem die Hebamme eine Gebärende oder eine Wöchnerin zu besorgen hat, so meldet sie dies dem Kreisarzt und meidet jede Berührung mit solchen Kranken. Ist trotzdem eine Berührung vorgekommen, so hat sie sich zu desinfizieren (siehe § 113 Ziffer 5) und die Kleider zu wechseln. Auch enthält sie sich der Praxis bis zur Entscheidung des Kreisarztes. Ebenso erstattet sie unverzüglich dem Kreisarzt eine Meldung, wenn in ihrer eigenen Familie eine der genannten Krankheiten vorkommt und enthält sich jeder Praxis, bis der Kreisarzt sie über ihr weiteres Handeln belehrt hat. Denn bei den genannten Krankheiten kommen Spaltpilze vor, die den Geburtswunden sehr gefährlich werden können.

Besitzt die Hebamme selbst eiternde Wunden oder ein Blutgeschwür an den Händen, so darf sie keine Geburt übernehmen. Hat sie andere Eiterungen an ihrem Körper, hat sie z. B. das Unglück, an einer ihrer Brustdrüsen mit einem Geschwür zu erkranken, oder hat sie übelriechenden Ausfluß aus ihren eigenen Geschlechtsteilen, so meldet sie dies sofort mündlich dem Kreisarzt und enthält sich bis dahin jeder Untersuchung in der Schwangerschaft oder unter der Geburt.

Über Notfälle siehe die Belehrung in § 482.

§ 475.

Erkrankt eine ihrer Wöchnerinnen fieberhaft, so berühre sie die Wöchnerin möglichst wenig, insbesondere den Wochenfluß und desinfiziere ihre Hände nach der Berührung sofort mit Alkohol und Sublimat.

Für die Hebamme ist die Kenntnis von der allergrößten Wichtigkeit, daß von jeder Frau, die an Wundfieber erkrankt ist, Keime auf Gebärende durch die Hände oder Instrumente übertragen werden und die schwerste Krankheit erregen können. Am meisten zu fürchten ist der Wochenfluß, auch wenn er nicht übelriechend ist, aber auch jede Berührung der äußeren Geschlechtsteile enthält die Gefahr, daß der Finger von den Spaltpilzen etwas mitnimmt. Ansteckend sind auch alle übrigen Ausflüsse, auch wenn sie nicht aus den Geschlechtsteilen stammen, wie der Eiter bei einer Gelenkentzündung, das Ausgehustete, ja selbst der Schweiß der Fieberkranken.

Jede Berührung einer wundkranken Wöchnerin enthält also die Gefahr der Übertragung. Je kränker die Wöchnerin, um so gefährlicher sind die Spaltpilze, die an den Fingern haften bleiben, am gefährlichsten sind sie bei der allgemeinen Blutvergiftung, dem Kindbettfieber. Je inniger die Hand mit ihnen in Berührung kam, z. B. bei Besudelung der Hand mit Wochenfluß, um so tiefer dringen sie in die Haut der Hand ein, um so schwieriger sind sie zu entfernen und zu töten!

Hierin liegt die ungeheure Gefahr, daß eine Hebamme, die mit einer fieberkranken Wöchnerin zu tun hat, die Spaltpilze mit ihrer Hand auf die Geburtswunde einer gebärenden Frau bei der inneren Untersuchung überträgt. Und in der Tat werden sehr viele Kindbettfieberfälle in der Praxis der Hebamme auf diese Weise erzeugt, und viele Wöchnerinnen gehen auf diese Weise zu Grunde. Es sind daher ganz besondere Vorschriftsmaß= regeln nötig, um solche Übertragung zu verhüten (s. § 481).

§ 476.

Befolgt die Hebamme die vorgeschriebenen Maß= nahmen gewissenhaft, so wird sie nicht so leicht eine schwere fieberhafte Krankheit oder gar ein Kindbettfieber in ihrer Praxis erleben.

§ 477.

Allerdings ist nicht jedes Fieber im Wochenbett zu vermeiden. Kleinere Temperatursteigerungen ereignen sich doch zuweilen, auch bei bester Leitung der Geburt. Sie können z. B. entstehen, wenn der Abfluß des Wochenflußes nicht gut stattfinden kann, indem die Gebärmutter zu stark nach vorne geknickt liegt oder ein Blutklumpen oder ein Eihautfetzen den Muttermund verlegt. Aber auch ernstere fieberhafte Erkrankungen können ganz ausnahmsweise vorkommen, trotz aller Sorgfalt, so nach sehr langem und schwerem Geburtsverlauf, bei starker Quetschung der Weichteile, nach schweren Operationen, oder aber wenn frische Keime kurz vor der Entbindung in die Scheide eingeführt waren, wie

z. B. es geschehen kann bei einem Beischlaf, der am Ende der Schwangerschaft ausgeführt wurde, was unbedingt zu verbieten ist. Die Scheide enthält zwar selbst auch Keime, aber meist nur ganz unschädliche. Sie braucht daher auch nicht bei der Geburt gereinigt zu werden. Schädlich sind nur die von außen eingeführten Keime.

Endlich kann ein Teil des Eies in der Gebärmutter faulen, entweder das Kind selbst, oder die zurückgehaltene Nachgeburt, oder Teile der Nachgeburt, oder Eireste, wie besonders bei der Fehlgeburt in den ersten Monaten. Diese Fäulnis wird auch durch Spaltpilze verursacht, die aber harmloser sind und nicht sogleich in die Gewebe des Körpers eindringen. Trotzdem kann die Frau hoch fiebern und auch mit einem Schüttelfrost erkranken. Mit rechtzeitiger Entfernung des faulenden Teiles wird sie aber meist genesen. Zuweilen allerdings gesellen sich hierzu aber auch Eiterspaltpilze, und die Frau kann dann tödlich erkranken. In keinem Fall dürfen daher faulende Teile in der Gebärmutter belassen werden, sondern schleunigst muß ärztliche Hülfe erbeten werden.

Erscheinungen der Wundkrankheiten.

§ 478.

Beim Wundfieber können am Körper der kranken Wöchnerin sehr verschiedene Erscheinungen, je nach der Ausbreitung der Entzündung, auftreten:

Schmerzhaftigkeit der Gebärmutter. Diese entzündliche Schmerzhaftigkeit ist nicht zu verwechseln mit Nachwehen. Nachwehen können sehr schmerzhaft sein, sie kommen aber in Absätzen, und die Gebärmutter ist auf Druck nicht empfindlich. Bei einer Entzündung ist sie stets druckempfindlich.

Reichlicher, braungefärbter oder stinkender Wochenfluß.

Anschwellung der äußeren Geschlechtsteile. Eine Anschwellung kann in manchen Fällen noch von dem Druck der Geburt herrühren bei sehr schwerem Verlauf derselben, oder aus der Schwangerschaft kann eine solche wäßrige Anschwellung stammen. Diese Anschwellungen schwinden in den ersten Tagen des Wochenbettes. Tritt aber erst im Wochenbett eine Anschwellung auf, so liegt hinter ihr fast stets eine infizierte Wunde, die die Anschwellung veranlaßt.

Weiter kann die Gegend rechts oder links von der Gebärmutter empfindlich sein. Dann sind die Seitenteile erkrankt.

Weiter kann der Leib aufgetrieben sein durch starke Ansammlung von Gas in den Gedärmen. Das ist immer ein unangenehmes Zeichen. Starke Auftreibung des Leibes zeigt meist eine schwerere Wundvergiftung an.

Ferner kann ein Bein der Wöchnerin unter Fieber schmerzhaft anschwellen.

Ist also Fieber vorhanden und zeigen sich einzelne dieser Erscheinungen, so besteht kein Zweifel, daß eine Wundinfektion vorliegt. Aber auch ohne diese Anzeichen kann das Fieber sehr wohl Wundfieber sein, ja gerade bei den schweren Erkrankungen, die zur allgemeinen Blutvergiftung führen, fehlen im Beginn der Erkrankung zuweilen alle örtlichen Erscheinungen.

Die Hebamme kann im allgemeinen annehmen, daß bei einer fieberhaften Erkrankung im Wochenbett die Gefahr zunächst nicht sehr groß ist, wenn der Puls bei dem Fieber nicht sehr erheblich in die Höhe geht, wenn das Fieber erst gegen Ende der 1. Woche beginnt und die Frau ein gutes Aussehen bewahrt. Aber auch eine solche Erkrankung kann doch noch eine böse Wendung nehmen.

§ 479.

Die Erscheinungen des Kindbettfiebers, dieser allgemeinen Blutvergiftung nach Wundinfektion, sind aber folgende. Meist, aber nicht immer, beginnt die Krankheit mit einem Schüttelfrost, (s. § 64), schon beim Frost geht die Temperatur sehr hoch 39,5, 40 oder mehr. Der Puls schlägt sehr schnell, die Frau macht einen recht kranken Eindruck. Der Frost kann sich wiederholen. Der Leib geht in die Höhe. Örtliche Erscheinungen fehlen zuweilen ganz, indessen kann auch Schmerz in der Gebärmutter und übelriechender Ausfluß vorhanden sein. Das Fieber aber bleibt bestehen, ist wechselnd, hoch auch niedrig, immer aber bleibt der auffallend schnelle Puls.

Der Kopf ist eingenommen, der Appetit schwindet, Schwächegefühl greift Platz, manche Kranke werden benommen. In den ganz schlimmen Fällen kann schon nach wenigen Tagen der Tod eintreten.

Bei den meisten geht es langsamer. Dann treten einzelne
Erscheinungen mehr in den Vordergrund. Eine sehr schlimme
Wendung tritt ein, wenn eine allgemeine Bauchfellentzündung
sich einstellt. Der Leib wird noch höher, unaufhörliches Erbrechen,
Atemnot, unerträgliche Schmerzhaftigkeit des Leibes tritt ein, der
Puls ist sehr rasch und klein, die Glieder werden kalt. Fast stets
erfolgt der Tod nach einigen Tagen. Oder aber die Erkrankung
ergreift entferntere Organe, die Frau bekommt Stiche auf der
Brust, sie hustet, wirft blutige Massen aus, einzelne Gelenke ent=
zünden sich und vereitern. Oft wird die Haut gelb, rote Aus=
schläge und Blutaustretungen können auf der Haut entstehen und
verraten die völlige Auflösung des Blutes.

§ 480.

Die meisten Frauen mit Kindbettfieber sterben, wenn
nicht in den ersten Anfängen eine ärztliche Behandlung
eingeleitet wird. Je früher der Arzt die Behandlung über=
nimmt, um so eher kann die Frau noch gerettet werden. Große
Gefahr ist im Verzuge, wenn bei dem Fieber der Puls sehr schnell
schlägt, z. B. bei einer Temperatur von 38,5 bereits 120 und
mehr Pulse gezählt werden, wenn ein Schüttelfrost das Fieber ein=
leitet, wenn der Leib sehr aufgetrieben ist und die Frau sich selbst
sehr krank fühlt. Je früher das Fieber nach der Geburt
auftritt, um so gefährlicher ist die Erkrankung.

Verhalten der Hebamme und Vorschriften.

§ 481.

Wenn die Hebamme einen Fall von Wundfieber oder Kind=
bettfieber in ihrer Praxis erlebt, so hat sie 2 Aufgaben zu erfüllen:
1. daß ein Arzt schleunigst die Behandlung übernimmt, 2. daß
sie selbst nicht das Gift auf eine Gebärende überträgt.

Die Hebamme hat bei Fieber im Wochenbett einen Arzt zu
fordern, wenn die Temperatur über 38° beträgt und am
nächsten Tage nicht unter 38° sinkt. Folgt auf den Fieber=
tag zwar ein fieberfreier Tag, geht aber am 3. Tag oder später die
Temperatur wieder über 38°, so hat sie das Gleiche zu tun.

Sie hat ferner bei jedem Schüttelfrost auf eiligste Hinzuziehung eines Arztes zu bringen.

Geht die Zahl der Pulsschläge sehr in die Höhe, z. B. auf 120, und ist dabei kein Fieber, sondern im Gegenteil eine niedrige Temperatur besonders am Abend vorhanden, z. B. 36° oder 35,5°, so ist wegen der bestehenden Herzschwäche der Arzt zu benachrichtigen.

Entdeckt die Hebamme ein Geschwür an den äußeren Geschlechtsteilen, das sich oft hinter einer Anschwellung der Teile verbirgt, so ist ebenfalls ärztliche Behandlung notwendig, selbst wenn noch kein Fieber bestehen sollte.

Verweigern die Angehörigen den Arzt, so erstattet sie Anzeige an den Kreisarzt.

Hat der Arzt die Behandlung der fieberkranken Wöchnerin übernommen, so muß die Hebamme ihn fragen, ob bereits Kindbettfieber vorliegt und, wenn er es verneint, ihn darum bitten, ihr mitzuteilen, wenn nach seiner Meinung Kindbettfieber anzunehmen ist. Denn die Hebamme hat die Pflicht, jeden Fall von Kindbettfieber in ihrer Praxis dem Kreisarzt zu melden. Da sie selbst nicht mit Bestimmtheit wird sagen können, ob schon Kindbettfieber vorliegt, so bittet sie den Arzt um Belehrung und erstattet die vorgeschriebene Meldung an den Kreisarzt, sobald der Arzt die Krankheit für Kindbettfieber erklärt.

Den Tod einer Wöchnerin hat die Hebamme in jedem Falle sofort dem Kreisarzt persönlich oder schriftlich zu melden.

§ 482.

Es wäre am besten, wenn nach Ankunft des Arztes die Hebamme bei nachgewiesenem Kindbettfieber oder auch bei Verdacht auf Kindbettfieber die Wöchnerin nicht mehr besucht. Sie darf das auch tun, wenn eine andere sachverständige Pflegerin die Wartung der kranken Wöchnerin übernimmt und der benachrichtigte Kreisarzt dies gestattet.

Ist aber eine solche Pflegerin nicht zu beschaffen, so ist es ihre Pflicht, die Wartung weiter zu übernehmen und die ärztlichen Verordnungen streng zu befolgen. In der Krankheitslehre (§ 57) hat sie das Nötige über Krankenpflege gelernt. Ist die Hebamme bei einer an Kindbettfieber Erkrankten während der Entbindung oder im Wochenbett tätig, so ist ihr während der

Dauer der Beschäftigung bei der Erkrankten und innerhalb einer Frist von acht Tagen nach Beendigung derselben jede Tätigkeit als Hebamme bei einer anderen Frauensperson untersagt. Auch nach Ablauf der achttägigen Frist ist eine Wiederaufnahme der Tätigkeit nur nach gründlicher Reinigung und Desinfektion ihres Körpers, ihrer Wäsche, Kleidung und Instrumente nach Anweisung des Kreisarztes gestattet.

Die Wiederaufnahme der Berufstätigkeit vor Ablauf der achttägigen Frist ist jedoch zulässig, wenn der Kreisarzt dies für unbedenklich erklärt.

Die Desinfektion, welche die Hebamme in jedem Falle von Fieber und Kindbettfieber vorzunehmen hat, ist folgende:

Nach jeder Berührung mit einer fieberkranken Wöchnerin, insbesondere nach jeder Berührung mit übelriechendem Ausfluß oder einem Geschwür sofortige Waschung und Desinfektion der Hände und Arme mit Alkohol und Sublimat. Die Bürsten sind nach dem Gebrauch sogleich auszukochen.

Nach jeder Berührung einer Wöchnerin mit Kindbettfieber oder dem Verdacht von Kindbettfieber: Dieselbe Desinfektion der Hände und Arme, außerdem Vollbad oder Waschung des gesamten Körpers mit Seife. Nach dem Bade reine Wäsche, wiederum dieselbe Desinfektion. Die sofort abzulegenden Kleider und Schürze dürfen nicht mit anderen Kleidern zusammengebracht werden. Sie werden ausgekocht und mit Seife gewaschen oder noch besser in einem Desinfektionsapparat mit strömendem Wasserdampf desinfiziert. Alle gebrauchten Instrumente und Bürsten werden $1/4$ Stunde ausgekocht und der Schlauch der Spülkanne $1/4$ Stunde in Lysollösung gelegt.

§ 483.

Die hier gegebenen Vorschriften hat die Hebamme mit der größten Gewissenhaftigkeit zu befolgen. Tut sie hier nicht ihre Pflicht, so wird sie sich und andere unglücklich machen. Durch ihre Schuld wird manches blühende Menschenleben in das Grab sinken, der Staat wird ihr die Berechtigung, weiter Hebamme zu sein, entziehen, und sie selbst wird das schreckliche Bewußtsein bis an ihr Lebensende mit sich herumschleppen, den Tod eines Menschen verschuldet zu haben!

Die gewissenhafte Befolgung aller Vorschriften wird sie aber vor allem Unglück schützen. Erlebt sie trotzdem doch einmal einen Fall von Kindbettfieber in ihrer Praxis, kann sie aber nachweisen, daß sie alle Vorschriften sorgsam befolgt hat, so wird ihr niemand zu nahe treten, und ihr Gewissen kann beruhigt sein. Aber sie prüfe sich jedesmal sorgfältig: Habe ich auch alles so befolgt, wie es vorgeschrieben ist? Jeder Mensch kann irren, und einen Irrtum kann man verzeihen, niemals aber Nachlässigkeit, Gewissenlosigkeit und Besserwissenwollen! Ist daher die Hebamme über irgend welche Maßnahmen in Zweifel, oder vermag sie die Verhältnisse nicht zu übersehen, oder glaubt sie Verhältnisse zu finden, die nicht in den Vorschriften vorgesehen sind, so wende sie sich stets vertrauensvoll an den Kreisarzt und frage ihn offen um Rat. Niemals ist eine Hebamme zu tadeln, die Belehrung sucht.

Die Wundrose und der Starrkrampf. Der ansteckende Schleimfluß.

§ 484.

Endlich muß die Hebamme noch folgende Vorkommnisse kennen.

Die Wundrose (s. § 118) kann auch im Wochenbett auftreten. Sie geht meist von den verwundeten äußeren Geschlechtsteilen aus, seltener von der Brustwarze, noch seltener vom Gesicht (Gesichts= rose). Sich rasch verbreitende Rötung und Schwellung der Haut mit hohem Fieber sind die Erscheinungen. Die Rose ist ebenso gefährlich wie das Kindbettfieber. Das Verhalten ist das Gleiche wie bei Kindbettfieber. Vor allem ist der Kreisarzt zu benach= richtigen. Das Kind ist sofort von der Mutter zu trennen.

Der Starrkrampf (s. § 118) der Wöchnerin ist eine sehr seltene, aber fast stets tödliche Erkrankung. Die Geburtswunde ist mit den Starrkrampfspaltpilzen, die, wie gelehrt, in der Erde und im Kehricht der Zimmer sich finden, in Berührung gekommen. Die Starrkrampfspaltpilze sind außerordentlich widerstandsfähig gegen Desinfizientien, daher Übertragungen von einer Erkrankung sehr leicht sich ereignen können. Das Kind ist sofort von der Mutter zu trennen. Der Kreisarzt ist ohne Säumen zu benachrichtigen. —

Der ansteckende Schleimfluß ist zwar keine eigentliche Wundkrankheit, da die ihm eigentümlichen Spaltpilze auch die unversehrte Schleimhaut befallen, kann aber auch Fieber im Wochenbett veranlassen. Die Frau hatte dann aus der Schwangerschaft die Krankheit in das Wochenbett mit herübergenommen. Dieses Fieber tritt meist erst in der zweiten Woche des Wochenbettes mit oder ohne Schmerzen im Leibe auf. Die Erkrankung kann recht ernst und langwierig werden, indessen endet sie sehr selten tödlich. Die Hebamme hat sich zu verhalten, wie bei jedem Fieber im Wochenbett.

Die mangelhafte Rückbildung der Gebärmutter und andere Störungen im Wochenbett.

§ 485.

Schmerzhafte Nachwehen sind bei Mehrgebärenden in den ersten Tagen des Wochenbettes häufig. Die Gebärmutter ist dabei auf Druck nicht empfindlich, und es besteht kein Fieber. Die Nachwehen können sehr störend für die Frau sein. Die Behandlung besteht in Auflegen von einem Prießnitzschen Umschlag, worauf bald erheblicher Nachlaß eintritt. Auch muß vom dritten Tage des Wochenbettes an für gute Stuhlentleerung gesorgt werden.

Heftige Nachwehen bei Erstgebärenden erwecken immer den Verdacht, daß eine ernstere Störung vorliegt. Ist der Wochenfluß dabei andauernd reichlich und blutig, oder versiegt er völlig, oder tritt Fieber auf, so ist ein Arzt hinzuzuziehen.

Stets wenn bei Nachwehen Fieber eintritt, handelt es sich um eine besondere Erkrankung, und ärztliche Hülfe ist notwendig.

Schmerzhaftigkeit der Gebärmutter auf Druck kann auch ohne Fieber vorkommen. Der Unterleib wird mit einem Prießnitzschen Umschlag bedeckt. Ist die Schmerzhaftigkeit nach 24 Stunden nicht geschwunden, so ist ein Arzt zu erbitten.

§ 486.

Der Wochenfluß kann sehr reichlich sein. Dann ist auf recht sorgfältige Reinhaltung der Geschlechtsteile zu achten, und die Vorlagen sind öfter zu wechseln. Sehr gering wird der Wochen=

fluß bei hohem Fieber. Plötzliches Aufhören des Wochen=
flusses bei lebhaften Nachwehen erfordert sofort ärztliche Hülfe.
Wahrscheinlich hat sich dann der Wochenfluß in der Gebärmutter
angesammelt, weil sein Abfluß behindert ist.

Ein leichter, übler Geruch des Wochenflusses ist nicht selten.
Reichliche Abspülungen, öfteres Wechseln der Vorlagen und Unter=
lagen sind dann nötig. Zuweilen riecht der Wochenfluß aber aus=
gesprochen faulig, ja zuweilen so stark, daß man den schlechten
Geruch sogleich beim Betreten des Zimmers bemerkt. Daß diese
Erscheinung bei Wundfieber vorkommt, ist schon gesagt in § 478, aber
auch ohne jedes Fieber kann ein übelriechender Ausfluß bestehen.
Solch ein Ausfluß enthält stets gefährliche Wundspaltpilze. Die
Hebamme berühre daher die Vorlage möglichst wenig und mache
eine Abspülung der Geschlechtsteile mit 1% Lysollösung, ohne
die Teile mit der Hand zu berühren, und halte auf größte
Reinlichkeit der Vor= und Unterlagen. Ist am nächsten Tage
der üble Geruch noch vorhanden, so muß sie einen Arzt
benachrichtigen, der das Weitere veranlassen wird. Nach jeder
Berührung oder dem Zurechtmachen einer Wöchnerin mit stinkendem
Ausfluß hat die Hebamme sich sorgfältig zu desinfizieren. Das
Mutterrohr ist sofort auszukochen und der Spülkannenschlauch in
Lysollösung zu legen.

§ 487.

Bei der mangelhaften Rückbildung zögert die Verkleine=
rung der Gebärmutter. Sie bleibt groß, hochstehend und schlaff.
Hierdurch werden die Gefäße nicht genügend zusammengedrückt.
Daher bleibt der Ausfluß reichlich und lange blutig, ja
zuweilen treten noch in der zweiten Woche reine Blutabgänge
auf. Die mangelhafte Rückbildung kommt besonders vor bei Viel=
gebärenden, nach Zwillingsgeburten, nach größeren Blutungen unter
der Geburt, besonders, wenn die Wöchnerin ihr Kind dabei nicht
stillt, ferner beim Wundfieber und Kindbettfieber. Aber auch
schlechtes Verhalten der Wöchnerin, wie unruhiges Liegen, zu
frühes Aufstehen, zu frühe körperliche Arbeit sind häufige Ur=
sachen der mangelhaften Rückbildung. Die Hebamme halte auf
das strengste auf ruhige Lage der Frau, sie bedecke den Unterleib
mit einem Prießnitzschen Umschlag und sorge für regelmäßige
Harnentleerung und täglichen Stuhlgang. Dauert der blutige

Abgang bis in die zweite Hälfte der zweiten Woche oder treten eigentliche Blutungen ein, so muß ein Arzt benachrichtigt werden.

Wenn aber größere Abgänge von reinem Blut nach Ablauf der ersten Tage des Wochenbettes eintreten, dann ist die Sache ernster. Es besteht der Verdacht, daß ein fremder Inhalt in der Gebärmutter ist, der die Zusammenziehung der Gebärmutter hindert, z. B. ein zurückgebliebenes Stück des Mutterkuchens. Häufig bestehen gleichzeitig schmerzhafte Nachwehen. Jetzt ist sogleich ein Arzt zu erbitten, denn die Blutung kann einen gefährlichen Grad annehmen, und wenn ein Stück zurückgeblieben ist, muß es entfernt werden. Ist der Ausfluß etwa schon übelriechend oder besteht Fieber, dann hat die Hebamme alle jene Maßregeln zu treffen, die sie bei Wundfieber gelernt hat.

§ 488.

Mangelhafte Rückbildung ist immer eine wichtige Störung. Wird sie nicht beseitigt, so können viele Frauenleiden, wie z. B. eine Lageveränderung der Gebärmutter, ein Vorfall oder chronische Entzündungen der Gebärmutter, sich entwickeln. Klagt eine Wöchnerin in den späteren Wochen oder am Ende des Wochenbettes über Schmerz oder Druck im Kreuz, über Fortdauer des Ausflusses, über Druck im Mastdarm oder tritt die Regel sehr stark auf, so entwickelt sich im Anschluß an das Wochenbett wahrscheinlich ein Frauenleiden. Solche Frauen sind dann an einen Arzt zu weisen.

§ 489.

Harnverhaltung tritt bekanntlich nicht so selten nach der Geburt in den ersten Tagen ein. Die Hebamme hat bereits im § 92 gelernt, wie sie sich dabei zu verhalten hat. Besteht aber durch längere Zeit, also etwa drei bis vier Tage, Harnverhaltung, so muß ein Arzt gebeten werden. Längeres Katheterisieren hat nämlich trotz aller Sorgfalt häufig doch einen Blasenkatarrh zur Folge.

Den Blasenkatarrh bemerkt man an der Schmerzhaftigkeit bei der Harnentleerung und an dem trüben Harn, der gelassen wird. Auch fehlt nach dem Harnlassen das Gefühl der Befriedi=

gung, und es besteht häufig ein andauerndes Brennen oberhalb der Schoßfuge. Natürlich ist die ärztliche Behandlung nötig. Der trübe Harn bei Blasenkatarrh enthält aber Spaltpilze, daher befasse sich die Hebamme mit solchem Harn nicht weiter, sondern schütte ihn sogleich fort, falls er nicht zur Besichtigung für den Arzt aufgehoben werden soll. Bis der Arzt kommt, erleichtern Prießnitzsche Umschläge und reichliches Wassertrinken sehr die Beschwerden der Wöchnerin.

Unwillkürlicher Harnabgang kommt bei Lähmung des Schließmuskels vor, verliert sich meist nach wenigen Tagen, oder es ist eine Harnfistel entstanden (s. § 368). Meist besteht bei ihr eine Verbindung zwischen Blase und Scheide (Blasenscheidenfistel). In allen Fällen, in denen unwillkürlicher Harnabgang mehrere Tage besteht, verlange die Hebamme einen Arzt. Daß solche Verletzungen, ebenso wie nicht geheilte Dammrisse, später nach dem Wochenbett durch eine Operation geheilt werden können, ist schon im § 91 gelehrt.

§ 490.

Die bei Wöchnerinnen in den ersten Tagen stets bestehende Stuhlverstopfung wird, wie § 245 gelehrt, bekämpft. Durchfall im Wochenbett kann durch Fehler im Essen und Trinken entstehen. Die Hebamme verhalte sich bei ihm wie bei Durchfall in der Schwangerschaft gelehrt ist. Durchfälle können auch bei Kindbettfieber auftreten.

Unwillkürlicher Abgang von Kot deutet auf eine Zerreißung des Schließmuskels des Afters, also auf einen vollständigen Dammriß, hin, den die Hebamme aber am Schluß der Geburt bereits bemerkt haben müßte — oder auf eine Zerreißung der Scheidenmastdarmwand, einer sog. Scheidenmastdarmfistel. Durch diese Öffnung gelangt der Kot in die Scheide und von dort unwillkürlich nach außen. Der Arzt ist zu erbitten.

§ 491.

Anschwellung eines Beines kann auch ohne Fieber eintreten. Es hat sich dann eine Blutader im Becken oder im Oberschenkel durch ein Blutgerinnsel verstopft. Die Anschwellung ist in den ersten Tagen recht schmerzhaft, sie kann so stark werden, daß das Bein doppelt so dick wird, später besteht mehr ein taubes Gefühl in dem Bein. Die Frau muß ganz ruhig liegen, darf beim Stuhlgang sich nicht aufsetzen und bei ihm nicht pressen. Es könnte sich sonst aus der verstopften Ader ein Blutgerinnsel loslösen und bis ins Herz und von hier aus in die Lungenschlagader geschwemmt werden, worauf ganz plötzlich der Tod eintritt. Das Bein wird hoch gelagert und mit einem reinen Bettlaken eine nasse Einwicklung des ganzen Beines gemacht. Dabei darf das Bein so wenig wie möglich bewegt und ohne ärztliche Anordnung weder eingerieben noch massiert werden. Natürlich ist die weitere Behandlung einem Arzt zu übergeben.

Die Störungen des Säugegeschäftes.

§ 492.

Wundsein der Brustwarzen (Schrunden) ist eine sehr häufige Erkrankung der Wöchnerinnen. Die Ursache liegt meist in schlechter Pflege der Warzen in der Schwangerschaft. Aber trotz guter Pflege läßt sich bei schlecht faßbaren Warzen, bei sehr zarter Haut der Schwangeren das Übel nicht immer vermeiden. Durch das Saugen des Kindes wird die Haut der Warze wund, die Wunde kann schwer heilen, weil bei jedem Anlegen des Kindes die Wunde wieder aufgesogen wird. Da die Warze sehr empfindliche Nerven besitzt, so sind die Schrunden recht schmerzhaft. Der Schmerz kann beim Anlegen des Kindes sich so steigern, daß die Frauen beim Anlegen Tränen vergießen.

Sehr leicht gelangen nun in die Wunde der Warze Eiterspaltpilze, besonders durch Finger, die mit Wochenfluß verunreinigt sind. Diese verwandeln dann die Schrunde in ein Geschwür, oder sie dringen in das Innere der Brustdrüse und veranlassen eine Brustdrüsenentzündung.

§ 493.

Das Auftreten einer Schrunde bemerkt man zuerst daran, daß die Warze beim Saugen schmerzt. Doppelte Sorgfalt hat jetzt die Hebamme auf die Reinheit ihrer Hände und aller Gegenstände, die mit der kranken Warze in Berührung kommen, zu verwenden, um das Eintreten von Spaltpilzen in die Wunde zu verhüten. Die Warze ist nach jedem Stillen mit abgekochtem Wasser zart zu waschen und dann mit einem ausgekochten trocknen Läppchen zu bedecken. Die Hebamme kann dazu Läppchen verwenden, die sie sonst zum Nabelverband gebraucht, muß sie nach dem Gebrauch aber vernichten.

Wird die Wunde größer, so steigert sich auch der Schmerz. Dann muß die Hebamme die Warze beim Stillen mit einem Warzenhütchen bedecken und durch dieses das Kind saugen lassen. Dadurch wird der Schmerz sehr gemildert, und die Schrunde heilt leichter. Allerdings kostet es oft große Mühe das Kind zum Saugen durch das Hütchen zu bringen. Die Hebamme muß aber nicht ermüden. Meist gelingt es schließlich doch. Heilt die Schrunde unter dieser Behandlung nicht, wird der Schmerz stärker, oder rötet sich die Brust, oder tritt endlich Fieber auf, so muß ein Arzt die Behandlung übernehmen. Sehr häufig müssen die Wöchnerinnen bei Schrunden das Kind schließlich absetzen, da keine Heilung zu erzielen ist. Mit dem Absetzen heilt alles sofort, wenn nicht schon die Brustdrüse erkrankt war.

§ 494.

Viel schlimmer ist die Brustdrüsenentzündung. Sie entsteht stets durch Eindringen von Eiterspaltpilzen in die Brustdrüse meist durch sichtbare Schrunden, oft aber auch durch nicht bemerkte kleine Verletzungen. Gutes Reinhalten der Brust und besonders der Warze wird sie verhüten.

Das erste Zeichen einer eintretenden Entzündung der Brustdrüse ist Fieber, gewöhnlich eingeleitet durch einen Frost. In der Brustdrüse entsteht eine harte, bei Druck empfindliche Stelle, über welcher die Haut gerötet ist. Die Entzündung kann sich über den größten Teil der Drüse verbreiten.

Immer, wenn am Ende der ersten oder Anfang der zweiten Woche bei einer bis dahin gesunden Wöchnerin Fieber auftritt, denke die Hebamme an Brustdrüsenentzündung und untersuche genau die Brüste. Nach der Untersuchung ist eine Desinfektion ihrer Hände nötig. Ist die Entzündung erkannt, so wird ein Arzt benachrichtigt, der die Behandlung übernimmt. Bis zu seiner Ankunft kann die Hebamme den Schmerz durch einen Prießnitzschen Umschlag lindern. Die Hebamme läßt aber in jedem Falle, in welchem sie eine Entzündung der Brustdrüse zu erkennen glaubt, sofort das Kind absetzen. Nur dann, wenn dies sofort geschieht, kann man hoffen, daß die Brustdrüse nicht in Eiterung gerät.

Wo es dennoch zur Eiterung kommt, wird der Arzt die Eiterhöhlen mit dem Messer öffnen.

Ein großer Teil des Brustdrüsengewebes kann durch die Eiterung verloren gehen und die Brust untauglich zum Stillen für immer werden. Die Krankheit gefährdet nicht das Leben, ist aber sehr schmerzhaft und langwierig. Um so größer ist die Pflicht der Hebamme schon beim ersten Beginn der Entzündung ärztliche Hülfe zu erbitten. Je früher die ärztliche Behandlung beginnt, um so eher läßt sich einer Eiterung noch vorbeugen oder wenn eine solche eintritt, ihre Ausdehnung beschränken.

Störungen in der Milchabsonderung sind bereits im § 250 erwähnt. Spärliche Milchabsonderung ist leider häufig. Mittel, welche die Milchabsonderung vermehren, kennen wir nicht. Die Wöchnerin esse das, was ihr auch früher gut bekömmlich war, mit reichlichem Getränk.

Ansammlung von Milch in den Brüsten, z. B. beim Tode des Kindes oder bei sehr schwachem Saugen des Kindes, läßt sich durch spärliche Kost und Abführen in wenigen Tagen beseitigen und führt, was hier noch einmal gesagt sei, niemals zu Krankheit auch niemals zu Fieber. Die einzigen Regelwidrigkeiten der Brustdrüse, die zu Fieber führen, sind die Schrunden und die Brustdrüsenentzündung.

Das Absaugen gespannter Brüste durch erwachsene Personen ist eine greuliche Unsitte, welche die Hebamme niemals dulden soll.

Sehr reichliche Milchabsonderung ist selten. Weniger flüssige Nahrung und Abführen beseitigt sie wohl. Schlimmer ist der Milchfluß. Die Milch läuft beständig aus den Brüsten und benäßt die Frau. Auch nach Absetzen des Kindes hört der Fluß nicht auf. Dieses Leiden ist sehr selten, führt aber zu großer Schwächung der Frau. Natürlich muß ärztliche Behandlung eintreten.

Zufällige Erkrankungen im Wochenbett.

§ 495.

Unter den zufälligen Erkrankungen im Wochenbett ist zu erwähnen die bereits oben geschilderte Verstopfung der Lungenschlagader durch einen losgelösten Blutpfropf. Zuweilen wurde vorher eine Verstopfung einer Blutader des Beines mit starker Anschwellung desselben bemerkt (s. § 491). In manchen Fällen tritt aber die Verstopfung der Lungenschlagader ganz plötzlich auf, ohne jede Vorboten. Zuweilen geschieht dies beim ersten Aufstehen der Frau oder bei einem Stuhlgang. Die Frau bricht zusammen, und unter höchster Atemnot und namenlosem Angstgefühl tritt in kurzer Zeit der Tod ein (Lungenschlag). Der Tod ist sofort dem Kreisarzt zu melden.

Weiter kommt Scharlach im Wochenbett vor. Schwangere, Gebärende und Wöchnerinnen sind daher vor Ansteckung mit Scharlach streng zu schützen.

Endlich gibt es Geisteskrankheiten im Wochenbett, die natürlich die ärztliche Hülfe sofort erfordern.

Die Krankheiten der Neugeborenen.

§ 496.

Die Krankheiten des neugeborenen Menschen sind sehr zahlreich. Einige von ihnen sind so gefährlich, daß sie das zarte Leben des Kindes in kurzer Zeit vernichten können. Die Hebamme, welche das Neugeborene pflegt, muß die Krankheiten kennen, um sie nach Möglichkeit zu verhüten und ihre Behandlung rechtzeitig einem Arzt übergeben zu können.

Nabelerkrankungen.

§ 497.

Die Entzündungen der Nabelwunde sind lebensgefährliche Erkrankungen. Spaltpilze sind mit ihr in Berührung gekommen, stören die Wundheilung, können weiter in das Innere des kindlichen Körpers meist auf dem Wege der Nabelgefäße vordringen und zur allgemeinen Blutvergiftung mit tödlichem Ausgang führen. Die Infektion erfolgt häufig schon bevor der Nabelstrang abgefallen ist, denn wunde Stellen sind schon vorhanden, die infiziert werden können, wenn der Strang sich anfängt zu lösen. Die Infektion erfolgt durch unreine Nabelläppchen, unreines Nabelband, unreine Hände. Ja auch die Nabelschere, wenn sie mit Eiterspaltpilzen verunreinigt ist, kann die Wundinfektion veranlassen. Besonders zu fürchten ist aber die Berührung mit Wochenfluß durch die Hände der Hebamme. Daher die Regel, stets erst das Kind und dann die Wöchnerin zu besorgen. Sollte doch einmal die Wöchnerin zuerst besorgt werden müssen, so ist, wie gelehrt, eine sorgfältige Desinfektion der Hände nötig, ehe das Kind berührt werden darf. Ferner sind die Vorschriften über die Reinhaltung und Desinfektion aller mit dem Nabel in Berührung kommenden Gegenstände, die in § 258 gegeben sind, sorgfältig zu befolgen.

Der entzündete Nabel rötet sich und bekommt geschwollene Ränder. Ist die Nabelschnur schon abgefallen, so verwandelt sich die Wunde in ein Geschwür. Natürlich ist sofort ärztliche Behandlung zu fordern. Allein in manchen Fällen bemerkt man am Nabel gar keine Veränderung, das Kind verfällt plötzlich, wird schlafsüchtig und verweigert die Nahrung, kann nach kurzer Zeit sterben, und erst nachträglich sieht der Arzt an der Leiche, daß eine schwere Nabelinfektion vorliegt. Die Hebamme soll daher in allen Fällen, in denen ein lebensfrisches Kind, das einen gesunden Eindruck gemacht hat, plötzlich besonders am 3. bis 5. Tage verfällt, immer an Nabelinfektion denken und schleunige Herbeirufung eines Arztes verlangen.

Besteht der Verdacht einer Nabelentzündung, so muß die Hebamme nach jeder Besorgung des Nabelverbandes sich sorgfältig desinfizieren.

§ 498.

Nabelblutungen können entstehen, wenn die Nabelschnur schlecht unterbunden ist. Wird das Kind in sein warmes Bettchen gebracht, so kann der Nabelschnurrest erschlaffen, dann ergießt sich aus den schlecht verschlossenen Gefäßen Blut nach außen. Man findet nach einiger Zeit das Kind im Blut schwimmen und äußerst geschwächt, ja zuweilen schon tot. Besonders bei lebensschwachen

Kindern und sehr sulzreicher Nabelschnur ist das unglückliche Ereignis nach schlechter Unterbindung zu fürchten.

§ 499.

Die Hebamme ist für solches Vorkommnis verantwortlich. Sie befolge daher die in § 214 gegebenen Vorschriften über die Unterbindung der Nabelschnur gewissenhaft. Ist das Unglück passiert, so unterbinde sie den Nabelschnurrest noch einmal sorgfältig, bette das Kind recht warm und benachrichtige bei großem Blutverlust einen Arzt, damit er das geschwächte Kind in Behandlung nimmt.

Sehr böse sind Nabelblutungen, die erst nach Abfall der Nabelschnur auftreten. Hier liegt keine Fahrlässigkeit vor, sondern es handelt sich meist um eine schwere allgemeine Erkrankung des Kindes. Der Arzt wird benachrichtigt, und die Hebamme sucht bis zu seiner Ankunft durch Auflegen eines größeren Wattebausches, den sie mit der Nabelbinde recht fest anzieht, die Blutung zu stillen.

Geht die Haut des Bauches etwas auf den Nabelstrang über, so spricht man von Fleischnabel. Fällt der Strang ab, so bleibt ein kleiner Stumpf bestehen, und die Nabelwunde heilt meist langsamer.

Der Nabelschnurbruch ist eine angeborene Mißbildung, von der wir in § 402 schon gesprochen haben. Die sofortige Mitteilung an einen Arzt ist Pflicht der Hebamme, da durch eine rechtzeitige Operation das Kind gerettet werden kann.

Ganz etwas anderes ist ein Nabelbruch. Er entsteht erst, wenn der Nabel völlig vernarbt ist. Es bildet sich eine von Haut bedeckte kleine Geschwulst am Nabel, die beim Schreien des Kindes sich vergrößert. Was dabei zu machen ist, bestimmt der Arzt. (Über Brüche s. § 277.)

§ 500.

Eine andere sehr böse Wundinfektion des Kindes ist die

Wundrose.

Sie geht in der Regel von der Nabelwunde, aber auch von anderen kleinen Verletzungen, z. B. am Kopf, aus. Die Umgebung der Wunde schwillt an und wird hochrot, und die Rötung verbreitet sich weiter über den Körper. Hohes Fieber tritt ein. Die Krank=

heit ist sehr gefährlich für das Leben des Kindes und verlangt schleunige ärztliche Hülfe (s. § 118).

Sollte eine Wöchnerin an der Wundrose erkrankt sein, so ist das Kind von ihr zu trennen, da die Wundrose sehr leicht auf das Kind übertragen werden kann.

§ 501.

Der Starr- und Kinnbackenkrampf

des Neugeborenen entsteht durch Berührung der Nabelwunde mit bestimmten Spaltpilzen, die sich in der Erde und im Kehricht aufhalten (s. § 118). Der Krampf beginnt an der Kiefermuskulatur. Das Kind kann den Mund nicht öffnen, der Unterkiefer steht starr. Weder die Warze kann das Kind fassen, noch kann man selbst den Finger in den Mund des Kindes einführen. Weiter treten Zuckungen im Gesicht auf, bis schließlich ein Starrkrampf die ganze Muskulatur befällt. Das Kind wird hart wie Holz, bäumt sich aufwärts, sodaß nur Hinterkopf und Fersen auf dem Lager aufliegen. Die Krämpfe treten anfallsweise ein. Fast stets ist diese furchtbare Erkrankung tödlich. Sie war früher nicht selten, ehe man ihre Ursache kannte. Heute, wo wir wissen, daß nur die Verunreinigung der Nabelwunde mit Spaltpilzen die Krankheit erzeugt, kommt sie nur vor bei schlechter Besorgung des Nabels. Die Hebamme sei hier noch einmal auf das Eindringlichste ermahnt, Gegenstände, die zur Reinigung und zum Verbande des Nabels dienen, nicht mit dem Fußboden in Berührung zu bringen, insbesondere auch nicht ein Badelaken, in welches das Kind zum Abtrocknen eingeschlagen wird, wie man das leider häufig sieht, wenn das Kind auf dem Schoß zurechtgemacht wird. Das Kind ist stets auf einem Tisch abzutrocknen und anzukleiden, zum Abtrocknen soll man kein größeres Laken nehmen, weil seine Enden trotzdem den Fußboden berühren könnten.

Hat die Hebamme das Unglück, einen Fall von Starrkrampf in ihrer Praxis zu erleben, so ist sofort ein Arzt zu fordern. Bis zu seiner Ankunft berühre die Hebamme das Kind nicht mehr, sie desinfiziere sich die Hände energisch und erstatte Anzeige dem Kreisarzt. Denn der Starrkrampf ist auf andere Kinder und auch auf Kreißende übertragbar! Der Kreisarzt wird sie über ihr weiteres Verhalten belehren.

§ 502.

Eine weitere überaus ansteckende Krankheit ist die

Augenentzündung der Neugeborenen.

Zwar kommt bei ihr das Leben nicht in Gefahr, aber unheilbare Blindheit kann aus ihr entstehen.

Die Verhütung und rechtzeitige Erkenntnis und Behandlung der Augenentzündung durch die Hebamme ist eine ihrer wichtigsten und verantwortlichsten Aufgaben. Handelt sie hier nicht nach den gegebenen Vorschriften, ist sie leichtsinnig, oder glaubt sie die Sache besser zu wissen, so kann sie Schuld werden an der Erblindung des Kindes. Wird sie diese schreckliche Schuld schon ihr ganzes Leben bedrücken, so hat ihr Leichtsinn aber noch andere schlimme Folgen. Eine Hebamme, durch deren Schuld ein Kind die Sehkraft verloren hat, kommt wegen fahrlässiger Körperverletzung vor den Richter. Ihre Strafe wird Gefängnis sein, und der Staat wird ihr die Erlaubnis, weiter Hebamme zu sein, entziehen. Das ist nicht schon einmal, sondern leider schon recht oft geschehen!

Die Hebamme weiß also nun, wie furchtbar ernst diese Erkrankung ist, sie präge sich daher alle Lehren über diese Augenentzündung mit besonderer Gewissenhaftigkeit ein und befolge sie ebenso gewissenhaft in der Praxis.

§ 503.

Die Anzeichen der Krankheit treten schon wenige Tage nach der Geburt auf: Die Augenlider schwellen an und röten sich und sind oft verklebt. Dann dringt aus der Lidspalte eine gelbe wäßrige Flüssigkeit hervor, die nach kurzer Zeit in dicken Eiter übergeht. Schwellung und Rötung der Augenlider nimmt noch mehr zu, das Auge wird dauernd geschlossen gehalten, die rein=eitrige Absonderung hält an. Meist sind beide Augen erkrankt. Dieser Eiter kann nun auch auf den Augapfel und die glashelle Hornhaut übergehen und die Hornhaut trüben und das Auge zerstören, wodurch die unheilbare Blindheit entsteht. Aber rechtzeitige ärztliche Behandlung vermag diesen traurigen Ausgang fast immer abzuwenden.

Die Krankheit entsteht durch das Eindringen von Spaltpilzen des ansteckenden Schleimflusses in das Auge. Fast stets geschieht dies bei der Geburt. Die Gebärende besitzt den ansteckenden Schleimfluß in den inneren Geschlechtsteilen. Das Kind, welches bei der Geburt durch diese getrieben wird, nimmt an seiner Körperoberfläche von dem ansteckenden Schleim Teile mit. Öffnet es nun die Augen nach der Geburt, so gelangen beim Augenaufschlag die an den Wimpern sitzenden Schleimteile mit ihren Spaltpilzen in die Augen und erregen die Krankheit.

Viel seltener erfolgt die Ansteckung erst etliche Tage nach der Geburt durch den Wochenfluß der kranken Frau.

Es ist überaus wichtig für die Hebamme, zu wissen, daß von einem solchen erkrankten Auge die Ansteckung übertragen werden kann auch auf andere Augen, z. B. durch einen mit ansteckendem Eiter besudelten Lappen, Schwamm oder ein Handtuch oder durch die Finger, sowohl auf Kinder als auch auf Erwachsene.

Die Hebamme ist bereits belehrt worden, was sie alles zur Verhütung der Krankheit tun muß. Die Augen aller Kinder sind sofort nach der Geburt des Kopfes mit reinem Wasser abzuwischen. Hat sie in der Schwangerschaft oder unter der Geburt den Verdacht, daß die Frau ansteckenden Schleimfluß besitzt, so soll ein Arzt die Behandlung und Geburtsleitung übernehmen. Ist kein Arzt anwesend, wenn das Kind von solcher Mutter geboren ist, so hat sie die Einträufelung mit 1 prozentiger Höllensteinlösung selbst auszuführen (siehe § 380).

Aber trotz Beobachtung dieser Vorschriften wird doch zuweilen ein Kind an Augenentzündung erkranken. Denn nicht immer verrät sich der ansteckende Schleimfluß durch bestimmte Erscheinungen, er kann auch bestehen, ohne daß man ihn ahnen wird, und nicht immer sind Auswaschungen des Auges wirksam. Also trotz guter Befolgung der gegebenen Vorschriften kann das Kind erkranken. Das muß die Hebamme wissen. Nur wenn die Einträufelung richtig und zeitig ausgeführt wird, ist die Entzündung mit Bestimmtheit nicht zu erwarten.

Treten nun die ersten Erscheinungen der Augenentzündung auf, d. h. quillt gelbliche Flüssigkeit aus den Augen und sind die Lider eines oder beider Augen gerötet, so ist sofort ohne Zeitverlust ein Arzt zu fordern. Die Sache wird sehr dringlich, wenn bereits reiner Eiter aus dem Auge quillt. Keine Stunde ist dann zu versäumen, daß die ärztliche Behandlung eintritt! Weigern sich die Angehörigen, den Arzt kommen zu lassen, so mache die Hebamme sie auf die Gefahr der Erblindung aufmerksam. Außerdem ist in jedem Fall von ansteckender Augenentzündung Meldung an den Kreisarzt zu erstatten.

Bis zur Ankunft des Arztes hat die Hebamme die Augen zu reinigen und kalte Umschläge zu machen. Zur Reinigung nimmt sie kühles Wasser und einen Wattebausch. Mit dem in das Wasser getauchten und ausgedrückten Wattebausch wird der angesammelte Eiter vorsichtig und zart abgewischt. Dann nimmt man einen neuen Bausch und hebt vorsichtig das obere Augenlid empor und wischt den nun hervorquellenden Eiter ab. Dann wird das untere Augenlid ein wenig nach unten abgezogen und abermals vorsichtig abgewischt. Sind die Augenlider verklebt, so weiche man sie erst auf durch anhaltendes Befeuchten mit nassen Läppchen. Ist nur ein Auge erkrankt, so hüte man sich, daß bei der Reinigung etwa Eiter in das gesunde Auge kommt. Das Kind muß auf die Seite des kranken Auges gelegt werden, damit der abfließende Eiter nicht in das gesunde Auge fließen kann. Diese Reinigung ist alle Stunden zu wiederholen. Nach der Reinigung werden kalte Umschläge auf die erkrankten Augen gemacht. Eine größere Anzahl vielfach zusammengelegter Leinewandläppchen wird in kaltes Wasser, am besten Eiswasser, gelegt und dann ein Läppchen nach dem anderen, ausgedrückt, auf die kranken Augen gelegt. Der Wechsel muß ein rascher sein, da sehr schnell, oft schon nach 2—3 Minuten, die Läppchen durch die starke Entzündung der Augen warm werden.

Ist die Hebamme nicht im stande selbst alles dies beim Kinde auszuführen, weil sie z. B. eine andere Geburt übernehmen muß, so soll sie die Mutter oder eine Angehörige belehren, damit von diesen alles sorgfältig ausgeführt wird. In keinem Fall dürfen warme Umschläge gemacht werden.

Aber das Beste bleibt immer für das Kind schleunigste ärztliche Behandlung. Je früher der Arzt kommt, um so sicherer behält das Kind sein Augenlicht, je später er kommt, um so drohender ist die Gefahr der Erblindung! Also lasse sich die Hebamme ja nicht einfallen, auch nur eine Stunde mit der Sendung zum Arzt zu säumen!

Alle gebrauchten Läppchen sind zu verbrennen. Die Hebamme weiß, daß sie durch Unvorsichtigkeit sich selbst an ihren Augen anstecken kann. Sie belehre aber auch die Umgebung des Kindes über die große Gefahr der Übertragung auf andere Augen.

§ 504.
Die Mittelohrentzündung

ist nicht gerade häufig, aber auch sie kann zur Zerstörung des Sinnesorgans führen. Sie ist von hohem Fieber begleitet und ruft heftige Schmerzen hervor, infolge deren die Kinder anhaltend schreien, sich auch wohl nach den Ohren greifen und die Brust nicht nehmen wollen. Nach einigen Tagen zeigt sich eitriger Ausfluß aus den Ohren.

Die eitrige Mittelohrentzündung kann ohne rechtzeitige zweckmäßige ärztliche Behandlung zum Verluste des Gehörs und damit zu späterer Taubstummheit, zu Hirnentzündungen und zum Tode führen. Zur Vermeidung dieser Gefahren ist ohne Säumen ein Arzt zuzuziehen, wenn auch nur der Verdacht dieser Erkrankung auftritt.

§ 505.
Die Kopfblutgeschwulst

besteht in einer Blutaustretung zwischen einem Kopfknochen und seiner Knochenhaut. Durch die Geburt sind feine Gefäße der Knochenhaut zerrissen, das Blut, welches aus ihnen fließt, hebt die Knochenhaut ab, und es entsteht die Geschwulst.

Die Kopfblutgeschwulst sitzt in der Regel auf einem Scheitelbein, sie wird meist erst einige Tage nach der Geburt bemerkt, da sie langsam entsteht. Auch ist sie zuweilen von der Kopfgeschwulst bedeckt, und erst nachdem diese geschwunden ist, entdeckt man die unter ihr liegende Kopfblutgeschwulst. Sehr selten ist sie bei anderen Lagen als bei Kopflagen. Die Kopfblutgeschwulst fühlt sich weich an, sie überschreitet niemals Nähte oder Fontanellen, sie ist nicht empfindlich, nicht heiß und dickt sich sehr langsam ein. Es mögen wohl 12—15 Wochen vergehen, ehe eine große Kopfblutgeschwulst völlig geschwunden ist.

Das Leiden ist nicht gefährlich, wenn die Geschwulst vor Stoß oder vor heftigem Reiben bewahrt wird. Dennoch soll die Hebamme um ärztliche Behandlung bitten, da Verwechselungen mit anderen gefährlichen Erkrankungen möglich sind und auch die

Kopfblutgeschwulst wohl einmal vereitern kann, was sehr gefährlich ist. Bis der Arzt kommt, bedecke sie die Geschwulst mit einem Bausch Wundwatte und belehre die Mutter, die Stelle der Geschwulst nicht zu berühren.

§ 506.
Andere Verletzungen,

die von der Geburt herrühren können, sind Brüche eines Armes, des Schlüsselbeines oder eines Oberschenkels. Meist entstehen solche Unglücksfälle nur bei Operationen. Es könnte also der Hebamme auch einmal ein Armbruch bei der Lösung der Arme passieren. Das Kind bewegt dann den Arm nicht, und man fühlt, wenn man den Oberarm mit Daumen und Zeigefinger beider Hände faßt, die Beweglichkeit der Enden des gebrochenen Armes. In allen Fällen, in denen das Kind einen Arm oder ein Bein nach der Geburt nicht bewegt, ist sofort ein Arzt zu benachrichtigen, ebenso wie bei allen anderen Verletzungen.

§ 507.
Entzündung der Brüste.

Die bei Neugeborenen in den ersten Tagen ihres Lebens oft sehr angeschwollenen Brüste können sich entzünden und eitern. Die Brust wird dann rot, schwillt noch mehr an und bereitet dem Kinde Schmerz. Diese Entzündung kommt meist nur dann zustande, wenn die Milch aus der angeschwollenen Brust mehrfach ausgedrückt worden ist, was durchaus verboten ist. Denn die Hebamme weiß, daß Schwellung und Milchabsonderung von selbst schwindet, wenn sie die Brust in Ruhe läßt und bei stärkerer Schwellung mit etwas Wundwatte bedeckt. Bei der Entzündung der Brustdrüse muß natürlich ärztliche Behandlung eingreifen.

§ 508.
Die Gelbsucht des Neugeborenen.

Das Gelbwerden haben wir bereits als eine harmlose Erscheinung kennen gelernt, wenn dabei alle Verrichtungen des Kindes in Ordnung sind. Wird dagegen die Verfärbung sehr stark gelb, erreicht die gelbe Verfärbung auch die Hände und Füße, oder zeigt das Kind krankhafte Erscheinungen, wie Unruhe oder Schlafsucht, Mangel an Trinklust oder werden die Ausleerungen regelwidrig, dann liegt eine besondere und gefährliche Krankheit vor, welche diese Gelbsucht veranlaßt. Natürlich muß nunmehr ein Arzt die Behandlung übernehmen.

§ 509.
Das Wundsein der Haut

ist in der Regel die Folge von mangelhafter Reinlichkeit. Die Kinder liegen zu lange naß, und die Nässe greift die Haut an, oder das Waschen und Abtrocknen des Kindes ist schlecht. Künstlich genährte Kinder, frühreife und recht fette Kinder sind besonders zum Wundsein geneigt. Das Wundsein tritt besonders auf zwischen den Hautfalten der Geschlechtsteile, in den Schenkelbeugen, in der Umgebung des Afters, in den Achselhöhlen und auch in den Hautfalten des Halses. Erreichen die wunden Stellen eine größere Ausdehnung, dann wird das Kind unruhig, schreit viel und wacht öfter in seinem Schlaf auf.

Beginnt das Wundsein, so hilft wieder nur große Reinlichkeit. Das Kind muß vor allem nach jedem Naßmachen abgewaschen werden, nicht nur mit einem Leinentuch trocken gewischt werden. Die Windeln müssen oft gewechselt werden. Die neuen Windeln sollen aber stets mit kochendem Wasser gewaschen sein, nicht etwa nur mit kaltem oder lauwarmem Wasser abgespült sein. Die wunden Stellen werden mehrmals täglich mit frischem, reinem Wasser und Wundwatte ausgewaschen, besonders nach jeder Benässung des Kindes. Im Bade sind die wunden Hautfalten auseinander zu ziehen und mit Watte sorgfältig auszutupfen. Auch ist es erlaubt, zwischen die Hautfalten Streupulver von Reismehl oder Bärlappsamen zu bringen. Greift das Wundsein sehr um sich oder entstehen Geschwüre in den wunden Teilen, so muß ein Arzt erbeten werden.

§ 510.

Unter den Ausschlägen ist der sogenannte

Milchschorf

zu nennen. Kleine Bläschen entstehen, besonders im Gesicht, platzen und hinterlassen gelbliche Borken und Krusten. Der Ausschlag hat keine besondere Bedeutung, Reinlichkeit hilft am besten gegen ihn.

Greift er um sich, so wird ärztliche Behandlung notwendig sein. Den Aberglauben, daß der Ausschlag „nach innen schlagen" könne, wenn man ihn heilt, muß die Hebamme bekämpfen, denn solche Dinge kommen nicht vor.

§ 511.

Eine sehr unangenehme Erkrankung der Haut sind die

Schälblasen.

Blasenbildung auf der Haut haben wir schon bei der Syphilis der Neugeborenen kennen gelernt. Die syphilitischen Blasen sitzen besonders an den Handflächen und Fußsohlen. Sie platzen und hinterlassen Geschwüre.

Die Schälblasen haben mit Syphilis nichts zu tun, sind aber durch Berührung sehr ansteckend! Sie entstehen gewöhnlich in den ersten Tagen nach der Geburt auf der Haut an den verschiedensten Körperstellen als runde oder unregelmäßig geformte, manchmal sich schnell vergrößernde Bläschen von der Größe eines Hirsekorns bis zu der eines Zehnpfennigstückes und darüber. Im Gegensatze zu dem syphilitischen Blasenausschlage bleiben meist die Fußsohlen und Handflächen frei. Wo die Bläschen dichter stehen, können sie zusammenfließen, bis handtellergroße Blasen sich bilden. Sie geben dann den Kindern ein Aussehen, als ob sie verbrüht seien. Anfangs sind die Bläschen in der Regel mit klarer Flüssigkeit gefüllt, später wird der Inhalt trübe, schließlich eiterähnlich. Nach einiger Zeit platzen die Blasen, und an ihrer Stelle zeigt sich ein roter nässender, von der Oberhaut entblößter Fleck. Neben den älteren können neue frische Bläschen bis in die dritte Woche entstehen. Fieber ist in den leichten Fällen nicht vorhanden; in der Regel tritt nach einer bis drei Wochen bei zweckmäßiger Behandlung Heilung ein. Nicht selten kommen jedoch auch Fälle mit Fieber und tödlichem Ausgange vor.

Die Schälblasen sind sehr ansteckend und können durch Gebrauchsgegenstände und Personen verbreitet werden. Insbesondere werden dieselben aber leicht durch Hebammen oder Wärterinnen von einem Neugeborenen auf andere durch unreine Hände oder Instrumente übertragen. Auch ältere Kinder und Erwachsene können von der Krankheit ergriffen werden.

Hat die Hebamme ein an Schälblasen leidendes Kind berührt, so hat sie ihre Hände aufs sorgfältigste zu desinfizieren und, bevor sie zu einer zweiten Wöchnerin oder einem zweiten Kinde geht, ihre Kleider zu wechseln. Von jeder in ihrer Praxis vorkommenden Schälblasenerkrankung eines Kindes hat die Hebamme dem Kreisarzt unter näherer Darlegung des Falles mündlich oder schriftlich Anzeige zu erstatten und seinen Weisungen Folge zu leisten. Beim Auftreten von mehreren Fällen in ihrer Praxis hat sich die Hebamme der Ausübung ihres Berufs so lange zu enthalten, bis sie von dem Kreisarzt Verhaltungsmaßregeln eingeholt hat. Die an Schälblasen erkrankten Kinder sollen nicht gebadet werden.

Jeder Fall ist in das Tagebuch einzutragen. Auf die Zuziehung eines Arztes ist in allen mit Fieber verbundenen Fällen zu dringen.

§ 512.

Die Schwämmchen.

Im Munde des Neugeborenen können die sogenannten Schwämmchen auftreten. Es bilden sich weiße kleine Auflagerungen auf der Zunge, der Innenseite der Wangen oder an der Innenfläche der Lippen, welche fest haften und sich nicht einfach abwischen lassen, wie es bei Milchresten, die liegen geblieben sind, möglich ist. Die weißen Stellen entstehen durch einen Schimmelpilz, der mit Vorliebe sich auf der Mundschleimhaut des neugeborenen Kindes ansiedelt und auch auf andere Kinder übertragbar ist. Werden die Flecke nicht rasch beseitigt, so werden sie größer und können zu einer großen weißen Haut zusammenfließen, die fast die ganze Mundhöhle auskleidet. Die Umgebung der weißen Stellen ist gewöhnlich entzündlich gerötet.

Die Schwämmchen bereiten dem Kinde Schmerz beim Saugen, die Kinder trinken deshalb schlecht, sind unruhig und gedeihen nicht. Bei größerer Ausdehnung der Schwämmchen wird das Kind ernstlich krank, es treten Verdauungsstörungen auf. Die Schwämmchen können durch die Speiseröhre bis in den Magen wachsen und verschluckte Teile der weißen Häute erregen im Darm eine heftige Entzündung. Solche Zustände sind lebensgefährlich, werden aber nur beobachtet bei großer Vernachlässigung des Kindes.

Die Schwämmchen entstehen durch mangelhafte Sauberkeit bei den Mahlzeiten des Kindes. Hält die Hebamme oder die Pflegerin des Kindes den Mund des Neugeborenen gut rein, sorgt sie für die vorgeschriebene Reinlichkeit der Sauger und der Trinkflaschen, gibt sie nur die erlaubte Nahrung, also niemals etwa mehlhaltige Nahrung in den ersten Lebenswochen, so wird sie diese Erkrankung nur selten erleben.

Findet die Hebamme trotzdem einmal die Schwämmchen bei einem ihrer Kinder, so wird sie genau untersuchen, ob beim Trinken des Kindes alles so besorgt wird, wie es in diesem Buch gelehrt ist. Sie muß bei Flaschenkindern den Sauger und die Flasche genau prüfen, ob auch die notwendige Reinlichkeit waltet. Dann halte sie darauf, daß vor jeder Mahlzeit der Mund des Kindes sorgfältig und ebenso die Warze der Frau mit einem zweiten Läppchen und besonderem Wasser gereinigt wird und das Gleiche nach jeder Mahlzeit geschieht. Gehen die weißen Partien hiernach nicht sofort weg, so darf die Hebamme 1 proz. Borwasser nehmen, das sie in der Apotheke erhält, und damit dem Kinde nach jeder Mahlzeit den Mund auswischen und dies auch die Mutter lehren. Geht aber trotz dieser Behandlung die Erkrankung weiter, so muß ein Arzt die Behandlung übernehmen.

§ 513.

Sehr wichtig sind die

Verdauungsstörungen.

Wenn Säuglinge nach der Mahlzeit einen Teil der Milch, nachdem man sie in ihr Bettchen gelegt hat, wieder ausspeien, so ist das nichts Krankhaftes. Man lege das Kind nach der Mahlzeit stets auf die Seite, damit die ausgespiene Milch nicht in den Kehlkopf laufen kann. Bei dem eigentlichen Erbrechen verzieht das Kind schmerzhaft das Gesicht, sauerriechende Massen werden in einem größeren Schub entleert, meist erst längere Zeit nach der Mahlzeit. Das eigentliche Erbrechen ist immer krankhaft, sehr oft gesellt sich zu dem Erbrechen Durchfall. Bei jedem Erbrechen muß ein Arzt das kranke Kind behandeln.

Fehler in der Stuhlentleerung sind besonders bei Flaschenkindern nicht so selten. Hat das Kind einen oder mehrere Tage keinen Stuhl, so muß die Hebamme ein Klystier geben. Hält die Stuhlverstopfung hartnäckig an, so muß der Arzt erbeten werden.

Der Kot zeigt nicht selten eine abweichende Beschaffenheit. Wird er grüngefärbt entleert, so zeigt diese Verfärbung eine Verdauungsstörung an. Färbt sich dagegen eine Kot enthaltende Windel später grün, wenn sie z. B. zur Besichtigung aufgehoben ist, so hat diese nachträgliche Verfärbung keine Bedeutung. In anderen Fällen ist der Stuhlgang sehr stückig, wie durchmengt mit gehackten Eiern, dabei mehr von grauer Farbe und oft stinkend. Auch dies zeigt Verdauungsstörungen an. Meist sind bei solchen Entleerungen die Kinder unruhig, schreien viel und wollen nicht gedeihen. In allen diesen Fällen ist ein Wechsel der Nahrung wahrscheinlich nötig. Das bestimmt aber der Arzt, der hinzuzuziehen ist.

Das Schlimmste ist immer der **Durchfall**, d. h. Ausscheidung von reichlichen Mengen von wasserdünner Beschaffenheit. Besonders im heißen Sommer ist diese Erkrankung sehr zu fürchten. Oft tritt Erbrechen hinzu. Die Kinder verfallen rasch, und ihr Leben gerät in hohe Gefahr. Schleunigste ärztliche Hülfe ist unbedingt notwendig.

§ 514.

Endlich ist zu erwähnen der **schwarze Stuhl der Neugeborenen**. Nachdem das Kindspech entleert ist, wird der Stuhl nicht gelb, sondern er besteht aus schwarzen, dünnen Massen. Gleichzeitig können auch schwarze Massen erbrochen werden. Die schwarzen Massen sind verdautes Blut. Das Blut kommt in den Magen und Darm durch Verschlucken desselben. Die Warze ist wund, das Kind saugt beim Anlegen ein freiliegendes Blutgefäß an und trinkt mit der Milch Blut, das es als schwarze Massen wieder entleert. Es bietet dabei keine Krankheitserscheinungen. Stets wenn die Hebamme schwarzen Stuhl entdeckt, soll sie die Warzen der Säugenden sorgfältig untersuchen. Findet sie eine wunde blutende Stelle und ist das Kind munter, so weiß sie, was der schwarze Stuhl zu bedeuten hat. Sie setzt das Kind von der kranken Warze ab, und die Wunde wird heilen. Entdeckt sie aber keine Wunde und entleert das Kind doch schwarzen Stuhl oder bricht schwarze Massen und verfällt dabei, so kommt das Blut vom Kinde selbst. Dann liegt eine sehr gefährliche Krankheit vor. Das Kind wird rasch bleich und schlaff werden. Ärztliche Behandlung muß schleunigst herbeigeführt werden.

§ 515.

Es ist eine sehr traurige Tatsache, daß die Sterblichkeit der Säuglinge eine recht große ist. Die Hauptschuld liegt an unzweckmäßiger Ernährung und nicht rechtzeitiger Behandlung beginnender Erkrankungen der Verdauungsorgane. Wenn die Hebamme alle in diesem Buch gegebenen Vorschriften gut befolgt und diese Vorschriften auch den Müttern der Neugeborenen eindringlich lehrt, so kann sie sehr dazu beitragen, daß die große Sterblichkeit der Neugeborenen sich mindert.

Sie vergesse nie: **Muttermilch ist unter allen Umständen die beste Ernährung für das neugeborene Kind. Sie muß daher stets auf das Selbststillen halten;** reicht die Muttermilch nicht aus, dann wird Kuhmilch zu Hülfe genommen. Ist das Selbststillen nicht möglich, dann ist eine Amme zu beschaffen, die der Arzt aussucht. Ist auch das nicht möglich, so wird zur künstlichen Ernährung gegriffen mit Kuhmilch. Geschieht diese künstliche Ernährung mit den gegebenen Vorschriften, so wird das Kind auch ganz gut gedeihen. Aber Verstöße sind bei der künstlichen Ernährung sehr schlimm, namentlich gegen die Reinlichkeit, sie können dem Kinde das Leben kosten. Besonders zu fürchten sind die heißen Sommermonate, in denen die Milch sehr leicht verdirbt.

Anhang.

Die innere Wendung bei Querlage.

§ 1.

In dünnbevölkerten Gegenden kann es sich wohl einmal ereignen, daß ein Arzt nicht zu erreichen ist oder nicht rechtzeitig herankommen kann, um die Leitung der Geburt bei Querlage zu übernehmen und die notwendige Wendung auszuführen. In solchen Fällen wäre die Gebärende verloren, wenn nicht der Hebamme das Recht zugestanden würde, selbst die rettende Wendung vorzunehmen.

Für das Königreich Preußen wird der Herr Minister der Medizinalangelegenheiten diejenigen Bezirke bezeichnen, in welchen den dort praktizierenden Hebammen die Pflicht auferlegt wird, unter den genannten Umständen die Wendung selbst auszuführen. Im allgemeinen Hebammenunterricht wird also die Wendung nicht mehr gelehrt werden, und es ist den Hebammen Preußens verboten, sie auszuführen. Nur in den von der Regierung zu bezeichnenden Gegenden wird sie gelehrt und damit den Hebammen zur Pflicht gemacht, sie unter Umständen selbst auszuführen.

§ 2.

Diese Umstände sind folgende:

1. Hat die Hebamme auf das Eintreffen eines Arztes bei einer mit Querlage kreißenden Frau überhaupt nicht zu rechnen, so muß sie die Wendung selbst vornehmen. Solch ein Fall, in dem auf einen Arzt nicht zu rechnen war, ist z. B. folgender: Die Hebamme weiß, daß der einzige Arzt in der Gegend 3 bis 4 Wegstunden entfernt von der Gebärenden wohnt. Sie hat aber erfahren, daß dieser Arzt zur Zeit grade nach der entgegengesetzten Richtung mehrere Stunden weit zu einem Kranken geholt ist, sodaß ihn die Meldung gar nicht oder erst nach vielen Stunden erreichen

kann. In einem solchen Fall ist nicht anzunehmen, daß der Arzt überhaupt noch zu der Geburt oder zu einer Zeit eintreffen kann, in der die Wendung noch möglich ist. Die Hebamme wird in solchen Fällen von ihrer Ortskenntnis genauen Gebrauch machen und alle Mittel anwenden, um den Arzt zu bekommen. Sie muß auch wissen, ob der Arzt nicht vielleicht telegraphisch zu erreichen ist. Er würde ihr dann vielleicht wichtige Anweisungen erteilen und über die Zeit seines Kommens Mitteilung machen können. Sie soll ja nicht leichtsinnig und vorschnell die Wendung machen, sondern nur dann, wenn sie nach gewissenhafter Erwägung sich überzeugt hat: Einen Arzt bekomme ich nicht zu dieser Geburt. In diesem Fall übernimmt sie also die Geburt selbst und führt die Wendung rechtzeitig aus.

2. Die Hebamme kommt erst zur Gebärenden, wenn das Wasser bereits abgeflossen und der Muttermund schon für die Hand durchgängig ist. In diesem Fall ist es sehr bedenklich, noch länger als etliche Stunden auf die Wendung zu warten. Die Wehen würden die Schulter tiefer treiben, und die Wendung ist vielleicht dann gar nicht mehr möglich. In diesem Fall gilt die Vorschrift: Ist die Blase gesprungen und der Muttermund für die Hand durchgängig, und ist auf das Eintreffen des Arztes spätestens nach zwei Stunden nicht zu rechnen, so mache die Hebamme die Wendung selbst.

§ 3.

In jedem Falle, in welchem die Hebamme die Wendung selbst hat ausführen müssen, muß sie nach Beendigung der Entbindung sofort Meldung an den Kreisarzt erstatten. Der Kreisarzt wird prüfen, ob in der Tat die Notwendigkeit vorlag, daß die Hebamme selbst die Wendung ausführte, oder ob sie etwa vorschnell gehandelt hat.

§ 4.

Bei der inneren Wendung geht man mit der Hand in die Gebärmutter ein, ergreift einen Fuß, führt ihn nach unten, wobei die Frucht sich umdreht und aus der Querlage eine Fußlage entsteht. Diese Wendung ist nur möglich, wenn der Muttermund die Einführung der Hand schon gestattet und der vorliegende Teil noch beweglich ist. Sie ist also nicht möglich im Beginn der Geburt und wird unmöglich, wenn die Schulter nach dem Blasensprung durch die Wehen schon tief in das Becken getrieben ist.

Der beste Zeitpunkt für die Wendung ist, wenn der Muttermund völlig verstrichen ist und die Blase noch steht. Auf diesen Zeitpunkt soll die Hebamme also möglichst warten. Jetzt ist die Wendung am leichtesten. Springt aber die Blase vorher, so wende sie sogleich, wenn der Muttermund das Einführen der Hand gestattet.

§ 5.
Ausführung der Wendung bei Querlagen.

Die Frau wird auf das Querbett gelagert. Die Harnblase muß entleert sein. Die Geschlechtsteile werden noch einmal abgeseift und dann mit Lysollösung abgerieben. Die Desinfektion der Hebamme erfolgt kurz vor dem Eingriff; sie muß sich bis über den Ellenbogen auf den unteren Teil des Oberarmes erstrecken.

Die Hebamme muß schon vor der Wendung die Lage des Kindes genau festgestellt haben, jedenfalls muß sie wissen, in welcher mütterlichen Seite die Füße liegen.

Liegen die Füße links, so geht sie mit der rechten Hand ein; liegen sie rechts, so nimmt sie die linke Hand. Sie ergreift mit der eingeführten Hand den zunächstliegenden Fuß.

Unmittelbar vor dem Eingehen taucht sie die desinfizierte Hand in Lysollösung. Hierdurch wird die Hand schlüpfrig, und das Eingehen ist leichter. Die eine Hand hält jetzt die Schamspalte auseinander; die andere mit Lysollösung befeuchtete Hand wird kegelförmig zusammengelegt und nunmehr in die Scheide hineingeschoben bis an den Muttermund. Sollte eine Wehe eintreten, so bleibt die Hand ruhig liegen, bis die Wehe vorüber ist. Die andere Hand wird auf die Gebärmutter in die Gegend der Füße gelegt, um diese der inneren Hand entgegenzudrücken.

Steht die Blase noch, so zerreißt jetzt die Hebamme die Blase im Muttermund. Rasch wird die Hand nun während der Wehenpause in die Gebärmutter eingeführt. Der Arm der Hebamme füllt den Muttermund aus, und es wird nur wenig Fruchtwasser abfließen. Dann geht sie mit der Hand an dem Fruchtkörper entlang nach der Seite hin, wo die Füße liegen. Um sie zu erreichen, muß der Arm meist bis zum Ellenbogen eingeführt werden. Den Fuß erkennt sie an der Ferse. Sie faßt den zunächstliegenden Fuß um den Knöchel mit Daumen und Zeigefinger und führt ihn gegen den Muttermund herab. Dabei dreht sich das Kind meist leicht um, und es gelingt, den Schenkel bis vor die Geschlechtsteile zu führen. Die Wendung ist vollendet, wenn der Kopf im Grund der Gebärmutter, der Steiß im Becken steht. Dies ist geschehen, wenn der Schenkel bis zum Knie geboren ist. Jetzt ist eine unvollkommene Fußlage geschaffen, die zu leiten ist wie andere Fußlagen. Niemals wird das Kind herausgezogen; wohl aber bereite sich die Hebamme auf die Lösung der Arme und des Kopfes vor, die nicht immer ganz leicht sein wird, da bei der Umdrehung sich die Arme oft in die Höhe geschlagen haben werden.

Ist die Blase schon gesprungen, so ist die Wendung schwieriger, und die Hebamme hüte sich, irgend welche Gewalt bei dem Eingriff anzuwenden. Sie könnte sonst die Gebärmutter zer= reißen. Die Schulter wird sanft zur Seite nach der Gegend des Kopfes hin gedrängt. Dann geht sie mit der Hand vorsichtig in die Gebärmutter entlang dem Körper der Frucht bis zum Fuß. Macht die Umdrehung Schwierigkeiten, so schiebe sie mit der äußeren Hand den Kopf in die Höhe. Glückt das nicht, so holt sie auch den zweiten Fuß herunter. Sie schlingt den ersten Fuß mit einem Stück Nabelband an und behält die Schlinge in der Hand; dann geht sie mit der anderen Hand aufs neue ein und ergreift den zweiten Fuß. Indem sie nunmehr gleichzeitig an beiden Füßen zieht, gelingt die Umdrehung meist glatt. Aber unter solchen Verhält= nissen sei sie sehr vorsichtig, warte jede Wehe ruhig ab, ehe sie weiter vordringt oder zieht, und hüte sich vor jedem gewaltsamen Vorgehen.

War eine Hand vorgefallen, so läßt sie diese ruhig liegen und macht die Wendung wie sonst. Ist die Nabelschnur vorgefallen, so kann sie dieselbe mit in die Gebärmutterhöhle hineinnehmen, legt sie aber erst bei Seite, ehe sie den Fuß faßt.

Dienstanweisung für die Hebammen im Königreiche Preußen.

A. Allgemeiner Teil.

§ 1.
Pflicht zur Anmeldung beim Kreisarzt.

Die Hebamme hat sich vor Beginn ihrer Berufstätigkeit bei dem zuständigen Kreisarzt unter Vorlegung der erforderlichen Zeugnisse und der im § 194 des Lehrbuchs vorgeschriebenen Diensterfordernisse, Instrumente und Arzneimittel persönlich zu melden. Die gleiche Meldung hat die Hebamme zu erstatten, wenn sie ihren Wirkungsort verlegt oder nach mehr als zweijähriger Unterbrechung ihre Berufstätigkeit wieder aufnimmt.

§ 2.
Tagebuch.

Über ihre Berufstätigkeit hat die Hebamme ein Tagebuch nach dem beigegebenen Formular (Seite 370 ff.) zu führen, in welches die Eintragungen sofort nach beendeter Geburt zu machen sind.

Wurde bei einer Geburt oder während des Wochenbettes ein Arzt zugezogen, so hat die Hebamme diesem das Tagebuch zum Eintragen der geleisteten Kunsthülfe oder sonstigen Bemerkungen und seines Namens vorzulegen.

Am Schlusse des Jahres ist das Tagebuch von der Hebamme abzuschließen und ohne besondere Aufforderung bis zum 15. Januar des folgenden Jahres dem Kreisarzt einzuliefern, dem es auch sonst jederzeit auf Verlangen vorzulegen ist.

§ 3.
Anzeige der Geburt.
(Reichsgesetz vom 6. Februar 1875 über die Beurkundung des Personenstandes und die Eheschließung. Reichsgesetzblatt 1875. S. 23.)

Die Hebamme ist verpflichtet, jede uneheliche Geburt, bei der sie zugegen war, innerhalb einer Woche dem Standesbeamten des Bezirkes, in welchem die Geburt stattgefunden hat, mündlich anzuzeigen; eine eheliche Geburt nur dann, wenn der zunächst zur Anzeige verpflichtete Vater verstorben, nicht zur Stelle oder an der Erstattung der Anzeige verhindert ist. Hat die Hebamme Zweifel über das Geschlecht des Kindes, so soll sie vor der Anzeige der Geburt für die Zuziehung eines Arztes Sorge tragen.

Ist das Kind totgeboren oder in der Geburt verstorben, dann muß die Anzeige spätestens am nächsten Tage geschehen, auch wenn dieser ein Sonn= oder Feiertag ist. Als totgeboren oder in der Geburt verstorben ist ein Kind anzusehen, wenn an ihm nach seinem Austritt aus dem Mutterleibe Herztöne nicht mehr wahrnehmbar sind.

Die Anzeige beim Standesbeamten unterbleibt bei denjenigen Totgeburten, welche vor der 28. Schwangerschaftswoche erfolgen oder bei denen die Länge der Frucht nicht mehr als 33 cm beträgt. In das Tagebuch der Hebamme müssen jedoch auch diese Totgeburten, mit einem entsprechenden Vermerke versehen, eingetragen werden.

§ 4.
Diensterfordernisse, Instrumente und Arzneimittel der Hebammen (§ 194 des Lehrbuchs). Verbot des Kurierens.

Die Hebamme muß das Lehrbuch, das Tagebuch, sowie die im § 194 des Lehrbuchs unter Ziffer 1 bis 22 vorgeschriebenen Diensterfordernisse, Instrumente und Arzneimittel besitzen und bei jeder Entbindung in einer rein gehaltenen Tasche bei sich führen.

Die Hebamme suche zu erreichen, daß sich jede Gebärende ein gläsernes Mutterrohr und ein gläsernes Afterrohr selbst beschafft.

Die Geräte und Instrumente sind unmittelbar vor und nach jedem Gebrauche nach den Vorschriften des Lehrbuchs zu reinigen und zu desinfizieren. Unbrauchbar gewordene oder verloren gegangene Gerätschaften sind sofort, nötigenfalls durch Vermittlung des Kreisarztes, zu ersetzen. Von den Instrumenten und Arzneimitteln darf die Hebamme nur in den Fällen, welche im Lehrbuch angegeben sind, den vorgeschriebenen Gebrauch machen, sie darf dieselben aber nie zu anderen Zwecken verwenden.

Überhaupt hat sich die Hebamme der Anwendung innerer und äußerer Arzneimittel, abgesehen von den Fällen, in denen ihr die Anwendung im Lehrbuche bis zur Ankunft des Arztes gestattet ist, sowie jeder unbefugten Behandlung von Krankheiten, namentlich von Frauenkrankheiten, zu enthalten. Sie ist verpflichtet, vor den Heilversuchen unberufener Personen zu warnen und dem Gebrauche abergläubischer und schädlicher Mittel bei Schwangeren, Gebärenden, Entbundenen und Neugeborenen, zum Beispiel des Branntweins, der Brech- und Abführmittel, nach Kräften zu steuern.

§ 5.
Verhalten der Hebamme im allgemeinen, sowie gegen Behörden und Beamte. Kenntnis der bestehenden Bestimmungen. Nachprüfung und Fortbildungskursus.

Die Hebamme soll einen ehrbaren, nüchternen Lebenswandel führen und ihre Berufspflichten stets gewissenhaft erfüllen. Den zuständigen Beamten und Behörden, besonders dem Kreisarzte, ist die Hebamme Gehorsam und Achtung schuldig.

Belehrungen, Zurechtweisungen und Anordnungen, welche sie von dem Kreisarzte erhält, hat sie willig anzunehmen und zu befolgen. Beschwerden, welche sich auf die Ausübung ihres Dienstes beziehen, hat sie bei dem Kreisarzte in geziemender Weise anzubringen.

Mit allen Gesetzen, Verordnungen und Vorschriften, die sich auf ihren Beruf und Wirkungskreis beziehen, soll sich die Hebamme fortlaufend vertraut halten. Auch hat sie sich den Nachprüfungen und außerordentlichen Revisionen des Kreisarztes oder eines anderen von der Behörde damit beauftragten Arztes willig zu unterziehen. Ist sie durch dringende Berufsarbeit, Krankheit oder andere zwingende Ursachen verhindert, an der Nachprüfung teilzunehmen, so hat sie sich rechtzeitig unter Einsendung einer Bescheinigung des Gemeindevorstehers oder des behandelnden Arztes bei dem Kreisarzte oder dem beauftragten Arzte zu entschuldigen.

Wird sie zu einem Fortbildungskursus einberufen, so hat sie an demselben teilzunehmen.

§ 6.
Verhalten gegen Ärzte.

Den zugezogenen Ärzten soll die Hebamme mit gebührender Achtung und Bescheidenheit gegenübertreten, sowie über ihre Wahrnehmungen im Berufe gewissenhaft und ausführlich Auskunft erteilen. Den ärztlichen Anordnungen muß sie pünktlich Folge leisten und auch bei den Pflegebefohlenen und deren Angehörigen Geltung zu verschaffen suchen.

Niemals darf sie für die Zuziehung eines bestimmten Arztes werben oder von der Zuziehung eines solchen abraten.

§ 7.
Verhalten gegen Berufsgenossinnen.

Die Hebamme soll anderen Hebammen mit Achtung und Anstand begegnen, sie nicht durch unwürdige und unlautere Mittel, besonders Unterbietung, aus dem Vertrauen der Kundschaft verdrängen, vielmehr im Bedarfsfalle beruflich unterstützen. Hat eine Hebamme aushülfsweise Dienstverrichtungen für eine andere übernommen, so ist sie verpflichtet, falls die Pflegebefohlene nichts anderes bestimmt, derjenigen Hebamme, die sie vertreten hat, die Behandlung wieder zu überlassen, sobald der Grund der Verhinderung aufhört.

§ 8.
Verbot marktschreierischer oder unlauterer Reklame.

Der Hebamme ist es streng untersagt, durch wiederholte öffentliche Anzeigen, Veröffentlichung von Danksagungen, durch Anerbietung von Rat und Hülfe in diskreten Fällen oder durch ähnliche Bekanntmachungen standesunwürdige Reklame zu machen.

§ 9.
Pflicht zur Hülfeleistung.

Die Hebamme soll allen Schwangeren, Kreißenden, Wöchnerinnen und Neugeborenen, für welche ihr Beistand gefordert wird, ohne Unterschied des Standes und Vermögens bei Tag und Nacht ungesäumt Beistand leisten, sofern sie ohne eigene Gefahr oder ohne Verletzung anderer dringender Berufspflichten dazu in der Lage ist.

Wird die Hebamme von verschiedenen Seiten für dieselbe Zeit berufen, so hat sie im allgemeinen die Aufträge nach der Reihenfolge ihres Einganges zu erledigen. Liegt aber an einer Stelle ein besonders dringender Fall vor, so hat sie sich zuerst dorthin zu wenden. Diejenigen, denen sie nicht zu Diensten sein kann, hat sie an andere Hebammen zu verweisen. Hat die Geburt bei der Ankunft der Hebamme noch nicht begonnen, so ist diese, falls sie wieder weggehen sollte, verpflichtet, von Zeit zu Zeit nach der Gebärenden zu sehen und diese davon in Kenntnis zu setzen, wenn sie durch unaufschiebbare Zwischengeschäfte von den Besuchen abgehalten sein sollte. Hat die Geburt begonnen, so darf die Hebamme die Gebärende ohne deren Einwilligung nicht vor Vollendung der Geburt und erst dann verlassen, wenn dies ohne Gefahr für Mutter und Kind geschehen kann, selbst wenn dringend zu einem anderen Dienste gerufen wird, es sei denn, daß eine andere Hebamme die Stelle der Abgerufenen vertreten kann.

§ 10.
Entbindung in der Wohnung der Hebamme.

Wünscht eine Schwangere in der Wohnung der Hebamme entbunden zu werden, so hat diese dem Kreisarzte Anzeige zu erstatten. Zur Errichtung einer Entbindungsanstalt bedarf die Hebamme der Konzession des Bezirksausschusses.

§ 11.
Stete Bereitschaft und Erhaltung der Berufstüchtigkeit.

Um zur Ausübung der Berufstätigkeit immer bereit und tüchtig zu sein, soll die Hebamme

a) stets reinlich an ihrem Körper und ihrer Kleidung sein, besonders die Hände immer möglichst rein halten und die Nägel an den Fingern gehörig beschneiden;

b) keine Arbeiten verrichten, durch welche ihr Körper, besonders die Hände für den Hebammenberuf weniger geeignet oder unbrauchbar werden;

c) keine Pflegedienste bei Kranken übernehmen, die ihrer Hebammenhülfe nicht bedürfen, und Kranke, die an ansteckenden Krankheiten leiden, überhaupt nicht besuchen (s. S. 321, § 474 des Lehrbuchs);

d) die Diensterfordernisse, Instrumente und Arzneimittel (§ 194 des Lehrbuchs) jederzeit sauber und zweckmäßig zusammengestellt zum sofortigen Gebrauch bereit halten;

e) sich andauernd im Besitze der für ihren Beruf erforderlichen Kenntnisse und Fertigkeiten halten;

f) sich nie von ihrer Wohnung entfernen, ohne bestimmte Nachricht zu hinterlassen, wo sie zu finden ist. Beabsichtigt die Hebamme, außer ihren Berufsreisen sich auf länger als 24 Stunden von ihrem Wohnorte zu entfernen, so muß sie dies dem Gemeindevorsteher anzeigen.

§ 12.
Verhalten der Hebamme gegen Schwangere, Gebärende, Wöchnerinnen und Neugeborene.

Gegen Schwangere, Gebärende und Wöchnerinnen soll die Hebamme ohne Unterschied sorgfältig, sanftmütig und dienstfertig sein, die Furchtsamen beruhigen und die Ungeduldigen bei langsam fortschreitender Geburt durch freundlichen Zuspruch trösten. Gefährliche Zufälle sind der Gebärenden möglichst zu verschweigen, aber den Angehörigen sofort mitzuteilen. Dies trifft auch zu bei Tod oder Mißgestaltung des Kindes.

Auch dem neugeborenen Kinde muß die Hebamme große Aufmerksamkeit und Sorgfalt widmen, selbst dann, wenn das Kind scheintot, zu schwach oder mit irgend einer Mißbildung zur Welt gekommen ist.

§ 13.
Verhalten beim Tode einer Schwangeren, Gebärenden oder Wöchnerin.

Hat die Hebamme Grund zu vermuten, daß eine Schwangere in den letzten Monaten ihrer Schwangerschaft, oder eine Gebärende noch vor erfolgter Entbindung sterben werde, so hat sie es dem Kreisarzte oder dem nächsten Arzte rechtzeitig anzuzeigen, damit dieser Anstalt treffe, sofort nach erfolgtem Tode der Mutter womöglich noch das Kind zu retten. Ist aber dem Anscheine nach der Tod unerwartet schon eingetreten, so hat sie darauf zu bringen, daß der nächste Arzt sogleich gerufen werde, und bis zu dessen Ankunft Wiederbelebungsversuche nach den Vorschriften des Lehrbuchs anzustellen.

Von jedem Todesfall einer Schwangeren, Gebärenden oder Wöchnerin in ihrer Praxis hat die Hebamme dem Kreisarzte ungesäumt Anzeige zu erstatten.

§ 14.
Pflicht zur Verschwiegenheit.

Die Hebamme soll über alles, was ihr in ihrem Berufe anvertraut wird oder was sie sonst im Hause der Pflegebefohlenen sieht oder hört, auch über körperliche Fehler, geheime Gebrechen, häusliche Verhältnisse u. s. w. strengstes Stillschweigen bewahren, abgesehen von dem, was dem Arzte oder der Behörde pflichtgemäß mitzuteilen ist (s. §§ 6, 15 und 16).

§ 15.
Anzeige von Vergehen oder Verbrechen.

Macht die Hebamme Beobachtungen, welche die Verheimlichung einer Schwangerschaft oder Niederkunft, die Abtreibung oder Tötung der Leibesfrucht einer Schwangeren, die Unterschiebung, Verwechselung oder Aussetzung eines Kindes, die Verübung eines Kindsmordes oder sonst ein Vergehen gegen das Leben oder die Gesundheit der Mutter oder des Kindes vermuten lassen, so hat sie hiervon unverzüglich der Ortspolizeibehörde Anzeige zu erstatten.

Sie darf jedoch der betreffenden Person ihren Beistand nicht verweigern.

§ 16.
Verhalten bei behördlichen und gerichtlichen Untersuchungen.

Wird die Hebamme von einer Gerichts- oder sonstigen Behörde aufgefordert, den körperlichen Zustand einer für schwanger Gehaltenen oder sich dafür Ausgebenden festzustellen oder zu ermitteln, ob eine Frauensperson geboren habe, oder andere in ihren Beruf einschlagende Fragen zu beantworten, so hat sie dasjenige, was sie bei sorgfältiger Untersuchung gefunden hat, der Wahrheit gemäß und nach bestem Wissen anzugeben.

B. Besonderer Teil.
Die besonderen Berufspflichten der Hebamme.

§ 17.

Die Hebamme soll bei Ausübung ihrer Berufstätigkeit die in dem Lehrbuche enthaltenen Regeln und Vorschriften, sowie die jene abändernden und ergänzenden Bestimmungen gewissenhaft befolgen. Es ist ihr streng untersagt, die Grenzen der ihr durch das Lehrbuch zugewiesenen Hülfeleistung zu überschreiten.

Im einzelnen hat sie namentlich folgendes sorgfältig zu beachten:

§ 18.

Sie muß bei Ausübung ihres Berufes waschbare Kleider tragen, deren Ärmel so eingerichtet sind, daß die Arme bis zur Mitte der Oberarme hinauf unbedeckt gehalten werden können.

Während der Dienstleistung bei Gebärenden und Wöchnerinnen hat sie über dem Kleide eine waschbare, reine, weiße Schürze anzulegen, welche vom Hals an den ganzen Körper und die Oberarme bedecken muß.

§ 19.

Bevor sich die Hebamme zu einer Schwangeren, Gebärenden oder Wöchnerin begibt, hat sie den Schmutz unter ihren Fingernägeln und aus dem Nagelfalz zu entfernen sowie die Hände und Vorderarme mit Seife und Bürste gründlich zu waschen.

§ 20.

Die Pflege der Reinlichkeit an ihrem Körper und ihrer Kleidung ist eine der wichtigsten Pflichten der Hebamme. Ohne Beobachtung der größten Reinlichkeit kann sie nicht erfolgreich tätig sein, sondern wird Schaden stiften.

Die wertvollsten Werkzeuge der Hebamme sind ihre Hände. Sie sind sorgfältig zu pflegen und immer rein zu halten, besonders auch die Gegend der Nägel. Die Nägel müssen kurz geschnitten sein. Nur eine gut gepflegte Hand ist gut zu desinfizieren. S. § 113 des Lehrbuchs.

Die Hände hat die Hebamme stets zu waschen, ehe sie ihre Schutzbefohlenen berührt. Unmittelbar vor jeder inneren Untersuchung ist eine Desinfektion der Hände vorzunehmen. Die Desinfektion besteht 1. in dem Waschen der Hände und Unterarme mit warmem Wasser, Seife und Bürste 5 Minuten lang, mit folgender Reinigung der Nägel; 2. in dem Abbürsten der Hände und Abwaschen der Unterarme mit einer Sublimatlösung 1 auf 1000, hergestellt aus einer Sublimatpastille, 3 Minuten lang, s. § 113 Ziffer 4. Seife und Sublimat dürfen niemals zusammengebracht werden, weil die Seife das Sublimat unwirksam macht, s. § 113 Ziffer 6. Die Untersuchung wird mit der nassen, von Sublimatlösung noch triefenden Hand vorgenommen, ohne daß die Hand irgend einen Gegenstand vorher berührt.

§ 21.

Alle Orte und Gegenstände, welche die gefährlichen Wundspaltpilze enthalten, hat die Hebamme zu meiden. Besonders zu verhüten ist die Berührung mit Leichen, Kleidern von Leichen, allen faulenden Gegenständen, kranken, eiternden Wunden, übelriechenden Ausflüssen, wie sie im Wochenbett und auch bei krebskranken Frauen vorkommen, insbesondere aber mit Wöchnerinnen, die an Kindbettfieber erkrankt sind.

Ist aber die Hebamme doch trotz aller Vorsicht mit solchen Gegenständen in Berührung gekommen, so desinfiziere sie unmittelbar nach der Berührung ihre Hände mit Alkohol und Sublimat, s. § 113 Ziffer 5 des Lehrbuchs und diese Dienstanweisung § 20.

Es ist auch sonst der Hebamme nicht verboten, bei jeder anderen Desinfektion ihrer Hände sich vor dem Sublimat des Alkohols zu bedienen.

Die Berührung mit Leichen muß die Hebamme auf das strengste meiden. Auch ist ihr untersagt, die Unterlagen im Wochenbett selbst zu waschen. Die Vorlagen im Wochenbett sind sofort nach Besorgung der Wöchnerin von der Hebamme zu verbrennen.

§ 22.

Die innere Untersuchung ist so selten wie irgend möglich vorzunehmen. Dagegen soll die Hebamme die äußere Untersuchung unter der Geburt häufig ausüben; denn auch sie gibt wertvolle Aufschlüsse und ist ungefährlich. Bei einer Wöchnerin darf die Hebamme nie die innere Untersuchung vornehmen.

§ 23.

Zur Geburt begibt sich die Hebamme mit der vorschriftsmäßigen Tasche. Ihre Diensterfordernisse, Instrumente und Arzneimittel müssen sauber und im gebrauchsfähigen Zustand sein.

§ 24.

Alle regelmäßigen Vorgänge bei Schwangeren, Gebärenden, Wöchnerinnen und neugeborenen Kindern leitet die Hebamme selbst. Sollte ihre Schutzbefohlene oder deren Angehörige einen Arzt wünschen, so hat sich die Hebamme diesem Wunsch zu fügen.

Alle regelwidrigen Vorgänge bei Schwangeren, Geburten, im Wochenbett und bei neugeborenen Kindern behandelt der Arzt. Es ist die Aufgabe der Hebamme, diese Regelwidrigkeiten rechtzeitig zu erkennen und rechtzeitig einen Arzt zu benachrichtigen. Die Benachrichtigung während der Geburt muß eine schriftliche sein.

Übernimmt der Arzt die Behandlung, so ist die Hebamme seine Gehülfin.

§ 25.

Bei regelmäßiger Schwangerschaft hat sie ihrer Schutzbefohlenen die Befolgung der für Schwangere wichtigen Lebensregeln anzuraten.

Bei der regelmäßigen Geburt ist ihre Hauptaufgabe, Keime von den verwundeten Geburtsteilen fern zu halten. Sie muß die Herztöne des Kindes sorgfältig überwachen, ebenso das Befinden der Gebärenden, sie muß den Damm schützen, die Abnabelung, wie vorgeschrieben, ausführen, in der Nachgeburtszeit auf Blutungen achten und bei einem scheintoten Kinde Wiederbelebungsversuche machen.

Die Hebamme hat die Wöchnerin und das neugeborene Kind, sofern es ihre Berufsarbeit erlaubt, zehn Tage lang täglich zweimal, wenigstens aber einmal zu besuchen. Wielange diese Besuche dann noch fortzusetzen sind, hängt von dem Befinden und dem Wunsche der Wöchnerin ab.

Im regelmäßigen Wochenbett sorgt sie für Ruhe und für Reinhalten der Wöchnerin. Sie besorgt das Kind immer vor der Mutter. Das Wochenbett wird durch tägliche Messungen mit dem Thermometer beobachtet. Die Temperaturen sind auf einem Zettel zu vermerken und später in das Tagebuch einzutragen.

Die Hebamme hat stets auf das Selbststillen der Wöchnerin zu dringen, wenn nicht besondere Umstände, wie Krankheiten, es unmöglich machen.

§ 26.

Die regelwidrigen Vorgänge in der Schwangerschaft, unter der Geburt und im Wochenbett, sowie bei den Neugeborenen sind in dem Lehrbuch ausführlich geschildert. Die Hebamme weiß also, in welchen Fällen sie einen Arzt zu benachrichtigen hat. Die wichtigsten Fälle, wo die ärztliche Hülfe besonders dringlich ist, seien hier noch einmal genannt.

Unstillbares Erbrechen in der Schwangerschaft, ein Bruch, der sich nicht zurückbringen läßt, Entzündung von Kindsadern und Platzen eines Blutaderknotens, allgemeine Erkrankung der Schwangeren mit oder ohne Fieber, Syphilis und Tripper oder der Verdacht auf eine dieser Krankheiten, Harnverhaltung in den ersten Monaten der Schwangerschaft, Rückwärtsbeugung der schwangeren Gebärmutter, jede Fehlgeburt mit Blutung, insbesondere bei der Blasenmole, Verdacht auf Schwangerschaft außerhalb der Gebärmutter, drohender Tod der Mutter — das sind die wichtigsten Regelwidrigkeiten in der Schwangerschaft, für welche die Vorschrift besteht, einen Arzt zu benachrichtigen.

§ 27.

Unter der Geburt erfordern die regelwidrigen Lagen, Stellungen und Haltungen der Frucht die Leitung der Geburt durch einen Arzt. Nur die Vorderhauptslagen darf die Hebamme allein leiten, wenn sonst keine Regelwidrigkeiten bei ihnen vorliegen.

Stets, wenn der Arzt gerufen wird, bereite die Hebamme alles sorgfältig für ihn vor, damit er, wenn nötig, ohne Säumen handeln kann; insbesondere denke sie bei Beckenendlagen an das Querbett und an die Wiederbelebung des Kindes.

Für Schädellagen gilt die Vorschrift: Wenn in der Austreibungszeit nach Ablauf von zwei Stunden ein Fortschritt der Geburt nicht zu bemerken ist, so ist die Herbeirufung eines Arztes zu verlangen, es sei denn, daß der Zustand der Mutter oder das Sinken der Herztöne in der Wehenpause oder andere Ereignisse seine Herbeirufung schon früher notwendig machten.

Bei Erkenntnis oder dem Verdacht auf enges Becken, bei Geschwülsten oder Verengungen des weichen Geburtskanals, bei mehrfacher Schwangerschaft, bei Mißbildungen des Kindes, insbesondere dem gefährlichen Wasserkopf, bei Eklampsie, beim Absterben und besonders bei Fäulnis der Frucht und ihrer Anhänge ist stets ärztliche Hülfe notwendig.

Leidet die Gebärende an ansteckendem Schleimfluß und ist der gerufene Arzt bei der Geburt des Kindes noch nicht zugegen, so hat die Hebamme die Einträufelung mit 1% Höllensteinlösung in die Augen des Kindes auszuführen (s. § 380 und § 503). Bei Syphilis an den äußeren Geschlechtsteilen der Frau vermeidet sie möglichst die innere Untersuchung und übergibt die Geburt einem Arzt. Bei jedem Dammriß, der die Mitte des Dammes erreicht oder überschreitet, ist ein Arzt zu benachrichtigen.

Bei allen Blutungen unter der Geburt ist schleunigst ein Arzt zu erbitten. Bis er kommt, muß die Hebamme die Blutung zu stillen suchen und den Zustand der Frau überwachen. Die gefährlichste Blutung ist die Blutung bei vorliegender Nachgeburt. Beim Ausstopfen der Scheide sei die Hebamme in diesem Fall ganz besonders sauber und sorgfältig.

Ein Zustopfen der Scheide bei Nachgeburtsblutungen ist ein Kunstfehler, der nicht entschuldigt werden kann.

§ 28.

Bei Fieber im Wochenbett hat die Hebamme einen Arzt zu fordern, wenn die Temperatur über 38 beträgt und am nächsten Tage nicht unter 38 sinkt. Folgt auf den Fiebertag zwar ein fieberfreier Tag, geht aber am dritten Tage oder später die Temperatur wieder über 38, so hat die Hebamme das Gleiche zu tun.

Sie hat bei jedem Schüttelfrost auf eiligste Hinzuziehung eines Arztes zu dringen.

Geht die Zahl der Pulsschläge sehr in die Höhe, z. B. auf 120, und ist dabei kein Fieber, sondern im Gegenteil eine niedrige

Temperatur vorhanden, z. B. 36 oder 35,5, so ist wegen der bestehenden Herzschwäche der Arzt zu benachrichtigen.

Entdeckt die Hebamme ein Geschwür an den äußeren Geschlechtsteilen, so ist ebenfalls ärztliche Behandlung notwendig, selbst wenn noch kein Fieber bestehen sollte.

Verweigern die Angehörigen den Arzt, so erstattet die Hebamme Anzeige an den Kreisarzt.

Hat der Arzt die Behandlung der fieberkranken Wöchnerin übernommen, so muß die Hebamme ihn fragen, ob bereits Kindbettfieber vorliegt, und, wenn er es verneint, ihn darum bitten, ihr mitzuteilen, wenn Kindbettfieber vorhanden ist. Denn die Hebamme hat die Pflicht, jeden Fall von Kindbettfieber in ihrer Praxis dem Kreisarzt zu melden. Dieser wird der Hebamme über das weiter zu beachtende Verhalten genaue Vorschriften geben. Ist begründeter Verdacht einer Übertragung von Ansteckungsstoff durch die Hebamme vorhanden, so kann sie vom Kreisarzte zur Verhütung der Verbreitung der Krankheit bis zu 8 Tagen außer Dienst gesetzt werden.

§ 29.

Fiebert eine Wöchnerin im Wochenbett, so berühre die Hebamme die Wöchnerin und insbesondere die Vorlagen möglichst wenig und desinfiziere sich sowie ihre Gerätschaften, die mit der Wöchnerin in Berührung kamen, nach jeder Berührung mit Alkohol und Sublimat, wie sie es gelernt hat.

Ist die Hebamme bei einer an Kindbettfieber Erkrankten während der Entbindung oder im Wochenbett tätig, so ist ihr während der Dauer der Beschäftigung bei der Erkrankten und innerhalb einer Frist von acht Tagen nach Beendigung derselben jede Tätigkeit als Hebamme bei einer anderen Frauensperson untersagt. Auch nach Ablauf der achttägigen Frist ist eine Wiederaufnahme der Tätigkeit nur nach gründlicher Reinigung und Desinfektion ihres Körpers, ihrer Wäsche, Kleidung und Instrumente nach Anweisung des Kreisarztes gestattet. Die Wiederaufnahme der Berufstätigkeit vor Ablauf der achttägigen Frist ist jedoch zulässig, wenn der Kreisarzt dies für unbedenklich erklärt.

Besitzt die Hebamme an ihren eigenen Händen eiternde Wunden oder Blutgeschwüre, so darf sie keine Geburt übernehmen.

Eine Hebamme, die gegen diese Vorschriften verstößt, ladet eine besonders schwere Verantwortung auf sich. —

§ 30.

Heftige Nachwehen mit reichlichem blutigem Ausfluß, plötzliches Aufhören des Wochenflusses, Blutungen im Wochenbett, andauernder übler Geruch des Wochenflusses, Blasenkatarrh, unwillkürlicher Abgang von Harn oder Kot, Anschwellung eines Beines gebieten gleichfalls ärztliche Behandlung.

Schrunden an den Brustwarzen, deren Heilung zögert, eine Brustdrüsenentzündung erheischen die Behandlung durch den Arzt.

§ 31.

Die meisten der aufgeführten Erkrankungen der Neugeborenen erfordern ärztliche Behandlung sogleich. Insbesondere sei die Hebamme an ihre große Verantwortlichkeit gemahnt bei der Augenentzündung der Neugeborenen. Ein Arzt ist sofort zu benachrichtigen. Kalte Umschläge und Auswaschungen des Auges sind bis zu seiner Ankunft zu machen. Dagegen kann sie beim Wundsein der Haut, beim Milchschorf, bei den Schwämmchen zuerst die im Buch erlaubten Mittel anwenden. Helfen sie nicht, so erbittet sie einen Arzt.

§ 32.

Folgende Eingriffe ist die Hebamme berechtigt und verpflichtet, unter den im Lehrbuch dargelegten Umständen in der Praxis anzuwenden: Die Entwickelung des Kindes an den Schultern bei Kopflagen, die Lösung der Arme und des Kopfes bei Beckenendlagen, die Nachgeburtslösung.

§ 33.

Medikamente zu verabfolgen, ist der Hebamme nicht gestattet. Erlaubt ist ein Löffel Rizinusöl im Wochenbett; Hoffmannstropfen sind bei Ohnmachten und großen Blutverlusten anzuwenden. Borwasser 1% darf zum Auswischen des Mundes bei Schwämmchen benutzt werden. Auch ist es nicht verboten, bei den neugeborenen Kindern Streupulver zu gebrauchen, um dem Wundwerden vorzubeugen.

§ 34.

Anzeige an den Kreisarzt muß die Hebamme erstatten:

Beim Tode einer Schwangeren, Gebärenden oder Wöchnerin.

Bei jedem Fall von Kindbettfieber, bei Wundrose und Wundstarrkrampf, sei die Mutter oder das Kind erkrankt.

Bei jedem Fall von Augenentzündung der Neugeborenen.

Bei jedem Fall von Schälblasen der Neugeborenen.

Bei Erkrankungen an Cholera, Diphtherie, Kindbettfieber, Pocken, Ruhr, Scharlach, Typhus in dem Hause der Hebamme selbst oder in dem Hause, in welchem die Hebamme eine Gebärende oder Wöchnerin zu besorgen hat;

Bei Erkrankungen der Hebamme an Geschwüren der Brust oder übelriechenden Ausflüssen.

Wenn die Hebamme eine an Krebs der Gebärmutter, Scheide oder der äußeren Geschlechtsteile erkrankte Schwangere oder Gebärende untersucht hat.

Wenn sie eine Nachgeburtslösung ausführen mußte*).

---

*) Die innere Wendung auf die Füße ist die Hebamme nur in denjenigen Bezirken berechtigt und verpflichtet vorzunehmen, wo dies durch den Herrn Minister ausdrücklich vorgeschrieben ist. Hat die Hebamme die innere Wendung auf die Füße vorgenommen, so muß sie schleunigst dem Kreisarzt Anzeige erstatten.

(Formular zu § 2, Abs. 1 der Dienstanweisung.)
(Seite 1 des Umschlags.)

Tagebuch

der **Hebamme** ....

in .... **Kreis** ....

für das Jahr ....

(Seite 2 und 3.)

Anweisung zur Führung des Tagebuchs.

  Die Eintragungen zu Spalte 1—7, 10a und 13 sind von der Hebamme sogleich nach der Geburt in das Tagebuch zu machen, zu Spalte 8 sogleich nach dem Auftreten von Blutungen oder Krämpfen, zu Spalte 9, 10b—d, 11—12, wenn die Hebamme die Tätigkeit bei der Wöchnerin beendet hat.

  Diejenigen Hebammen, welche ihren Beruf in den Gemeinden mehrerer benachbarten Kreise ausüben, haben für jeden Kreis ein besonderes Tagebuch oder Tagebuchblatt zu führen, welche sämtlich bis zum 15. Januar dem zuständigen Kreisarzte vorzulegen sind. Sodann sind die der benachbarten Kreise den zuständigen benachbarten Kreisärzten bis zum 25. Januar einzureichen.

  Bei Frage 5a hat die Antwort „Schädellage", „Gesichtslage", „Steißlage", „Fußlage", „Querlage" oder „unbestimmte Lage" zu lauten.

  Die Fragen 6a, b, d, 7a—c, 8a—b sind mit „ja" oder „nein" zu beantworten.

  Bei 6c ist anzuführen, ob die Nachgeburtsverhaltung durch Wehenschwäche, Gebärmutterkrampf oder teilweise oder vollständige Verwachsung des Mutterkuchens bedingt war.

  In Spalte 9 ist, falls die Mutter gesund blieb, zu setzen „gesund", andernfalls ist zu bemerken, ob sie an „Kindbettfieber" oder „Entzündung der Brüste" oder an welcher anderen Krankheit erkrankte oder verstarb. Im Falle des Todes ist anzugeben, ob die Frau während der Geburt oder wieviel Stunden oder Tage danach verstorben ist.

  Die Frage 10a ist entweder mit „totfaul" oder mit „tot" oder „scheintot" oder „lebend" zu beantworten. Erkrankte das Kind in den ersten 10 Tagen nach der Geburt nicht, so ist die Frage 10b mit „gesund" zu beantworten. Erkrankte es, so ist in 10c und d anzugeben, wieviel Stunden und Tage nach der Geburt und woran das Kind starb.

Spalte 12 soll Aufschluß geben über die unzeitigen vor der 28. Schwangerschaftswoche erfolgenden Geburten, welche dem Standesbeamten nur angemeldet zu werden brauchen, wenn die Kinder nach der Geburt gelebt haben.

In Spalte 13 ist von der Hebamme anzugeben, welche Kunsthülfe und aus welchem Grunde sie diese angewandt hat.

Spalte 14 ist nicht von der Hebamme auszufüllen. War ein Arzt bei der Geburt oder während des Wochenbetts zugegen, so ist ihm behufs Bestätigung der Angaben in den Spalten 5—11 und 13, soweit diese in seinen Beobachtungskreis fallen, von der Hebamme das Tagebuch sogleich nach der Geburt oder dem Wochenbett zur Einsicht, Ausfüllung der Spalte 14 und Unterschrift vorzulegen.

Von den in § 251 des Hebammen-Lehrbuchs vorgeschriebenen Aufzeichnungen auf Temperaturzettel sind nach Abschluß der Tätigkeit bei der Wöchnerin die erforderlichen Eintragungen in Spalte 15 zu machen.

Der Temperaturzettel ist nach folgendem Muster einzurichten:

Hebamme (Vor- und Zuname) ....

in ....

Temperaturzettel

für ....

in ...., ...straße Nr. ....,

entbunden am ....ten .... 19........

Tag	Morgen-temperatur	Abend-temperatur	Kurze Angaben über das Befinden der Wöchnerin

(Ein

1.	2.	3.	4.	5.	6.	7.	8.
Lfde. Nr.	a) Tag und Stunde der Geburt. b) Wieviel Stunden dauerte die Geburt? c) Wann traf die Hebamme bei der Gebärenden ein?	Name, Stand, Alter, Wohnort, Wohnung der Entbundenen (bei Verheirateten: Name des Ehemannes)	a) Wievielte Geburt? b) Einfache, Zwillings= oder Drillings= Geburt? c) Geschlecht des Kindes? d) Wieviel Monbsmonate dauerte die Schwanger= schaft?	a) War es Schädel=, Gesichts=, Steiß=, Fuß=, Querlage oder unbestimmte Lage? b) War die Frucht eine Blasenmole, mit Wasserkopf behaftet, oder sonst mißgebildet?	a) War Nabel= schnurvorfall vorhanden? b) Nabelschnur= zerreißung? c) Nachgeburts= verhaltung und aus welchem Grunde? d) Fehlerhafter Sitz des Mutterkuchens?	a) War ein Dammriß vorhanden? b) War Um= stülpung? c) War Zer= reißung der Gebärmutter eingetreten?	Traten vor, während oder nach der Geburt a) Blutungen, b) Krämpfe auf?
1.							
2.							
3.							

9.	10.	11.	12.	13.	14.	15.		
a) Blieb die Mutter gesund? b) **Erkrankte** sie, woran und an welchem Tage nach der Geburt? c) **Starb sie**, woran und an welchem Tage nach der Geburt?	a) Wurde das Kind totfaul, tot, scheintot oder lebend geboren? b) Blieb es in den ersten 10 Tagen gesund? c) Erkrankte es, woran, wieviel Stunden nach der Geburt? d) Starb es in den ersten 10 Tagen, an welchem Tage, woran?	Wurde das Kind durch die Mutter oder eine Amme gestillt oder nicht?	Wurde die Geburt beim Standesamt angezeigt oder nicht? Warum nicht?	Welche Kunsthülfe wurde von der Hebamme geleistet und aus welchem Grunde?	Sind die Angaben unter 5—13 zutreffend? Welche Kunsthülfe wurde von dem Arzte geleistet? **Unterschrift des Arztes**	Temperatur der Wöchnerin		
						Tag	Morgens	Abends
						1.		
						2.		
						3.		
						4.		
						5.		
						6.		
						7.		
						8.		
						9.		
						10.		
						1.		
						2.		
						3.		
						4.		
						5.		
						6.		
						7.		
						8.		
						9.		
						10.		
						1.		
						2.		
						3.		
						4.		
						5.		
						6.		
						7.		
						8.		
						9.		
						10.		

Hebammeneid.

„Ich schwöre bei Gott dem Allmächtigen und Allwissenden, daß ich nach bestem Wissen und Vermögen die Hebammenkunst nach den Vorschriften des Lehrbuchs und der diesem beigegebenen Dienstanweisung ausüben, Armen und Reichen mit gleicher Bereitwilligkeit helfen und mich überhaupt in jeder Beziehung so verhalten will, wie es einer treuen und gewissenhaften Hebamme geziemt und wohl ansteht. So wahr mir Gott helfe."

(Der Schwörenden bleibt es überlassen, den vorstehenden Eidesworten die ihrem religiösen Bekenntnis entsprechende Bekräftigungsformel anzufügen.)

Register.

A.

Abfluß des Fruchtwassers S. 137 § 178.
— vorzeitiger S. 276 § 386.
Abnabelung S. 164 § 214.
Abnehmen des Harns S. 63 § 92.
Absterben der Frucht
— unter der Geburt S. 309 § 457.
— in d. Schwangerschaft S. 215 § 292.
Abweichende Stellung
— bei Schädellagen S. 232 § 313.
Abweichungen vom regelmäßigen Verlauf
— der Geburt S. 230 § 311.
— der Schwangerschaft S. 199 § 274.
— des Wochenbetts S. 317 § 467.
Aderknoten S. 202 § 278.
Adern S. 13 § 16.
After S. 17 § 20.
Afterrohr S. 64 § 93.
Alkohol S. 80 § 113.
Allgemein verengtes Becken S. 262 § 361.
Amme S. 192 § 263.
Angeborene Mißbildungen S. 282 § 398.
Anlegen des Kindes S. 189 § 259.
Anmeldung der Hebamme beim Kreisarzt S. 355.
Anschwellung eines Beines im Wochenbett S. 332 § 491.
— der Brüste in der Schwangerschaft S. 102 § 137.
— — im Wochenbett S. 174 § 233.
— der Neugeborenen S. 177 § 237.
Ansteckende Geschlechtskrankheiten S. 56 § 83.
Ansteckende Krankheiten S. 41 § 58.
Ansteckender Schleimfluß S. 56 § 84.
— unter der Geburt S. 273 § 380.
— in d. Schwangerschaft S. 206 § 282.
— im Wochenbett S. 329 § 484.

Antiseptica S. 76 § 109.
Anzeige der Geburt S. 356.
— von Vergehen oder Verbrechen S. 361.
Appetit
— bei Kranken S. 46 § 67.
— bei Schwangeren S. 103 § 138.
Arm S. 6 § 5.
— Lösung des Armes S. 245 § 335.
— Vorfall desselben S. 253 § 343.
Arzneimittel der Hebammen S. 356.
Arzt S. 41 § 57.
— Schriftliche Benachrichtigung S. 231 § 312.
— Verhältnis zur Hebamme S. 1.
Atmung S. 12 § 14.
— bei Kindern S. 175 § 234.
— bei Kranken S. 45 § 66.
Atmungsorgane S. 12 § 14.
Augen S. 4 § 3.
— Behandlung derselben bei Neugeborenen S. 163 § 212, S. 165 § 217.
Augenentzündung d. Neugeborenen S. 340 § 502.
— Verhalten der Hebamme bei derselben S. 341 § 503.
Augentropfglas S. 153 § 194.
Ausbleiben der Regel S. 117 § 157.
Ausgetragenes (reifes) Kind S. 95 § 129.
Auskochen der Instrumente S. 80 § 113.
Ausschlag syphilitischer Kinder S. 58 § 87.
Aussehen des Kranken S. 47 § 69.
Ausspülung der Scheide S. 65 § 94.
Ausstopfen der Scheide S. 66 § 95.
— bei Fehlgeburt S. 222 § 301.
— bei vorliegendem Mutterkuchen S. 294 § 427.

Ausstoßung der Nachgeburt S. 140 § 180.
Äußere Geschlechtsteile S. 31 § 41.
Äußere Handgriffe bei der Schwangerschaftsuntersuchung S. 106 § 144.
Äußere Untersuchung
— bei Gebärenden S. 154 § 198.
— bei Schwangeren S. 106 § 144.
Äußerer Handgriff zur Entfernung der Nachgeburt S. 167 § 219.
— bei Querlage S. 252 § 342.
Äußerer Muttermund S. 34 § 43.
Austastung des Beckens S. 114 § 149, S. 264 § 363.
Austreibende Kräfte S. 131 § 173.
Austreibungszeit S. 138 § 179.

B.

Backen S. 4 § 3.
Bad des Kindes S. 165 § 217.
Bäder S. 67 § 96.
Badethermometer S. 42 § 59.
Bakterien S. 72 § 102.
Bänder am menschlichen Körper S. 3 § 2.
Bau des menschlichen Körpers S. 3 § 1.
— des weiblichen Körpers S. 23 § 30.
Bauch S. 4 § 4.
Bauchfell S. 19 § 22.
Bauchfellentzündung S. 62 § 90.
— im Wochenbett S. 325 § 479.
Bauchbinde
— bei Hängebauch S. 207 § 284.
— im Wochenbett S. 182 § 246.
Bauchhöhle S. 10 § 13.
Bauchpresse S. 132 § 174.
— Regelwidrigkeiten S. 261 § 358.
Bauchspeicheldrüse S. 18 § 21.
Becken S. 24 § 33.
— allgemein verengtes S. 262 § 361.
— enges S. 261 § 360.
— großes S. 28 § 36.
— kleines S. 28 § 36.
— plattes S. 263 § 362.
— zu weites S. 272 § 378.
Beckenabschnitte S. 28 § 37.
Beckenausgang S. 28 § 37.
Beckendurchmesser S. 28 § 37.
Beckeneingang S. 28 § 37.
Beckenendgeburt S. 239 § 324.
— Leitung derselben S. 242 § 329.
Beckenendlagen S. 236 § 320.
Beckenhöhle S. 28 § 37.
Beckenmaße S. 28 § 37.
Beckenneigung S. 29 § 38.
Beckenuntersuchung S. 114 § 149.

Befruchtung S. 87 § 120.
Bein S. 6 § 5.
Beischlaf S. 87 § 120.
Berechnung (Zeitrechnung) der Schwangerschaft S. 120 § 160.
Beruf der Hebamme S. 1.
Berufspflichten, die besonderen — der Hebammen S. 362.
Berufstüchtigkeit der Hebamme, stete Bereitschaft und Erhaltung derselben S. 360.
Bett S. 50 § 73.
Bettpfanne (Bettschieber) S. 50 § 73.
Bewegungen der Frucht S. 111 § 145.
Bewegungsnerven S. 10 § 12.
Bindegewebe S. 21 § 25.
Blase (Harnblase) S. 19 § 23.
Blasenkatarrh S. 331 § 489.
Blasenmole S. 211 § 288.
Blasenschwäche S. 62 § 91.
Blasensprengung S. 277 § 387.
Blasensprung S. 137 § 178.
Bläuliche Verfärbung der Scheide S. 117 § 157.
Blinddarm S. 17 § 20.
Blut S. 21 § 26.
Blutaderknoten S. 202 § 278.
— Platzen derselben S. 203 § 278.
Blutadern S. 14 § 16.
Blutgefäße S. 13 § 16.
Blutgeschwulst S. 305 § 449.
Blutkörperchen S. 21 § 26.
Blutkreislauf S. 14 § 16.
Blutmole S. 219 § 297.
Blutungen aus den Geschlechtsteilen der Mutter S. 289 § 411.
— aus Rissen S. 304 § 447.
— aus Wehenschwäche S. 298 § 435.
— vor Ausscheidung der Nachgeburt S. 298 § 437.
— — nach Ausscheidung der Nachgeburt S. 302 § 442.
— bei Blasenmole S. 211 § 288.
— bei Fehlgeburt S. 219 § 296.
— des Kindes:
— — aus dem Darm S. 349 § 514.
— — aus dem Nabel S. 337 § 498.
— — bei häutiger Einpflanzung der Nabelschnur S. 214 § 291.
— bei vorliegendem Mutterkuchen S. 292 § 419.
— bei vorzeitiger Lösung des Mutterkuchens S. 291 § 418.
— in der Nachgeburtsperiode S. 298 § 434.
— starke, bei der Regel S. 61 § 90.
— unter der Geburt und in der Schwangerschaft S. 289 § 411—416.

Blutvergiftung S. 74 § 105.
Blutverlust, Zeichen des starken — und Behandlung desselben S. 296 § 432.
Blutwärme S. 22 § 28.
Bogenlinie S. 27 § 35.
Brand S. 83 § 118.
Breiumschläge S. 68 § 97.
Bruch S. 201 § 277.
Brust S. 4 § 4.
Brustbein S. 6 § 4.
Brustdrüse S. 37 § 49.
Brustdrüsenentzündung S. 334 § 494.
— bei Neugeborenen S. 344 § 507.
Brüste S. 37 § 49.
— Anschwellung beim Kinde S. 177 § 237.
— in der Schwangerschaft S. 102 § 137.
— im Wochenbett S. 174 § 233.
Brusthöhle S. 10 § 13.
Brustkorb S. 6 § 4.
Brustwarze S. 37 § 49.
Brustwirbel S. 6 § 4.
Bürsten zur Desinfektion S. 79 § 113.

C.

Chloroformnarkose
— Hülfe bei derselben S. 71 § 100.
Credéscher Handgriff S. 167 § 219.

D.

Damm S. 32 § 41.
Dammriß S. 287 § 406.
— Verhüten desselben S. 161 § 211.
— Verhalten der Hebamme bei demselben S. 168 § 221.
Dammschutz S. 161 § 211.
Darm S. 16 § 20.
— Ausleerung S. 46 § 67.
— — bei Neugeborenen S. 177 § 236.
Darmbein S. 26 § 35.
Darmbeinkamm S. 26 § 35.
Darmgeräusch S. 111 § 145.
Darmsaft S. 18 § 21.
Dauer der Schwangerschaft S. 87 § 121.
— der Geburt S. 141 § 181.
Decubitus S. 52 § 76.
Dehnung der Weichteile unter der Geburt S. 129 § 171.
— mangelhafte S. 274 § 382.
Desinfektion S. 78 § 113.
— bei Untersuchung der Schwangeren S. 105 § 143.

Desinfektion bei Untersuchung unter der Geburt S. 155 § 198.
Desinfektionsapparate S. 77 § 112.
Desinfizieren S. 76 § 108.
— der Hände S. 79 § 113.
— der Instrumente S. 80 § 113.
— der Verbandstoffe S. 77 § 109.
Dickdarm S. 17 § 20.
Dienstanweisung für die Hebammen im Königreiche Preußen S. 355.
Diensterfordernisse der Hebammen S. 356.
Diphtherie S. 54 § 81.
Doppelmißbildungen S. 283 § 401.
Doppelte Gebärmutter und Scheide S. 275 § 384.
Drehungen des Kopfes im Becken S. 143 § 184.
Drillinge S. 278 § 390.
Drillingsgeburt S. 282 § 397.
Drohende Fehlgeburt S. 220 § 298.
Dünndarm S. 17 § 20.
Durchfall S. 46 § 67.
— bei Neugeborenen S. 349 § 513.
— bei Wöchnerinnen S. 202 § 278.
Durchliegen S. 52 § 76.
Durchmesser
— des Beckens S. 28 § 37.
— des kindlichen Kopfes S. 97 § 131.
Durchschneiden des Kopfes S. 138 § 179.
Durchtritt des Kindes durchs Becken S. 143 § 184.

E.

Ei S. 37 § 48.
— reifes S. 88 § 123.
— Veränderungen desselben in der Schwangerschaft S. 88 § 124.
Eiblase S. 134 § 178.
Eierstöcke S. 36 § 48.
Eierstockschwangerschaft S. 226 § 307.
Eigenwärme S. 22 § 28.
Eihäute S. 88 § 123.
Eileiter S. 36 § 47.
Eileiterschwangerschaft S. 226 § 307.
Einfluß der Geburt
— aufs Kind S. 141 § 182.
— auf die Mutter S. 141 S. 183.
Eingeweide S. 10 § 12.
Einklemmung eines Bruches S. 201 § 277.
— der rückwärts gebeugten Gebärmutter S. 209 § 286.
Einlauf S. 64 § 93.

Einpackung S. 70 § 97.
Einschneiden des Kopfes S. 138 § 179.
Einspritzungen der Scheide S. 65 § 94.
Einträufelung von Höllenstein-
  lösung S. 273 § 380.
Eireste S. 331 § 487.
Eisblase S. 69 § 97.
Eiterspaltpilze S. 73 § 103.
Eiterung S. 72 § 101.
Eklampsie S. 306 § 450.
Elle (Ellenbogenbein) S. 7 § 5.
Ellenbogengelenk S. 7 § 5.
Empfängnis (Befruchtung) S. 87 § 120.
Empfindungsnerven S. 10 § 12.
Enges Becken S. 261 § 360.
  — Geburtsverlauf S. 265 § 364.
  — Verhalten der Hebamme S. 268 § 371.
Englische Krankheit S. 263 § 362.
Entbindung S. 129 § 168.
Entstehung der Schwangerschaft S. 87 § 120.
Entwickelung des Kindes an den Schultern S. 163 § 213.
Entwöhnung S. 192 § 262.
Entzündung S. 83 § 118.
  — der Augen der Neugeborenen S. 340 § 502.
  — der Brüste S. 334 § 494.
  — der Kindsadern S. 202 § 278.
  — des Nabels der Neugeborenen S. 336 § 497.
  — im Wochenbett S. 318 § 469.
Epidemie S. 42 § 58.
Epilepsie S. 47 § 69.
Erbrechen S. 46 § 67.
  — der Säuglinge S. 348 § 513.
  — in d. Schwangerschaft S. 103 § 138.
  — unstillbares S. 200 § 275.
Erfrorene, Hülfe bei ihnen S. 86 § 119.
Erhängte, Hülfe bei ihnen S. 85 § 119.
Erkennung der Schwangerschaft S. 116 § 157.
Ernährung des Körpers S. 22 § 27.
  — des Kindes S. 189 § 259.
  — künstliche S. 193 § 264.
Eröffnende Wehen S. 133 § 176.
Eröffnungszeit S. 134 § 178.
Ersatz der Muttermilch S. 192 § 263.
Erste Hülfe bei Unglücksfällen S. 84 § 119.
Erste Lebenstage des Kindes S. 175 § 234.
Erste Schädellage S. 145 § 187.

Erste Schwangerschaft
  — Zeichen derselben S. 118 § 159.
Erstickung, Hülfe bei ihr S. 85 § 119.
Ertrunkene, Hülfe bei ihnen S. 85 § 119.
Erweichung der Frucht S. 216 § 292.
Erweiterung des Muttermundes unter der Geburt S. 135 § 178.

F.

Fallsucht S. 47 § 69.
Falsches Wasser S. 206 § 282.
Fäulnis der Frucht S. 310 § 458.
Fehlgeburt S. 217 § 293.
  — Behandlung S. 222 § 301.
  — Verlauf S. 219 § 296.
Feigwarzen
  — breite S. 58 § 85.
  — spitze S. 57 § 84.
Feinerer Bau des menschlichen Körpers S. 20 § 24.
Ferse S. 7 § 5.
Fett S. 9 § 9.
Fieber S. 43 § 61.
  — unter der Geburt S. 257 § 351.
  — in d. Schwangerschaft S. 204 § 280.
  — im Wochenbett S. 318 § 468.
Fiebererscheinungen S. 44 § 64.
Fiebergrenze S. 43 § 61.
Finger S. 7 § 5.
Fleisch S. 8 § 8.
Fleischmole S. 219 § 297.
Fleischnabel S. 338 § 499.
Fontanellen S. 97 § 130.
Fortbildungskursus der Hebamme S. 357.
Fortpflanzung S. 37 § 50.
Frauenkrankheiten S. 59 § 86.
Froschkopf S. 284 § 402.
Frucht S. 88 § 122.
  — Alter derselben (Entwickelung) S. 93 § 128.
  — Reife S. 95 § 129.
Fruchtblase S. 134 § 178.
Fruchtkuchen S 91 § 126.
Fruchtwasser S. 93 § 127.
  — Abfluß S. 137 § 178.
  — vorzeitiger Abfluß S. 276 § 386.
  — geringe Menge S. 214 § 289.
  — übergroße Menge S. 213 § 289.
  — stinkendes S. 277 § 388.
  — verfärbtes S. 277 § 388.
Frühgeburt S. 217 § 293.
  — Verlauf S. 224 § 304.
Frühreife Früchte S. 96 § 129.
  — Behandlung derselben S. 224 § 305.
Führungslinie S. 29 § 38.

Fuß S. 7 § 5.
Fußlage S. 236 § 320.
Fußwurzel S. 7 § 5.

G.

Galle S. 18 § 21.
Gallenblase S. 18 § 21.
Gebärbett S 157 § 204.
Gebärmutter S. 34 § 43.
— Verhalten derselben i. d. Schwangerschaft S. 100 § 134.
— Verhalten derselben im Wochenbett S. 170 § 224.
Gebärmutterbänder S. 34 § 45.
Gebärmuttergeräusch S. 111 § 145.
Gebärmuttervorfall S. 62 § 91.
Gebärzimmer S. 158 § 204.
Geburt S. 128 § 166.
— frühzeitige S. 128 § 167.
— rechtzeitige S. 128 § 167.
— Regelwidrigkeiten S. 230 § 311.
— unzeitige S. 128 § 167.
Geburtsbeginn S. 134 § 178.
Geburtsdauer S. 141 § 181.
Geburtsgeschwulst S. 138 § 179.
Geburtslager S. 157 § 204.
Geburtsmechanismus S. 143 § 184.
Geburtsperioden S. 133 § 177.
Geburtsverlauf S. 133 § 177.
— bei engem Becken S. 265 § 364.
Geburtswege S. 129 § 170.
Geburtswehen S. 131 § 173.
Gedeihen des Kindes S. 191 § 261.
Gefrierpunkt S. 42 § 59.
Gehirn S. 10 § 12.
Gehörorgan S. 4 § 3.
Geisteskrankheiten im Wochenbett S. 336 § 495.
Gelber Körper S. 101 § 135.
Gelbliche Verfärbung der Haut bei Neugeborenen S. 176 § 236.
Gelbsucht S. 47 § 69.
— der Neugeborenen S. 344 § 508.
Gelenk S. 3 § 2.
Gelenkrheumatismus S. 54 § 79.
Gelüste der Schwangeren S. 104 § 138.
Gemütsstimmung bei Schwangeren S. 104 § 139.
Gerätschaften der Hebammen S. 151 § 194.
Gerippe S. 3 § 2.
Geruchsorgan S. 4 § 3.
Geschlechtskrankheiten S. 56 § 83.
Geschlechtsreife S. 37 § 50.
Geschlechtsteile S. 31 § 40.
— äußere S. 31 § 41.

Geschlechtsteile, innere S. 33 § 42.
— Krankheiten derselben in der Schwangerschaft S. 205 § 282.
Geschwulstbecken S. 271 § 375.
Geschwülste
— der Eierstöcke S. 61 § 89.
— der Gebärmutter S. 61 § 89.
— als Geburtshindernis S. 275 § 385.
Geschwür S. 83 § 118.
Gesicht S. 4 § 3.
Gesichtslage S. 232 § 314.
Gewebe S. 20 § 24.
Gewicht des reifen Neugeborenen S. 95 § 129.
Gewichtsabnahme des Neugeborenen S. 177 § 238.
Gewichtszunahme des Neugeborenen S. 177 § 238.
Glieder S. 6 § 5.
Glückshaube S. 276 § 386.
Große Kindesteile S. 106 § 144.
Grund der Gebärmutter S. 34 § 43.
Gummihandschuh S. 153 § 194.

H.

Haargefäße S. 14 § 17.
Hals S. 4 § 4.
Halskanal S. 34 § 43.
Halswirbel S. 6 § 4.
Haltung der Frucht S. 100 § 133.
— abweichende S. 232 § 313.
Hand S. 7 § 5.
Hände der Hebamme
— Behandlung derselben S. 78 § 113.
Handgelenk S. 7 § 5.
Handgriff, äußerer, zur Lösung der Nachgeburt S. 167 § 219.
Handgriffe bei der äußeren Untersuchung S. 106 § 144.
Hängebauch S. 206 § 284.
Harn S. 19 § 23.
— bei Krankheiten S. 46 § 68.
— des Neugeborenen S. 176 § 236.
Harnbereitende Organe S. 19 § 23.
Harnblase S. 19 § 23.
— übermäßige Ausdehnung S. 209 § 286.
Harndrang bei Schwangeren S. 102 § 136.
Harnentleerung
— Störung derselben im Wochenbett S. 182 § 245.
Harnfistel S. 62 § 91.
Harnleiter S. 19 § 23.
Harnröhre S. 20 § 23.
Harnträufeln bei Schwangeren S. 209 § 286.

Harnverhaltung in der Schwanger=
  schaft S. 209 § 286.
— im Wochenbett S. 173 § 230.
Hasenscharte S. 284 § 402.
Haut S. 9 § 10.
— der Neugeborenen S. 176 § 236.
— =Veränderungen in der Schwanger=
  schaft S. 103 § 137.
Häutige Einpflanzung der Nabelschnur
  S. 214 § 291.
Hebamme S. 1.
— Beruf derselben S. 1.
Hebammenschülerin S. 2.
Heiße Ausspülungen S. 65 § 94.
Herz S. 13 § 16.
Herzfehler S. 54 § 79.
— bei Schwangeren S. 204 § 280.
Herzschlag S. 13 § 16.
Herzschlag (Todesart) S. 48 § 69.
Herztöne des Kindes S. 111 § 145.
— Hören derselben S. 111 § 145.
— Verlangsamung derselben S. 310
  § 458.
Hinterdammgriff S. 162 § 211.
Hinterhauptsbein S. 96 § 130.
Hinterhaupts=Fontanelle (kleine
  Fontanelle) S. 97 § 130.
— =Höcker S. 97 § 130.
— =Naht S. 96 § 130.
Hinterhauptslagen S. 145 § 187.
Hitze zum Keimfreimachen S. 76 § 109.
Hoffmannstropfen S. 153 § 194.
Hohlwarzen S. 190 § 259.
Höllensteinlösung 1% zur Ein=
  träufelung S. 153 § 194.
Hüftbein S. 26 § 35.
Hüftbreite des Neugeborenen S. 98
  § 131.
Hüftgelenk S 7 § 5.
Hülfe bei Unglücksfällen S. 84 § 119.
Hülfeleistung, Pflicht der Hebamme
  dazu S. 359.

J.

Impfen S. 55 § 82.
Impfgesetz S. 55 § 82.
Infektion S. 74 § 105.
Innere Blutung S. 298 § 437.
Innere Geschlechtsteile S. 33 § 42.
Innere Untersuchung bei Gebärenden
  S. 151 § 192.
— Untersuchung bei Schwangeren
  S. 112 § 148.
Innerer Muttermund S. 34 § 43.
Instrumente der Hebamme S. 151
  § 194, S. 356.
Irrigator S. 64 § 93.

J.

Jodoform S. 67 § 95.
Jodoformtampon S. 67 § 95.
Jungfernhäutchen S. 32 § 41.

K.

Kaiserschnitt S. 262 § 360.
Kalkablagerungen im Mutterkuchen
  S. 214 § 290.
Kälte, Heilwirkung derselben S. 69
  § 97.
Katheter S. 63 § 92.
Katheterisieren S. 63 § 92.
— der Wöchnerin S. 182 § 245.
Kehlkopf S. 12 § 14.
Keimfreimachen S. 76 § 108.
Kennzeichen der Geburt S. 197 § 272.
— des neugeborenen Kindes S. 198
  § 273.
— des starken Blutverlustes S. 296
  § 432.
— des Lebens der Frucht S. 110 § 145.
— der Reife des Neugeborenen S. 95
  § 129.
— des Todes der Frucht S. 217 § 292.
Kiefergriff S. 71 § 100.
Kind in den ersten Lebenstagen S. 175
  § 234.
— Pflege desselben S. 188 § 257.
Kindbett S. 170 § 223.
Kindbettfieber S. 319 § 469.
— =Erscheinungen S. 324 § 479.
— Ursache, Verhütung S. 319 § 470.
— Verhalten der Hebamme und Vor=
  schriften S. 325 § 481.
Kindersterblichkeit S. 350 § 515.
Kindsadern S. 102 § 136.
Kindsbewegungen S. 111 § 145.
Kindslagen S. 130 § 172.
Kindspech S. 96 § 129.
— Abgang desselben S. 310 § 458.
Kindsteile S. 106 § 144.
Kinnbackenkrampf S. 339 § 501.
Kitzler S. 32 § 41.
Kleidung
— der Hebamme S. 151 § 193.
— des Kindes S. 196 § 270.
— der Schwangeren S. 125 § 165.
Kleine Kindsteile S. 106 § 144.
Klystier S. 64 § 93.
Klystierrohr S. 64 § 93.
Kniegelenk S. 7 § 5.
Knielage S. 238 § 322.
Kniescheibe S. 7 § 5.
Knochen S. 3 § 2.
Knochenerweichung S. 270 § 374.

Knochengerüst S. 3 § 2.
Knochenhaut S. 7 § 6.
Knochenmark S. 7 § 6.
Knorpel S. 3 § 2.
Knoten in der Nabelschnur
— falsche S. 91 § 125.
— wahre S. 214 § 291.
Kohlensäure S. 13 § 15.
Kopf S. 4 § 3.
— der Neugeborenen S. 96 § 130.
Kopfblutgeschwulst S. 343 § 505.
Kopfdrehungen im Becken S. 143 § 184.
Kopfdurchmesser der Neugeborenen S. 97 § 131.
Kopfgeschwulst S. 144 § 185.
Kopflagen S. 130 § 172.
Körperschlagader S. 14 § 17.
Körperwärme S. 22 § 28.
Kot S. 18 § 21.
Krankenbett S. 50 § 73.
Krankenpflege S. 48 § 70.
Krankenthermometer S. 42 § 59.
Krankenzimmer S. 49 § 72.
Krankheiten
— akute S. 41 § 58.
— ansteckende S. 41 § 58.
— chronische S. 41 § 58.
— des Eies S. 211 § 288.
— der Geschlechtsteile bei Schwangeren S. 205 § 282.
— der Neugeborenen S. 336 § 496.
— der Schwangeren S. 200 § 275.
Krankheitserscheinungen S. 42 § 59.
Krankheitslehre S. 41 § 57.
Krampfadern (Kindsadern) S. 102 § 136.
Krämpfe S. 47 § 69.
— allgemeine der Schwangeren, Gebärenden und Wöchnerin S. 306 § 450.
Krampfwehen S. 260 § 357.
Kranznaht S. 96 § 130.
Krebs der Brustdrüse S. 61 § 88.
— der Gebärmutter S. 60 § 87.
— als Geburtshindernis S. 275 § 385.
Kreislauf S. 14 § 17.
Kreuzbein S. 24 § 34.
Kreuzbeinflügel S. 26 § 34.
Kreuzdarmbeinfuge S. 26 § 35.
Kuhmilchernährung S. 193 § 264.
Kulturen S. 74 § 103.
Künstliche Atmung bei Neugeborenen S. 312 § 462.
Künstliche Ernährung des Kindes S. 193 § 264.
Kurieren, Verbot desselben S. 356.

L.

Lage der Frucht S. 99 § 133.
— abweichende S. 232 § 313.
Lage der Kreißenden S. 158 § 206.
Lageabweichung der Gebärmutter in der Schwangerschaft S. 206 § 283.
Lagen des Kindes S. 130 § 172.
Lähmung des Blasenschließmuskels S. 332 § 489.
Länge der Früchte in einzelnen Monaten S. 95 § 128.
— des Neugeborenen S. 95 § 129.
Lebensfrisches Kind S. 175 § 234.
Lebensregeln für Schwangere S. 124 § 165.
Leber S. 18 § 21.
Leibbinde
— für Hängebauch S. 207 § 284.
— für Wöchnerinnen S. 182 § 246.
Leitung der Geburt S. 149 § 190.
Lendenwirbel S. 6 § 4.
Lösung der Arme und des Kopfes S. 245 § 335.
— der Nachgeburt S. 300 § 441.
Luft, Erneuerung derselben S. 49 § 72.
Luftkissen S. 52 § 76.
Luftröhre S. 12 § 14.
Lüftung der Zimmer S. 49 § 72.
Lungen S. 12 § 14.
Lungenentzündung S. 54 § 78.
Lungenschlag S. 48 § 69.
— im Wochenbett S. 336 § 495.
Lungentuberkulose S. 53 § 77.
— bei Schwangeren S. 204 § 280.
Lymphdrüsen S. 21 § 25.
Lymphe S. 20 § 25.
Lymphgefäße S. 21 § 25.
Lysol S. 76 § 109.
Lysollösung S. 80 § 113.

M.

Magen S. 16 § 20.
Magengrube S. 16 § 20.
Magensaft S. 18 § 21.
Mangel der vorderen Bauchwand S. 284 § 402.
Mangelhafte Rückbildung der Gebärmutter im Wochenbett S. 329 § 485.
Mann S. 24 § 32.
Mastdarm S. 17 § 20.
Maximalthermometer S. 43 § 60.
Mehrfache Schwangerschaft und Geburt S. 278 § 390.
Messung der Körperwärme S. 43 § 60.
— bei Wöchnerinnen S. 185 § 251.

Mikroskop S. 20 § 24.
Milch S. 174 § 233.
— -Absonderung S. 174 § 233.
— — Störungen derselben S. 335 § 494.
— Frauen- S. 174 § 233.
— -Kochapparat S. 195 § 268.
— Kuh- S. 193 § 265.
Milchdrüsen S. 37 § 49.
Milchsaft S. 18 § 21.
Milchschorf S. 345 § 510.
Milz S. 20 § 23.
Mißbildungen des Kindes S. 282 § 398.
Mittelohrentzündung S. 343 §504.
Mole S. 219 § 297.
Monatliche Reinigung S. 38 § 52.
Mundhöhle S. 4 § 3.
Mundspeichel S. 16 § 20.
Muskeln S. 8 § 8.
Mutterbänder S. 34 § 45.
Muttergrund S. 34 § 43.
Mutterhals S. 34 § 43.
Mutterkörper S. 34 § 43.
Mutterkuchen S. 91 § 126.
Muttermäler S. 285 § 402.
Muttermund
— bei Erstgebärenden S. 119 § 159.
— bei Mehrgebärenden S. 119 § 159.
— äußerer S. 34 § 43.
— innerer S. 34 § 43.
Muttermundslippe S. 34 § 43.
Mutterrohr S. 66 § 94.
Myrtenförmige Warzen S. 32 § 41.

N.

Nabel S. 8 § 8.
— Behandlung bei Neugeborenen S. 189 § 258.
Nabelband S. 153 § 194.
Nabelblutungen S. 337 § 498.
Nabelbruch S. 338 § 499.
Nabelentzündung S. 336 § 497.
Nabelkrankheiten S. 336 § 497.
Nabelläppchen S. 153 § 194.
Nabelschnur (Nabelstrang) S. 90 § 125.
— falscher Ansatz S. 214 § 291.
— zu kurze S. 215 § 291.
Nabelschnurabfall S. 175 § 235.
Nabelschnurblutader S. 90 § 125.
Nabelschnurbruch S. 284 § 402.
Nabelschnurgeräusch S. 111 § 145.
Nabelschnurknoten
— falsche S. 91 § 125.
— wahre S. 214 § 291.
Nabelschnurkreislauf S. 92 § 126.
Nabelschnurschere S. 152 § 194.
Nabelschnurschlagader S. 90 § 125.
Nabelschnurumschlingung S. 214 § 291.
Nabelstrang s. Nabelschnur.
Nabelverband S. 189 § 258.
Nachgeburt S. 93 § 127.
Nachgeburtswehen S. 133 § 176.
Nachgeburtszeit S. 139 § 180.
— Störungen derselben S. 298 § 434.
Nachprüfung der Hebamme S. 357.
Nachwasser S. 139 § 179.
Nachwehen S. 171 § 224.
— schmerzhafte S. 329 § 485.
Nägel S. 9 § 10.
Nagelreiniger S. 79 § 113.
Nährboden S. 73 § 103.
Nahrung
— des Kindes S. 189 § 259.
— der Schwangeren S. 125 § 165.
— der Wöchnerin S. 180 § 243.
Nahrungsmittel S. 23 § 29.
Nähte S. 3 § 2.
Narbe S. 72 § 101.
Narbige Verengung des Muttermundes und der Scheide S. 274 § 383.
Nasenhöhle S. 4 § 3.
Nebenmutterkuchen S. 214 § 290.
Neigung des Beckens S. 29 § 38.
Nerven S. 10 § 12.
Netz S. 17 § 20.
Neugeborenes Kind S. 198 § 273.
— Krankheiten desselben S. 336 § 496.
Nieren S. 19 § 23.

O.

Oberarm S. 6 § 5.
Oberkiefer S. 4 § 3.
Oberschenkel S. 7 § 5.
Ohnmacht S. 48 § 69.
— der Schwangeren S. 200 § 275.
Ohrenhöhle S. 4 § 3.
Organe S. 3 § 2.
Osteomalacie S. 270 § 374.

P.

Periode S. 38 § 52.
Pfanne S. 26 § 35.
Pfeilnaht S. 96 § 130.
Pflege des Kindes S. 188 § 257.
— der Wöchnerin S. 178 § 240.
Pflegerin S. 41 § 57.
Plattes Becken S. 263 § 362.
Platzen eines Blutaderknotens S. 203 § 278.

Pocken S 55 § 82.
— bei Schwangeren S. 205 § 280.
Pockenimpfung S. 55 § 82.
Prießnitzscher Umschlag S. 69 § 97.
Puls S. 14 § 16.
— unter der Geburt S. 141 § 182.
— im Wochenbett S. 173 § 229.
Pulszählen S. 45 § 65.

Q.

Querbett S. 243 § 332.
Querlage S. 248 § 338.
— Erkennung S. 248 § 339.
— Verhalten der Hebamme S. 251 § 342 und Anhang.
Querstand des Kopfes im Beckenausgang S. 232 § 313.
Querverengtes Becken S. 271 § 375.
Quetschung der Weichteile bei engem Becken S. 266 § 368.

R.

Regel S. 38 § 52.
— Dauer derselben S. 38 § 53.
— Verhalten bei derselben S. 39 § 54.
Regelwidrigkeiten
— der Bauchpresse S. 261 § 358.
— der Eihäute S. 276 § 386.
— des Fruchtwassers S. 213 § 289.
— der Geburt S. 230 § 311.
— des Geburtskanals S. 261 § 359.
— des Kindes S. 278 § 389.
— der austreibenden Kräfte S. 256 § 350.
— des Mutterkuchens S. 214 § 290.
— der Nabelschnur S. 214 § 291.
— der Schwangerschaft S. 199 § 274.
— des Wochenbettes S. 317 § 467.
Reibungen der Gebärmutter S. 302 § 443.
Reifes Kind S. 95 § 129.
Reinhaltung des Kindes (Bad) S. 188 § 257.
— bei Schwangeren S. 82 § 117.
Reinigung der Geschlechtsteile bei Wöchnerinnen S. 186 § 252.
Reklame, Verbot derselben S. 358.
Rhachitis S 263 § 362.
Rhachitisches Becken S. 263 § 362.
Rizinusöl S. 181 § 245.
Riesenkind S. 278 § 389.
Rippen S. 6 § 4.
Rippenbogen S. 6 § 4.
Rose (Wundrose) S. 83 § 118.

Rückbildung
— der Gebärmutter S. 170 § 224.
— der übrigen Geschlechtsorgane S. 171 § 225.
Rückenmark S. 10 § 12.
Rückgrat S. 4 § 4.
Rückgratskanal S 4 § 4.
Rückwärtsbeugung der Gebärmutter S. 208 § 286.
Rumpf S. 3 § 1.

S.

Sackförmiger Anhang der Wirbelsäule S. 284 § 402.
Samen S. 87 § 120.
Sanduhr S. 153 § 194.
Sauerstoff S. 12 § 15.
Sauerstoffaufnahme der Frucht S. 92 § 126.
Saugadern S. 18 § 21.
Säugen (Stillen) S. 183 § 248.
— Störungen S. 333 § 492.
Sauger S. 193 § 264.
Saugflasche S. 193 § 264.
Schädel S. 4 § 3.
— der Neugeborenen S. 96 § 130.
Schädelhöhle S. 10 § 12.
Schädelknochen S. 4 § 3.
Schädellage S. 131 § 172.
Schälblasen S. 346 § 511.
Schambein S. 27 § 35.
Schambeinkamm S. 27 § 35.
Schamberg S. 31 § 41.
Schambogen S. 27 § 35.
Schamfuge S. 27 § 35.
Schamlippen S. 31 § 41.
Schamlippenbändchen S. 31 § 41.
Schamspalte S. 32 § 41.
Schanker S. 58 § 85.
Scharlach im Wochenbett S. 336 § 495.
Scheide S. 33 § 42.
Scheideneingang S. 32 § 41.
Scheidengewölbe S. 34 § 42.
Scheidenriß S. 287 § 405.
Scheidenteil S. 33 § 42.
— bei Erstgebärenden S. 119 § 159.
— bei Mehrgebärenden S. 119 § 159.
Scheidenvorfall S. 62 § 91.
Scheintod S. 48 § 69.
— des Neugeborenen S. 309 § 457.
Scheitel S. 4 § 3.
Scheitelbein S. 96 § 130.
— -Stellung S. 266 § 365.
Schenkel S. 7 § 5.
Schienbein S. 7 § 5.
Schilddrüse S. 12 § 14.
Schläfenbein S. 96 130.

Schläfengegend S. 4 § 3.
Schläfennaht S. 96 § 130.
Schlagadern S. 14 § 16.
Schleimfluß, ansteckender S. 56 § 84.
Schleimhaut S. 9 § 11.
— der Gebärmutter S. 34 § 43.
Schlüsselbein S. 6 § 4.
Schmerzhafte Nachwehen S. 329 § 485.
Schmerzhaftigkeit der Gebärmutter im Wochenbett S. 329 § 485.
Schnuller S. 195 § 269.
Schoßbein S. 27 § 35.
Schoßbogen S. 27 § 35.
Schoßfuge S. 27 § 35.
Schrägbett S. 243 § 332.
Schrägverengtes Becken S. 271 § 375.
Schrumpfung der Frucht S. 216 § 292.
Schrunden S. 333 § 492.
Schulterblatt S. 6 § 4.
Schultern
— Entwickelung derselben S. 163 § 213.
Schulternbreite S. 98 § 131.
Schüttelfrost S. 44 § 64.
Schüttelwehen S. 133 § 176.
Schultzesche Schwingungen S. 312 § 462.
Schutzpockenimpfung S. 55 § 82.
Schwache Wehen S. 256 § 350.
Schwämmchen S. 347 § 512.
Schwangerschaft S. 87 § 120.
— außerhalb der Gebärmutter S. 226 § 307.
— Dauer der Schwangerschaft S. 87 § 121.
— Erkennung S. 116 § 157.
— regelmäßige S. 87 § 120.
— regelwidrige S. 199 § 274.
— =Monat S. 87 § 121.
— =Streifen S. 102 § 136.
— =Veränderung S. 100 § 134.
— =Zeichen S. 116 § 157.
Schweiß bei Wöchnerin S. 173 § 228.
Schweißdrüsen S. 9 § 10.
Schwindsucht S. 53 § 77.
Schwingungen nach Schultze S. 312 § 462.
Sehnen S. 8 § 8.
Seitenfontanellen S. 97 § 130.
Selbststillen S. 175 § 233.
Semmelweis S. 318 § 468.
Senfpapier S. 70 § 97.
Senfteige S. 70 § 97.
Siebhaut S. 88 § 122.
Siedepunkt S. 42 § 59.
Sinken der kindlichen Herztöne S. 258 § 354.

Sinnesäußerungen des Kindes S. 177 § 239.
Sinnesnerven S. 10 § 12.
Sinnesorgane S. 4 § 3.
Sitzbein S. 27 § 35.
— =Höcker S. 27 § 35.
— =Stachel S. 27 § 35.
Soxhletscher Milchkochapparat S. 195 § 268.
Spaltpilze S. 72 § 102.
Spaltung des Gaumens S. 285 § 402.
— der Oberlippe S. 284 § 402.
— der Wirbelsäule S. 284 § 402.
Spätgeburt S. 128 § 167.
Speiche S. 7 § 5.
Speichel S. 16 § 20.
Speicheldrüse S. 16 § 20.
Speichelfluß S. 200 § 275.
Speiglas S. 50 § 73.
Speisen für Gebärende S. 160 § 208.
— für Schwangere S. 125 § 165.
— für Stillende S. 184 § 249.
Speiseröhre S. 16 § 20.
Speisezettel der Wöchnerin S. 181 § 244.
Sprache S. 12 § 14.
Sprengen der Eiblase S. 277 § 387.
Spülkanne S. 64 § 93.
Starke Wehen S. 259 § 356.
Starrkrampf
— der Gebärmutter S. 260 § 357.
— (Wundstarrkrampf) b. Neugeborenen S. 339 § 501.
— bei Wöchnerinnen S. 328 § 484.
Steinkind S. 227 § 308.
Steißbein S. 26 § 34.
Steißlage S. 236 § 320.
Stellung der Frucht S. 100 § 133.
— abweichende S. 232 § 313.
Steril (keimfrei) S. 76 § 108.
Stillen des Kindes S. 189 § 259.
Stirnbein S. 96 § 130.
Stirnfontanelle S. 97 § 130.
Stirnlage S. 236 § 310.
Stirnnaht S. 96 § 130.
Stoffwechsel S. 22 § 27.
— der Frucht S. 92 § 126.
Stuhlgang S. 46 § 67.
— des Kindes S. 177 § 236.
— im Wochenbett S. 181 § 245.
Stuhlverstopfung S. 46 § 67.
— bei Schwangeren S. 201 § 277.
Sturzgeburt S. 259 § 356.
Sublimat S. 79 § 113.
Sublimatpastillen S. 79 § 113.
Syphilis S. 57 § 85.
— bei der Geburt S. 274 § 381.
— in b. Schwangerschaft S. 205 § 281.

T.

Tagebuch der Hebamme S. 355.
Talgdrüsen S. 9 § 10.
Tamponade S. 66 § 95.
— bei Fehlgeburt S 222 § 301.
— bei vorliegendem Mutterkuchen S. 294 § 427.
Tasche der Hebammen S. 151 § 194.
Teeaufguß S. 70 § 98.
Temperatur
— des Menschen S. 22 § 28.
— im Krankenzimmer S. 49 § 72.
— im Wochenbett S. 173 § 228, S. 185 § 251.
— Messung im After S. 44 § 62.
Temperaturzettel S. 185 § 251, S. 371.
Thermometer S. 42 § 59.
— Messen mit demselben S. 43 § 60.
Tod S. 48 § 69.
— der Frucht in der Schwangerschaft S. 215 § 292.
— der Frucht unter der Geburt S. 309 § 457.
— der Gebärenden S. 308 § 455.
— der Schwangeren S. 229 § 310.
— der Wöchnerin S. 326 § 481.
Todeskampf S. 48 § 69.
Todesschweiß S. 47 § 69.
Totenstarre S. 48 § 69.
Treibwehen S. 133 § 176.
Tripper (ansteckender Schleimfluß) S. 56 § 84.
— unter der Geburt S. 273 § 380.
— in der Schwangerschaft S. 206 § 282.
— im Wochenbett S. 329 § 484.
Tropfglas S. 153 § 194.
Tuberkulose S. 53 § 77.
Typhus S. 54 § 80.

U.

Übelkeiten in der Schwangerschaft S. 103 § 138.
Übermäßige Ausdehnung des kindlichen Rumpfes S. 283 § 400.
— Größe des Kindes S. 278 § 389.
— Menge von Fruchtwasser S. 213 § 289.
Übler Geruch des Wochenflusses S. 330 § 486.
Umbetten S. 51 § 75.
Umfang des Leibes der Hochschwangeren S. 123 § 164.
— des kindlichen Kopfes S. 98 § 131.
Umschläge S. 68 § 97.
Umschlingung der Nabelschnur S. 214 § 291.
Umstülpung der Gebärmutter S. 305 § 448.
Unstillbares Erbrechen S. 200 § 275.
Unterarm S. 6 § 5.
Unterkiefer S. 4 § 3.
Unterleibsentzündung S. 62 § 90.
Unterschenkel S. 7 § 5.
Untersuchung, geburtshülfliche S. 104 § 140.
— äußere S. 106 § 144.
— innere S. 112 § 148.
— durch das Gehör S. 110 § 145.
— unter der Geburt S. 154 § 198.
— in der Schwangerschaft S. 104 § 142.
Untersuchungsmittel b. Krankheiten S. 42 § 59.
Unvollkommene Fehlgeburt S. 220 § 298.
Unwillkürlicher Abgang von Harn im Wochenbett S. 332 § 489.
— von Kot S. 332 § 490.
Unzeitige Frucht S. 128 § 167.
Urin s. Harn.
Urinblase s. Harnblase.
Uringlas S. 50 § 73.

V.

Ventilation S. 49 § 72.
Veränderung des mütterlichen Körpers in der Schwangerschaft S. 100 § 134.
Verbrennungen S. 85 § 119.
Verdauung S. 18 § 21.
— bei Kranken S. 46 § 67.
Verdauungsorgane S. 16 § 20.
Verdauungsstörungen bei Neugeborenen S. 348 § 513.
Verengung des Muttermundes und der Scheide S. 274 § 383.
Verfärbungen in der Schwangerschaft S. 103 § 137.
— des Fruchtwassers S. 277 § 388.
Vergiftungen S. 85 § 119.
Vergrößerung der Gebärmutter als Schwangerschaftszeichen S. 117 § 157.
Verklebung des Muttermundes S. 274 § 383.
Verhalten der Hebamme im allgemeinen, sowie gegen Behörden und Beamte S. 357.
— gegen Ärzte S. 358.
— gegen Berufsgenossinnen S. 358.

Verhalten der Hebamme gegen Schwangere, Gebärende und Wöchnerinnen S. 360.
— bei behördlichen und gerichtlichen Untersuchungen S. 361.
Verlangsamung der kindlichen Herztöne S. 142 § 183.
Verletzungen des Neugeborenen S. 344 § 506.
Verrichtungen des Körpers S. 3 § 1.
— des weiblichen Körpers S. 37 § 50.
Verschiebungen der Schädelknochen S. 145 § 186.
Verschluß des Afters S. 284 § 402.
— der Harnröhre S. 284 § 402.
Verschwiegenheit, Pflicht dazu S. 361.
Versehen S. 126 § 165.
Verstopfung S. 46 § 67.
— in der Schwangerschaft S. 201 § 277.
— bei Neugeborenen S. 348 § 513.
Verunstaltungen der Geschlechtsteile bei Neugeborenen S. 285 § 402.
Verwundungen, Hülfe bei ihnen S. 84 § 119.
Vierlinge S. 278 § 390.
Vierlingsgeburt S. 282 § 397.
Vollbäder S. 67 § 96.
Vorberg S. 26 § 34.
Vorderhauptlage S. 146 § 187.
Vorfall des Armes S. 253 § 345.
— des Fußes S. 254 § 346.
— der Gebärmutter S. 62 § 91.
— der schwangeren Gebärmutter S. 210 § 287.
— der Nabelschnur S. 254 § 347.
Vorhersagende Wehen (Vorwehen) S. 133 § 176.
Vorhof S. 32 § 41.
Vorliegen des Armes S. 253 § 343.
— der Nabelschnur S. 254 § 347.
Vorliegender Mutterkuchen S. 292 § 419.
— Verhalten der Hebamme bei demselben S. 294 § 426.
Vorliegender Teil S. 113 § 148.
Vorschriften
— für die Desinfektion S. 78 § 113.
— beim Kindbettfieber S. 325 § 481.
Vorwärtsbeugung der schwangeren Gebärmutter S. 206 § 284.
Vorwasser (erste Wasser) S. 137 § 178.
Vorzeitige Lösung des Mutterkuchens S. 291 § 418.
— Unterbrechung der Schwangerschaft S. 217 § 293.
Vorzeitiger Wasserabfluß S. 276 § 386.

W.

Wadenbein S. 7 § 5.
Wangen S. 4 § 3.
Wärme
— des Badewassers S. 67 § 96.
— Heilwirkung derselben S. 68 § 97.
— des Krankenzimmers S. 49 § 72.
Wärmebildung des Menschen S. 22 § 28.
Wärmemesser S. 42 § 59.
Wärmflasche S. 51 § 75.
Wärmwanne S. 225 § 306.
Warze S. 37 § 49.
Warzenförmige Erhabenheiten S. 32 § 41.
Warzenhof S. 37 § 49.
Warzenhütchen S. 334 § 493.
Waschung der Hände S. 79 § 113.
Wasserabfluß S. 137 § 178.
— vorzeitiger S. 276 § 386.
Wasserbruch des Hodensackes S. 285 § 402.
Wasserdampf zur Desinfektion S. 76 § 109.
Wasserhaut S. 90 § 124.
Wässerige Anschwellungen S. 47 § 69.
— bei Schwangeren S. 102 § 136, S. 203 § 279.
Wasserkissen S. 53 § 76.
Wasserkopf S. 282 § 399.
Wassersucht S. 48 § 69.
Wechseljahre S. 40 § 56.
Wehen S. 131 § 173.
— krampfartige S. 260 § 357.
— schwache S. 256 § 350.
— starke S. 259 § 356.
Wehenpause S. 131 § 173.
Wehenschmerz S. 131 § 173.
Wehenschwäche S. 256 § 350.
Weib S. 24 § 31.
Weichteile S. 7 § 7.
Wendung (innere) Anhang S. 351 § 1.
Wiederbelebung des scheintoten Kindes S. 311 § 462.
Wiederbelebungsmittel bei Blutungen S. 297 § 433.
Wiederholte Schwangerschaft
— Zeichen derselben S. 118 § 159.
Wirbel S. 4 § 4.
Wirbelsäule S. 4 § 4.
Wochenbesuch S. 185 § 251.
Wochenbett
— regelmäßiges S. 170 § 223.
— regelwidriges S. 317 § 467.
Wochenfluß (Wochenreinigung) S. 172 § 226.

Wochenfluß, Regelwidrigkeiten S. 329 § 486.
Wochenpflegerin S. 187 § 256.
Wochenzimmer S. 179 § 242.
Wöchnerin S. 170 § 223.
Wohnung der Hebamme, Entbindung daselbst S. 359.
Wolfsrachen S. 285 § 402.
Wundheilung S. 72 § 101.
— im Wochenbett S. 171 § 226.
Wundkrankheiten S. 72 § 102.
— des Wochenbettes S. 318 § 469.
— Ursache und Verhütung S. 319 § 470.
— Erscheinungen S. 323 § 478.
— Verhalten der Hebamme S. 325 § 481.
Wundnaht S. 72 § 101.
Wundrose S. 83 § 118.
— bei Neugeborenen S. 338 § 500.
— im Wochenbett S. 328 § 484.
Wundschutz S. 72 § 101.
Wundsein der Brustwarzen S. 333 § 492.
— der Haut der Neugeborenen S. 345 § 509.
Wundspaltpilze S. 73 § 103.
Wundstarrkrampf S. 84 § 118.
— bei Neugeborenen S. 339 § 501.
— im Wochenbett S. 328 § 484.
Wundwatte S. 153 § 194.
Wurzelbürste S. 79 § 113.

3.

Zähne, angeborene S. 285 § 402.
Zehen S. 7 § 5.
Zeichen der Schwangerschaft S. 116 § 157.
— der ersten und wiederholten S. 118 § 159.
Zeitrechnung der Schwangerschaft S. 120 § 160.
Zellen S. 20 § 24.
Zerreißung
— des Dammes S. 287 § 406.
— der Gebärmutter S. 285 § 404.
— der Nabelschnur S. 215 § 291.
— der Scheide S. 287 § 405.
Zimmerthermometer S. 42 § 59.
Zotten S. 89 § 124.
Zottenhaut S. 89 § 124.
Zu weites Becken S. 272 § 378.
Zufälle bei der Geburt S. 285 § 403.
Zufällige Erkrankungen im Wochenbett S. 336 § 495.
Zusammenziehungen der Gebärmutter S. 131 § 173.
Zweite Schädellage S. 145 § 187.
Zwerchfell S. 11 § 13.
Zwillinge S. 278 § 390.
Zwillingsgeburt S. 280 § 392.
— Leitung derselben S. 280 § 394.
Zwillingsschwangerschaft S. 278 § 390.
Zwölffingerdarm S. 16 § 20.

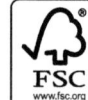

If you have any concerns about our products,
you can contact us on
ProductSafety@springernature.com

In case Publisher is established outside the EU,
the EU authorized representative is:
**Springer Nature Customer Service Center GmbH
Europaplatz 3, 69115 Heidelberg, Germany**

Printed by Libri Plureos GmbH
in Hamburg, Germany